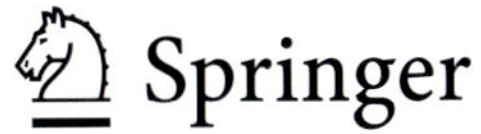

*Palliative Care in*
# Hematologic Malignancies and Serious Blood Disorders
*A Clinical Guide*

# 血液恶性肿瘤和严重血液病的缓和医疗临床指南


主编

[美] 克里斯蒂娜 · K. 乌尔里希（Christina K. Ullrich）

[美] 埃里克 · J. 罗兰（Eric J. Roeland）

主译

付　斌　杨良春　陈可可



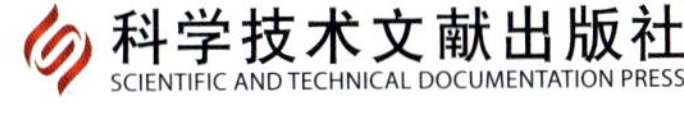

· 北 京 ·

**图书在版编目（CIP）数据**

血液恶性肿瘤和严重血液病的缓和医疗：临床指南 / （美）克里斯蒂娜·K. 乌尔里希（Christina K. Ullrich），（美）埃里克·J. 罗兰（Eric J. Roeland）主编；付斌，杨良春，陈可可主译. -- 北京：科学技术文献出版社，2025. 7. -- ISBN 978-7-5235-2462-6

Ⅰ. R552

中国国家版本馆 CIP 数据核字第 2025HD1441 号

著作权合同登记号 图字：01-2025-1515


**血液恶性肿瘤和严重血液病的缓和医疗：临床指南**

策划编辑：张 蓉 责任编辑：崔凌蕊 郑 鹏 责任校对：张永霞 责任出版：张志平

出 版 者 科学技术文献出版社
地 址 北京市复兴路15号 邮编 100038
编 务 部 （010）58882938，58882087（传真）
发 行 部 （010）58882868，58882870（传真）
邮 购 部 （010）58882873
官方网址 www.stdp.com.cn
发 行 者 科学技术文献出版社发行 全国各地新华书店经销
印 刷 者 北京地大彩印有限公司
版 次 2025年7月第1版 2025年7月第1次印刷
开 本 889 × 1194 1/16
字 数 524千
印 张 19.25 彩插14面
书 号 ISBN 978-7-5235-2462-6
定 价 180.00元

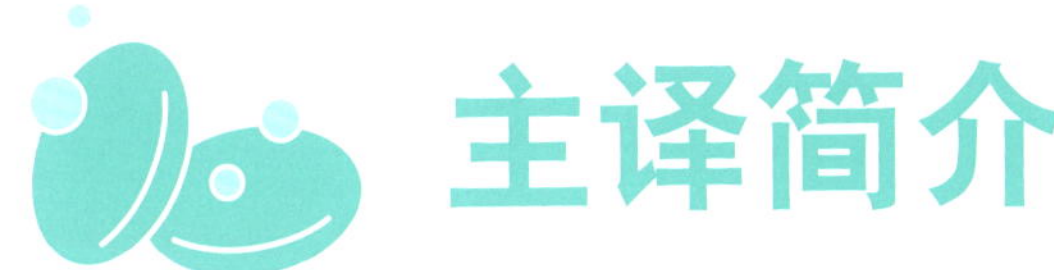

# 主译简介

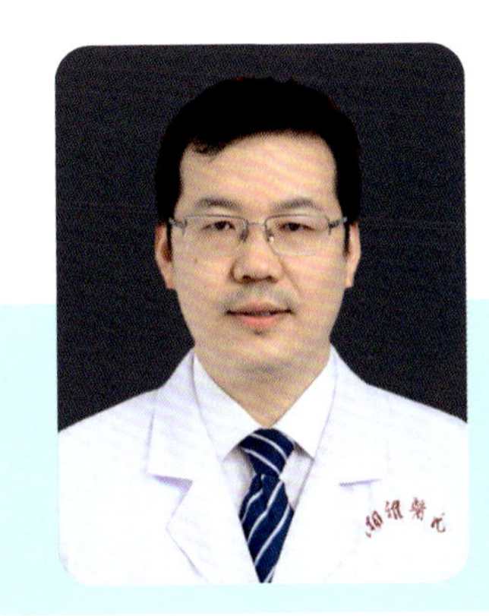

## 付 斌

副主任医师，医学博士，博士研究生导师，中南大学湘雅医院毕业后医学教育办公室主任。

**【社会任职】**

现任湖南省遗传学会罕见病专业委员会副主任委员、湖南省医师协会血液科医师分会委员、中国健康管理协会个案管理分会第一届常务理事、中南大学湘雅医院骨髓衰竭性疾病医联体理事长、中国医师协会毕业后医学教育委员会培训质量工作委员会委员、第二届湖南省住院医师规范化培训专家委员会委员、国家级住培工作咨询专家和评估专家。

**【学习及工作经历】**

2005年湘雅医院临床医学博士研究生毕业，先后在北京大学人民医院、美国耶鲁大学、美国MD Anderson癌症中心做访问学者，现为中南大学湘雅医院血液科副主任医师，并于2019年起担任湘雅医院毕业后医学教育办公室主任。

**【专业特长】**

从事医学相关工作20余年，致力于造血干细胞移植10余年。制定并推广了多种血液病和罕见病的单倍型造血干细胞移植治疗体系，率先实施单病种全病程管理，推动省域内分级诊疗，2020年完成亚洲首例地中海贫血基因治疗。现专注于造血干细胞移植和基因治疗。

**【学术成果】**

以第一作者或通讯作者在*Nature Medicine*、*Modern Pathology*、*Annals of Hematology*、*Transplantation and Cellular Therapy*及《中华血液学杂志》等国内外知名杂志上发表原创性论文20余篇。主编和参编多部医学著作。主持或参与国家和省部级科研课题多项。

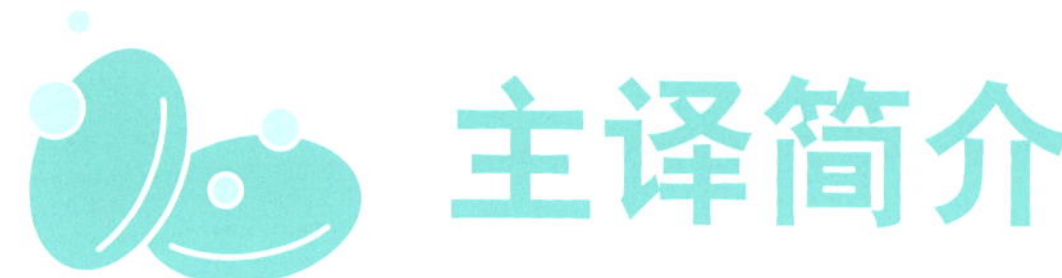

# 主译简介

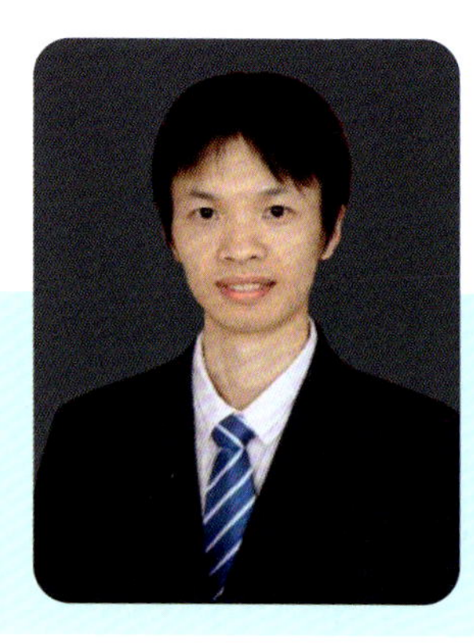

## 杨良春

医学博士，博士研究生导师，副教授，中南大学湘雅医院儿童医学中心血液肿瘤专科主任。

**【专业特长】**

从事儿科临床、教学、科研工作10余年，并一直工作在儿科临床第一线，尤其在儿童白血病、实体瘤、造血干细胞移植等小儿血液系统疾病诊治方面具有丰富的临床经验。

**【学术成果】**

主持国家自然科学基金及湖南省自然科学基金项目5项，以第一作者或通讯作者发表SCI收录论文30余篇。

# 主译简介

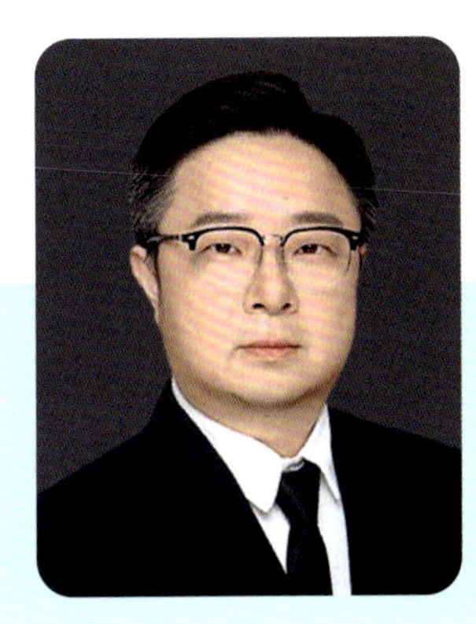

**陈可可**

副主任医师，湖南省人民医院儿童医学中心血液肿瘤科。

**【社会任职】**

湖南省医师协会儿科医师分会造血病及干细胞治疗专业委员会委员、湖南省中医药和中西医结合学会血液病专业委员会委员、湖南省医学会儿科学专业委员会小儿临床用药学组委员、中国研究型医院学会儿童肿瘤专业委员会委员、湖南省遗传学会罕见病专业委员会常务委员、湖南省抗癌协会小儿肿瘤专业委员会委员、湖南省抗癌协会儿童造血干细胞移植专业委员会委员。

**【专业特长】**

擅长儿童血液肿瘤性疾病及造血干细胞移植。

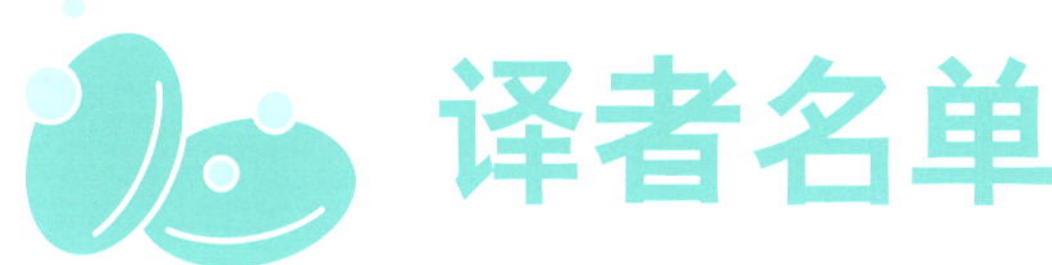

# 译者名单

## 主　译


付　斌　中南大学湘雅医院血液科

杨良春　中南大学湘雅医院儿童医学中心

陈可可　湖南省人民医院儿童医学中心


## 副主译


陈　聪　中南大学湘雅医院血液科

龚苏苏　中南大学湘雅医院血液科

李　璨　中南大学湘雅医院血液科

刘　薇　中南大学湘雅医院血液科

张　辉　中南大学湘雅医院儿童医学中心

尹泽西　湖南省人民医院儿童医学中心


## 译　者（以姓氏笔画为序）


邓文军　中南大学湘雅医院儿童医学中心

杨　琴　中南大学湘雅医院血液科

贺　晶　湖南省人民医院儿童医学中心

秦　维　中南大学湘雅医院血液科

钱玉洁　中南大学湘雅医院儿童医学中心

曾敏慧　湖南省人民医院儿童医学中心

# 中文版前言

血液恶性肿瘤及严重血液病是一类严重威胁患者生命健康的疾病，不仅难诊、难治、难愈，而且费钱、费时、费人。确诊之后，不仅患者及其家属要承受巨大的身心痛苦，在“活得久”和“活得好”之间艰难选择，而且医务工作者在提供救治和帮助时，也往往深陷“该不该治”“该不该继续治”“要怎么说”“要怎么做”的伦理和技术困境。

在探索生命意义的历程中，在浩瀚的医学海洋中，缓和医疗犹如一颗璀璨的明珠，其独特的光芒尤为耀眼，不仅让患者、患者家属和医务工作者有机会深入思考“生存时间”和“生存质量”之间的辩证关系，更为我们摆脱困境提供了切实可行的解决方案。随着历史的演进，缓和医疗已经从最初的临终关怀逐步发展为一门“以人为本”的综合医学学科，逐步形成了系统的理念、理论和方法，并且在许多国家已经建立了与之相匹配的实体医疗机构和执业团队，与基于技术进步的生物学治疗体系相辅相成，使得现代医疗体系更加完整。缓和医疗在国内刚刚起步，在血液病领域更加没有形成影响，患者、家庭和医务工作者亟须有效的指引。*Palliative Care in Hematologic Malignancies and Serious Blood Disorders*：*A Clinical Guide*中文版的出版，正是为了满足这一迫切需求，为广大国内读者带来一盏明灯，照亮血液病领域的医学实践和研究道路。

本书开篇第一部分立足临床实践视角，系统梳理了严重血液病及其他危重疾病患者的疾病特征与特殊照护需求。第二至第五部分内容采用模块化架构，分为4个具有逻辑纵深的核心单元：第二部分聚焦缓和医疗的实践路径，详述多场景下的具体实施策略；第三部分着力于临床核心能力建设，涵盖医患沟通艺术、医疗决策模型、预立医疗照护计划制定、多维症状管理及临床伦理决策等关键领域；第四部分特别关注特殊人群的缓和医疗需求，专章探讨儿童青少年群体、年轻的成年人及照护者的个性化支持体系；第五部分深入解析临终关怀的精细化实践，涵盖濒死期症状控制、家属哀伤辅导及灵性照护等专业议题。全书通过理论框架与临床案例的有机融合，为临床工作者构建完整的知识框架，特别注重在复杂医疗情境中实现症状控制与生命质量的动态平衡。

本书不仅是一本医疗实践的指导手册，也是一本充满人文关怀的医学读本，还是一本科学研究指南。作者们在书中详尽地阐述了恶性和严重血液病患者的缓和医疗策略。他们不仅从医学的角度分析了疾病的发展过程、症状控制、生活质量提升等方面的临床问题，还从心理和社会的角度探讨了患者如何在疾病面前保持尊严、如何在治疗技术面前保持理性、如何减轻痛苦并增强信心等深层次的问题。阅读本书，我们会理解缓和医疗绝不是放弃治疗和消极治疗。缓和医疗不是对症治疗和临终治疗，更不是药物治疗或心理治疗，而是一种积极的、主动的、标本兼顾的、多学科协作的综合治疗模式。在这样的模式下，医师、护士、社会工作者、心理咨询师等多方人员共同合作，以提高生存质量为导向，在最合适的时机，用最适宜的方法，向患者及其家庭提供全方位的照护和支持。在诊断之初、高风险治疗之前、原发病不能治愈之时及在照护儿童等特殊人群时，本书能指导医务工作者如何思考、如何抉择、如何施治。我们希望通过本书的出版，能够推动国内医学界对缓和医疗的关注和研究，提高我国各级综合性医院、专科医院、基层和社区医院及康养机构等的医疗照护工作者的医学实践水平，为更多的血液恶性肿瘤及严重血液病患者提供更加全面、人性化的服务。

译者也想把本书献给医学生们和年轻的医师们。当我们站在医学的殿堂里，凝视着那些纷繁复杂的疾病谱系，血液系统恶性肿瘤与严重血液病无疑是其中令人望而生畏的部分。对于这类疾病，单纯追求治愈往往显得力不从心，这种压力让我们再次体悟“偶尔去治愈，经常去帮助，总是去安慰”的医者情怀。我们相信，本书对每一位有志于在医学领域深入探索的医者来说，都将是不可或缺的宝贵财富。它不仅能够帮助我们深入理解缓和医疗的理念和实践，还能够激发我们对于人文关怀的深刻思考，树立为人民服务的信念和信心，践行大医精诚和医者仁心的从医初心。

本书的翻译工作是一项艰苦而光荣的任务。我们特别感谢原作者及出版社的信任和支持，这使得我们有机会将这本宝贵的著作介绍给国内读者。在翻译过程中，我们参考了国内众多专著和文献中的思想结晶，结合了国内多家医疗机构的医学实践，在此，向前辈和先行者们致敬！感谢参与本书翻译的各位同仁，正是他们的辛勤付出和无私奉献，才使得本书的翻译工作得以顺利完成。

谨以此序，献给所有致力于医学事业、关爱患者生命与健康的同仁们，献给面对困境积极乐观的患者家属们。愿我们携手同行，为血液恶性肿瘤和严重血液病患者提供全方位的支持和帮助！

付斌

# 原书前言

非常荣幸能与各位分享我们的小儿、成人临床医师团队在血液肿瘤患者照护方面积累的经验。这本临床指南凝聚了我们多年来的心血与汗水，旨在提高血液肿瘤患者的生活质量及其照护者的照护质量。此外，本书还向读者展示了临床医师如何在照护患者过程中通过分享专长、优化复杂病情来进行高效协作。即便在新型冠状病毒感染流行期间，我们的同事仍积极参与本书的编写，我为他们展现出的坚定毅力而感到自豪。

除了临床经验的积累，新的研究结果也表明，缓和医疗能显著提升重症患者在病程中的幸福感。通过多学科整合模式，缓和医疗能够减轻患者及其照护者在身体、心理和精神上的痛苦。通过促进有效和富有同情心的交流，帮助医师明确治疗目标和做出知情决策，缓和医疗使照护更加符合患者的价值观和个人意愿。无论预后如何，无论采用何种治疗，缓和医疗所带来的效果在患者整个病程中都具有深远的意义。

在血液肿瘤和其他严重血液病患者中，一部分患者为了达到治愈往往需要接受高强度的治疗，而另一部分患者则长期忍受慢性病和衰弱性疾病的折磨。这两类人群通常面临高度不确定的未来、沉重的病痛负担，以及生理功能退化与生活质量下降的困境。由于预后高度不确定、疾病类型多样，且需兼顾治愈性治疗和疾病特异性照护，血液肿瘤和严重血液病患者在获得整体照护的过程中面临多重挑战。如曾经被视为终末期的血癌患者，现在通过造血干细胞移植和嵌合抗原受体T细胞（chimeric antigen receptor T-Cell，CAR-T）疗法也看到了治愈的希望；但同时，非恶性血液病患者接受缓和医疗的需求尚未得到充分满足。又如镰状细胞病可引起患者难以忍受的疼痛，血友病可导致患者发生关节畸形。

过去，缓和医疗常被误解为与血液肿瘤、血液病的治疗相悖，但实际上，缓和医疗能够全面满足患者和照护者的多元化需求，是对疾病特异性治疗的补充和完善。随着越来越多的证据表明缓和医疗能使这类患者获益，对缓和医疗整合的重要临床和研究问题获得了更多关注，但血液肿瘤和其他严重血液病患者特殊需求的关注资源仍显不足，缺乏临床教科书，这更加凸显了这些患者在缓和医疗方面的迫切需求，同时说明了最佳临床实践在这一领域的空白。因此，越来越多的血液学专家开始关注并重视缓和医疗。例如，在2013年和2015年美国血液学会年会上举办的缓和医疗相关教育研讨会，就足以证明缓和医疗在血液病照护中的重要性正逐渐得到认可。

本书全面而简洁地阐述了以下内容：①恶性和非恶性血液病患者的特殊需求，优化血液学专家/血液肿瘤学专家与缓和医疗专家协作的具体策略；②实施缓和医疗时的核心工作（如沟通、决策、预立照护计划、症状管理及伦理道德等）；③特殊人群照护问题（如儿童、青少年和年轻人、老年人及照护者）；④血液病患者临终关怀的相关问题（如濒临死亡患者的照护）。为了体现缓和医疗的跨学科特点，各章节作者分别由来自不同学科领域的专家构成，包括临床医师、护理人员、心理学专家、社会工作者、牧师、药师及物理和职业治疗师等。

这本临床指南旨在为不同专业的临床医师提供参考。我们希望它能成为血液或肿瘤科临床医师及培训对象的参考书，加深他们对缓和医疗理论和实践知识的理解，同时增强他们对血液病患者独特需求的认识。此外，本书也将帮助从事缓和医疗的临床医师和培训对象更好地照护这一特殊患者群体。缓和医疗本质上具有跨学科属性，涉及医学、护理学、心理学及社会学等多个领域，因此本书读者不仅限于临床医师，还包括高级实践护理人员、护士、社会工作者、心理学研究者、牧师及其他相关卫生专业人员。

Boston, MA, USA　　　　Christiana K. Ullrich
Portland, OR, USA　　　　Eric J. Roeland

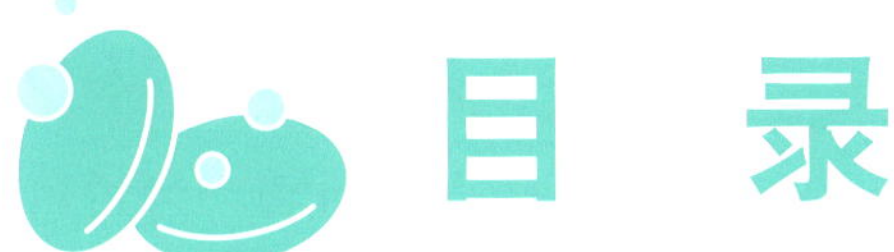

# 目 录

# 第一部分

## 血液恶性肿瘤和严重血液病

# 第一章
# 引言

Christina K. Ullrich，Eric J. Roeland

血液学家、肿瘤学家与缓和医疗（palliative care，PC）专家之间存在着比人们预想中更多的共同点。这两个医学领域的临床医师都致力于为重症患者提供卓越的照护。临床医师们常怀揣着强烈的使命感，投身于医学、情感及心理–社会方面的复杂治疗工作中。这是一项富有挑战性但回报颇丰的工作。这两个领域的临床医师都致力于为患者提供高度个性化的照护方法。血液学家和肿瘤学家主要关注疾病的风险因素和分子标志物，缓和医疗专家则更侧重于患者的具体症状和心理–社会因素。如果不从"以人为本"的角度把患者作为一个整体来进行评估，不考虑患者自身的目标、资源、支持和应对能力，这两个领域的临床医师单凭自身的努力不可能实现治疗目标。这两类临床医师也都依赖多学科或跨学科的医疗照护模式。在这种优势互补的合作模式下，医师们能够与其他专业的同事，如护士、社会工作者、药师、精神顾问、病例管理者、心理学家、营养学家和物理治疗师等协同合作，为患者提供更为全面和细致的照护。

作为接受过双重训练的肿瘤学和缓和医疗专家，我们已经注意到血液学家/肿瘤学家与缓和医疗专家之间的互动模式发生了变化。目前，血液学家/肿瘤学家越来越欢迎缓和医疗专家积极参与，并成为临床团队中的一员。过去认为癌症针对性治疗与缓和医疗是相互排斥和对立的，但是这种陈旧的观念已经转变。大量确凿的证据表明缓和医疗的早期介入和整合非常重要，即便在以治愈为目标的治疗下也是如此[1-2]。同时，随着培训对象不断接受缓和医疗方面的专业教育和临床培训，我们正见证着一个合作与协作精神日益增强的新时代。

展望未来，不确定性将持续存在。新型治疗手段的有效性越来越高，应用范围也在不断拓展，当我们为患者、照护人员及其他人员提供支持时，需要新的方法来预测和管理其可能带来的不良反应。此外，随着患者预期寿命的延长，很多不能治愈的患者处于慢性疾病状态，这就要求我们关注他们的实际需求，帮助他们尽可能延长寿命并提升生活质量。随着治疗成功率的持续攀升，预后不确定性也将越发常见[3]，这要求我们跳出传统的预后轨迹框架，学会管理未知。简而言之，时至今日，我们仍然要强调缓和医疗是基于患者的需求，而非疾病预后。更具体地说，缓和医疗绝不应局限在患者的临终时刻。

同时，世界变得日益复杂，这使得为血液系统恶性和良性疾病的患者提供卓越且个性化的照护变得更具挑战性。在当下日趋分散的医疗体系中，血液学、肿瘤学及缓和医疗临床医师在照护患者时所承受的道德压力和职业倦怠感也与日俱增[4-6]。正因如此，我们坚信，通过共同努力、互相学习和支持，我们能够迎接挑战，消除不公，为患者提供卓越且全面的医疗服务。我们也相信，在这种不平等性与挑战性并存的时代背景下，当我们努力为患者提供高质量和全面的照护时，值得我们相互学习的内容会更多，在彼此支持上也有更多可以做的事情。

面向未来，理解、识别并支持面临如此不确定性的患者、照护人员及临床医师是我们努力的方向。编写本书时，我们综合了血液学/肿瘤学和缓和医疗的内容，旨在使它成为可信赖的资源，供临床医师参考。我们希望它会给照顾恶性和严重非恶性血液病患者的临床医师提供有价值的指引，同时我们也呼吁同道们在这一关键领域继续贡献灵感、开展研究和进行合作。

（陈聪 译　付斌 校对）

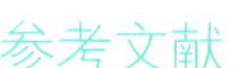

# 第二章

# 血液恶性肿瘤和严重血液病概述

Daniel R. Richardson，Carolyn Mulroney

## 第一节 概述

在肿瘤学领域，缓和医疗已被证实能显著改善晚期恶性实体瘤患者的预后。最近的研究进一步表明，缓和医疗同样能改善血液恶性肿瘤（hematologic malignancies，HM）患者在接受造血干细胞移植（hematopoietic cell transplantation，HCT）和诱导化疗后的预后。尽管之前缓和医疗医师很少参加恶性血液病患者的会诊，我们期待在不久的将来，缓和医疗医师能更积极地参与到疾病的诊疗过程中。与照护实体瘤患者相比，照护血液恶性肿瘤患者存在显著差异。作为血液肿瘤科医师，我们希望强调以下几点。

首先，许多在诊断时已发生“转移”的血液恶性肿瘤患者实际上也有很高的治愈率。因此，在危险分层和治疗强度方面，这些患者与恶性实体瘤患者存在显著差异。血液恶性肿瘤包括三大类：白血病、淋巴瘤和骨髓瘤。每种疾病的预后因起源细胞的成熟度不同而有显著差异。起源于未成熟细胞的恶性肿瘤侵袭性强[例如，急性髓系白血病（acute myeloid leukemia，AML）]，但通过化疗有可能被治愈。相反，起源于成熟细胞的恶性肿瘤通常呈惰性[例如，多发性骨髓瘤（multiple myeloma，MM）或慢性淋巴细胞白血病（chronic lymphocytic leukemia，CLL）]，侵袭性较弱，但通常无法治愈。高强度化疗能够让部分高侵袭性血液恶性肿瘤患者达到疾病缓解和功能改善的效果。然而，治疗过程中出现并发症的患者可能预后极差。因此，这种高风险和高回报性共存的局面使临床决策变得复杂。HCT是一种典型的高风险、高回报的治疗方法，它既为部分患者提供了治愈的机会，也可能导致高并发症发生率、高死亡率。在考虑此类高风险、高回报的治疗模式时，需要充分了解患者的治疗意愿和治疗预期。患者对于表达自身意愿（包括对治疗和相关毒性的担忧）可能有所顾虑，他们担心这可能会影响临床医师对治疗强度的选择。因此，在HCT团队之外成立一个治疗团队，可以为患者和照护者提供一个表达这些担忧的机会。这种缓和医疗医师与HCT团队合作的治疗模式可能会显著提高患者的最终疗效。

其次，血液恶性肿瘤的分期与实体瘤不同。诊断血液恶性肿瘤通常需要进行骨髓穿刺及活检，从骨髓细胞形态学（显微镜下观察细胞形态）、免疫表型（流式细胞术或免疫组化染色）、细胞遗传学[染色体核型或荧光原位杂交（fluorescence in situ hybridization，FISH）]或分子生物学特征（如细胞特定基因突变）方面为诊断提供依据。淋巴瘤患者通常需要依靠正电子发射计算机断层显像（positron emission tomography，PET）来进行临床分期和评估治疗反应，而白血病的分期不依赖影像学检查。MM的影像学检查有助于明确骨骼受累的程度，但最终预后取决于治疗反应。

细胞起源、基因和细胞遗传学特征可预测大多数疾病的转归。特定基因（如*TP53*）的突变可能具有重要的预后价值，并为患者提供了接受相应靶向治疗的可能性（例如，针对*FLT3*突变的靶向药物治疗AML）。虽然已经建立了一些较好的血液恶性肿瘤的风险预测模型，但最重要的动态预后指标仍然是治疗反应。原发难治性疾病（对初始治疗无反应的疾病）往往提示远期预后不良。目前，微小残留病灶（minimal residual disease，MRD）越来越多地被用于评估疾病的治疗反应及预后。老年患者通常具有更多的高危分子分型和细胞遗传学特征，且不能耐受高强度的治疗，因此总体预后比年轻患者差。急性全血细胞减少是传统化疗药物最常见的毒性反应。许多患者通常需要通过预防感染、应用造血刺激因子[如粒细胞集落刺激因子（granulocyte-colony stimulating factor，GCSF）]，以及输血等对症支持治疗辅助完成化疗。此外，新型靶向药物具有独特的药物毒性，如“分化综合征”（细胞迅速分化并侵袭髓外器官）和“肿瘤溶解综合征”（肿瘤细胞的迅速死亡导致肾功能衰竭和代谢性酸中毒）。最近，随着血液恶性肿瘤治疗新技术[包括一些高风险、高回报的治疗方法，如嵌合抗原受体T细胞（chimeric antigen receptor T-Cell，CAR-T）治疗]的应用，患者的治疗选择大大增加。然而，这些疗法可能会使患者治疗决策更复杂化，也使患者面临更多的药物毒副作用。

由于存在取得良好效果的可能性，许多高危血液恶性肿瘤患者在其接近生命末期时仍在接受着高强度的治疗。极具挑战性的是预测谁会对治疗有反应及何时会有治疗反应。即使是不可治愈性疾病，尽管患者可能经历多次复发，延长生存期并获得相应的治疗反应也是有可能的。遗憾的是，这些因素往往导致在生命末期仍然消耗较多的医疗资源。尽管平衡可能收益和已知风险的挑战会持续存在，缓和医疗可能会让这种局面得以改善。随着越来越多地参与血液恶性肿瘤患者的照护，缓和医疗团队需要了解各种血液恶性肿瘤的临床特点。因此，我们总结了淋巴瘤、白血病、MM和HCT等各个疾病的特点，以便提高大家对疾病临床特点和预后因素的认识。我们希望本章能成为缓和医疗专家重要的理论参考，以便他们有效地参与照护工作，并为血液恶性肿瘤患者、照护者和临床医疗团队提供支持。

## 第二节　淋巴瘤

世界卫生组织（World Health Organization，WHO）依据形态学、免疫表型、遗传学、临床特征、假定的对应正常细胞（起源细胞）、解剖部位和年龄等多个因素对淋巴瘤进行分类。淋巴瘤的治疗方案和预后评估高度依赖于精确的诊断。得益于新的遗传学发现和对临床特征的深入理解，2016年WHO对2008年的淋巴瘤分类标准进行了更新[1]。大多数情况下，对怀疑患有淋巴瘤的患者，建议进行淋巴结切除活检。这是因为确诊淋巴瘤需要详尽的组织形态学证据，而细针抽吸和粗针活检所能提供的信息相对有限。为了确定淋巴瘤的分期，通常会进行计算机断层扫描（computed tomography，CT）和PET/CT检查。在大多数病例中，仍需通过骨髓穿刺和骨髓活检来获取更多信息。根据临床需要，可能还需进一步进行活检或对中枢神经系统（central nervous system，CNS）进行评估。当疾病出现复发时，往往需要重复上述检查，包括重新进行组织活检。随着靶向治疗策略的有效性得到验证，分子检测在淋巴瘤管理中的重要性日益凸显。

### 一、低级别 B 细胞淋巴瘤

低级别B细胞淋巴瘤通常以临床进展缓慢为特征。这些肿瘤可以不需要立即治疗，治疗时机取决于患者的临床特点和肿瘤负荷。虽然治疗不能使这些疾病得以治愈，但是可以延长疾病缓解期。Ⅰ期和Ⅱ期患者仅通过放疗就可以获得长期无病生存。滤泡性淋巴瘤是最常见的低级别淋巴瘤，患者经一线治疗后中位无进展生存期约7年，总生存期约20年，而一线治疗后2年内复发是导致其总生存率（overall survival，OS）下降的主要因素[2-4]。

滤泡性淋巴瘤国际预后指数（first-line follicular lymphoma，FLIPI）是滤泡淋巴瘤最常用的临床预后评价指标，与患者的总生存期、诊断到治疗失败的时间、高级别淋巴瘤的转化风险及首次进展的5年生存率相关[5]。FLIPI中的预后不良因素包括：年龄≥60岁、临床分期Ⅲ/Ⅳ期、血红蛋白<12 g/dL、血清乳酸脱氢酶超出正常值范围上限及超过4个淋巴结受累区域。有一些其他指标可能会进一步完善预后评分系统，包括$β_2$-微球蛋白、骨髓受累、淋巴结直径、ECOG（Eastern Cooperative Oncology Group）评分和分子学异常。

滤泡性淋巴瘤和类似低级别B细胞淋巴瘤的治疗时机由肿瘤负荷和临床特点决定。对低肿瘤负荷患者，前期治疗模式主要采用“观察—等待”、利妥昔单抗治疗或利妥昔单抗联合化疗，然后进行2年利妥昔单抗维持治疗。近年来，利妥昔单抗联合来那度胺成为初治患者的一种“非化疗”性治疗选择[6]。

其他不常见的惰性B细胞淋巴瘤有多种，包括：脾边缘区淋巴瘤、多毛细胞白血病、多毛细胞白血病变异型、脾B细胞淋巴瘤/白血病、脾弥漫性红髓小B细胞淋巴瘤、淋巴浆细胞淋巴瘤、Waldenstrom巨球蛋白血症、结外边缘区黏膜相关淋巴组织（mucosa-associated lymphoid tissue，MALT）淋巴瘤和结内边缘区淋巴瘤。以上疾病均参考滤泡性淋巴瘤的治疗模式，然而，具有不同临床特征的患者其治疗方案也不尽相同。一些新药，包括BTK抑制剂、PI3K抑制剂和抗体-药物偶联物，在一线和后期复发时的治疗中应用得越来越多。大多数低级别B细胞淋巴瘤的患者终将复发，复发后往往会出现疾病转化和化疗耐药。复发的低级别淋巴瘤可能对标准化疗和自体或异体HCT反应良好。

大多数侵袭性B细胞淋巴瘤均需要多药联合化疗，治疗效果有个体差异。除套细胞淋巴瘤、身体虚弱者或因其他原因不能接受化疗的患者外，其他类型的侵袭性淋巴瘤患者均应以治愈为目标。

## 二、套细胞淋巴瘤

套细胞淋巴瘤（mantle cell lymphoma，MCL）是一种侵袭性强、无法根治的小B细胞淋巴瘤。尽管MCL表现出侵袭性特征，但并非所有患者在初次确诊时均需立即接受治疗。治疗的决策应依据肿瘤体积及临床表现来制定。典型的MCL通常表现为B细胞免疫球蛋白重链基因（immunoglobulin heavy chain gene，IGHV）无突变或仅有微小突变，SOX11表达呈阳性，并且常影响淋巴结及结外组织。新近发现的分子学异常与更具侵袭性的MCL亚型相关，包括母细胞样和多形性MCL亚型。此外，MCL亦可由IGHV突变、SOX11阴性的B细胞发展而成，此类MCL在临床上多累及外周血、骨髓、脾脏，其病程表现为惰性。SOX11阴性的MCL相较于经典MCL展现出更长的遗传稳定性，然而，一旦出现获得性细胞遗传学异常，尤其是*TP53*基因异常，往往会使疾病表现出更高的侵袭性。原位套细胞肿瘤的特点是淋巴结滤泡套区的内套区Cyclin D1（细胞周期蛋白D1）阳性细胞，通常在检查中偶然发现，其增殖活性较低，可能表现为播散性，但进展的情况较为罕见。

## 三、大B细胞淋巴瘤

在初次诊断时，大B细胞淋巴瘤的治疗目标主要是治愈。DLBCL（diffuse large B-cell lymphoma）是最常见的类型，根据其基因表达谱可以分为两种不同的分子亚型：生发中心B细胞样（germinal center B-cell，GCB）亚型和活化B细胞样（activated B-cell，ABC）亚型。这两种亚型的染色体改变和临床转归存在差异。由于并非所有病例都能获得基因表达谱，临床上通常使用免疫组化法将DLBCL病例分为GCB亚型和非GCB（non-GCB）亚型。Hans标准是最常用的免疫组化诊断方法，这种分类是基于CD10、BCL6和IRF4/MUM1的表达[7]。尽管ABC/非GCB DLBCL的临床预后通常比GCB DLBCL差，但在制定临床治疗策略时，不能仅依赖这一分类。

分子和细胞遗传学特征对于DLBCL/ABC淋巴瘤的治疗和预后具有重要影响，其中包括MYC重排（在5%～15%的DLBCL中出现）。当MYC重排与BCL2和（或）BCL6重排同时存在时，分别被称为“双打击”或“三打击”淋巴瘤。除了MYC重排，基因重排阴性但相关蛋白表达阳性的情况也可能具有预后意义。与标准DLBCL相比，MYC蛋白表达超过40%且BCL2或BCL6蛋白表达阳性的DLBCL表现出更强的侵袭性。

根据目前的WHO分类，所有具有MYC和BCL2和（或）BCL6重排的大B细胞淋巴瘤，除了滤泡性淋巴瘤或淋巴母细胞淋巴瘤，都被定义为高级别B细胞淋巴瘤（high-grade B-cell lymphoma，HGBL）。HGBL-NOS在形态学上与HGBL相似，但没有MYC和BCL2/BCL6重排。

除非患者无法耐受多药化疗，目前以蒽环类药物为基础的联合化疗仍是大B细胞淋巴瘤的一线标准治疗方案。DLBCL和其他侵袭性B细胞淋巴瘤最常用的治疗方案是R-CHOP方案（利妥昔单抗联合环磷酰胺、阿霉素、长春新碱和泼尼松）。HGBL通常需要采用强化方案，如R-EPOCH[利妥昔单抗、依托泊苷、泼尼松、长春新碱、环磷酰胺和阿霉素（羟基柔红霉素）]、R-CODOX-M/R-IVAC（利妥昔单抗、环磷酰胺、阿霉素、长春新碱、阿糖胞苷、甲氨蝶呤/利妥昔单抗、异环磷酰胺、依托泊苷、阿糖胞苷）和Hyper CVAD/MTX-阿糖胞苷（环磷酰胺、长春新碱、阿霉素和地塞米松）。与患者讨论预后和治疗反应时，初诊时的国际预后指数（International prognostic index，IPI）评分和后续的动态PET/CT检查是有用的指标[5]。例如，R-IPI与DLBCL的治疗结果相关，这些临床可获取的信息可以反映疾病的侵袭性。

## 四、原发性中枢神经系统 DLBCL

原发性中枢神经系统DLBCL（primary DLBCL of the central nervous system，PCNSL）是淋巴瘤浸润中枢神经系统的最常见的形式，但在颅内肿瘤中仅占4%，在结外淋巴瘤中占4%～6%[8]。绝大多数

（＞80%）PCNSL属于活化B细胞亚型的DLBCL。疾病的最终确诊需通过病理学检查来证实。首选的诊断方法是对大脑病变进行立体定向活检或采集脑脊液（cerebrospinal fuid，CSF），玻璃体视网膜病例可行玻璃体切割术。患者可表现出多种症状，这取决于中枢神经系统受累的区域，包括非特异性神经认知功能异常、颅内压增高的征象或神经认知障碍。

在对PCNSL进行临床评估时，血液肿瘤科医师会采用两种预后评分系统：国际淋巴结外侵犯淋巴瘤预后评分系统（International Extranodal Lymphoma Study Group，IELSG）[9]和纪念斯隆凯特琳癌症中心（Memorial Sloan Kettering Cancer Center，MSKCC）预后评分系统[10]。IELSG评分体系使用东部肿瘤协作组（ECOG）体能评分、年龄、脑脊液蛋白浓度、乳酸脱氢酶血清水平和大脑受累情况来判断预后。2年的生存率与0～1、2～3或4～5个不良风险因素的存在相关，分别为80%、48%和15%。MSKCC预后评分系统基于诺夫斯基健康状况量表（Karnofsky performance status，KPS）和年龄分为三个预后组：年龄≤50岁且KPS≥70的患者，中位生存期为5.2～8.5年；年龄＞50岁且KPS≥70的患者，中位生存期为2.1～3.2年；年龄＞50岁且KPS＜70的患者，中位生存期显著较差，为0.9～1.1年。据美国国家癌症研究所的监测、流行病学和最终结果的数据库（Surveillance，Eepidemiology and Eend Rresults，SEER）统计，美国PCNSL患者的中位OS从1970年到2010年增加了1倍，然而，仅在70岁以下的患者群体中观察到OS的提高[11]。

目前，PCNSL的治疗依赖于多药联合的化疗方案，这些化疗药物能在中枢神经系统达到有效的治疗水平[12]。大剂量甲氨蝶呤、大剂量阿糖胞苷、6-巯基嘌呤、利妥昔单抗和塞替哌是不同方案中常用到的药物。第一或第二次缓解或治疗有部分反应后，可在大剂量化疗后桥接预处理方案中包含塞替哌的HCT。全脑放疗（Whole-brain radiation therapy，WBRT）通常用于复发难治且对联合化疗方案不能耐受的患者。WBRT可获得良好的初始反应率，但由于中枢神经系统容易复发，总生存期仅为12～18个月[13-14]。与单独使用WBRT相比，WBTRT联合化疗可提高生存率，但会出现显著的神经毒性并发症[13]。

新诊断PCNSL的标准治疗方案是采用以利妥昔单抗和甲氨蝶呤为基础的多药联合诱导治疗，继而使用利妥昔单抗巩固治疗。治疗方案的选择基于患者的年龄、身体状况和并发症情况。对于那些不适合接受大剂量化疗或WBRT进行巩固性治疗的老年患者，可以考虑维持治疗。

原发难治性或复发性PCNSL的预后仍然较差，如果不进一步治疗，其中位生存期为2个月[15]。复发通常发生在初始治疗后的10～18个月，而且大多数复发发生在诊断后的前两年内。在临床中也能观察到极晚期复发的病例。PCNSL患者通常会发生淋巴瘤本身及其治疗所导致的短期或长期后遗症，包括持续的神经功能损害、精神运动减慢、神经认知功能障碍、记忆功能障碍、步态失调、行为改变及功能下降相关性尿失禁。

## 五、EBV 阳性弥漫性大 B 细胞淋巴瘤

EBV阳性弥漫大B细胞淋巴瘤（EBV+DLBCL）是一种与慢性Epstein-Barr病毒（Epstein–Barr virus，EBV）感染相关的侵袭性B细胞淋巴瘤，即使经过标准化疗方案治疗，其预后仍然不尽如人意。该疾病的危险分层主要使用国际预后指数（IPI）和Oyama评分体系[5,16]。Oyama评分考虑了年龄超过70岁及伴随B症状等因素。免疫组化检测显示CD30表达阳性被视为一个不良预后指标，同时可能成为治疗的靶点。尽管治疗方案与DLBCL相似，普遍采用RCHOP治疗方案，但患者的完全缓解率和总体生存率（OS）仍然较低[16]。

## 六、原发性纵隔（胸腺）大 B 细胞淋巴瘤

原发性纵隔（胸腺）大B细胞淋巴瘤[primary mediastinal （Thymic） large B-cell lymphoma，PMBL]占所有非霍奇金淋巴瘤（non-Hodgkin lymphoma，NHL）的2%～3%，在DLBCL中的比例为6%～8%。该疾病的中位发病年龄为36岁，女性患者的数量相对较多，男女比例大约为2∶1。这种侵袭性淋巴瘤通常表现为前纵隔或上纵隔的肿

块，约80%的患者处于Ⅰ期或Ⅱ期。大约20%的患者会出现全身症状。患者可能会出现与肿瘤体积及位置相关的症状，例如上腔静脉综合征（superior vena cava syndrome，SVCS）。PMBL患者的5年总生存率介于70%～85%。约80%的病例表达CD30，50%～75%的病例PD-L1和PD-L2呈阳性，CD30及PD-L1/PD-L2均为潜在的治疗靶点[17-18]。若没有足够的组织样本，很难在病理学上区分PMBL和DLBCL。初诊患者应以治愈为目标，治疗方案包括调整剂量的R-EPOCH方案，可联合或不联合放疗，以及RCHOP/放疗方案。

## 七、浆细胞样淋巴瘤

浆细胞样淋巴瘤是一种罕见的B细胞淋巴瘤，在所有DLBCL中的占比不到1%。这种淋巴瘤由免疫母细胞或浆母细胞构成，并且CD20抗原表达为阴性。在50%～80%的病例中可以检测到EB病毒（Epstein-Barr病毒）阳性。这种淋巴瘤最常出现在免疫缺陷的基础条件下，特别是在人类免疫缺陷病毒（human immunodefciency Virus，HIV）感染者中，它大约占HIV相关淋巴瘤的3%，中位总生存期（OS）为15个月。

## 八、人类单纯疱疹病毒 8 型阳性弥漫性大 B 细胞淋巴瘤

HHV8+ DLBCL是一种罕见的疾病，属于人类单纯疱疹病毒8型（Human herpesvirus-8，HHV8）/卡波西肉瘤疱疹病毒阳性淋巴增生性疾病的一种，包括生殖细胞淋巴组织增殖性疾病、多中心Castleman病（multicentric Castleman Disease，MCD）及原发性渗出性淋巴瘤（primary effusion lymphoma，PEL）。大约50%的患者为HIV阳性。这种淋巴瘤通常继发于HIV阳性的HHV8+ MCD患者，但亦可为原发性。病理学特征为浆母细胞簇的混乱排列和正常淋巴结结构的破坏，有时可能伴有白血病成分。肿瘤细胞中EBV呈阴性。该病具有侵袭性，预后不良[19-20]。

## 九、原发性渗出性淋巴瘤

原发性渗出性淋巴瘤（PEL）是一种罕见的侵袭性B细胞淋巴瘤，其典型特征是不伴有肿块的渗出性表现，尽管它有时可呈现为实体瘤。据研究显示，PEL几乎总是与人类单纯疱疹病毒8型（HHV8）感染有关，且可能伴随EBV感染。潜在的免疫缺陷状态，如HIV感染、老年人及器官移植后的免疫抑制，是诱发PEL的高危因素。患者通常会出现与渗出性积液相关的症状。PEL的治疗方案通常是基于蒽环类药物的联合化疗，类似于其他高级别淋巴瘤的治疗，但其预后通常不佳。在条件允许的情况下，针对潜在的免疫缺陷进行治疗是至关重要的。当病变仅累及单一体腔时，患者的平均生存期约为18个月；若病变累及多个体腔，则平均生存期显著缩短至仅4个月[21]。

## 十、伯基特淋巴瘤

伯基特淋巴瘤是一种极具侵袭性的罕见淋巴瘤，分为地方性和散发性两种亚型。散发性亚型在全球范围内均有发现，特别是在HIV感染者中发病率较高。这种散发性亚型及与HIV感染相关的类型，往往与EBV感染有关，在伯基特淋巴瘤的病例中占比约为25%～40%。伯基特淋巴瘤的肿瘤细胞增殖指数极高，几乎达到100%。*MYC*基因的易位是该病的标志性遗传学特征，通常发生在第8号染色体的q24区域。在疾病初期，有时会出现侵犯软脑膜的中枢神经系统受累情况。治疗目标是追求治愈，通常采用多药联合强化疗方案。由于肿瘤负荷大且增殖指数高，治疗过程中容易并发肿瘤溶解综合征。目前，尚无公认的预后评分系统专门用于评估伯基特淋巴瘤。复发和难治性伯基特淋巴瘤的预后通常不佳。在初次诊断后，通常会采用多药联合强化疗方案，例如改良的R-CODOX-MIVAC方案，其3年无事件生存率（Event-Free Survival，EFS）可达到75%[22]。

## 十一、T 细胞淋巴瘤

T细胞淋巴瘤是一种具有异质性的淋巴瘤，它可能出现在淋巴组织内（例如脾脏和淋巴结）或淋巴组织外（如胃肠道、肝脏、鼻腔、皮肤等）。自然杀伤细胞（Natural killer cell，NK细胞）与T细胞在许多方面具有相似性，当这些细胞发生癌变时，相应的癌症被称为NK或NK/T细胞淋巴瘤。总体而

言，T细胞淋巴瘤约占美国所有淋巴瘤的7%[23]。外周T细胞淋巴瘤（peripheral T-cell lymphomas，PTCL）是一组预后不良的侵袭性淋巴瘤。由于PTCL较为罕见，目前缺乏有效的治疗方法。PTCL的类型包括：

（1）T细胞幼淋巴细胞白血病；

（2）T细胞大颗粒淋巴细胞白血病；

（3）侵袭性NK细胞白血病；

（4）惰性大颗粒NK细胞淋巴增生性疾病；

（5）成人T细胞白血病；

（6）结外NK/T细胞淋巴瘤，鼻型；

（7）肠病相关性T细胞淋巴瘤；

（8）肝脾T细胞淋巴瘤。

与其他淋巴瘤相比，PTCL的治疗进展较为缓慢。因此，PTCL患者通常采用类似B细胞淋巴瘤的治疗方案，但总体预后较差。目前采用的治疗方案复发率高，且复发后缺乏有效的挽救性治疗方法[24]。因此，PTCL患者代表了一个高复发和高死亡风险的群体。

与PTCL不同，原发性皮肤T细胞淋巴瘤患者的5年疾病特异性存活率超过85%～90%[25]。2018年WHO-EORTC分类更新中包括以下多种原发性皮肤T细胞淋巴瘤：

（1）蕈样霉菌病（又称蕈样肉芽肿病）；

（2）蕈样霉菌病变体；

（3）Sezary综合征；

（4）成人T细胞白血病淋巴瘤。

原发性皮肤$CD30^+$淋巴增生性疾病包括：

（1）原发性皮肤间变性大细胞淋巴瘤和淋巴瘤样丘疹病（lymphomatoid papulosis，LyP）。

（2）皮下脂膜炎样T细胞淋巴瘤。

（3）结外NK/T细胞淋巴瘤（鼻型）。

（4）慢性活动性EB病毒感染。

（5）原发性皮肤外周T细胞淋巴瘤，罕见亚型：①原发性皮肤γ/δ T细胞淋巴瘤；②原发性皮肤侵袭性亲表皮$CD8^+$细胞毒性T细胞淋巴瘤；③原发性皮肤$CD4^+$小/中T细胞淋巴增生性疾病；④原发性皮肤肢端$CD8^+$T细胞淋巴瘤（原发性皮肤肢端$CD8^+$T细胞增生症）。

（6）原发性皮肤外周T细胞淋巴瘤，NOS。

嗜毛囊性蕈样肉芽肿和Sezary综合征患者的5年疾病特异性生存率分别为75%和36%[25]。累及皮肤的结外NK/T细胞淋巴瘤（鼻型）5年疾病特异性存活率为16%。原发性皮肤γ/δ T细胞淋巴瘤和原发性皮肤侵袭性亲表皮$CD8^+$细胞毒性T细胞淋巴瘤患者的疾病特异性存活率较低，分别为11%和31%[25]。原发性皮肤外周T细胞淋巴瘤患者的5年疾病特异性生存率仅为15%[25]。皮肤T细胞淋巴瘤患者通常采用多学科团队管理模式进行治疗，包括肿瘤内科医师和皮肤科医师，治疗方式可能包括局部治疗、单药口服或静脉药物化疗、新型靶向治疗和放疗等，极少数情况下可以接受化疗联合HCT等治疗手段。

## 第三节　浆细胞病

浆细胞病是以骨髓浆细胞单克隆性增生伴单克隆免疫球蛋白沉积为特征的一系列疾病[26]，包括MM、华氏巨球蛋白血症（Waldenstrom macroglobulinemia，WM）和轻链沉积病（如淀粉样变性）。

### 一、多发性骨髓瘤

多发性骨髓瘤是血液系统中最常见的浆细胞疾病，占所有血液恶性肿瘤的15%，并且在非裔美国人中的发病率有所上升[27]。该疾病的特征包括免疫功能障碍、溶骨性病变、贫血及由浆细胞疾病引起的肾功能损害。大约1/3的患者会因骨质疏松而出现高钙血症[28]。MM是老年人群中常见的肿瘤类型，其平均发病年龄为60岁。尽管目前存在多种有效的治疗方案和先进的技术，但MM仍然被认为是一种无法根治的疾病。在MM患者中，由恶性浆细胞产生的单克隆蛋白水平超过3 g/dL，临床上可以通过血清游离轻链、血清蛋白电泳（serum protein electrophoresis，SPEP）和（或）尿蛋白电泳（urine protein electrophoresis，UPEP）及免疫固定法等方法进行检测。最常见的单克隆亚型是免疫球蛋白G（immunoglobulin G，IgG），其次是IgA、κ轻链或λ轻链（本–周蛋白）、IgD、IgM[28]。轻链型MM患者的肾功能衰竭发生率更高。MM的诊断标准是：骨髓中单克隆浆细胞的比例超过10%，或者通过病理组织学证实的浆细胞瘤。浆细胞可能累及骨外组织，形成孤立性肿瘤，这通常预示着预后不良。MM的终末器官受累（如免疫功能障碍、溶骨性病变、贫血、肾功能损害）可作为与意义未明单克隆免疫球蛋白血症（monoclonal gammopathy of undetermined significance，MGUS）和冒烟型骨髓瘤鉴别的重要依据。

MGUS骨髓中的浆细胞比例＜10%，血清M蛋白＜3 g/dL；虽然冒烟型骨髓瘤定义为血清单克隆蛋白质＞3 g/dL和（或）骨髓浆细胞比例在10%～60%，但是无终末器官损害[29]。

MM可分为高危组和标危组。实验室分析和荧光原位杂交（FISH）检测特异性分子变化可以协助评估预后和诊治。高风险组定义为：乳酸脱氢酶水平升高（≥2倍正常上限值）、FISH发现高风险分子变化[t（4；14）t（14；16）t（14；20）del117p13、1q扩增]、浆细胞白血病（外周血浆细胞计数≥2×10$^9$/L或≥20%）[30-31]。

在完成疾病诊断和危险分层之后，血液肿瘤学专家需评估患者是否适合进行自体HCT。与单纯化疗相比，自体HCT有助于延长患者的无进展生存期和总生存期。通常，接受自体HCT治疗的患者年龄较轻（＜65岁），身体功能较好，心脏或肝脏的代偿功能也较佳。所有患有肾脏疾病的MM患者，包括那些接受透析治疗的患者，都有可能安全地完成自体HCT，目前尚无证据显示肾损伤会影响干细胞的采集或移植[32]。对于符合自体HCT条件的患者，有三种治疗策略可供选择：①在完成干细胞采集并恢复后，尽早进行自体HCT；②延迟移植策略，即采用与诱导方案相同的持续治疗方案，直至疾病首次复发后再进行自体HCT；③同种异体HCT。需要注意的是，异体HCT的效果仍需进一步研究，并存在一定的争议[33]。在临床实践中，早期或晚期自体HCT的选择取决于多种因素，包括患者偏好、危险分层、年龄、对诱导化疗的反应和耐受性、保险审批及医疗中心长期储存干细胞的能力。对于准备接受自体HCT的患者，在其初始治疗时，应尽量避免使用可能影响干细胞采集或损害干细胞的药物（例如美法仑）。

具有HCT指征的MM患者，在干细胞采集之前需先进行3～4个月的诱导治疗，以减少骨髓和外周血肿瘤细胞负荷并改善症状。目前就首选的诱导方案，还没有达成共识。HCT的患者通常会进行8～12个周期的三联初始治疗，然后进行巩固治疗，直至病情进展。常见的三联方案包括：VRd[硼替佐米（Velcade）、来那度胺（Revlimid）、地塞米松]、DRd（达雷木单抗、来那度胺、地塞米松）和VCd（也称CyBorD，药物包括：硼替佐米、环磷酰胺、地塞米松）[34]。对伴有多种并发症或高龄且体质较差、无法安全进行三联方案化疗的患者，可以考虑二联方案（如来那度胺联合地塞米松，硼替佐米联合地塞米松）化疗。接受这些联合化疗方案的患者需要进行抗菌及栓塞的预防，并且有发生神经病变的风险。几乎所有MM患者终将复发，因此患者在接受自体HCT后需要巩固治疗。巩固治疗方案包括来那度胺（低危患者）或硼替佐米（高危患者）。

## 二、华氏巨球蛋白血症

华氏巨球蛋白血症是一种罕见的浆细胞异常性疾病，以淋巴浆细胞淋巴瘤（具有浆细胞特征的小淋巴细胞）骨髓浸润≥10%和血清中IgM单克隆免疫球蛋白过量（巨球蛋白血症）为特征，它以首次描述该病的瑞典内科医师的名字命名。超过90%的华氏巨球蛋白血症患者存在*MYD88*基因突变[35]。患者常表现为造血淋巴组织浸润相关症状（如肝脾肿大、淋巴结肿大、贫血）、IgM单克隆免疫球蛋白相关症状（如周围神经病变、高黏滞血症）及感染、疲劳、体重减轻和出血等症状。少数华氏巨球蛋白血症患者出现肾脏或胃肠道受累和（或）冷球蛋白血症。对接受现代疗法的大多数患者来说，华氏巨球蛋白血症是一种惰性疾病，其中位生存期为10年[36]。

通常情况下，对有临床症状的患者才进行治疗。与MM相似，华氏巨球蛋白血症是无法根治的。因此，治疗的主要目标是控制症状，并尽可能减少对终末器官的损害。治疗的初始方案取决于患者的年龄、临床症状的严重程度、存在的并发症及患者的个人意愿。若患者出现与高黏滞血症相关的症状，需立即进行血浆置换治疗。在健康状况良好的患者中，疾病导向的治疗通常包括

6个月的利妥昔单抗和苯达莫司汀（rituximab and bendamustine，BR）联合治疗；对于无法耐受该联合治疗的老年患者，可以考虑使用布鲁顿酪氨酸激酶（Bruton tyrosine kinase，BTK）抑制剂，例如伊布替尼或阿卡替尼。患者可能会也可能不会接受维持治疗，最常见的维持治疗方案是利妥昔单抗。疾病复发后的治疗方案包括使用原初始治疗方案或换用其他一线药物，或者在极少数情况下，使用大剂量化疗后序贯自体HCT以维持治疗。

### 三、免疫球蛋白轻链型淀粉样变性

免疫球蛋白轻链型（immunoglobulin light chain，AL）淀粉样变性，亦称为原发性淀粉样变性，是一种与单克隆轻链过量相关的浆细胞疾病。此病主要影响老年人，其特点是淀粉样纤维在组织中的沉积，可能影响任何器官并导致器官损害，症状包括肾病综合征、限制性心肌病、肝大、周围神经病变、巨舌症、紫癜和出血。AL淀粉样变性患者可能同时患有其他浆细胞疾病。确诊AL淀粉样变性通常依赖于受累器官组织的活检。

治疗AL淀粉样变性的治疗始于改善受累终末器官的功能，也可以评估自体HCT的可能性，后者的证据级别不高。对于接受HCT的患者，通常在干细胞动员前采用以硼替佐米为基础的方案进行2～4个周期的诱导治疗，随后进行自体HCT[37]。然而，由于高龄、晚期心力衰竭、肾功能不全和（或）多器官受累，大多数初诊AL淀粉样变性患者并不适合进行移植[38]。对于那些不适合HCT的患者，建议采用以硼替佐米为基础的化疗方案进行4～6个疗程的治疗，并在每个治疗周期后评估治疗反应。

## 第四节　急性髓系白血病

急性髓系白血病（AML）是一种起源于髓系祖细胞的异质性血液恶性肿瘤。由于异常增殖的幼稚细胞破坏了正常的造血功能，最终导致骨髓衰竭[1]。传统的治疗方法包括使用强化的细胞毒性药物化疗来诱导疾病缓解，并进一步采用细胞毒性药物进行巩固治疗。

过去，AML的风险分层主要基于幼稚细胞的形态、细胞遗传学异常和临床特征[2]。然而，在过去数十年中，分子生物学检测技术的进步使得AML能够被细分为不同的预后亚型。2017年，欧洲白血病网络（European Leukemia Net，ELN）指南被广泛应用于临床和科研，将患者分为预后良好组、预后中等组和预后不良组[3]。这些组别之间的总生存率存在显著差异。例如，预后良好组的年轻患者（60岁以下）5年生存率约为60%，而预后不良组的年轻患者5年生存率仅为10%[4]。由于治疗相关的死亡风险和白血病化疗耐药性的增加，老年患者的预后明显差于年轻患者。预后良好组老年AML患者的2年总生存率为40%，而预后不良组＜10%[4]。

目前，以下4种基因异常被认为是预后良好的标志：t（8；21）inv（16）、*NPM1*突变（不伴有*FLT3-ITD*突变或伴有低等位基因频率的*FLT3-ITD*[＜0.5]）和CEBPA双突变。*NPM1*突变在20%～30%的患者中发生，是AML中最常见的基因突变[5]。大多数AML患者被归入预后中等组和预后不良组。预后不良组常见的遗传学异常包括复杂核型、单体核型、*RUNX1*突变、*ASXL1*突变和*TP53*突变。6%的患者存在*TP53*突变，预后较差（年龄＜60岁的患者中位生存期为10.7个月；年龄＞60岁的患者中位生存期为6.0个月）[6]。

尽管AML患者的治疗最终取决于患者的偏好，但在传统意义上，治疗的选择取决于患者的基础情况，以判断其是否适合接受强化诱导治疗。几乎所有的年轻患者都能接受强化诱导治疗。另一方面，许多老年患者和具有严重并发症的患者在强化诱导治疗后存在巨大的治疗相关死亡风险，因此会接受较低强度的治疗[7]。强化诱导治疗通常包括蒽环类药物（通常是柔红霉素）和阿糖胞苷的联合治疗，最常用的剂量分别为连续输注7天的阿糖胞苷和3天的蒽环类药物（“7+3”）。强化治疗在提高患者缓解率（从60%提高到80%）的同时，也增加了急性不良反应的发生风险，如延长了中性粒细胞减少恢复的时间、黏膜炎和胃肠道问题[8]。对于预后良好组，患者接受强化诱导治疗和巩固治疗后多数能够获得治愈。预后中等组和预后不良组患者的治愈率显著下降。如果高危组AML患者能够达到疾病缓解，HCT是其获得治愈的唯一选择。降低强度化疗常使用去甲基化药物（如阿扎胞苷或地西他滨），每间隔28天治疗5～10天[8]。尽管缓解率（20%～50%）明显低于强化诱导治疗，但这些药物的耐受性更好。低强度治疗策略的患者很少有几年以上的疾病持续缓解及很少接受HCT治疗。

强化疗策略和低强度化疗策略的治疗目标存在显著差异。低强度化疗侧重于维持生活质量和减少输血负担，而不引起严重的不良反应，而强化化疗旨在治愈疾病。因此，在做出治疗决策时，对患者的价值观、疾病预期和偏好的了解至关重要，特别是那些可能符合强化化疗条件的患者。值得注意的是，患者接受低强度化疗（如去甲基化药物）后住院时间缩短，且总生存期较未接受任何化疗的患者有所提高[9-10]。这导致大多数血液科医师对可以耐受的患者提供较低强度的化疗，而非不化疗。因此，只有对于不能耐受低强度化疗或强烈拒绝化疗的患者，才应考虑最佳支持治疗。

AML患者的临床预后主要取决于疾病的治疗反应和是否复发。复发仍然是AML患者死亡的主要原因。多种残留白血病高特异度检测技术的发展，如多参数流式细胞术、聚合酶链式反应（polymerase chain reaction，PCR）及其他检测技术，使血液肿瘤学专家能够更清楚地了解AML治疗反应的深度[11-12]。多项研究表明，微小残留病灶显著增加疾病复发风险并降低总生存率，但标准化临床解释有待进一步研究[4]。

新型药物的研发正在改变AML的治疗模式。2017—2019年，美国批准了8种新型疗法用于治疗AML。2018年，一种靶向*BCL-2*的新型口服药物维奈克拉获得批准。维奈克拉与去甲基化药物或低剂量阿糖胞苷联合使用可增加疾病缓解率，在某种情况下达到与强化疗相近的缓解率[13]。值得关注的是，批准临床试验的受试对象仅限于被肿瘤科医师评估为无法接受强化疗的患者，而这些患者中大部分最终接受了HCT。以上接受HCT患者的临床试验表明，对于年龄较大或有严重并发症的患者，维奈克拉也可以组成以治愈疾病为目的的治疗方案[13]。目前，更大规模的随机试验正在开展，以确定使用维奈克拉是否长期获益。由于提高了AML的缓解率，维奈克拉已获得广泛的临床应用。针对*IDH1*、*IDH2*和*FLT3*突变的靶向药物已经用于复发AML患者的治疗。虽然这些单药治疗可以诱导相当比例（20%～40%）的患者获得疾病缓解，但单药疗效通常不持久[14-16]。复发患者可通过药物临床试验获得这些药物治疗，并有新的治愈希望。

## 第五节　急性早幼粒细胞白血病

急性早幼粒细胞白血病（acute promyelocytic leukemia，APL），作为AML的一个亚型，虽然在AML中所占比例不大，但本节强调其重要性，因为新确诊的APL患者必须接受住院治疗。此外，APL的预后与其他AML亚型有着显著差异。APL的成因是位于第15号染色体上的*PML*基因与位于第17号染色体上的*RARA*基因发生特征性的易位，即[t（15；17）]。患者通常会出现凝血功能障碍和弥散型血管内凝血的症状。通过全反式维A酸（all-trans-retinoic acid，ATRA）与亚砷酸（arsenic，ATO）的联合治疗，APL已从最致命的AML亚型转变为最易治愈的亚型。ATRA-ATO疗法使得超过90%的患者达到缓解状态，且有80%的患者能够实现治愈[17-18]。然而，在APL患者的早期诱导治疗过程中，可能会出现分化综合征，表现为白细胞增多和全身炎症反应，严重时甚至会导致呼吸衰竭。尽管预防性治疗显著降低了分化综合征的发生率和严重性，但它仍然是一个潜在的致命并发症。与老年非APL-AML患者相比，大多数老年APL患者有治愈的可能。因此，积极的支持性护理干预措施，包括机械通气、生命支持和临时透析治疗，使得APL患者的受益-风险比与非APL-AML患者截然不同。

## 第六节　骨髓增生异常综合征

骨髓增生异常综合征（myelodysplastic syndrome，MDS）是一组由恶性细胞克隆性增殖引起的获得性骨髓衰竭综合征，其特征为无效造血和血细胞减少。贫血（通常是大细胞性）是血细胞减少的典型表现。MDS在临床特征、骨髓细胞形态学、基因突变和细胞遗传学特征方面与AML有许多相似之处，并且存在25%～30%转化为AML的风险。MDS转变为AML后，预后通常较差，且大多数患者（60%～70%）对治疗反应不佳。

MDS的总体预后异质性很大，取决于特定的预后相关特征。改良国际预后积分系统（revised version of the International Prognostic Scoring System，R-IPSS）根据细胞遗传学、骨髓原始细胞比例和血细胞减少情况，能够准确预测MDS进展为急性白血病的概率和死亡的风险[19]。其他重要的预后特征包括患者的基因突变（如*TP53*、*ETV6*、*RUNX1*、*ASXL1*和*EZH2*），这些突变会增加MDS进展为AML的风险。年龄也是一个关键的预后因素，MDS的中位诊断年龄为70岁。根据R-IPSS分类，极低危或低危患者的中位生存期为5～8年，中危患者为3年，高危患者为1.5年，极高危患者为0.8年[19]。这些较短的中位生存期表明高风险组MDS预后不良。尽管引起死亡的部分原因是MDS进展为AML，但大部分MDS患者死于无效造血引起的并发症，首先是感染，其次是出血或心血管损害。

尽管异基因HCT是MDS患者唯一的治愈性选择，但它主要适用于高危患者。低危MDS患者可从支持治疗中受益，包括输血、预防感染和潜在的造血生长因子（如红细胞生成刺激剂以减轻输血负担）。然而，据观察，这些治疗手段并未带来明显的生存获益。阿扎胞苷（一种低甲基化药物）可以适度延长中危或高危患者的生存期（24个月 *vs.* 15个月），但达到充分应答至少需要4～6个月，且完全缓解率较低（17%）[10]。对有5号染色体长臂缺失[del（5q）]的低危或中危患者，来那度胺具有独特的疗效，可使大多数患者脱离红细胞输注[20]。

## 第七节　急性淋巴细胞白血病

急性淋巴细胞白血病（acute lymphoblastic leukemia，ALL）是一种由前体淋巴细胞恶性增殖引起的疾病，可累及骨髓和血液，其他髓外器官也经常受累。尽管ALL在儿童中最为常见（占病例的80%），但其发病率呈现出明显的双峰特征，第二个峰值出现在约50岁的人群中。ALL的治疗策略与AML类似，主要通过使用细胞毒性药物进行化疗以诱导疾病缓解，随后进行巩固治疗以增强治疗效果。复发是导致ALL患者发病和死亡的主要因素，特别是中枢神经系统的复发率远高于AML。由于中枢神经系统受累，越来越多的患者在巩固治疗后需要接受维持治疗和HCT。

对ALL进行合理的管理有赖于准确的危险分层，后者用来指导初始治疗的选择及评估HCT。年轻和体能好的老年患者通常接受类儿童疗法的多药联合化疗。相反，年龄大和身体虚弱的患者则采用低强度的治疗，包括应用大剂量皮质类固醇[21]。HCT用于具有特别高风险特征或复发后再次获得缓解的患者。

尽管大多数儿童ALL患者能够获得治愈，但60岁以上的患者预后较差，其长期生存率仅为10%～15%[22]。这种预后的显著差异可能是因为老年患者有预后不良的生物学特征，以及获得性并发症。传统上，年龄和白细胞计数一直被用作风险分层的指标，但如今，细胞遗传学特征在风险评估中显得更为关键。研究指出，细胞遗传学特征相较于年龄或白细胞计数，能更准确地预测患者的预后。特别值得注意的是，t（9；22）易位导致的费城染色体阳性与否对预后和治疗选择均有意义。过去，携带费城染色体的ALL患者预后不佳，1年总生存率大约只有10%。然而，酪氨酸激酶抑制剂（tyrosine kinase inhibitors，TKIs），例如伊马替尼、达沙替尼、泊纳替尼和尼洛替尼的引入，显著改善了这些患者的生存状况。对于费城染色体阴性的患者，t（4；11）KMT2A易位、t（8；14）复杂核型（≥5个异常）及染色体数量的变化（如低亚二倍体[30～39条染色体]和近三倍体[60～78条染色体]）均预示着不良预后。此外，与费城染色体阳性ALL具有相似遗传学特征但缺乏t（9；22）易位的Ph样ALL，与诱导治疗反应不佳和总生存率降低有关[22]。

在临床实践中，肿瘤科医师通过观察患者的治疗反应来预测其总体预后。过去，骨髓细胞形态学分析被用来评估治疗效果，而现在，流式细胞术、免疫球蛋白/T细胞受体基因重排检测和PCR等分子技术已发展成为评估疾病治疗反应的高灵敏度MRD检测的标准方法[23]。实际上，MRD被认为是预后中最强的独立因素。MRD阴性的患者，特别是在治疗初期，复发的可能性较低，并且无病生存期和总生存期更长[24]。

尽管约85%～90%的ALL患者在接受诱导治疗后能达到形态学缓解，但大部分患者会复发。无论是MRD阳性还是形态学复发，都预示着预后不良。通常情况下，对于复发或难治性ALL患者，会采用挽救性细胞毒性药物化疗（也称为挽救治疗），但疾病缓解率仍然很低，患者的总生存期往往不足6个月。

最近的研究表明，靶向治疗能够显著改善难治复发患者的预后。例如，双特异性T细胞衔接抗体博纳吐单抗、CD22靶向药物（如奥加伊妥珠单抗）及CAR-T细胞疗法常用于复发患者，甚至老年患者[25-27]。相较于传统的细胞毒性挽救方案，这些治疗方法更易被患者耐受，然而，这些治疗的可获得性为复发患者的临床决策和预后带来了新的不确定性。

## 第八节　混合表型/不明细胞系表型白血病

不能明确划分为AML或ALL的急性白血病被归类为混合表型或模糊表型白血病。这些患者的预后比传统意义上的AML或ALL患者更差。使用类似AML或ALL的化疗方案均是合理的治疗方法，但有数据表明ALL方案可能更好。由于总体预后较差，在疾病首次缓解后建议行HCT治疗[28]。

## 第九节　慢性髓系白血病

慢性髓系白血病（chronic myeloid leukemia，CML）是一种以BCR-ABL融合基因阳性为特征的造血系统肿瘤，源于9号和22号染色体之间的易位，即t（9；22）（q34；q11）[29]。这种易位导致了以其在费城发现而得名的“费城染色体”的形成。CML可分为慢性期、加速期和急变期三个阶段，其中大多数患者（约85%）以慢性期起病[30]。患者通常表现为隐匿性疲劳、盗汗、脾大和体重减轻等症状。此外，血液学检查显示白细胞增高、中性粒细胞增高、嗜碱性粒细胞增高、嗜酸性粒细胞增高及不成熟髓细胞计数异常。乳酸脱氢酶和尿酸水平升高也较为常见，可导致痛风的发生。随着时间的推移，获得性额外致癌突变的出现与CML进展至加速期或急变期及对靶向TKIs的耐药性密切相关[30]。初诊时，除了典型t（9；22）易位外的其他基因异常（例如8三体或17q单体）可能与较差的预后相关[30-31]。临床症状加重或血细胞计数显著变化均提示CML向加速期或急变期进展。

高效TKIs的广泛应用已经彻底改变了CML的治疗模式。在TKIs治疗之前，许多患者接受了HCT治疗，而未接受HCT的患者其中位总生存期为5～7年。目前经TKIs治疗达到细胞学或分子学深度缓解的患者，其预期寿命可接近一般人群[32]，80%～85%的患者属于这种情况。虽然大多数患者需要持续服用TKIs，但是一些长期达到深度缓解的患者可以考虑停药[33]。

在TKIs出现之前，多种预后评分系统被用来预测可能的治疗反应，但随着时间推移，这些系统在预测疾病转归的价值逐渐减小。目前，TKIs治疗的反应速度和深度及诊断时所处疾病阶段是CML最重要的预后特征[30,34-35]。加速期患者（WHO定义骨髓原始细胞占10%～19%）对治疗的反应和总生存期明显低于慢性期CML。即使在当前TKIs治疗时代，急变期CML患者（WHO定义骨髓中原始细胞≥20%）预后也较差，中位OS仅为7～11个月[36]。基于3个月、6个月和12个月时患者细胞遗传学和分子特征的治疗反应可以预测疾病预后[34]。

TKIs耐药性通常是由*BCR-ABL1*激酶结构域的突变所导致。对酪氨酸激酶结构域的突变进行鉴定可能会改变治疗选择[29]。目前有多种TKIs可供选择，当患者对一种TKI无效时，可以改用另一种TKI。HCT仅适用于处于加速期或急变期，或者经过TKIs治疗失败的患者。与加速期或急变期相比，慢性期CML患者接受HCT的效果最好。加速期和急变期接受HCT的患者，3年生存率分别仅为51%和29%[37]。

## 第十节　慢性淋巴细胞白血病

慢性淋巴细胞白血病（chronic lymphocytic leukemia，CLL）是欧洲血统患者中最常见的淋巴系统恶性肿瘤，占美国白血病病例的25%～30%，每年新增病例约22 000例[38]。CLL是一种惰性的成熟B淋巴细胞克隆增殖性疾病，尽管80%的患者在诊断时无症状，但通常伴有白细胞增多/淋巴细胞增多、淋巴结肿大和脾肿大。CLL还可能引起全身症状，削弱免疫系统功能并导致溶血性贫血。通过外周血淋巴细胞流式细胞术检测，可以发现具有特定免疫表型的单克隆淋巴细胞，从而明确诊断为CLL。

CLL患者的预后差异很大，随着新型、高效、耐受性良好的治疗方法的出现，其总体预后不断改善，中位总生存期持续增长，已达到10年。由于治疗效果异质性很大而且治疗模式已经发生变化，对初诊患者进行预后判断是不容易的[39]。推荐采用CLL国际预后指数进行综合评估，包括年龄、分子突变、实验室指标和临床分期[40]。值得注意的是，携带*TP53*基因突变患者的预后明显差于未携带者。相反，IGHV体细胞高频突变的患者比非高频突变患者的预后更好。

大多数患者在诊断时不需要立即治疗，从诊断到治疗的中位时间为5～7年。治疗指征包括进行性血细胞减少、临床症状加重和发生自身免疫性并发症，例如溶血性贫血或免疫相关血小板减少症[38]。有多种方案是初治患者的合理选择，包括单药治疗（如伊布替尼）或联合治疗，联合治疗包括应用单克隆抗体如利妥昔单抗或奥比妥珠单抗。由于具有有效率更高、治疗相关急性不良反应更少的优势，口服靶向药物（如维奈托克、依鲁替尼、阿卡替尼）比传统化疗药物的效果更佳。新型药物可能会产生更明显的治疗反应，包括微小残留病灶（MRD）阴性。MRD与更长的无进展生存期有关，但其对总生存期的影响目前尚不明确。

尽管大多数患者（超过90%）对最初的治疗有反应，但几乎所有患者最终都会出现复发。尽管在当前时代的预后意义还不明确，复发的间隔时间是反映疾病侵袭性的一个重要指标。二线治疗后的反应持续时间通常比初始治疗后的反应持续时间要短。

CLL可能会转化为更具侵袭性的疾病，如DLBCL或霍奇金淋巴瘤。每年约有1%的患者发生DLBCL转化（称为Richter转化），这种类型预后极差，中位总生存期为1年[41]。CLL转化型DLBCL的治疗方案与针对原发性DLBCL的强化化疗方案一样。由于复发率高、总生存率低，建议大多数经初始治疗获得缓解的患者进行异基因HCT。接受异基因HCT治疗的患者，其中位生存期约为4～5年[41]。

## 第十一节　造血干细胞移植

在治疗恶性及非恶性疾病方面，HCT与细胞疗法已得到广泛应用。对血液恶性肿瘤患者而言，HCT主要的目标是治愈，而对于MM和套细胞淋巴瘤患者，自体HCT的目标在于加深疾病缓解程度并延长缓解期。尽管靶向治疗已取得非常好的效果，但从HCT中受益的人数仍在持续上升。随着移植技术的不断进步、造血干细胞来源的多样化及支持性措施的优化，HCT的应用范围已扩大到更高龄的患者及那些无同胞全相合供体的患者。在美国，每年接受HCT治疗的患者数量超过20 000例[39]。异基因HCT的适应证详见表2-1。即便细胞疗法和免疫疗法越来越普及，目前也几乎没有迹象显示接受HCT的患者会停止增长。

对大多数血液恶性肿瘤患者而言，从确诊到治疗启动，再到移植过程的开始，间隔时间通常都较为短暂。为了尽可能提高治愈率，这些患者常常在短时间内决定接受高风险的移植治疗，然而，有时候对治疗相关的早期和晚期并发症发生率及死亡风险的评估不够充分。尽管在这种情况下缓和医疗是有用武之地的，但是面对HCT可致残和致死的现实，缓和医疗在HCT中并未得到充分使用。随着医疗服务逐渐转变为以价值为导向和以患者为中心，无论从短期还是长期来看，支持性服务（包括缓和医疗）的重要性无疑将会提升。

自2007年以来，所有异基因HCT患者的数据均被纳入干细胞移植数据库，并在国际血液和骨髓移植研究中心（Center for International Blood and

表2-1　按疾病状态划分同种异体干细胞移植适应证[基于2015年美国血液和骨髓移植学会（American Society for Blood and Marrow Transplantation，ASBMT）指南]

| | |
|---|---|
| **浆细胞疾病** | |
| 多发性骨髓瘤 | 初始治疗反应（包括完全缓解、非常好的部分缓解/部分缓解）、复发/难治性疾病、既往自体干细胞移植后的复发 |
| 浆细胞白血病 | 初始治疗反应（完全缓解、非常好的部分缓解/部分缓解）、复发/难治性疾病 |
| 原发性淀粉样变性病 | 初始治疗反应（完全缓解、非常好的部分缓解/部分缓解）、复发/难治性疾病 |
| **淋巴瘤** | |
| 霍奇金淋巴瘤 | 化疗敏感的复发/难治性疾病 |
| 弥漫性大B细胞淋巴瘤 | 化疗敏感的复发/难治性疾病 |
| 套细胞淋巴瘤 | 首次缓解（完全/部分） |
| 外周T细胞淋巴瘤 | 首次缓解，化疗敏感的复发/难治性疾病 |
| 伯基特淋巴瘤 | 首次缓解 |
| 皮肤T细胞淋巴瘤 | 化疗敏感的复发/难治性疾病 |
| **白血病/骨髓增生异常综合征（MDS）** | |
| 急性髓细胞性白血病 | 低风险t（8；21）t（16；16）/inv（16）—CR2；中风险、高风险和继发性AML-CR1 |
| 慢性髓细胞性白血病 | 慢性期—对TKI耐药/不耐受；加速期/急变期 |
| 骨髓增生不良综合征 | 根据国际预后评分系统（IPSS）为中-2/高风险（在低/中风险、对治疗反应不良的情况下也可考虑） |
| **淋巴系统恶性肿瘤** | |
| 急性淋巴细胞白血病 | 成年人—CR1（标准风险、高风险） |
| DLBCL、套细胞淋巴瘤、T细胞淋巴瘤 | 自体干细胞移植后的复发；原发性难治，CR2/复发后多次的CR |
| 慢性淋巴细胞白血病 | 高风险del（17p）—CR1/多次复发后CR；Richter转化型首次对化疗反应敏感 |
| 滤泡性淋巴瘤 | 原发性难治，CR2/多次复发后CR，自体干细胞移植后复发，转化为高级别淋巴瘤 |
| **骨髓增生性肿瘤** | |
| 骨髓纤维化和MDS-MPN交叉综合征 | 原发性—（中度、高风险）；继发性 |
| **骨髓衰竭综合征** | |
| 重型再生障碍性贫血 | 新诊断，再发/难治性 |

注：CR：完全缓解；DLBCL：弥漫性大B细胞淋巴瘤；inv：倒位；IPSS：国际预后评分系统；MPN：骨髓增生性肿瘤；t：易位；TKI：酪氨酸激酶抑制剂。

Marrow Transplant Research，CIBMTR）进行注册。目前，所有异基因HCT都要向CIBMTR报告。据估计，超过85%的自体HCT患者信息同样会上报。得益于HCT患者数据的注册和上报，获取生存率和其他关键指标的统计信息变得更加便捷。

在美国，最常见的HCT适应证是MM和淋巴瘤，它们占所有HCT的60%，其中最常用的移植方式是外周干细胞采集进行的自体HCT。相反，AML、急性淋巴细胞白血病、MDS和骨髓增生性肿瘤占所有异基因HCT的75%以上。

为了确保能够耐受移植治疗，所有患者在HCT前必须进行评估。这些检查包括评判ECOG或Karnofsky功能状态、心脏功能、肺功能、肌酐清除率、肝功能及其他并发症。基于这些信息，可计算HCT特异性并发症指数（hematopoietic cell transplant-specific comorbidity index，HCT-CI）[40]。除并发症评估外，患者还需要接受社会和心理评估，以确保他们能够遵循移植程序，并在移植后数周至数月内获得足够的支持。

一旦确定患者适合进行HCT，将进行以下操作。

（1）供体选择：造血干细胞是一种能够分化为所有成熟造血细胞并维持骨髓持续造血功能的未成熟细胞。在自体HCT中，供体是患者本人。在异基因HCT中，造血干细胞来源于人类白细胞抗原（human leukocyte antigen，HLA）匹配的兄弟姐妹或无关供者及替代供者（包括部分匹配的家庭成员或脐带血）。造血干细胞供者的筛选时间周期从几周到几个月不等，该过程通常在患者接受初始治疗和生理评估期间开始进行。

（2）自体造血干细胞采集：依据患者的身体状况及过往治疗的反应，一旦确定需要进行移植，便会提前采集自体造血干细胞。通常情况下，接受自体HCT的血液恶性肿瘤患者对化疗具有良好的反应性。目前，造血干细胞主要通过“干细胞动员”技术从外周血中采集。患者会接受化疗、生长因子或其他药物治疗，以促进外周血中造血干细胞数量的增加。随后，利用血细胞分离机连续数小时采集，通常在1～4天收集到足够数量的干细胞。这些干细胞可以进行低温保存，直至输注。

（3）异基因造血干细胞采集：在异基因HCT中，干细胞采集在患者接受预处理治疗时开始进行；然而，在某些情况下，采集可以在预处理开始之前进行。造血干细胞可以冷冻保存直至需要时。异基因造血干细胞可以通过外周血动员或骨髓采集方法采集，最终方式取决于不同的移植体系。

（4）预处理方案：预处理的开始标志着移植的开始。预处理包括化疗，但也可能包括全身照射或其他形式的照射。在血液恶性肿瘤自体HCT中，预处理最常见的方案是针对患者原有恶性肿瘤的大剂量化疗。在异基因HCT中，预处理方案必须有效地针对患者的免疫系统，以防供体细胞的排斥反应，可能包括或不包括针对基础疾病的大剂量放化疗。异基因HCT预处理方案包括清髓方案、减低强度方案和非清髓方案，这些方案旨在抑制受体的免疫系统。患者对预处理治疗的耐受性通常与方案的治疗强度相关。

（5）移植：在移植当天（第0天），即完成预处理方案治疗后，通过静脉输注造血干细胞。造血干细胞输注和预处理方案结束的间隔时间通常为1～2天。

（6）恢复和植入：造血干细胞输注后进入恢复期和植入期。在此期间，大多数患者会出现全血细胞减少和其他短期化疗后不良反应，包括黏膜炎、肠炎、发热和感染。这一时期的持续时间有很大变化，受多种因素影响。用骨髓、脐带血和单倍体移植供体的细胞进行的HCT需要更长时间恢复。细胞显示开始恢复的那个时间称为“植入”。

（7）自体HCT免疫恢复：中性粒细胞于移植后数周内恢复是自体HCT后免疫恢复的标志。但是，患者在移植后的数月仍然容易发生机会性感染。在移植后90天，患者可以开始进行儿童疫苗接种再免疫方案。

（8）异基因HCT免疫恢复：异基因HCT的免疫恢复更为复杂，需要使用免疫抑制药物来促使形成免疫耐受性，这个过程要持续几个月的时间。这些患者有发生机会性感染风险的时间更长，而且持续时间多变。这段时间也是急性或慢性移植物抗宿主病（graft-versus-host disease，GVHD）发生的时期。

## 一、自体造血干细胞移植

自体HCT治疗恶性疾病的成功率与肿瘤对化疗药物的敏感性密切相关。造血干细胞输注是为了加速大剂量化疗后血液系统的恢复。相较于异体HCT，自体HCT相关的死亡率显著较低，其疗效依赖于疾病对化疗的敏感程度。CIBMTR在2007—2017年对自体HCT的研究成果进行了报道[39]，具体如下。

（1）霍奇金淋巴瘤：自体HCT适用于挽救性化疗后复发的患者。对于化疗敏感的患者，3年生存率可达86%，而化疗耐药的患者生存率为74%。

（2）滤泡性淋巴瘤：尽管移植不能治愈疾病，但它可以延长疾病的缓解期。自体HCT适用于复发且对化疗敏感的患者。化疗敏感的患者3年生存率为80%，而化疗耐药患者3年生存率为66%。

（3）弥漫性大B细胞淋巴瘤：对于化疗敏感的患者，首次复发时进行HCT治疗效果最佳。化疗敏感的患者3年生存率为67%，而化疗耐药的患者3年生存率为47%。自体HCT有时被用作疾病首次缓解后的巩固治疗，但其价值仍存在争议。

（4）套细胞淋巴瘤：移植不能治愈疾病，但可以延长疾病的缓解期。在疾病初次缓解后，自体HCT作为巩固治疗效果最佳。据报告，3年生存率为82%。

（5）浆细胞疾病：移植不能治愈疾病，但可以延长疾病的缓解期。AL淀粉样变性患者自体HCT后5年生存率为77%，MM为66%，浆细胞白血病为28%。

（6）外周T细胞淋巴瘤：根据国际预后指数评分和风险分组，移植是该类疾病可治愈的方法之一。在经高度选择的患者中，HCT术后3年总生存率高达85%，5年生存率接近30%[41-42]。

（7）急性白血病：很少采用自体HCT治疗。

## 二、异基因造血干细胞移植

异基因HCT通过两种方式达到控制疾病的目的。以高强度化疗或全身放疗为基础的预处理方案具有抗肿瘤活性。重要的是，异基因HCT为患者植入了一个新的免疫系统，有望提高免疫监视及移植物抗肿瘤的效果。但是这种免疫过程也可能伴随严重和危及生命的并发症，包括机会性感染、GVHD、间质性肺病和弥漫性内皮损伤相关并发症[如静脉闭塞性疾病（veno-occlusive disease，VOD）和非典型溶血性尿毒症综合征]。这些并发症显著增加了异基因HCT的治疗相关死亡率。尽管存在这些风险，异基因HCT后最常见的死因仍然是原发病复发。CIBMTR报道了2007—2017年异基因HCT的研究成果[39]。

（1）急性髓系白血病：移植后存活的预测因素包括移植时的疾病状态和供体类型。HLA相合的同胞移植，早期、中期和晚期患者3年生存率分别为59%、53%和29%。而无关供者移植，早期、中期和晚期患者3年生存率分别为53%、50%和27%。

（2）骨髓增生异常综合征：早期接受同胞和无关供者移植的MDS患者，3年生存率分别为52%和49%。晚期MDS患者，相应的生存率分别为46%和42%。

（3）骨髓增殖性肿瘤：骨髓纤维化患者3年生存率为55%，其他MPNs类型患者3年生存率为48%。HLA相合同胞供者移植的MPNs患者，相应的生存率分别为61%和51%。

（4）慢性髓系白血病：对于慢性期、加速期和急变期患者，HLA相合的同胞供者移植3年生存率分别为65%、48%和33%。而无关供者移植，慢性期、加速期和急变期患者3年生存率分别为61%、49%和33%。

（5）急性淋巴细胞白血病：早期、中期和晚期患者3年生存率分别为62%、40%和31%。对于无关供者HCT患者，早期、中期和晚期3年生存率分别为60%、40%和28%。

（6）霍奇金淋巴瘤：同胞和无关供者移植后3年生存率分别为61%和59%。

（7）滤泡性淋巴瘤：化疗敏感型和化疗耐药型患者3年生存率分别为74%和56%。接受无关供者移植的患者中，化疗敏感型和化疗耐药型患者相应的3年生存率分别为67%和52%。

（8）弥漫性大B细胞淋巴瘤：化疗敏感型和化疗耐药型患者3年生存率分别为54%和27%。

（9）套细胞淋巴瘤：3年生存率为54%。

尽管异基因HCT患者的生存率得到持续改善，但超过50%的患者在移植后早期出现严重并发症甚至死亡。与生命终末期的其他患者不同的是，患者通常是在相对健康的状态下接受移植的，为了实现长期治愈，必须承担近期高治疗相关死亡率的风险。大约50%的患者在异基因HCT移植后5个月内死亡，66%的患者在移植后14个月内死亡。大约30%的患者因异基因HCT并发症而无法出院回家，其中2/3的患者接受了侵袭性操作，包括在其生命终末期接受的高级生命支持。对于那些接受HCT并伴有严重并发症的血液恶性肿瘤患者，他们不仅承受着移植治疗的影响，还面临着生命的终末期。因此，为这些患有严重并发症的HCT患者提供支持性照护，是一项极具挑战性的任务。

## 三、HCT 对患者生存的长期影响

尽管HCT对幸存者的长期影响已得到广泛认可，但在患者最初接受HCT时，这些影响并未得到足够的重视。随着时间的流逝，尽管大多数接受异体和自体HCT的幸存者在移植相关并发症方面有所好转，并且通常在1年内恢复到HCT前的健康状态，但许多幸存者仍然面临着持续的健康问题。这些问题包括慢性疲劳、睡眠障碍、心理困扰、性功能障碍、认知功能障碍、经济困难及慢性GVHD。

以患者为中心的干预措施主要集中在HCT后期。在随机临床试验中，最常见的干预措施包括锻炼[43]、认知行为疗法（cognitive behavioral therapy，CBT）[44]、身心实践和压力管理[45]。多项随机试验表明，这些干预措施在改善HCT患者的生活质量、减轻疲劳和心理困扰方面具有小到中等程度的积极效果。然而，更强的干预措施往往能带来更显著的益处。大多数HCT患者在移植后的几个月内会返回当地医院，但当地医师很少对这些并发症提供指导、随访或管理。

## 第十二节　总结

总体而言，无论是患有血液系统恶性肿瘤的患者还是正在接受HCT的患者，他们对治疗和支持照护的需求都是特殊且迫切的。他们往往需要在短时间内经历高强度、高风险的治疗过程。尽管治疗效果已经显著提升，但仍有许多患者需要应对复杂的治疗程序及可能致命或救命的风险。为患者提供全面的照护，并实施以患者为中心、以结果为导向的治疗策略，需要多学科团队的共同努力。对大多数患者而言，这种跨学科的支持应当从诊断初期就开始考虑。

（张辉 译　杨良春 校对）

参考文献

# 第三章
# 造血干细胞移植

Effie Wang Petersdorf

## 第一节　概述

自1957年E. Donnall Thomas成功实施首例骨髓移植以来，血液和骨髓移植技术已经能够治愈许多威胁生命的血液疾病[1]。2012年12月，全球完成了第100万例移植手术[2]，这标志着临床和基础研究的巨大进步，极大地提升了这种治疗方法的安全性、有效性和可获得性[3]。目前，在美国，自体和异基因移植的数量持续上升，2017年就完成了超过14 000例自体移植和8000例异基因移植[4]。自体移植最常用于治疗原发性淋巴细胞增生性疾病、浆细胞疾病、霍奇金淋巴瘤和NHL（占85%）[2]。而大多数异基因移植（占72%）是针对白血病的治疗[2]。

每例移植的整体方案会受到疾病类型、疾病阶段、预处理方案和干细胞来源等多种因素的影响。相应地，特定移植可能带来的早期和晚期效应，在很大程度上也取决于这些因素，当然，非医疗因素也可能对移植后患者的总体幸福感和生活质量产生影响[5]。人们越来越意识到，移植患者及其照护人员需要缓和医疗和支持性治疗，其需求程度不亚于对根除基础疾病和预防移植后器官毒性的专业照护的需求。本章将详细阐述HCT的具体流程，以及确保移植成功所必需的缓和医疗和支持性治疗。

## 第二节　移植的安全性、有效性和可用性

在过去的几十年中，移植手术的安全性和有效性有了显著的提升[6]，无关供者移植的结果已经与同胞全相合移植的结果相接近[7]。一项单中心研究对比了2003—2007年与2013—2017年异基因移植的临床预后，结果显示并发症大幅减少，总生存率得到提高。脏器毒性降低，具体表现在黄疸、肾功能不全、机械通气需求、巨细胞病毒（cytomegalovirus，CMV）血症、革兰氏阴性菌血症、侵袭性霉菌感染、急性和慢性GVHD，以及皮质类固醇治疗需求的减少。该研究指出，复发是移植后的主要并发症。无论是亲缘或无关供者移植，还是清髓性（myeloablative，MA）或减低剂量预处理（reduced-intensity conditioning，RIC），移植后的总体死亡率都有所下降。RIC和非清髓性（non-myeloablative，NMA）预处理方案的发展显著拓宽了患者的年龄范围[8]，即便70岁以上的患者数量有所增加，总生存率仍然持续上升（表3-1）。

**表3-1　移植的常用术语**

| 术语 | 缩写 |
|---|---|
| 共病指数 | CI |
| 干细胞来源 | |
| 　自体 | Auto |
| 　异基因 | Allo |
| 　　亲缘 | |
| 　　无关供者 | URD |
| 　　脐血 | CB |
| 干细胞产品 | |
| 　骨髓 | BM |
| 　外周血干细胞 | PBSC |
| 　脐血单位 | CBU |
| 预处理方案 | |
| 　清髓性 | MA |
| 　减低强度 | RIC |
| 　非清髓性 | NMA |
| GVHD预防 | |
| 　非去除T细胞 | |
| 　去除T细胞 | TCD |
| 预后 | |
| 　移植物抗宿主病 | GVHD |
| 　移植相关死亡 | TRM |
| 复发 | |
| 　无病生存率 | DFS |
| 　微小残留病灶 | MRD |
| 　移植物抗白血病 | GVL |
| 长期随访 | LTFU |

移植的可及性得到扩大，这得益于无关志愿捐献者库和脐血库在全球各地的建立和发展。目前，超过3700万注册捐献者和脐血单位可供临床使用[9]。在世界骨髓捐献者协会（World Marrow Donor Association，WMDA）的支持下，无关捐献者和脐血单位由移植中心、捐献者登记处和脐血库进行协调[10]。

## 第三节　移植的适应证和时机

美国移植和细胞治疗学会（American Society for Transplantation and Cellular Therapy，ASTCT），先前名为美国血液和骨髓移植协会（ASBMT），于2014年组建了一个工作组。该工作组旨在基于迄今为止最有力的证据，为移植的适应证和时机提供专业指导[11]。工作组的评估覆盖了血液系统和非血液系统疾病，包括良性和恶性疾病，例如实体瘤（生殖细胞瘤、尤因肉瘤、乳腺癌和肾癌等）及良性疾病（重型再生障碍性贫血、范科尼贫血、地中海贫血、镰状细胞病、多发性硬化、类风湿性关节炎、克罗恩病等）。基于证据的强弱，工作组提出了五类建议：①有充分证据支持的标准治疗推荐，这些证据来源于随机试验并经过大型多中心数据库的验证；②有包括单中心大型数据集在内的临床证据支持，但还需要后续临床研究验证的标准治疗推荐；③对罕见病的标准治疗推荐，此类推荐因为临床试验的不可行性（疾病罕见）而缺乏临床证据；④临床前研究或（和）早期实验研究结果令人鼓舞，鼓励探索性推荐；⑤通常不推荐，即现有证据不足以支持其常规应用于移植。以AML为例，工作组推荐中危或高危患者在第一次及第二次完全缓解时进行移植作为标准治疗。此外，有力的证据表明，移植也可用于第三次或更晚期的完全缓解及疾病复发。对于低危AML患者，不建议在首次完全缓解时进行移植，因为移植的风险超过了潜在的益处。移植前评估的主要目的是确定患者的移植风险和潜在益处，以减少移植后的发病率和死亡率。理想情况下，移植的益处应超过风险。目前，已经开发出多种工具，用于移植前帮助评估患者的日常生活活动能力和移植条件。最著名的评估患者体能状态的工具包括卡氏行为能力评分指数（KPS）[12]、美国东部肿瘤协作组（ECOG）体能状态评分[13]和欧洲血液和骨髓移植组（European Group for Blood and Marrow Transplantation，EBMT）风险评分[2]。最近，一项大型多中心前瞻性研究开发并验证了HCT共病指数（HCT-CI）[14]。HCT-CI能够预测自体和异基因移植受者的非复发死亡率和总死亡率。该指数是根据脏器特异性实验室检查结果来评分的。许多移植中心依赖于这些评分或指数，并通过完成筛查试验来加强移植前评估，包括但不限于进行心脏超声心动图评价左心室射血分数、肺功能检测、肝肾功能及社会–心理健康和良好状态的评估。特定患者的可进行移植的具体标准取决于总分，或者取决于潜在脏器毒性和死亡风险的预估指数。移植的最佳时机受患者整体健康状况的影响，同时要平衡疾病状态和移植的紧迫性（及时控制基础疾病）。

## 第四节　移植的临床路径和特点

### 一、干细胞来源

用于移植的干细胞可以源自患者自身（自体，auto）或来自其他供者（异基因，allo）。异基因干细胞的来源包括家庭成员、无关捐献者及脐血。自2008年起，无关志愿捐献者的数量持续增长，到2014年，不完全相合的亲缘供者移植数量已超过脐血移植[4]。异基因造血干细胞的最佳来源通常由受者与候选供者之间的组织相容性决定。组织相容性由位于人体第6号染色体上编码的HLA的基因产物决定[15]。在家庭成员中，遗传了两条相同的6号染色体单倍型的同胞被称为血缘全合（*HLA*基因型相合的同胞），他们是最理想的供体，因为其移植排斥和严重急性和慢性GVHD的发生率极低。共享同一条HLA单倍型而另一条不同的家庭成员（单倍体相合）也是重要的潜在供者[16-18]。

移植后环磷酰胺（post-transplant cyclophosphamide，PTCy）具有免疫抑制特性，这一发现显著促进了单倍体相合家庭成员成为HCT的供者[16-18]。PTCy能够选择性地清除体内由异体抗原激活而发生增殖的供者和宿主T细胞，并非对体内T细胞进行无差别杀伤。这一机制的原理是预处理和移植物输注后，增殖中的异体反应性T细胞对环磷酰胺具有高度敏感性。环磷酰胺可能通过克隆清除、抑制调节性T细胞和无能（译者注：一种诱导免疫耐受机制）来诱导周围性免疫耐受。PTCy能够抑制移植物排斥和GVHD，并且可以与标准免疫抑制剂联合使用。在这种方案中，标准免疫抑制剂的使用被推迟到环磷酰胺治疗结束后，以避免阻断环磷酰胺诱导耐受的治疗作用（译者注：新的理论和实践表明，在使用大剂量环磷酰胺前可以使用其他免疫抑制剂）。目前，单倍体相合移植应用PTCy免疫抑制已有广泛的临床经验，单倍体相合亲缘供者移植后的存活率与全相合同胞供者移植相近，并且慢性GVHD总发生率较低[17,19]。

除家庭成员之外，无关志愿供者和脐血作为干细胞来源的移植也能提供治愈性的治疗[20-23]。每种干细胞来源的相对优势都已被详细描述，包括可及性、供者风险及植入物和GVHD的相关风险（表3–2）。

不同的移植中心优先使用的干细胞来源不同，特别是在临床试验中需要特定类型的干细胞时。全球捐赠者登记处和脐血库网络存储了超过3700万注册捐赠者和脐带血单位的HLA组织型数据[9-10]。移植中心负责发起检索HLA配型相合的最佳无关供者或脐血，并确定首选和次选供者。无关供者在通过健康评估后，根据移植日期安排，由供者登记处采集干细胞并运送至移植中心。脐血则是在预处理开始前预先采集并保存，随后运送至移植中心。

由于供受者HLA不相合是导致GVHD的主要风险因素，因此选择无关供者和脐血的标准主要基于HLA相合程度。无关供者最低相容性要求是HLA-A、HLA-B、HLA-C、HLA-DRB1等位基因的DNA水平相合[24]；但是，许多移植中心尽力选择在5个基因位点（HLA-A、HLA-B、HLA-C、HLA-DRB1、HLA-DQB1）共10个等位基因相匹配的供者。与受者10个等位基因完全相合的供者被称为HLA 10/10相合的供者。当没有HLA 10/10相合的供者时，可以考虑有一个基因错配的供者[25]。使用多位点错配的供者会显著增加GVHD的风险[25]。

找到HLA全相合无关供者的概率取决于患者的血缘和HLA的组织类型。高加索血统患者找到HLA相合供者的成功率超过80%，但对于其他血统的患者，尤其是非洲裔美国患者，配型却极为困难[26]。应用选择性错配的无关供者可使患者从挽救性移植中受益。识别耐受性更好的HLA错配组合是临床和基础研究的热点[25]。

有了异基因供者后，下一步要考虑的是选择外周血干细胞（peripheral blood stem cells，PBSC）还是骨髓（bone marrow，BM）。对于患有良性但危及生命的血液病（包括重型再生障碍性贫血）的患者，骨髓是首选的造血干细胞来源，目的是尽量减少GVHD的不良反应及随之产生的免疫抑制剂治疗需求，从而降低移植相关死亡率（transplant-related mortality，TRM）和总死亡率[27]。PBSC在生长因子动员后进行单采，供者对这一过程的耐受性较好[28]。骨髓是直接从供者的髂后嵴采集的，通常采用全身麻醉。与PBSC相比，骨髓的慢性GVHD发生率较低，这与骨髓采集物中异体反应性T细胞的数量相关[20]。对骨髓和外周血干细胞受者的纵向评估表明，接受骨髓移植后的患者报告心理结局更佳，且重返工作岗位的可能性更大[29]。

脐血移植的一大优点是其对HLA配型程度的要求较低，这是因为成熟的异体反应性供者T细胞在原生态的脐血移植物中含量较低[21-23]。通常要求

**表3–2　不同干细胞来源的移植比较**

| 特点 | 无关供者 | 单倍体相合亲缘供者 | 脐血单位 |
|---|---|---|---|
| 识别时间 | 快–慢 | 快 | 快 |
| 日程安排灵活性 | 低 | 低 | 高 |
| HLA配型的严格性 | 高 | 中 | 低 |
| 供者风险 | 有 | 有 | 无 |
| 中性粒细胞/血小板植入时间 | 快 | 快 | 慢 |
| 移植物排斥风险 | 低 | 低 | 高 |
| GVHD风险 | 低–高 | 低–高 | 低 |
| DLI的可能性 | 有 | 有 | 无 |

注：DLI：供者淋巴细胞输注；GVHD：移植物抗宿主病；HLA：人类白细胞抗原。

HLA-A、HLA-B和HLA-DRB1（HLA 6/6）匹配，许多中心努力达到HLA-A、HLA-B、HLA-C、HLA-DRB1（HLA 8/8）匹配[24]。脐血移植的主要临床问题是因输注细胞数量少而导致的免疫重建较慢，特别是按每千克体重计算所需的细胞数量的话，成年患者可能需要使用两份脐血。为了满足细胞数量的需求，体外脐血扩增技术已成功应用[30]。

## 二、预处理方案

预处理方案通常包括化疗，可能还会结合放疗，必须在干细胞输注前完成。干细胞输注的那一天被定义为移植的“第0天”。在自体移植过程中，患者在干细胞采集前需接受化疗以促进干细胞的释放，采集后，患者可以在任何时间点接受自体干细胞移植。而在异基因移植中，预处理方案通常在第0天输注来自亲属、非亲属或脐带血的干细胞前几天开始。

预处理方案的目标因移植类型而异：它可能是为了彻底清除骨髓，或者仅仅部分抑制造血功能，依赖后续的移植物抗肿瘤（graft-versus-tumor，GVT）效应。因此，预处理方案的强度会有所不同，根据预期的清除或抑制程度，会选择不同的药物组合（表3–3）。

清髓性预处理（myeloablative conditioning，MAC）方案由高剂量化疗联合或不联合放疗组成，旨在清除骨髓的造血再生能力；在这种情况下，干细胞移植被视为恢复造血的挽救治疗。对于能够耐受高强度治疗的高危疾病患者，通常能够从MAC方案中获益。RIC方案和NMA方案的骨髓抑制作用较弱，更适合有并发症或年龄较大的患者，这些患者发生预处理相关毒性的风险较高。骨髓抑制的程度与RIC和NMA方案的强度密切相关[31]。RIC和NMA方案主要依赖移植物抗肿瘤（GVT）效应来根除基础恶性肿瘤。减低强度方案需要使用免疫抑制剂来保障移植物的植入并预防GVHD。RIC和MAC方案具有免疫抑制和骨髓抑制的双重作用。

不同RIC和NMA方案的骨髓抑制程度存在差异，这种差异会影响骨髓增生抑制的程度和供者细胞完全植入的速度。供者细胞植入的程度用嵌合率表示。嵌合状态指的是供者细胞在受体中持久植入的状态。完全嵌合意味着100%的骨髓和血细胞源自供者。骨髓抑制程度更强的方案通常会在移植物功能重建前导致严重的增生低下，完全供者细胞植入较快。使用较低强度的骨髓抑制方案可能会使血细胞计数中度降低，采用RIC或NMA方案后，大部分受者造血呈现受者和供者共存的混合嵌合状态，需要长达6～12个月才能建立完全的供者细胞植入。RIC和NMA方案在HCT中的临床应用的重要案例总结见表3–4。

表3–3　预处理方案的比较

| 清髓性 | 减低强度 | 非清髓性 |
|---|---|---|
| 环磷酰胺（cyclophosphamide，CY）联合全身照射（total body irradiation，TBI），单次剂量>500 cGY或分次TBI总剂量>800 cGY | 单次TBI剂量<500 cGY | TBI 200 cGY |
| CY/依托泊苷（VP 16）/TBI | 分次TBI总剂量<800 cGY | 氟达拉滨（fludarabine，FLU）/TBI 200 cGY |
| 白消安（busulfan，BU）/CY | 美法仑150 mg/m$^2$或更低 | FLU/CY |
| 单次TBI 剂量500 cGY或更大 | BU 9 mg/kg或更低 | FLU/阿糖胞苷（cytosine Arabinoside，ARA-C） |
| 分次TBI 总剂量800 cGY或更大 | 卡莫司汀（carmustine，BCNU）/VP 16/阿糖胞苷/美法仑（BEAM） | |
| 美法仑>150 mg/m$^2$ | CY/BCNU/VP16（melphalan，CBV） | |
| BU>9 mg/kg | VP16/CY | |
| BU/美法仑 | | |

表3-4 RIC和NMA方案用于疾病控制

| 方案 | 治疗目的 | 文献 |
| --- | --- | --- |
| 单次RIC/NMA HCT | 降低不能耐受高强度预处理患者的并发症发生率和预处理相关毒性 | [32] |
| 序贯自体-异体HCT | 预计划在自体HCT后行异基因HCT作为巩固；异基因HCT中利用移植物抗肿瘤（GVT）效应和移植物抗白血病效应（GVLE）治疗高危恶性病 | [33] |
| 二次异基因移植 | 首次高剂量HCT失败后为缓解疾病而行挽救治疗 | [34-35] |

### 三、GVHD的预防

预防急性和慢性移植物抗宿主病（GVHD）依旧是临床研究的焦点。GVHD是一种由于供体和受体组织间差异引起的临床综合征。移植后免疫抑制剂的选择取决于预处理方案。在非去T细胞移植中，免疫抑制剂是不可或缺的。这类药物包括移植后环磷酰胺、钙调磷酸酶抑制剂、抗代谢药物、西罗莫司和吗替麦考酚酯[36-37]。早期研究显示，多药免疫抑制方案比单一免疫抑制剂更为有效[38-39]。免疫抑制治疗的持续时间取决于患者临床GVHD的发展情况，并且与HLA相容性和相应的GVHD风险紧密相关[40]。

使用抗胸腺细胞球蛋白（anti-thymocyte globulin，ATG）或阿仑单抗等药物清除异体反应性T细胞（去除T细胞，T-cell depletion，TCD）是缓解急性GVHD的有效策略[41-43]。最近的研究表明，利用CD45RA（主要在初始T细胞上表达）单抗体外清除初始T细胞，可以减少严重的急性和慢性GVHD的发生[44]。

在移植后的第3天和第4天采用PTCy并结合他克莫司和吗替麦考酚酯，能够降低急性和慢性GVHD的发生率。供体可以是亲缘单倍体、亲缘HLA全相合、无关HLA全相合及无关HLA不全相合供体，细胞可以是骨髓（BM）和外周血干细胞（PBSC），预处理可以是白消安（MAC）或减量强度预处理（RIC）[17-19,45-46]。PTCy主要清除快速增殖的异体反应性T细胞，而参与免疫重建的静息细胞则不受影响[47]。

## 第五节 移植后早期病程

移植后的支持治疗的重点是促进植入、预防和治疗GVHD，以及预防脏器毒性。在移植的早期阶段，患者需要多方面的支持治疗：确保安全的血细胞计数、维持和促进健康组织生长及尽量避免感染。红细胞和血小板的输注需求取决于骨髓清除的强度和个体的化疗反应。经过筛选和辐照的血液制品被用来维持患者的生命，直到供者细胞成功植入[48]。预处理方案是高强度治疗，且对特定器官具有毒性，因此为患者提供良好的营养支持[49]是必要的。如果患者无法保证长期口服营养，可能需要全肠外营养。支持性治疗还包括应用抗细菌、抗病毒和抗真菌药物来预防感染[50-52]。抗生素的具体选择可能取决于当地移植中心的流行病学，但所有抗生素都力求全面覆盖免疫功能低下受者中常见的微生物，包括CMV。

### 一、植入

细胞植入的动力学与预处理方案的强度和骨髓清除的程度直接相关。植入的规范定义是基于中性粒细胞绝对计数（absolute neutrophil count，ANC）的（表3-5）。

表3-5 植入失败的定义

| 早期（原发性） | 晚期（继发性） |
| --- | --- |
| 第28天仍未达到ANC $0.5\times10^9$/L，或血小板未恢复：血小板计数未能连续7天＞$20\times10^9$/L且脱离血小板输注 | 首次植入后出现移植物丢失：三系血细胞中至少两系减低 |

注：原文表题有误，已修改。

多种因素可能导致MAC方案后，急性中性粒细胞（ANC）植入失败，包括定量因素（如$CD34^+$细胞计数低）、定性因素（如骨髓纤维化或移植前大量治疗）及免疫学因素（如HLA不匹配、抗HLA抗体、病毒感染）。术语“移植排斥”特指由于供体与受体之间的遗传差异，导致受体免疫系统介导的对异体供体移植物的排斥。通过嵌合检测，可以确认供体细胞的缺失或减少，从而确立移植排斥的诊断。

嵌合检测基于供体和受体的特异性遗传标记，能够量化供体和受体细胞的百分比。嵌合检测可以用骨髓，也可以用外周血样本进行。通常情况下，经过MAC预处理、输入未经处理的移植物及接受标准GVHD预防的患者，都能顺利恢复血细胞，并达到100%的完全供体嵌合状态。这种情况下，如果ANC恢复顺利，嵌合检测可能不是必需的。

接受RIC预处理的患者需要进行嵌合检测，因为此类预处理无法完全清除受体的造血细胞。完全供体嵌合定义为供体细胞占95%～100%。混合嵌合状态指的是供体和受体细胞同时存在，其中供体细胞占5%～95%。

植入失败的治疗取决于其原因。自体移植后植入失败的治疗措施包括输注先前冷冻保存的备用自体干细胞、使用生长因子刺激造血恢复，甚至在适用的情况下进行异基因移植。异基因移植后植入失败的挽救策略包括输注先前储存的自体干细胞、生长因子支持、供体淋巴细胞输注（将较低嵌合状态转为完全供体嵌合状态）及二次移植。

## 二、复发

复发仍然是同胞HLA全相合移植100天内或100天后、无关供者移植100天后的主要死亡原因[4]。移植后复发的风险与基础恶性肿瘤的特性及是否存在微小残留病（MRD）密切相关。分子特征不仅能够识别高风险白血病，而且对移植实践产生深远影响，有时甚至需要在疾病早期阶段就考虑进行移植[11]。MRD的定义是指在缺乏明显肿瘤形态学证据的情况下，仍存在少量白血病细胞[53-55]。复发的一个机制是受者白血病细胞发生HLA单倍体缺失，导致供者T细胞无法识别这些白血病细胞[56-57]。在选择预处理方案和干细胞来源时，必须考虑疾病分期、基础疾病的分子特征及MRD等因素[54-55]。

移植物抗白血病（graft-versus-leukemia，GVL）效应是一个术语，用于描述临床中GVHD与复发之间的负相关性。与未发生GVHD的患者相比，经历GVHD的患者总体复发率较低[58-60]。在去除供者T细胞后，异基因移植的抗白血病作用会随之减弱，同卵双胞胎移植的患者复发率最高。这些关键的临床观察提供了早期证据，表明供者T细胞在GVL效应中扮演重要角色，并且表明宿主差异是产生GVL效应的必要条件。

## 三、移植物抗宿主病

同胞全相合移植中，由GVHD引起的死亡有8%发生在移植后的前100天内，另有10%发生在100天之后；而在无关供者移植中，这些比例分别为11%和12%[4]。急性GVHD表现为皮炎、肝炎和肠炎的临床三联征。其经典定义是：在异基因移植后100天内出现上述任一临床症状。随着RIC和NMA方案的广泛应用，临床体征和症状可能出现在100天之后。GVHD的诊断主要依据临床表现。对于临床疑似患者，病理检查通常有助于确诊。

急性GVHD的发生风险与HLA相容性、患者年龄及女性供体对男性受体有关[61]。随着供者在HLA移植物抗宿主方向的不相容性（受体有的HLA组织型在供体中没有）增加，GVHD的风险也随之升高[25]。在目前检测的5个经典位点中，单个HLA-DQB1错配的耐受性优于HLA-A、HLA-B、HLA-C或HLA-DRB1错配。第6个基因位点HLA-DP的错配会增加GVHD的风险，许多中心常规进行HLA-12/12配型[62-63]。

慢性GVHD是异基因移植后并发症和死亡的主要原因[64-66]。慢性GVHD通常定义为移植后100天出现的临床体征和症状，有50%的患者在移植后6个月内发生慢性GVHD[66]。慢性GVHD的危险因素包括既往急性GVHD史、年长患者、女性供体对男性受体、HLA错配的移植物。与骨髓移植物相比，使用生长因子动员的外周血干细胞移植物也是慢性GVHD的一个危险因素。已经证实，降低急性GVHD发生率的方法对降低慢性GVHD发生率并不总是有效。增加免疫抑制强度是治疗急性GVHD的主要方法，其中糖皮质激素是主要的治疗药物。

慢性GVHD的临床表现可能仅局限于一个器官，但通常累及两个或三个器官或系统，并且可能是动态变化的。其诊断基于至少有一个高度提示且可通过活检或其他相关检验明确的临床特征。85%的慢性GVHD患者的生存时间超过5年，且最终能够停止系统性治疗[40]。约50%的患者对糖皮质激素有效，其中有些患者可能需要延长治疗时间[66]。新方案为慢性GVHD的治疗带来了希望[67]。由于涉及的组织和器官范围较广，慢性GVHD患者通常需要多学科团队，包括移植医师、呼吸科医师、眼科医师、皮肤科医师、妇科医师、牙医和物理治疗师等共同治疗。

### 四、感染和器官毒性

同胞全相合移植患者因感染并发症导致的死亡，19%发生在移植后的前100天内，而11%发生在100天之后；在无关供者移植中，相应的发生率分别为21%和13%[4]。移植后感染并发症是由于预处理方案、GVHD预防及临床GVHD需要免疫抑制治疗等多种因素导致的免疫抑制的结果。不明原因发热（FUO）是一个多因素问题，可能由CMV、中心静脉导管、隐匿性鼻窦炎、肝脾念珠菌病、肺部或播散性曲霉菌病引起的感染造成。此外，急性GVHD也可能表现为FUO。植入前和植入后引起感染的特殊病原体可能有所不同[68]。

采用RIC和NMA预处理方案，以及针对GVHD相关胆汁淤积性肝损伤的预防性用药，可以显著降低严重肝病和胃肠道毒性的发生率[69]。肝窦阻塞综合征（sinusoidal obstructive syndrome，SOS；以前称为静脉闭塞性疾病）是较为严重的可能并发症之一，通常发生在MAC导致的肝窦毒性中。SOS表现为门静脉高压升高导致的三联征：疼痛性肝大、液体潴留和血清胆红素升高。最近一次国际共识会议发表了迄今为止最全面的儿童和青年SOS的诊断、分级和治疗指南[70]。

特发性肺炎综合征（idiopathic pneumonia syndrome，IPS）是一种严重的肺部非感染性并发症，其预后通常较差[71]。IPS的预防包括在预处理、GVHD预防和治疗过程中避免使用肺毒性药物。本节未详细讨论感染并发症和器官毒性的具体情况，有兴趣的读者可参考相关文献[72-77]。

## 第六节　移植的后期影响

随着移植后早期支持和管理的显著改进，患者的长期存活率正在提升，这要求我们采取长期且持续的预防和治疗措施以保持患者的健康和生活质量[78-79]。据预测，到2030年，不同年龄组的移植存活者总数可能超过50万[80]。尽管从原发性恶性肿瘤的角度看，患者可能被视为治愈，但他们仍面临发生严重晚期并发症的风险，如继发性肿瘤、慢性GVHD和感染[81-85]。一些合作研究团队已经发布了关于预防、筛查和治疗这些后期并发症的共识指南[86-94]。

移植后患者发展为继发性肿瘤的风险几乎是普通人群的2倍，预计在移植后25年时这一风险可达15%，目前尚无证据显示这一风险会达到稳定期[95]。移植后出现的肿瘤类型主要包括治疗相关性MDS和急性白血病、淋巴瘤、恶性黑色素瘤及实体瘤。继发性肿瘤的高风险因素包括移植前的化疗和放疗、移植预处理方案中包含全身照射、HLA不匹配的移植、GVHD的治疗及病毒感染，例如EB病毒（EBV）。目前，关于移植后筛查恶性肿瘤的建议可参考乳腺癌、结直肠癌、宫颈癌的相关指南；然而，关键在于持续深入地研究HCT后继发性肿瘤的筛查方法[91]。

## 第七节　缓和医疗和支持性治疗在移植中的作用

### 一、证据：缓和医疗和支持性照护在管理患者和照护者中的作用

移植后患者可能面临的心理和社会后遗症已得到广泛描述。近年来，研究焦点转向将缓和医疗和支持性照护纳入患者长期管理过程的重要性。焦虑、抑郁和躯体化症状作为移植后遗症的一部分，已被证实对患者的长期健康和生活质量产生不利影响[96-100]。

未满足的心理需求成为移植患者的心理负担，这些需求包括焦虑、抑郁、对疾病复发的担忧和恐惧，以及与治疗相关的经济压力。这些心理负担可能导致创伤后应激障碍和认知功能障碍[101-107]。移植可能显著改变患者的职业规划和生活重心[108-115]。与一般健康照护者相比，有自杀倾向的移植存活者更为常见，他们可能需要住院治疗[99,116-117]。

移植的成功在很大程度上依赖于照护人员不可

或缺的支持。有证据显示，亲缘供者和照护者在移植过程中会经历复杂的情绪波动，并可能遭受长期影响，这强调了在移植前后为整个家庭提供支持的重要性[118]。在许多情况下，照护者在情感上所受的影响可能与患者相当，甚至更多[119]。

研究证明，缓和医疗和支持治疗对移植患者的管理具有积极效果，这些效果在不同年龄、多种疾病和各种移植类型中均得到验证[120]。一项早期研究揭示了患者和医师对移植治愈效果认知的差异，显示医师对移植效果的预估往往不如患者乐观[121]。ASTCT最近的一项研究进一步探讨了移植医师对缓和医疗和支持性照护作用的看法[122]。这项横断面调查设计了问卷，旨在了解移植医师对缓和医疗的态度及他们在临床实践中接触缓和医疗的途径。大多数移植医师对缓和医疗持信任态度，但在开具缓和医疗会诊时也面临一些已知障碍，其中包括对缓和医疗团队是否能充分理解移植相关医疗问题的疑虑。此外，“缓和医疗”一词对临床医师而言，往往带有负面含义。女性医师、从业时间少于10年及认可缓和医疗服务质量的临床医师对缓和医疗的态度更为积极。

综上所述，大量临床经验提供了有力证据，支持在对所有移植受者和照护者的早期管理中整合缓和医疗和支持治疗。具体的干预措施需要移植医师、缓和医疗医师和支持治疗团队之间的多学科合作。

### 二、目标

为患者和照护者提供支持性治疗的主要目标是减轻症状和心理压力，帮助他们明确治疗目标并提升生活质量[5,123-124]。缓和医疗医师与移植医师之间的协作能够确保临床医师与患者及其照护者之间的沟通无阻，并有助于治疗的协调[125]。在患者及其家属经历悲伤或面对艰难决策时，缓和医疗专家扮演了至关重要的支持角色[5,126]。

在移植初期为患者和照护者提供缓和医疗和支持治疗，为患者、照护者和临床医师提供了宝贵的机会，借此可以评估患者在预立医疗照护决策上的需求，也可以评估患者的治疗目标[127-128]。关于缓解症状的专业指南为临床治疗提供了循证医学基础，例如疲劳[129]、神经认知功能障碍[130]、睡眠中断[131]、营养不良[132]、情绪障碍、心理困扰[133]等。纵向随访的重要性再怎么强调也不为过[81]。

## 第八节　总结

所谓移植成功，意味着它使患者重获健康，并达到与个人生活目标相符的生活质量。成功的移植需要多学科团队的共同努力，旨在彻底根除疾病、实现免疫耐受，同时确保患者身心的全面健康。

（贺晶 译　陈可可 校对）

参考文献

# 第四章

# 严重血液病：关注镰状细胞病和血友病

Sharl S. Azar，Srila Gopal

## 第一节 遗传性非恶性血液病介绍

非恶性血液病会影响凝血因子、血小板及红细胞的结构与功能，对复杂的细胞免疫系统也有影响。这些先天性疾病自出生起就影响着患者，从童年到青春期乃至成年期，患者都需面对重重挑战，生活质量因此受到严重影响。遗传因素导致的这些疾病常常影响整个家庭，使得家庭成员中可能有多人患病。因此，他们必须在家庭、学校、工作等多个生活领域调整自己的生活方式。本章将重点讨论两种最常见的先天性非恶性血液病：镰状细胞病和血友病。我们期望能够拓展对这些疾病的思考并优化管理模式，以满足罕见疾病患者的特有需求，并在血液学研究中加大对这个常被忽视的群体的关注度。

## 第二节 镰状细胞病

### 一、概述

#### （一）流行病学和遗传模式

镰状细胞病（sickle cell disease，SCD）是一种遗传性且危及生命的血液疾病，影响着近10万美国人[1-2]。每年，大约有4000～5000名胎儿携带SCD的变异基因。该疾病在非裔美国人中最常见，这一群体中镰状血红蛋白（sickle hemoglobin S，HbS）基因的携带频率高达4%[3]。在发达国家，SCD主要通过新生儿筛查在出生时进行诊断，美国所有（50个）州都强制执行新生儿筛查[4]。

SCD是一种常染色体隐性遗传疾病，其特征是存在一种异常血红蛋白，也被称为HbS[5]。HbS的形成源于编码血红蛋白分子β-珠蛋白链（hemoglobin mdecuce β- globin chain，HBB）的基因发生错义突变，这种突变导致基因编码的多肽链中缬氨酸取代了原本的谷氨酸。当一个HbS等位基因与另一个HbS等位基因结合时，这种纯合子基因型（HbSS）会导致镰状细胞贫血（sickle cell anemia，SCA），这是SCD中最严重的形式。HbS等位基因还可以与其他突变类型如HbC或HbSB/$HbB^+$的HBB基因结合，形成SCD的其他变异类型，例如HbSC或HbS/β或HbS/$β^+$[4]。HbS/β在临床上可能与HbSS类型难以区分，而HbSC和HbS/$HbB^+$的临床症状通常较轻。

#### （二）疾病的表现、症状、体征

SCD的特征是在氧分压降低的情况下，血红蛋白S（HbS）会发生聚合，形成镰状红细胞（sickle shaped red blood cells，RBCs）。与正常红细胞相比，镰状红细胞由于其异常的形状、增加的密度、降低的可塑性及吸引炎症细胞的特性，改变了其流变学特性，导致微血管阻塞[5-6]。由于出生时胎儿血红蛋白（HbF）的比例较高，SCD的临床表现并不显著。然而，在出生后的几个月内，随着HbF水平的下降和HbS水平的上升，疾病的初发体征和症状才会变得明显。指关节炎是一种严重的手指炎症，是SCD最常见的初始症状，在总人群中的发生率为40%[7]。由于脾脏会过滤异常的镰状红细胞，因此在20%的患者和33%的2岁有症状的患者中会出现脾功能亢进[8]。在随后的几年中，该疾病的特征是血管闭塞的发生，也称为血管闭塞危象（vaso-occlusive crises，VOCs），可引起广泛的并发症，几乎影响每个器官系统。

### 二、血管闭塞危象

#### （一）疼痛危象

在VOCs可能出现的所有症状中，急性疼痛危象依然是患者就医的最常见原因。急性疼痛危象的发生率在19～39岁达到顶峰，而19岁以上的患者频繁发作疼痛与死亡率的增加存在关联[9-10]。通常情况下，根据VOCs的发生频率，患者可以被划分为三种类型：1/3的SCD患者很少遭遇疼痛危象，另外1/3的患者每年会因疼痛危象住院2～6次，而最后1/3的患者每年需住院超过6次。疼痛危象的诱发因素因个体差异而异。较高的血红蛋白浓度（血红蛋白＞8.5 g/dL）和较低的HbF水平均被视为诱发频繁疼痛危机的独立风险因素[11]。湿度或温度的波动、脱水、感染、月经、饮酒及社会–心理压力已被证实可触发疼痛危象。疼痛危象平均持续时间为2～7天，可影响身体任何部位，但大多数患者会出现骨骼疼痛[9]。大约50%的发作会伴随其他症状，如发热、肿胀、压痛、高血压或恶心和呕吐。值得注意的是，目前尚无实验室检查能够明确诊断疼痛危象。外周血涂片可发现镰状细胞，但无法确诊危象。同样，急性期反应物和炎症标志物，如C-反应蛋白（C-reactive protein，CRP）、纤维蛋白原和乳酸脱氢酶水平的升高，虽然一些研究评估了白介素-1和肿瘤坏死因子在疼痛危机中的变化，但这些因子的数值与临床事件之间并没有明确的相关性[12-14]。

### （二）血管闭塞危象

血管闭塞危象在SCD患者中可能影响一个或多个器官系统。常见的并发症包括急性胸部综合征（acute chest syndrome，ACS）、急性肝病、脂肪坏死及骨缺血性坏死等慢性状况[7]。ACS是SCD中常见的急性肺部并发症，其发病率在SCD患者中为30%～50%，是导致患者住院的第二大原因，也是成人死亡的主要原因之一[15]。临床上，ACS被定义为具有新的肺部浸润影像学征象并伴有呼吸道症状的临床综合征。它通常伴随着发热、胸痛、咳嗽和缺氧等症状。ACS通常发生在血管痛发作（VOC）之后或与之同时发生[16]。

由于反复发生的脾梗死导致功能性的无脾状态，SCD患者感染的风险增加，尤其是那些具有荚膜的微生物感染。SCD患者存在功能障碍性的IgG和IgM抗体反应、补体结合旁路途径的缺陷以及免疫系统调理吞噬功能的障碍，这些因素进一步增加了感染的风险[17-18]。菌血症可能与骨髓抑制或由弥散性血管内凝血（disseminated intravascular coagulation，DIC）引起的骨髓再生障碍或低增生危象有关，其死亡率高达20%～50%[19]。

大约24%的SCD患者在45岁之前会出现卒中，25%的儿童可能会因为隐匿性的缺血性病变导致神经认知功能发育受损[20-22]。SCD患者的癫痫发病率是健康对照人群的2～3倍，男性和儿童时期出现指（趾）炎是发生癫痫的独立危险因素[20]。随着SCD患者年龄的增长，智力低下和颅内出血的风险也会增加。

心脏并发症是导致成年SCD患者死亡的另一个主要原因。即使在没有动脉粥样硬化或梗阻性疾病的情况下，SCD患者也可能发生心肌梗死，这是由于氧供需不平衡加剧所致[23-24]。慢性贫血会影响心血管系统，并可能导致心脏损害和心肌病。SCD还可引起肾病，包括慢性肾病甚至终末期肾病[25]。疼痛性勃起，也被称为阴茎异常勃起，可发生在男孩和年轻男性身上，引起明显的疼痛和痛苦。反复勃起可导致不孕不育和性功能障碍[26-27]。

微血管血栓可导致SCD患者的骨小梁和骨髓细胞梗死，从而导致骨坏死。在人群中，维生素D缺乏症和骨质疏松症的发生率增加会使骨梗死恶化[28]。这种骨异常可引起椎骨骨折或畸形，从而导致脊柱不稳定[28]。

## 三、治疗方案

尽管近期取得了一些进展，但针对SCD的有效治疗方案依然有限。从历史到现代，羟基脲一直是治疗SCD的基础药物，并且在国家心肺和血液研究所（National Heart Lung and Blood Institute，NHLB）指南中是强烈推荐[29]的。在一项为期2年的多中心双盲、随机、安慰剂对照试验中，共有300名SCD患者参与，研究显示，羟基脲的使用可将VOCs的发生率降低50%，死亡率降低40%[30]。羟基脲能够诱导HbF（胎儿血红蛋白）的产生，其作用机制可能是通过增加HbF mRNA的合成[31]。此外，它还被认为可以增加一氧化氮的释放，从而调节HbF转录和翻译的遗传调控[32]。羟基脲还可能通过降低中性粒细胞在VOC累及部位的聚集，发挥抗炎作用[29]。羟基脲适用于频繁疼痛发作（12个月内≥3次）、有急性胸部综合征（ACS）病史、其他VOCs病史或有严重症状性贫血的患者[33]。只要耐受性良好，就应持续治疗，并调整剂量以维持HbF约15%的水平。黏附性可以通过平均红细胞体积（mean corpuscular volume，MCV）来测量，通常在羟基脲治疗后MCV会升高。尽管推荐使用羟基脲，但遗憾的是，成人患者对其耐受性通常较差，治疗依从性很低[34]。

输注红细胞在SCD的治疗中也扮演着重要角色。输血既有利于急性情况下治疗危及生命的并发症，也有利于预防慢性疾病[35]。输血通过稀释、降低血液黏度、提高血液的携氧能力来降低HbS水平，并通过长期抑制造血，减少HbS的产生。必须指出的是，在没有并发症的情况下，SCD输血不能用于纠正贫血，因为这种治疗造成的风险大于获益。在急性情况下，输血在急性脑卒中和严重ACS的治疗中有明显的益处，在多器官衰竭中获益较小[36-38]。在慢性疾病中，输血在脑卒中的二级预防和预防ACS和VOCs反复发作及妊娠方面是有效的[39]。在围手术期采取输血治疗已被证明可以降低发生手术并发症的风险[40]。如果可用，自动或手动换血可被认为是单纯输血的替代方案。所谓的换血，就是将患者的一部分血液取出，然后用供体血液代替。可以在急性情况下进行，也可以每4～6周进行一次，以保持HbS百分比低于30%。这种策略有助于更有效地降低HbS水平，同时保持较低的血液黏度，并降低铁超载的风险。选择换血而不是单纯输血可能是一个实际的资源问题；然而，在可能的情况下，换血优于单纯输血[36-37]。

鉴于输血相关并发症高发，特别是红细胞同种异体免疫和铁过载，应经常对患者重新评估持续输血治疗的风险和益处。这一人群中突出的问题是铁过载，因为它有可能进一步造成器官损害[41]。每输注1个单位红细胞导致患者摄入200～250 mg铁元素，随着时间的推移，这会导致铁过载并沉积在内脏器官中。因此，铁螯合治疗是任何输注红细胞治疗方案的重要辅助手段[42]。肝活检或定量磁共振成像可用于评估肝铁浓度，当肝铁浓度≥7 mgFe/g干重时，应考虑铁螯合治疗[43-44]。目前有三种铁螯合剂在美国上市，尚无已经完成的对这些药物的疗效或安全性进行的头对头比较实验。作为三种药物中的一种，去铁胺需要每天缓慢地皮下注射。另外两种口服药物去铁酮和地拉罗司给药更方便，但也有不良反应，需要经常监测，因此依从性较差[42,45]。

认识到SCD需要额外的治疗方法，美国食品和药物管理局（Food and Drug Administration，FDA）在过去的几年里快速审批了三种新的治疗药物：L-谷氨酰胺口服粉剂、沃塞洛托（voxelotor）和克里桑利珠单抗（crizanlizumab）（表4–1）。L-谷氨酰胺口服粉剂于2017年被FDA批准用于SCD治疗，可以有效降低SCD患者的住院率，与羟基脲联合使用时效果更加显著[46]。作为第一个血红蛋白氧亲和力调节剂和血红蛋白稳定剂，沃塞洛托于2019年11月被FDA批准用于SCD治疗。一项纳入274例SCD患者的随机、双盲、安慰剂对照研究结果显示，沃塞洛托可以增加血红蛋白浓度，减少溶血，但试验未能证明可以改善VOCs，同时这些结果仍需要进一步研究证实[47]。FDA最近还批准了克里桑利珠单抗用于预防SCD患者的VOCs[48]。克里桑利珠单抗

**表4–1　镰状细胞病的治疗药物及其使用情况**

| 药物治疗 | 作用机理 | 适应证 | 剂量 | 不良反应 | 备注 | 参考资料 |
|---|---|---|---|---|---|---|
| 羟基脲 | 确切的机制未知；可能是通过氧化氮释放刺激HgF mRNA或调节HgF转录来增加HgF | 12个月内≥3次发作，ACS史，其他严重VOC史，严重症状性贫血 | 15～35 mg/（kg•次），PO，qd | 骨髓抑制；指甲和皮肤色素沉着；指甲和皮肤萎缩；黏膜炎；肝毒性 | 批准用于2岁以上患儿 | [29, 31-33] |
| L-谷氨酰胺 | 确切机制尚不清楚；提高了NAD氧化还原电势，防止氧化损伤 | 如果羟基脲不能耐受或羟基脲治疗下，VOCs未缓解 | <30 kg：5 g PO bid<br>30～65kg:10 g PO bid<br>>65kg：15 g PO bid | 脾功能亢进；便秘；胸部和四肢疼痛；潮热 | 批准用于5岁以上患儿 | [46] |
| 沃塞洛托 | 与HbS的α链结合，增加氧亲和力并减少聚合 | 如果羟基脲不能耐受或羟基脲治疗下，VOCs未缓解 | 1500 mg PO qd | 头痛；腹泻；腹痛 | 批准用于12岁以上患儿 | [47] |
| 克里桑利珠单抗 | 抑制P-选择素，减少内皮细胞和循环血细胞之间的相互作用 | 持续性VOCs对羟基脲和（或）L-谷氨酰胺无反应者 | 第0周和第2周静脉注射5 mg/kg；之后，每4周1次 | 关节痛；发热；输注部位反应 | 批准用于16岁及以上患者 | [48-49] |

是一种抗P-选择素人源化单克隆抗体，可在VOCs期间减少红细胞对炎症细胞和血小板的黏附。在一项针对198名有VOCs病史的SCD患者两期研究中，接受克里桑利珠单抗治疗的患者平均每年有1.63次疼痛发作，35%的患者没有疼痛发作[49]。而安慰剂组的患者每年经历2.98次疼痛发作，只有17%的患者没有疼痛发作[49]。

目前，唯一可能根治SCD的方法是进行HCT[50]。一些研究已经取得了显著成效，部分患者甚至达到了80%～90%的5年无镰状细胞生存率和90%～97%的总体生存率。然而，移植并发症、移植后不良事件及合适的供体缺乏，显著限制了HCT的广泛应用，尤其在成年患者中更为明显[51-53]。

最终，基因治疗在SCD的治疗领域展现了巨大的潜力，有望成为未来数十年内的一种治疗方案[54]。目前，基因添加技术、基因编辑技术，以及诱导HbF合成技术正在进行临床前研究和临床试验。基因治疗提供了治愈的希望，是一个充满活力且要求严格的科研领域，尽管如此，它尚未成为常规的临床实践[55]。

### 四、预后和寿命特征

随着新生儿筛查、免疫接种、感染治疗及疾病特异性治疗（例如羟基脲）等措施的应用，加上支持性治疗的进步，SCD患者的生存率近十年来显著提升，虽然他们的生存率依旧低于普通人群[4]（图4-1，文后彩图4-1）。不幸的是，在全球许多地区，尤其是在撒哈拉沙漠以南的非洲，儿童患者的死亡率依然居高不下。在美国，儿童患者的死亡率在过去20年里持续下降，特别是0～3岁儿童的死亡率下降了68%[1]。据估计，美国有94%的儿童SCD患者能够活到成年。尽管取得了进展，但SCD患者的寿命普遍短于同龄人。最近的研究预测，SCD患者的平均预期寿命为54岁，而对照组非SCD患者的平均预期寿命为76岁[56]。成年SCD患者所面临的并发症几乎影响到所有器官系统，包括肺动脉高压、充血性心力衰竭、镰状细胞肾病、视网膜病变和肝病。最新的基于人群的研究显示，成年SCD患者的死亡更可能与急性心脏、肺部和脑血管并发症及急性感染、慢性心肺并发症和肾脏疾病相关[191]。

## 第三节 照护转换

### 一、儿童到成人的过渡

如前所述，有些国家已经降低了SCD的发病率和死亡率，关键是实施综合治疗策略[57-58]。因此，建议SCD患者的治疗最好在多学科治疗中心进行，以便能够对患者进行持续的追踪和随访。综合SCD中心能够提升患者及其家属的能力，并对他们进行教育，同时确保他们能够获得心理、社会和经济方面的支持[59]。在患者成长的关键阶段，遗传咨询师和社会工作者可以对儿童患者及其家属进行跟踪，同时教育他们理解控制感染、减少并发症和合理用药的重要性。随着患者逐渐步入成年期，可以为青少年患者提供必要的工具和资源，以便他们能够早

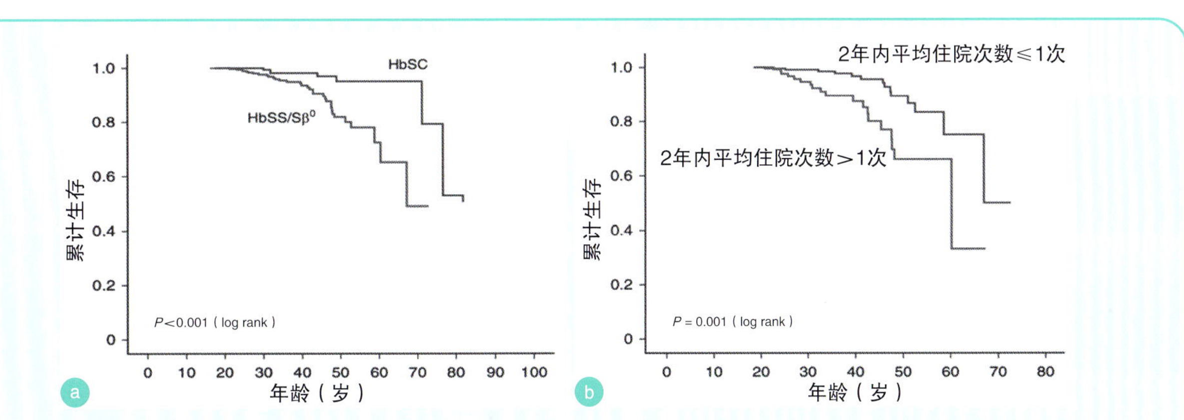


本研究随访了国王学院医院（London,United Kingdom）治疗的成年SCD患者（$n$ ＝ 712，16～80岁）超过10年（2004—2013），并确定了死亡率结局。

**图4-1 按基因型（图a）划分的SCD生存曲线和按住院次数划分的HbSS/HbSB生存曲线（图b）**

（引自：Paulukonis S等[189]）

期识别疾病并发症，并学习如何缓解症状及如何独立就医[60-62]。

### 二、在提供全面的成人照护方面面临的挑战

近年来，随着SCD预后状况的改善，大多数患者已经步入成年。然而，成人治疗中心的发展速度尚未跟上患者数量增长的步伐。许多SCD患者仍在儿科接受治疗，或者由于无法找到具备成人SCD治疗经验、专业知识的医师，不能顺利过渡到成人科接受治疗[57]。尽管SCD患者的死亡率和发病率有所下降，但20～40岁的年轻患者因无法获得输血和标准治疗措施，更容易出现与疾病相关的并发症，导致总体医疗费用增加[62]。这些情况凸显了提升SCD患者成人全面照护质量的紧迫性，以及对专注于该疾病管理的成人血液学临床医师的迫切需求。

## 第四节　急、慢性疼痛的管理

### 一、阿片类药物和多模式治疗计划

疼痛管理是SCD治疗的关键组成部分。对患者及其家庭，以及整个医疗系统而言，疼痛危机依然是SCD治疗费用最高的并发症之一[63]。儿童患者因频繁住院而面临旷课和学业困难；成人患者则因类似原因旷工，导致生活质量下降。促进患者带病生存、减少疾病折磨的努力往往被反复的住院治疗所消磨[64]。美国的一项研究发现，一名SCD患者的终身医疗费用高达460 151美元，其中80.5%的费用与住院治疗相关。在英国进行的类似评估也显示，91%的费用用于住院治疗[65]。

同时，血管闭塞事件（VOCs）可能给患者及其家属带来极大的痛苦，即便在门诊最大限度地控制疼痛，患者仍可能需要额外的强化治疗。最终，对于SCD疼痛的管理，与照护的其他方面一样，最佳实践是通过全面且多学科的方法来实现[66]。为了满足每位患者的独特需求，需要制定个性化的疼痛管理计划。这些管理计划提出了治疗急性和慢性内脏及神经性疼痛的策略，不仅为患者及其家庭照护人员提供指导，而且在阿片类药物处方受到越来越多关注的时代，确保他们在医院接受标准化和规范化的治疗[67-71]。门诊疼痛管理计划可以包括非甾体类抗炎药物及长效和短效阿片类药物的使用。住院患者的管理计划则有助于指导临床医师早期开始使用有效剂量的阿片类药物，并设定持续输注和静脉推注给药的时间表。其他神经病变的治疗方法，如氯胺酮和利多卡因输注，也被研究用于住院患者，并证明可以减少住院期间阿片类药物的使用，改善疼痛评分[72-73]。

遗憾的是，关于个性化疼痛管理计划对患者住院治疗影响的数据相对有限。幸运的是，在急诊科实施这种管理计划确实带来了疼痛评分的改善[68]。一项研究显示，通过多学科合作制定个性化疼痛管理计划，88%符合条件的患者获得了合理的管理计划，同时减少了仅有相关疼痛而无其他并发症的SCD患者到急诊科就诊的次数[74]。SCD患者在获得医疗照护时经常遇到偏见和歧视，他们常常被错误地贴上“药物寻求者”的标签，并被拒绝提供适当的疼痛控制治疗。这种情况下，个体化疼痛管理计划可以帮到患者。例如，耶鲁大学纽黑文儿童医院的一个为期5年的质量改进项目证明了采用多种方法治疗疼痛的价值[66]。在他们于2019年发表的研究中，研究人员探讨了一个多学科团队的作用，该团队由来自儿童血液学、儿童心理学、儿童精神病学、青少年医学、疼痛医学、儿科急诊医学、护理、社会工作、儿童生活和质量改进等领域的工作人员组成。他们的协调干预措施使住院率降低了61%，再入院率从33.9%降低到19.4%，并降低了直接住院费用[66]。

“日间病房”的发展和利用也已被证明可以降低住院率和提高患者的生活质量。日间病房作为能够开展监护的单元，允许患者在几个小时内通过补液、静脉注射止痛药和必要的输血来管理疼痛危机[75]。在一项研究中，一家有2张床位的日间监护医院，每周五天从上午8点到下午5点营业，用于评估和治疗急性无并发症的SCD相关疼痛，结果显示住院率显著降低[76]。随着日间病房的发展和利用，最终住院的患者平均住院费用和平均住院时间也随之减少[76-78]。

改善SCD患者的急性和慢性疼痛管理需要整个医疗保健系统的支持和教育。教育患者如何在家中

管理他们的疼痛，并识别何时需要专业医疗帮助，这只是解决方案的一部分。同样重要的是，教育临床医师在血液学家参与之前如何照顾SCD患者，以确保不会延误患者的治疗，保障患者的安全和舒适。

## 二、通过技术优化疼痛管理

随着电子病历（electronic medical record，EMR）成为美国各地医院系统和门诊的标配，利用这些系统来提升SCD患者的照护质量越来越得到关注。正如前一节所讨论的，很大程度上，制定个性化疼痛管理计划可以通过EMR来实现[74]。某些系统能够提醒急诊科的医师，患者已经有了个性化疼痛管理计划，并指导他们如何在患者病历中找到该计划。其他一些系统则采取了全面的保障措施，通过安全的消息传递或虚拟寻呼系统，确保与门诊血液学团队的沟通，并使他们能够在治疗早期阶段就参与进来。医嘱套餐还对不同情况下的治疗进行了标准化，包括疼痛控制和症状支持的管理选项，以及首选的检验和影像学选择[66]。尽管每位患者的症状和治疗都取决于其个人疾病特征，但这些标准化方案为可能对这类疾病诊疗不够熟悉的临床医师提供了一个参考。此外，研究人员已经探索了使用智能手机应用程序作为患者与临床医师之间安全沟通的手段，通过手机提醒患者关注其疾病变化和疼痛治疗方案，并作为记录工具来跟踪记录疼痛危机、其他症状和治疗过程中的困难[79-83]。

## 三、整合医学方法

在一项研究中，92%的SCD患者采用了某种形式的整合医学方法，这使得补充和替代医学对SCD患者的支持作用日益受到关注[84]。遗憾的是，这些治疗方法在SCD人群中的疗效数据相对有限。一些小型研究指出，针灸和按摩疗法可能对缓解疼痛有效[85-88]。尽管有案例报道使用按摩、放松技术、祈祷等作为SCD治疗的一部分，但迄今为止，这些干预措施的有效性尚未得到全面评估。

## 四、心理－社会支持中的考虑事项

### （一）心理健康注意事项

正如许多自童年起就患有慢性疾病的患者一样，SCD患者同样承受着心理健康问题的重负。这种疾病主要影响少数群体，他们通常处于较低的社会经济地位，这进一步加剧了他们的社会–心理挑战。研究数据显示，27.6%的SCD患者遭受未被诊断的抑郁症，而6.5%的患者曾患有未被诊断的焦虑症[89]。记录显示，抑郁症患者的疼痛天数显著多于非抑郁症患者，且疼痛程度更严重，对日常生活的影响也更为深远。在评估整体功能时发现，合并焦虑症或抑郁症的SCD患者的整体功能表现较差，且焦虑症患者使用阿片类药物更频繁[90-93]。美国以外的研究也证实了这些发现[94]。此外，阿片类药物在美国广泛使用，这使得不管对患者还是对临床医师来说，SCD相关疼痛的管理更具挑战性。成年SCD患者在获取处方或用足剂量上面临困难，还遭受污名化，这些都是他们治疗中的严重阻碍[95]。

### （二）认知功能障碍和无症状性脑梗死的影响

随着时间的流逝，SCD患者可能会进展至无症状或有症状的脑梗死，这可能会引发神经认知功能障碍[21]。相较于他们健康的兄弟姐妹，成年SCD患者在客观认知测试中的表现往往较差。他们的工作记忆能力有所下降，而工作记忆对于语言理解、学习和推理至关重要[96]。进一步的研究表明，这些患者的注意力和选择性视觉扫描能力也比年龄相当的健康对照组要弱。这些认知缺陷通常会影响他们自我照顾的能力及对药物治疗的遵从性。因此，对患者进行教育，让他们了解这些随时间推移可能出现的变化，对于在学校和工作场所识别这些问题，并提供相应的教育及职业支持非常重要。

## 五、生活质量评估工具

### （一）成人镰状细胞生活质量测量信息系统

成人镰状细胞生活质量测量信息系统（Adult Sickle Cell Quality of Life Measurement Information System，ASCQ-Me）是一个由患者报告的结果测量系统，用于评估SCD对患者身体、社会和情绪的影响[97]。该问卷涵盖六个分类，包括情感影响、疼痛发作、疼痛影响、睡眠影响、社会功能影响和僵硬影响，每个分类包含五个项目。它还包含了9个关于患者个人病史的问题。这个工具的可靠性已经得到了很好的证明，患者可以自己填写问题，然而，问卷的长度往往阻碍了它在临床环境中的常规使用[98-100]。

### （二）患者报告测量信息系统

患者报告测量信息系统（Patient-Reported Outcomes Measurement Information System，PROMIS）是一个综合性的工具，用于评估包括SCD 在内的多种疾病状态下患者的身体、心理和社会健康状况[101-102]。针对儿童患者的特定工具附带父母或监护人问卷，以及为成人患者量身定制的单独工具[101,103]。在涉及不同领域的4～6个项目问卷中，PROMIS的各个组成部分可以独立用于评估单个领域，也可以集合起来变成一个通用评估指标，可以与美国普通人口的平均水平进行对比。PROMIS还可以与其他工具联合使用，包括ASCQ-Me[100,104]。

## 六、缓和医疗与镰状细胞病

一些倡导者提出，应利用缓和医疗团队来优化对SCD患者症状的管理，并促进沟通[105-106]。由于这种疾病可能对患者及其家属造成身体、心理和情感上的多重负担，建立一个开放的对话环境，鼓励患者表达疾病对其日常生活和人际关系的影响，对于他们的治疗过程至关重要[107]。缓和医疗的专业人员能够协助年轻患者及其照护人员设定并调整目标和期望，特别是在患者步入成年期、追求更高独立性时。此外，缓和医疗团队的介入还能在疼痛控制和管理血管闭塞事件（VOCs）等其他相关症状方面提供专业指导。尽管治疗技术的进步让患者有机会享受更充实、更健康的生活，但鉴于SCD的高发病率和死亡率，对生命末期照护目标和计划的持续探讨仍然不可或缺。考虑到患者面对的是一种自幼发病且可影响到其他家庭成员的疾病，缓和医疗的同事们必须认识到患者与医疗团队之间建立的特殊关系。一些患者在决策过程中会受到家族中年长成员患病或因病去世经历的影响。同时，SCD主要影响有色人种，这一事实也引发了关于健康差异和健康的社会决定因素的深刻问题，这要求我们不断地重新评估建立信任的方式。这些关于SCD患者照护的讨论，将从缓和医疗同事的额外视角中获得进一步的益处。

# 第五节　血友病A和血友病B

## 一、概述

### （一）流行病学和遗传模式

血友病A和血友病B，这两种X-连锁的出血性疾病，分别由凝血因子Ⅷ和凝血因子Ⅸ的缺失或产生减少所引发[108]。血友病A的发病率约为每5000名活产男性中出现1例，而血友病B则为每3万名活产男性中出现1例[109]。目前，科学家们已经识别出因子Ⅷ和因子Ⅸ基因中存在大量的点突变、移码突变或错义突变位点。由于血友病主要影响男性，女性携带者可能会表现出不同程度的症状，但通常不会因莱昂化作用而病情加重（译者注：莱昂化或X染色体失活是指雌性哺乳类细胞中两条X染色体的其中之一失去活性的现象，过程中X染色体会被包装成异染色质，进而基因功能受抑制而沉默化）[110]。

### （二）疾病的表现、体征和症状

血友病A和血友病B根据因子活性降低的程度，可以分为轻型、中型和重型三种类型。因子活性检测不到（因子活性＜1%）的患者被归类为重型，因子Ⅷ活性在1%～5%的患者为中型，而因子Ⅷ活性＞5%的患者则为轻型[108]。重型血友病患者可能会出现关节和肌肉自发性出血，而轻型和中型患者的出血症状相对较轻。反复的关节出血可导致“靶关节”形成和血友病性关节病（hemophilic arthropathy，HA）的发展，其特征包括滑膜增生、骨质和软骨的破坏[111]。关节病可能在儿童时期就开始出现，并且随着年龄的增长，关节状况会进一步恶化。HA的主要症状是疼痛，但许多患者也会感到关节充盈或肿胀，并伴有皮肤表面的红斑。在体格检查时，关节可能表现出水肿或凹陷，除触痛及在被动或主动运动时的疼痛外，可能没有明显的关节损伤迹象。与关节出血相似，肌肉出血可以是自发的，也可以在受伤后发生。除肌肉疼痛和肿胀外，如果出血持续加重，还可能发展为筋膜室综合征，尤其是在手臂或腿部肌肉出血时更容易发生[112]。虽然自发性颅内出血不太常见，但创伤事件后颅内出血的潜在风险和致命性与受伤后的胸腔或腹腔出血相当[113]。

### （三）治疗方案

1973年，美国国家血友病基金会启动了一项运动，旨在为出血性疾病患者提供专门的综合服务。这些综合性血友病治疗中心（Hemophilia Treatment Centers，HTCs）的目标是全面满足血友病患者的医疗、身体、心理、情感和社会需求[114-115]。目前，有141家联邦资助的HTCs负责管理这种疾病的急性和预防治疗，每个中心的多学科团队成员都会对患者进行评估和治疗[116]。由联邦政府资助的HTCs规定，除具有特殊专业知识的护士、社会工作人员和物理治疗师外，患者还可以获得具有出血性疾病管理经验的血液学家的帮助[116]。一些中心负责从婴儿期到成年期患者的管理，而其他中心则仅管理儿童患者，并在他们成年后将他们转移到最近的成人治疗中心。儿科中心通常为患者及其家人提供遗传咨询师、儿童生活专家、教育咨询师和营养学家的服务。许多成人中心已经将药剂师、牙科保健和初级保健提供者纳入了他们的团队。HTCs还允许患者参与正在进行的旨在改善血友病诊断和治疗的国家和国际临床试验。

HTCs仍然是急性治疗和预防出血发作的主要机构。出血事件的治疗和预防需要补充缺失的凝血因子，这可以通过使用新鲜冷冻血浆（fresh frozen plasma，FFP）、血浆衍生或重组因子浓缩物以及其他新疗法来实现。给予20～40 mL/kg的FFP（相当于每个成人4～6个单位）能将缺陷的凝血因子水平提高约20%[117]。然而，FFP的使用也带来了与血液制品输注相关的风险，每单位额外需要250 mL。

随着20世纪70年代和80年代血浆源性凝血因子浓缩物的发展，患者能够在明显减少液体量的情况下进行治疗，并能够通过在家静脉输注自我管理症状[114]。专业的病毒灭活方法使得这些血浆衍生产品变得越来越安全。1992年，FDA批准了第一个重组因子Ⅷ产品，随后生产了许多重组因子Ⅷ和因子Ⅸ产品，这些产品现在已成为血友病管理的标准治疗措施[115]。通过聚乙二醇化或添加免疫球蛋白链（immunoglobulin chain，Fc）成分对这些重组产品进行修饰，延长了产品的半衰期，使患者可以减少给药频率或使用更低的剂量[118]。

在过去5年里，随着非凝血因子治疗方案的首次引入，血友病的管理发生了巨大的变化[119]。2017年，FDA批准了双特异性单克隆抗体依米赛珠单抗用于血友病A患者。依米赛珠单抗具有因子Ⅸ和活化因子Ⅹ的结合位点，在凝血级联中可发挥因子Ⅷ的作用[120]。与传统的因子替代药物相比，这种药物的优势在于它可以皮下注射而不是静脉注射，从而使患者无须进行静脉用药。在连续4周的每周负荷剂量后，药物可以每周、每2周，甚至每4周注射，从而使患者不必像大多数预防方案那样每周输注2次或3次凝血因子。

此外，分子定向核酸靶向治疗的出现将进一步革新血友病的治疗。以核糖核酸抑制剂（ribonucleic acid inhibitor，RNAi）为基础的治疗方法治疗血友病时无须替代缺失或减少的蛋白[120-121]。这些治疗的机制是通过靶向组织因子途径抑制物（tissue factor pathway inhibitor，TFPI）或活化蛋白C（activated protein C，APC）等抗凝蛋白来调节因内源性凝血因子缺乏而失去平衡的“止血跷跷板”[119-120,122]。通过嗜肝载体增加内源性因子生成的基因治疗为血友病的治疗提供了一种潜在的令人兴奋的方法[123]。虽然先前的尝试只能轻度增加天然因子的产生，但目前临床试验中新方法的主要目标是将严重血友病转变为中度或轻度血友病[123-124]。虽然该领域的早期数据非常乐观，但将其应用于常规临床实践仍有实际的限制。

### （四）疾病并发症：抑制物的形成和治疗

治疗血友病患者时，一个主要挑战是治疗过程中可能产生中和输入凝血因子的抗体，即所谓的“抑制物”。这些抑制物在接触外源性凝血因子后的30～50天出现的风险最高，因此它们通常在儿童时期首次被检测到[125-126]。免疫耐受诱导（immune tolerance induction，ITI）疗法是一种消除抑制物的方法[127]。该疗法通过连续数月每日输入大剂量外源性因子，旨在达到免疫系统的耐受。然而，这种治疗费用高昂，患者负担沉重，且疗效仅为50%[127]。抑制物的存在不仅阻止了外源性因子的继续使用，还迫使患者改变治疗计划。旁路药物如重组因子Ⅶa（recombinant factor Ⅶa，rFⅦa）、因子Ⅷ抑制物旁路药物（factor eight inhibitor bypassing agent，FEIBA）和依米赛珠单抗是抑制物阳性患者的潜在治疗选择[127-128]。这些方法各有局限性，rFⅦa和FEIBA价格昂贵，治疗中可能发生突发性出血，因为药物的药代动力学特点，需要对活动性出血患者进行更频繁地给药（rFⅦa为2～4小时/次），且缺乏疗效监测的实验室指标。

在急性出血情况下，如果没有旁路药物，可以暂时使用标准剂量2～4倍的血浆源性或重组因子产品进行治疗[128]。这可能会提高抑制物的滴度，但仅限于紧急情况下使用。基于充分的临床试验数据，依米赛珠单抗已被FDA批准用于治疗伴有抑制物的先天性血友病A，并可显著降低出血风险[121,129]。

值得注意的是，先天性血友病患者产生的针对外源性因子的同种抗体，在生物学上与健康人产生的自身抗体不同，后者可诱发获得性血友病。尽管两者在急性出血时可使用相似的药物治疗，但它们的长期管理策略是不同的。

#### （五）预后和寿命的考虑

在血浆源性和重组因子制品问世之前，血友病患者往往难以活过成年期。随着医疗技术的进步和HTC综合照护模式的实施，如今大多数血友病患者能够享有完整的生命周期[130-131]。疾病死亡率的显著下降，激发了对老年血友病患者管理的新讨论，特别是如何处理心脏病和高血压等并发症[130-132]。血友病患者在经历血栓形成、心肌梗死或脑血管事件后，如何持续使用抗凝剂或抗血小板药物治疗，已成为一个临床挑战[133]。同样，由于部分患者仅在中老年时期才出现恶性肿瘤，如何在使用影响血小板的化疗药物的同时管理血友病，也成为一个新的挑战。随着当前一代血友病患者年龄的增长，我们需要在整个出血疾病周期中确定最佳实践方案，以管理逐渐发展的关节病变[132]。

### 二、照护过渡

#### （一）儿童到成人的过渡

随着血友病患者现在能够更好地生活到成年期，在过去几年中，从儿童到成人治疗的过渡已成为美国全国性血友病组织的重要优先事项[134-135]。在儿童时期，患者通常会得到父母或其他监护人的支持，他们可以帮助患者发现和治疗出血，带患者到HTCs预约，并告知学校有关管理方面的注意事项。随着年龄的增长，患者变得更加独立，他们必须学习掌握这些疾病的管理技能[136]。许多HTCs已经建立了正式的过渡计划，以帮助儿童患者顺利转换到成人患者的照护治疗方案[137]。过渡计划通常先将患者介绍给成人临床医师及其团队（如果与儿童患者的照护团队分开的话）。许多生命中心拥有固定的社会工作者、护士或物理治疗师，可以接诊从婴儿期到成年期的患者，并为他们提供连续性的帮助。

护理和医师团队成员可以指导患者如何识别出血的体征和症状，以及如何重建和输注凝血因子[135-136]。当患者从父母的保险计划转向自己的保险计划时，社会工作者在帮助他们改变保险方面起到至关重要的作用。同时，在青少年患者规划未来时，社会工作者可以为其提供职业或教育指导[134,136]。要确保患者的出血性疾病不会妨碍他们上大学或开始工作，HTCs可以提供资源和支持，以确保疾病症状不会影响他们的学习或工作质量。物理治疗和运动训练可以帮助患者提高力量和平衡能力，同时帮助他们养成健康的生活方式，这些生活方式可以让他们在未来几十年获得益处。

#### （二）从住院患者到门诊的过渡和围手术期的管理

尽管血友病患者的管理领域已经取得了一些创新，但急性出血事件导致的住院治疗及需要外科干预和手术的情况仍然频繁发生。随着血友病患者群体老龄化，伴随而来的是严重的、退行性的关节病变，使得关节置换术变得日益普遍。这一过程需要外科医师、麻醉师、住院和门诊照护团队、物理治疗师、社会工作者及财务人员之间的紧密协作[138]。血友病治疗中心（HTCs）在制定因子支持计划和协调跨专业照护方面扮演着核心角色。HTCs还建立了相应的支持方案，以帮助患者在出院后适应新的、更为有效的因子输注时间表，管理静脉通路，并获得保险授权的处方覆盖，确保他们能够获得所需的凝血因子[139-141]。持续改进这些程序并实现其标准化，仍是美国HTCs研究和质量改进工作的重点。所有这些沟通的核心在于患者必须感到安心，并确信他们的血友病不会成为他们安全和及时康复的障碍。

## 三、血友病性关节病及疼痛管理

### （一）概述和因子预防

血友病性关节病（HA）仍然是该疾病的标志之一，也是最能改变患者生活的并发症之一[111]（图4–2，文后彩图4–2）。随着时间的推移，血液的反复沉积对关节间隙造成损伤，导致关节的结构和完整性发生变化，并可引起致残性疼痛、活动能力下降和功能下降[142]。同时，凝血因子Ⅷ可能在骨骼整体健康和发育中发挥作用，因此凝血因子缺乏和反复的关节出血相结合会造成长期的骨骼损伤[143-144]。

玛丽莲·曼科–约翰逊博士及其研究团队在他们的开创性研究中发现，定期使用外源性因子预防措施可以有效减缓重型血友病A的病情进展，并显著降低出血事件的总体发生率[145]。这项研究是频繁出血的血友病患者接受常规预防性治疗标准的基础[146]。目前，无论是重型血友病A还是血友病B的患者，或是那些频繁出血的轻型或重型血友病患者，都已经开始接受因子预防治疗。然而，即使是最遵守治疗方案的患者，维持严格的预防治疗计划也是一项挑战。即便完全遵循预防方案，患者仍可能经历间歇性出血事件，因此这些患者通常需要在血友病治疗中心（HTCs）接受密切的治疗管理。

### （二）理疗的整合

在血友病患者的急性期治疗和长期管理过程中，理疗的重要性不容小觑。多项研究证明，理疗能够有效缓解急性出血引发的疼痛，并在出血停止后加速关节功能的恢复[147-148]。此外，随着患者年龄的增长，理疗的综合应用已被证实能够提升平衡能力和肌肉力量，同时优化关节的整体健康状况[148-150]。美国国家血友病基金会物理治疗工作组（National Hemophilia Foundation’s Physical Therapy Working Group）已经为不同情境下的血友病患者制定了详尽的理疗评估和管理指南。现行的建议是，应由具备血友病相关培训经验的理疗师对这些患者进行定期评估，至少每年进行一次。

### （三）非甾体抗炎药和阿片类药物

非甾体抗炎药（Nonsteroidal Anti-inflammatory Drugs，NSAIDs）是治疗关节炎的常用药物。然而，在治疗血友病（HA）时，它们的应用受到限制，原因在于这类药物容易引发上消化道出血，尤其在患者已存在出血倾向的情况下，这一风险变得更加严峻[151]。选择性环氧化酶-2（cyclooxygenase-2，COX-2）抑制剂为血友病患者提供了一种更为安全的治疗选择[151-153]。这些药物在提供与NSAIDs相似的镇痛效果的同时，显著降低了上消化道出血的风险。一项针对血友病患者的多中心病例对照研究评估了上消化道出血的发生率，研究结果表明，在使用NSAIDs的第一个月内，上消化道出血的风险有所增加，但在同期使用COX-2抑制剂的患者中，并未观察到上消化道出血风险的增加[154]。目前，关于COX-2抑制剂罗非昔布治疗HA的评估工作正在进行[155]。

在血友病患者长期疼痛管理方面，关于阿片类药物使用的指导数据相对有限[156]（图4–3，文后彩图4–3）。2005年，世界血友病联合会（World

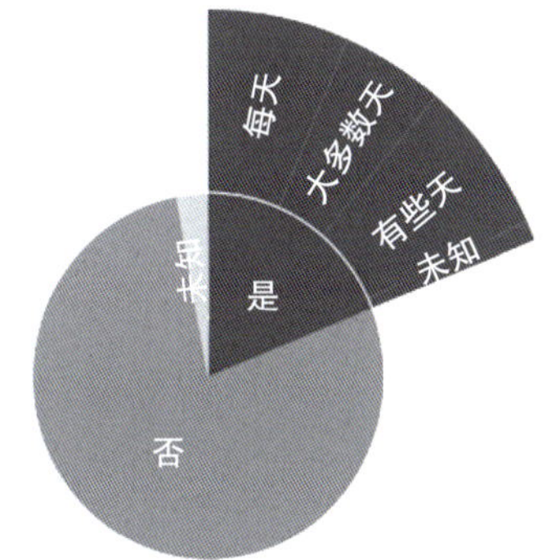


该图描述了血友病登记处参与者在12个月内因出血性疾病引起的慢性疼痛的分布情况。数据显示，24.46%的血友病患者报告有慢性疼痛，其中1/3报告他们每天都有疼痛。登记数据包括自2013年12月以来纳入的单一参与者纳入时所报告的[190]。

图4–2　根据美国疾病控制中心（CDC）出血性疾病登记处的数据

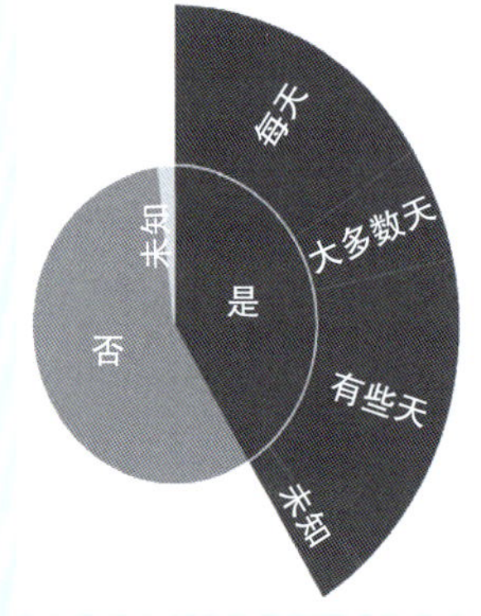


在现有的应答中，10%的血友病患者报告使用阿片类药物，大多数患者有时使用阿片类药物[190]。

**图4-3 根据CDC社区计数登记系统，血友病患者12个月期间治疗慢性疼痛的阿片类药物使用频率**

Federation of Hemophilia，WFH）建议在HA管理中谨慎使用阿片类药物。随后，基于零星的数据和专家意见，建议在使用前应仔细评估患者个体的风险与潜在益处。

在一项涉及183名成年患者的小队列研究中，这些患者来自两个不同的健康技术中心（HTCs），约50%的患者接受了慢性疼痛药物治疗，治疗定义为连续使用镇痛药物超过3个月[157]。在这些患者中，有21%接受了含有阿片类药物的治疗方案。研究发现，疾病的严重程度是预测阿片类药物暴露的一个因素，其比值比为3.14[（95%置信区间1.6～6.2），$P<0.001$][157]。在另一项由135名儿童患者组成的类似队列研究中，10%的儿童需要服用慢性疼痛药物，但均未使用含阿片类药物的治疗方案。同样的研究还表明，HTCs的医师开具的阿片类药物处方数量较少[157]。实际上，HTCs的医疗人员对阿片类药物在非癌症疼痛管理中的有效性通常是了解不足的，这些药物处方通常由初级保健医师或疼痛专科医师开具。

### （四）基于干预措施的疼痛管理

长期以来，在皮质类固醇关节内注射治疗血友病相关急性和慢性关节疼痛方面一直存在争议，并且仍然是一个活跃的研究领域[158]。2017年，一项包含25名患者的单中心研究指出，该疗法有望缓解疼痛。然而，2018年的一项更广泛的综述表明，尽管有低水平的证据支持该疗法在短期内可以减轻疼痛，但其成本高昂；最终，即便在即时超声引导下，研究者也不推荐关节内注射[159-160]。其他小型研究显示，注射透明质酸或富血小板血浆可适度缓解疼痛[161]。

对于进行性HA引起的慢性及持续性疼痛，最终可能需要手术干预。许多HTCs与经验丰富的骨科医师建立了合作关系，这些医师擅长管理出血性疾病患者，并在患者考虑进行有创干预时提供信息以协助其决策。例如，关节滑膜切除术等侵入性较小的手术可以减轻慢性疼痛，但对晚期疾病患者效果有限[162]。随着外科手术技术和凝血因子可用性的提升，全关节置换术变得越来越普遍[163]。关节置换术的效果持久，超过10年的随访研究也显示了相似的结果[164-165]。当关节置换术不可行时，关节融合术可以减轻疼痛并稳定关节。

除基于手术的疼痛治疗方法外，最近人们对整合医学方法的兴趣也有所增加。这些方法包括运动和健身计划、针灸、生物反馈和经皮神经电刺激（transcutaneous electrical neurostimulation，TENS）[166-168]。水疗和治疗性按摩也是新兴的治疗手段，它们可以在不使用药物或手术的情况下进一步缓解疼痛[169]。

## 四、心理－社会支持中的考虑事项

### （一）历史教训和患者信任

血友病治疗的发展历程受到了艾滋病病毒流行的重大影响。由于使用了被污染的血液制品，血友病患者群体中有相当一部分人受到了艾滋病病毒的波及[170]。自1982年起，美国疾病控制中心（Center for Disease Control and Prevention，CDC）开始接到来自血友病患者关于肺孢子菌肺炎发病率上升的报告。据估计，在1981—1984年，超过半数的血友病患者在治疗过程中不幸感染了艾滋病病毒[170]。

那些在20世纪80年代艾滋病暴发中幸存下来的血友病患者，分享了他们那段艰难岁月的痛苦经历[171-172]。许多患者失去了因血友病而患晚期艾滋病的亲人或朋友，而另一些患者则不得不面对另一种病毒感染——丙型肝炎的威胁。这一代血友病患者对于治疗的新进展持保留态度，并可能对医师和其他医疗专业人员抱有不信任感[171-173]。在今天，确定血友病患者的病毒状态依旧是临床初步评估的一个重要环节，而与传染病专家和肝病专家的合作对于治疗感染相关的并发症至关重要。

### （二）心理健康注意事项

血友病患者的焦虑和抑郁水平常常较高，这不仅影响他们的治疗依从性，还加剧了疼痛感。2019年的一项研究，涵盖了200名成年血友病A和血友病B患者，通过使用包含9个条目的患者健康调查问卷（9-item Patient Health Questionnaire，PHQ-9）[174]和7个与症状相关的广泛性焦虑量表（7-item Generalized Anxiety Disorder，GAD-7）[175]进行评估，揭示了超过一半之前未被诊断的患者存在中度至重度抑郁症状[176]。那些焦虑和抑郁水平较高的患者，往往获得的社会支持较少，疼痛程度更高，治疗依从性也较差。在血友病社群中，抑郁和广泛性焦虑的诊断往往不够充分，这表明为患者提供专门的诊断和治疗干预，可能会显著改善他们的疼痛状况、生活质量及对凝血因子治疗的依从性[177-178]。因此，社会工作者、心理学家和精神科医师在HTCs团队中扮演着不可或缺的角色。有必要进一步研究，以评估心理健康干预措施对评估和教育抑郁症患者的影响，同时临床医师应常规开展抑郁和焦虑筛查，并优化治疗方案。

### （三）血友病管理中的经济挑战

尽管重组因子制剂已经上市近30年，血浆制剂的上市时间更久，但这些药物的成本依然高昂[179-180]。美国的血友病治疗中心（HTCs）主要由联邦资金支持，当患者拥有保险时，他们能够以较低的价格购买凝血因子。随后，HTCs将部分利润直接用于患者资源，通常用于支付综合照护团队和研究团队的费用。然而，对没有保险的患者来说，高昂的凝血因子价格往往意味着他们只能获得有限的资源，而HTCs在治疗这些患者时也会受到机构规定的限制[179,181]。那些拥有基于有限医疗补助的保险计划的患者，虽然可以获得HTC的照护和凝血因子，但在获取新疗法（例如依米赛珠单抗和基因疗法）方面可能会遇到障碍[123-124]。

## 五、生活质量评估工具

### （一）血友病活动能力评估量表

血友病活动能力评估量表（Hemophilia Activities List，HAL）是一个包含42个条目的问卷，旨在评估成人血友病患者自我感知的功能能力所受的影响[182]。该问卷由选择题组成，覆盖了患者生活的七个领域。前三部分关注身体功能，包括躺、跪、坐、站、腿部和手臂的功能。其他评估内容则聚焦于使用交通工具、个人卫生、家务活动及参与体育和休闲活动的能力。HAL的管理简便，患者仅需5～10分钟即可完成。它为患者提供了一种方法，用以了解他们如何感知疾病对其生活的影响，并描绘出生活质量的基线。然而，HAL尚未在血友病患者的长期评估中得到验证，因此目前尚不能用于衡量随时间变化的动态影响[183-184]。

### （二）儿童和青少年血友病患者生活质量评估工具

儿童和青少年血友病患者生活质量评估工具（Quality of Life Assessment Instrument for Children and Adolescents，Haemo-QoL）是由6个欧洲国家携手打造的综合性评估工具，旨在从患者及其父母的视角出发，全面评估患者的生活质量[185-186]。Haemo-QoL将患者细分为三个年龄组：4～7岁儿童（包含16～21个项目）、8～12岁儿童及13～18岁的青少年（涵盖35～77个项目）。该问卷分为长版和短版两种形式[187]。与HAL不同的是，Haemo-QoL已经通过了纵向评估的验证，能够有效评估随时间变化的各个调查领域；尽管如此，它需要更长的时间来完成评估，并且评分系统也更为复杂[188]。

## 六、预立医疗照护计划

关于血友病患者整合预立医疗照护计划的讨论和记录资料稀缺。尽管疾病管理的进步已经延长了患者的寿命，但他们仍然面临着危及生命的创伤性和自发性出血风险。理解社区中血友病患者对于预立医疗照护计划的看法和感受同样至关重要，这有助于了解他们对这一过程的认知，并评估他们对于将预立医疗照护计划融入其全面照护体系的接受程度。更多关于预立医疗照护计划的详细信息，请参见第十一章。

## 七、缓和医疗和血友病管理

关于缓和医疗在血友病治疗中的作用，目前尚缺乏充分的数据支持，且缓和治疗医师通常未被纳入全面的多学科血友病治疗团队。这可能是因为大多数血友病患者能够达到接近正常的寿命，从而降低了缓和医疗在血友病患者治疗中的重要性。然而，我们对缓和医疗在SCD中作用的考虑同样适用于血友病，因为血友病也需要关注伴随的慢性、先天性疾病所带来的生理、心理和情感问题。随着基因治疗的发展，患者的选择和身份认同成为重要议题。通过与患者及其家属深入探讨疾病在其生活中的角色，我们可以更深入地探索这些问题。缓和医疗可以成为这些讨论的核心，同时帮助患者设定关于生活质量、疼痛管理、是否寻求潜在侵入性关节手术以及疾病对家庭影响的目标和期望。正如在SCD中一样，我们的缓和医疗同事必须始终记住，大多数血友病患者从童年起就与疾病共存。这成为患者日常决策的一部分，影响着他们从锻炼方式到日常活动的方方面面。这些患者与医疗系统及其医疗团队建立了独特的关系，这种关系建立在密切合作的基础上。通过将缓和医疗更有效地融入血友病管理，患者可以开始将这些医务人员视为其支持团队中不可或缺的一部分。

（邓文军 译　杨良春 校对）

参考文献

# 第五章

# 细胞治疗：对现有细胞治疗的类型和相关毒性的描述

Gopi S. Mohan，Daniel J. Kats，Samantha D. Martin，
Pietro Miozzo

## 第一节　概述

几个世纪前，首次输血治疗研究之后，细胞作为治疗疾病的活性药物的可能性就引起了生物医学科学家的极大兴趣。20世纪后半叶，HCT的成功应用证实了过继性细胞治疗在抗击肿瘤、控制感染及永久治愈多种血液病、免疫系统疾病和代谢紊乱方面的显著效果。从某种意义上讲，工程细胞治疗是早期非工程细胞治疗的进一步发展，其目的是更加合理地利用免疫系统的潜力来治疗顽固性恶性肿瘤和感染。在过去的20年中，细胞治疗领域的研究经历了突飞猛进的增长，多种治疗良性及恶性血液病的新药物在临床试验中展现了巨大的潜力。展望未来10年，我们有望见证许多细胞治疗药物从实验阶段转变为标准治疗手段。对于治疗这些患者的临床医师来说，熟悉现有治疗方法及其益处和潜在毒性变得愈发重要。在本章中，我们将重点介绍目前可用的几种关键工程细胞治疗方法，包括嵌合抗原受体T细胞治疗、造血干细胞基因治疗及抗病毒性细胞毒性T淋巴细胞（antiviral cytotoxic T-lymphocytes，CTLs）治疗。

## 第二节　嵌合抗原受体T细胞

嵌合抗原受体T细胞（CAR-T）代表了数十年免疫治疗研究的巅峰成就。它们是目前应用最广泛、研究最为深入的工程细胞免疫治疗方法，其灵感源自早期的生物癌症免疫治疗药物，例如利妥昔单抗（一种抗CD20抗体，用于治疗B细胞淋巴瘤）和曲妥珠单抗（一种抗HER2抗体，用于治疗乳腺癌）。CAR-T细胞是一种“活体药物”，它结合了单克隆抗体的抗原特异性及工程化的优势，并且具备了T细胞的细胞毒性及在体内增殖的能力[1-2]。

传统的T细胞能够识别经过加工处理并与靶细胞表面的主要组织相容性复合体（MHC）分子结合的肽类抗原（图5-1）。这种相互作用触发T细胞的活化，随后T细胞释放细胞毒性介质，如穿孔素和颗粒酶，以消灭目标细胞。显然，抗原处理和呈递的变异是众多癌症免疫逃逸的关键机制[3]。CAR-T细胞是通过将一种经过特殊加工的抗体片段——“单链可变片段”（single-chain fragment variable，scFv）的抗原结合部分与T细胞受体复合物的跨膜和胞内结构域融合而产生的（图5-2）。这一方法使得CAR-T细胞能够以类似抗体的方式识别未经加工的天然抗原，并且特异性地消灭表达这些抗原的靶细胞（图5-1）[2,4-5]。

最初开发的CAR-T产品由scFv与CD3ζ（T细胞受体复合物的细胞内信号传导成分）相连构成（图5-2）。尽管这类结构展现了抗肿瘤活性，但它们无法激发持久的T细胞反应。因此，科学家们设计了第二代嵌合抗原受体，通过在细胞内引入共刺激结构域（如CD28或4-1BB），显著提升了CAR-T细胞的增殖和体内扩增能力，进而实现了持久的治疗效果。这些改进的产品带来了更加令人鼓舞的临床成果，迄今为止，所有FDA批准的CAR-T产品均采用了这种设计[4,6]。第三代和第四代嵌合

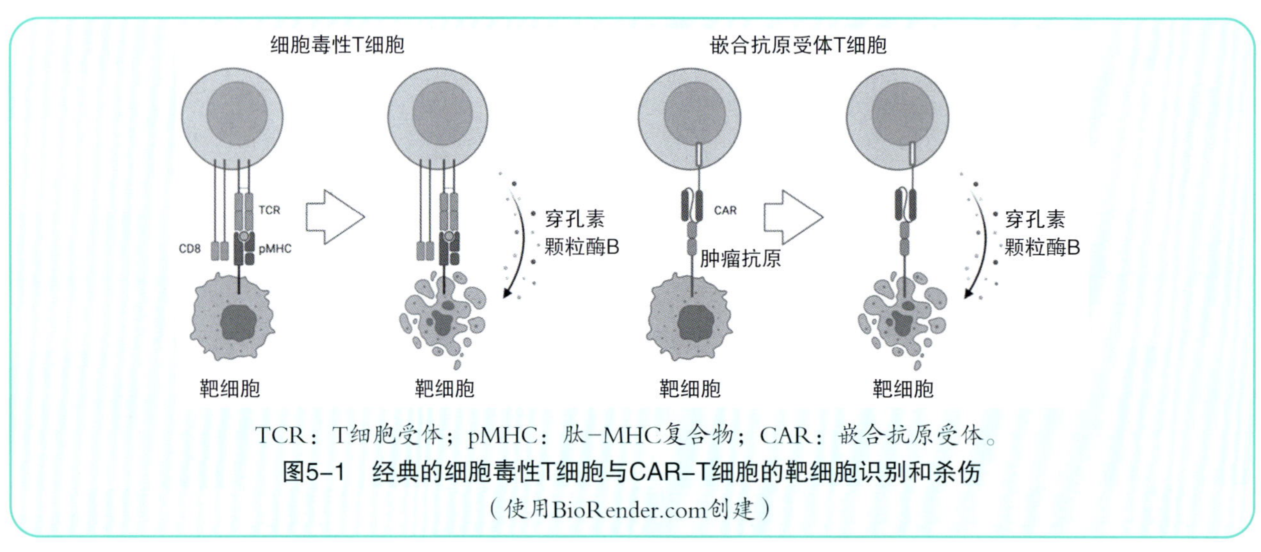


TCR：T细胞受体；pMHC：肽-MHC复合物；CAR：嵌合抗原受体。

图5-1　经典的细胞毒性T细胞与CAR-T细胞的靶细胞识别和杀伤

（使用BioRender.com创建）

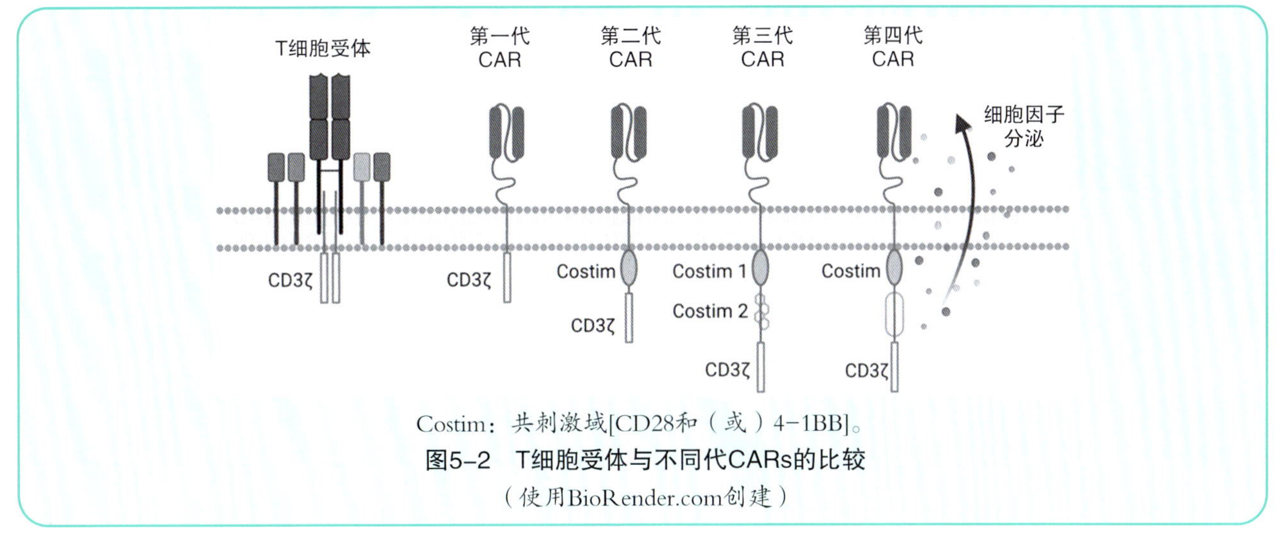


Costim：共刺激域[CD28和（或）4-1BB]。

**图5-2　T细胞受体与不同代CARs的比较**

（使用BioRender.com创建）

抗原受体的CAR-T细胞正在积极研究之中，它们不仅增加了额外的共刺激结构域，还能够直接分泌细胞因子，以进一步强化在免疫抑制性肿瘤微环境中的抗肿瘤能力[1,7]。值得注意的是，预计在未来10年内，CAR-T产品和类似的工程化细胞免疫疗法的复杂性和应用范围将急剧增长。

## 一、患者选择和CAR-T产品

目前，B细胞和浆细胞恶性肿瘤是唯一被FDA批准使用CAR-T细胞治疗的疾病（表5-1）。每种CAR-T产品都有相应的适应证，必须满足特定的患者标准和恶性肿瘤的细胞遗传学/分子特征才能获准使用[8]。

CAR-T疗法目前尚未成为任何癌症主要治疗方案的一部分，通常仅适用于经历多次复发或难以治疗疾病的患者。尽管随着CAR-T疗法的更广泛使用及其安全性和有效性的提升，这种情况可能会有所改变，但在考虑采用CAR-T疗法之前，大多数患者必须至少经历过两轮标准的癌症复发治疗[8]。

在评估个体接受CAR-T治疗的适宜性时，需要考虑众多患者因素，包括疾病负荷、年龄（成人与儿童）、生理储备、慢性病毒感染（如HIV感染、病毒性肝炎和疱疹病毒感染）以及既往接受HCT后的活动性GVHD；同时，还需考虑各种血液学和生化指标，这些指标在其他情况下也会进行评估[8-9]。关键的是，患者必须拥有足够的绝对淋巴细胞计数（最好>500/μL），以确保能够分离出足够数量的白细胞用于产品的生产。

最后，患者的癌症必须表达适当的CAR-T靶向抗原。例如，如果B-ALL患者考虑使用含有抗CD-19 CAR结构的司利弗明（Kymriah®），其淋巴肿瘤细胞必须表达CD-19。通常通过流式细胞术检测血液或组织标本中的抗原表达。

**表5-1　FDA批准的CAR-T细胞产品（截至2022年）**

| 药品（商品名） | 制造商 | 靶向 | 指示 | FDA 批准 |
|---|---|---|---|---|
| tisagenlecaliel (Kymriah) | Novartis | CD19 | 儿童（<26岁）R/R B-ALL<br>成人R/R DLBCL | 2017<br>2018 |
| axicabtagene ciloleucel (Yescarta) | Kite | CD19 | 成人R/R大B细胞淋巴瘤<br>成人R/R滤泡性淋巴瘤 | 2017<br>2021 |
| brexucabtagene autoleucel (Tecartus) | Kite | CD19 | 套细胞淋巴瘤 | 2020 |
| lisocabtagene maraleucel (Breyanzi) | Juno | CD19 | R/R大B细胞淋巴瘤 | 2021 |
| idecabtagene vicleucel (Abecma) | Bristol Myers Squibb/Bluebird | BCMA | R/R多发性骨髓瘤 | 2021 |
| ciltacabtagene autoleucel (Carvykti) | Janssen | BCMA | R/R多发性骨髓瘤 | 2022 |

注：B-ALL：B细胞急性淋巴母细胞白血病；DLBCL：弥漫性大B细胞淋巴瘤；R/R：复发/难治性；BCMA：B细胞成熟抗原。

从缓和医疗的角度来看，CAR-T细胞疗法是一个令人振奋的新选项，特别是对于那些之前可能没有更多治疗选择的晚期恶性疾病患者。作为缓和医疗的临床医师，应特别关注这些治疗相关的预后不确定性。虽然疾病有可能缓解，但并不能保证缓解的发生，且无法确定能否实现长期持久的缓解[10-11]。因此，临床医师需要了解患者对这种新治疗方法的期望，并帮助他们理解这一情况。与所有新颖和实验性的治疗方法一样，在治疗前应与患者及其照护者讨论治疗目标、潜在风险与益处及预期的疾病进展轨迹。

## 二、CAR-T 产品制造

CAR-T细胞的生产是一个复杂、耗时且成本高昂的过程。在对患者进行筛选后，CAR-T制备首先是从患者的外周血中收集患者自身的白细胞（白细胞清除术），分离靶向T细胞（富集），用CAR转染这些细胞，扩增转染的CAR-T细胞，然后再输注回患者体内。从白细胞分离到回输，整个过程可能需要几周的时间。

（1）白细胞清除术：患者使用一个大口径的外周或中央静脉导管把全血引流出来，这可能需要几个小时。值得注意的是，体外导管需要预充和抗凝，以预防术中血栓形成。所使用的抗凝药物通常不是全身性的，因此不会增加患者术中出血的风险[8]。

患者的全血通过一个单采装置，利用密度的差异分离血液成分。这一过程把白细胞（包括淋巴细胞、单核细胞、母细胞和粒细胞）从其余的全血成分（血浆、血小板和红细胞）中分离和收集出来。一旦从患者身上分离出了白细胞，剩下的漂浮产物（红细胞、血浆和血小板）就会被重新回输到患者体内[8]。

（2）富集：白细胞分离后，使用多种方法例如密度梯度分离、逆流洗脱或磁珠从外周细胞血单核细胞（peripheral blood mononuclear cell，PBMC）部分富集T细胞。富集增加了细胞毒性淋巴细胞的纯度，同时去除了某些细胞类型，如单核细胞和粒细胞，这些细胞可能会抑制T细胞的扩增[8,12]。

（3）转染和扩增：一旦T细胞从PBMC产物中富集完成，转染[引入嵌合抗原受体（chimeric antigen receptor，CAR）的过程]就可以开始了。一般来说，这一步是利用慢病毒或反转录病毒载体来编码CAR基因的过程。将CAR基因转染到活化的患者T细胞中，并使T细胞表面表达CARs，从而产生CAR-T细胞。值得注意的是，新的转染方法正在探索中，包括规律间隔性成簇短回文重复序列（Clustered Regularly Interspaced Short Palindromic Repeats，CRISPR）-Cas9技术[8]。

转染成功后，对CAR-T细胞进行扩增。关于扩增方法，不同方案之间仍然存在很大的差异，但一般来说，使用细胞因子[主要是白细胞介素（IL-2）]、抗CD3抗体和抗CD28抗体来扩增CAR-T细胞群[8]。

（4）质量控制：在完成生产步骤后，在将CAR-T细胞输注到患者体内之前，需要进行多次放行测试，以评估产品的无菌性、纯度、转染效率、活力和效力。需要进行细菌和真菌培养，以证明该产品的无菌性。制备完成的产品还需要检测有无能够持续复制的病毒载体成分。一旦确认没有持续复制的病毒载体成分，则下一步需要采用流式细胞术来评估CART细胞的纯度（CAR表达细胞的比例）和表型（$CD4^+$ *vs.* $CD8^+$）。CAR-T细胞的活力和效力也需要通过功能分析进行评估。一旦上述检测完成，意味着CAR-T细胞通过了质量控制。通过质量控制的新鲜的CAR-T细胞可以直接回输至患者体内，也可以低温保存12个月[8]。

## 三、回输前和回输后照护

鉴于CAR-T细胞的生产过程耗时较长，患者在初次白细胞采集与CAR-T细胞回输之间会经历一段“桥接”期。在此期间，他们可能面临疾病进展或未治疗的恶性肿瘤并发症的风险。因此，在等待期间，患者可以接受化疗，以防病情恶化。

与“桥接”化疗不同，患者在CAR-T细胞回输前的几天需接受化疗以清除淋巴细胞，这有助于增强CAR-T细胞的植入和激活[8]。其基本原理在于清除可能与CAR-T细胞争夺稳态信号和生存空间的宿主淋巴细胞[13]。此外，我们推测，淋巴细胞清除性化疗能够消除抑制性调节性T细胞和髓系细胞[14]，并通过杀死肿瘤细胞、释放肿瘤抗原和危险信号，发挥辅助抗肿瘤的作用[15]。

输注前，患者通常会接受对乙酰氨基酚、氨基酚和苯海拉明的预防治疗，以降低输注反应的风险。输液相关的超敏性免疫反应主要表现为低血压、发热、荨麻疹，呼吸窘迫的情况较为罕见。这些反应在FDA批准的CAR-T细胞产品中极为少见[8]。回输后，恶心和疲劳较为常见，但通常较轻微，最佳的处理方法是使用止吐药物和确保充分休息[8]。

## 四、CAR−T 细胞治疗的并发症

与其他免疫疗法类似，CAR-T治疗的并发症主要来自免疫激活和肿瘤杀伤导致的炎症性失调。最常见的严重并发症是细胞因子释放综合征（cytokine release syndrome，CRS）和免疫效应细胞相关神经毒性综合征（immune effector cell-associated neurotoxicity syndrome，ICANS）。其他并发症，如CAR-T相关的噬血细胞性淋巴组织细胞增多症（hemophagocytic lymphohistiocytosis，HLH）、GVHD和B细胞发育不全，也将在这里进行回顾和介绍。

## 五、细胞因子释放综合征

CRS实际上是一种由CAR-T疗法激活引发的细胞因子风暴，这会导致全身性的过度炎症反应。CRS的发生极为普遍，众多CAR-T临床试验显示，超过半数的患者会经历CRS[16]。一项具有里程碑意义的全球性注册研究揭示，77%的儿童患者出现了CRS症状[10]。严重的CRS与脓毒症等炎症性休克状态在临床表现上有诸多相似之处，因此其治疗策略也借鉴了许多相同的治疗原则。影响CRS风险和严重程度的因素众多，包括疾病负荷、疾病类型及患者的既往治疗历史（表5–2）。

当CAR-T细胞识别并结合到表达其特异性抗原的靶细胞时，细胞因子释放综合征（CRS）便启动了（图5–3）。随后，活化的CAR-T细胞释放细胞毒性介质，例如穿孔素和颗粒酶，以摧毁靶细胞，并释放炎症细胞因子，如干扰素γ（interferon-γ，IFN-γ）和肿瘤坏死因子α（tumor necrosis factor-α，TNF-α），以吸引和激活巨噬细胞。这些被激活的巨噬细胞接着分泌白细胞介素-6（interleukin-6，IL-6）、白细胞介素-1（interleukin-1，IL-1）及其他TNF-α，这进一步促进了旁观者T细胞的聚集和激活。这些旁观者T细胞随后释放更多的IFN-γ和TNF-α，从而导致了上述过程的循环重复，最终可能引发全身性的过度炎症反应[8,17]。

## 六、CRS：临床表现、分级和管理

CRS通常出现在CAR-T细胞输注后的前14天，中位发病时间为回输后2～3天[10,18]。CRS可累及各主要器官系统（表5–3），血流动力学不稳定和呼吸功能不全是主要的临床表现和死亡原因[8]。

表5–2　与发生细胞因子释放综合征（CRS）和免疫效应细胞相关神经毒性综合征（ICANS）相关的临床危险因素

| 危险因素 | CRS | ICANS |
|---|---|---|
| 高疾病负荷 | X | X |
| 急性淋巴细胞白血病（原发性疾病）<br>髓外疾病/中枢神经系统受累 | X | X<br>X |
| 高CAR-T细胞剂量 | X | X |
| 高CAR-T细胞扩增峰 | X | X |
| CAR-T细胞治疗前血小板减少和内皮活化 | X | X |
| CD28共刺激域的存在 | X | X |
| 在淋巴细胞耗竭期间使用氟达拉滨和环磷酰胺 | X | X |
| 并发CRS |  | X |
| 先前存在的神经系统疾病 |  | X |
| CAR-T前LDH升高 |  | X |

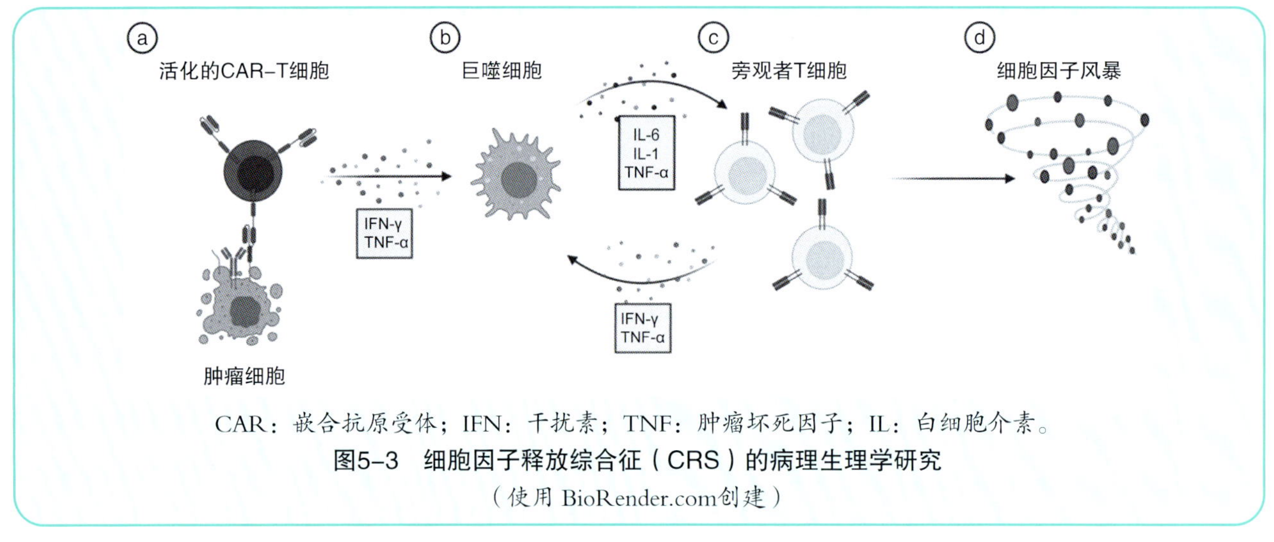


CAR：嵌合抗原受体；IFN：干扰素；TNF：肿瘤坏死因子；IL：白细胞介素。

图5-3　细胞因子释放综合征（CRS）的病理生理学研究

（使用 BioRender.com创建）

表5-3　各器官系统的细胞因子释放综合征的体征和症状

| 器官系统 | 体征和症状 |
| --- | --- |
| 一般情况 | 发热≥38 ℃，关节痛，疲劳，肌痛 |
| 心血管疾病 | 心动过速，低血压，休克，心肌功能障碍，心律失常 |
| 呼吸系统 | 呼吸急促，低氧血症，肺水肿，胸腔积液 |
| 胃与肠道 | 恶心，呕吐，腹泻，厌食症 |
| 肝脏 | 肝转氨酶升高，高胆红素血症，肝合成功能障碍 |
| 肾脏 | 少尿/无尿，急性肾损伤，血清肌酐升高，电解质紊乱 |
| 皮肤 | 皮疹 |
| 炎症因子 | 炎症标志物的升高，包括C-反应蛋白、铁蛋白、降钙素原和白细胞介素/细胞因子 |
| 血液系统 | 出血，凝血功能障碍，弥散性血管内凝血 |

在2018年，美国移植和细胞治疗学会（ASTCT）发布了一项共识，用来规范细胞因子释放综合征（CRS）的诊断、报告和管理流程（表5-4）[19]。CRS的诊断标准为发热温度达到或超过38 ℃，而严重程度分级则依据所需的血流动力学支持和呼吸支持水平来确定。若患者出现发热但无低血压或低氧血症，则被归类为1级CRS，通常通过退热药物治疗和密切监测血流动力学及呼吸状况进行管理。由于CAR-T疗法接受者通常存在固有的免疫抑制状态，临床上很难将CRS与败血症区分开来，因此所有患者都应进行血培养检查，并开始使用广谱抗生素治疗。2级CRS的定义为需要液体支持的低血压，或需要低流量鼻导管（low-fow nasal canula，LFNC）吸氧的低氧血症。3级和4级CRS则定义为需要持续静脉血管升压药物支持的低血压，以及更高参数的呼吸支持。通常情况下，所有3～4级CRS患者需转入重症监护病房（ICU），而部分2级CRS患者则根据其危险因素、病情进展和所在机构的治疗方案决定是否转入ICU（表5-4）[20]。与脓毒症类似，CRS相关的血流动力学不稳定通常是由血管麻痹、毛细血管渗漏和炎症相关的心肌功能障碍引起的分布性休克和心源性休克共同作用的结果[21-22]。CRS休克的处理在其他文献中有详细讨论[20,22]，治疗重点应通过适当的液体复苏、恢复血管张力和适当的心肌支持来迅速恢复终末器官灌注。特别是对于疑似心肌功能障碍的患者，应进行超声心动图评估，并使用适当的正性肌力药物来支持心脏功能[20]。

CRS（细胞因子释放综合征）的呼吸功能不全通常表现为低氧血症，这是急性呼吸窘迫综合征

表5-4　CRS的分级和管理

| | | 1 级 | 2 级 | 3 级 | 4 级 |
|---|---|---|---|---|---|
| 诊断 | 发热 | 体温≥38.5℃ | | | |
| | | 和 | | | |
| | 低血压 | 无 | 补液有反应的低血压 | 低血压需要单药血管加压药+/–后叶加压素 | 低血压需要多种升压药 |
| | | 和（或） | | | |
| | 低氧血症 | 无 | 对低流量鼻导管或吸氧有反应 | 低氧血症需要高流量鼻插管、面罩或非呼吸机 | 低氧血症需要CPAP、BiPAP或有创通气 |
| 治疗 | 托珠单抗给药剂量：<30 kg为12 mg/kg；≥30 kg为8 mg/kg（最大800 mg）。<br>糖皮质激素给药剂量：甲泼尼龙Ⅳ为0.5～1 mg/kg，q12h。<br>地塞米松Ⅳ为0.5～1 mg/kg（最大10 mg），q6h | 血培养和广谱抗生素<br>退热药<br>维持血容量正常<br>频繁的实验室检查和q12h，CRS分级<br>对于退热药无效的持续发热，可考虑给予3～4次托珠单抗，q8h | 1级干预+<br>降低托珠单抗使用标准<br>如果肾上腺抑制，考虑使用应激剂量的皮质类固醇<br>根据患者的情况考虑转到ICU | 二级干预+<br>ICU转院<br>托珠单抗，q8h，3～4剂<br>皮质类固醇的阈值较低，特别是当第二剂量托珠单抗对症状没有反应时 | 3级干预措施+<br>如果两剂托珠单抗联合皮质类固醇治疗对症状无应答，则考虑三线药物<br>三线用药：阿那白滞素、司妥昔单抗、大剂量类固醇<br>CAR-T特异性“安全开关”：达沙替尼、ATG |

注：ATG：抗胸腺细胞球蛋白；CAR：嵌合抗原受体；CPAP：持续气道正压通气；BiPAP：双水平正压通气；ICU：重症监护病房。
资料来源：摘自 ASTCT CRS 共识分级（Lee，et al.，2019）。

（acute respiratory distress syndrome，ARDS）疾病谱的一部分[19,23]。毛细血管的渗漏和炎症引起的肺水肿导致肺泡腔内积液、表面活性物质功能障碍及肺功能的损害。CRS相关的呼吸功能不全的管理应遵循ARDS的公认管理原则[24]，重点在于通过补充供氧、肺泡复张及必要时采用低容量肺保护性通气来恢复正常气体交换。输液和利尿必须谨慎平衡，以减少肺水肿的同时，维持适当的血管内容量和器官灌注。

抗细胞因子生物制剂在CRS管理中已取得成功，并被认为是核心的药物干预措施。托珠单抗是一种抗IL-6单克隆抗体，已被FDA批准用于治疗CRS，适用于任何有持续发热或严重症状的患者[25]。皮质类固醇具有淋巴细胞毒性，理论上可能损害CAR-T细胞功能，但可作为严重CRS患者的二线药物。其他靶向细胞因子的生物制剂，如针对IL-6的西妥昔单抗、针对IL-1的阿那白滞素和针对TNF-α的英夫利昔单抗，可能被认为是难治性患者的三线药物。其他三线药物，例如大剂量皮质类固醇、化疗药物和小分子激酶抑制剂，也在研究之中。相关管理和治疗的临床医师应密切协作，共同讨论CRS患者免疫抑制治疗的使用策略。

## 七、免疫感染细胞相关神经毒性综合征

免疫感染细胞相关神经毒性综合征（ICANS）又名细胞因子释放性脑病综合征（cytokine release encephalopathy syndrome，CRES）是一种与CAR-T细胞治疗和其他免疫疗法相关的神经精神综合征。ICANS的病理生理学尚不完全清楚，但目前认为其原因是细胞因子介导的大脑内皮功能障碍，从而导致神经炎症、脑病和脑水肿。ICANS可以单独发生，可以与CRS一起发生，也可以紧随CRS之后发生[26-27]。

## 八、ICANS：临床表现、分级和管理

有一些因素与ICANS的风险和严重程度相关，

包括伴随的CRS、高肿瘤负荷和已存在的神经系统疾病（表5–2）[8,26]。临床上，ICANS可表现出一系列神经系统的症状和体征，从轻度嗜睡和意识错乱到卒中样癫痫发作和昏迷[19]。虽然ICANS的症状通常是短暂的，但可带来麻烦，表现为言语困难、明显的失语或幻觉。值得注意的是，虽然头痛是ICANS相关的一种非常常见的非特异性症状，但它并非诊断标准之一。

ASTCT的ICANS共识分级系统将1级ICANS定义为孤立的轻度精神状态变化，≥12岁患者通过免疫效应细胞相关性脑病（immune effector cell-associated encephalopathy，ICE）[19]评分，而<12岁或已有认知缺陷的患者通过康奈尔儿童谵妄评估（Cornell Assessment of Pediatric Delirium，CAPD）[28]评分测定（表5–5）[19]。对这些患者应进行神经系统的会诊，并开始密切的神经系统监测。根据患者潜在的癫痫发作风险，可以考虑采取预防性抗癫痫措施。无惊厥发作的进行性精神状态改变

表5–5 ICANS的分级和管理

| | | 1 级 | 2 级 | 3 级 | 4 级 |
|---|---|---|---|---|---|
| 诊断 | 认知评分 | ICE得分7～9分（≥12岁）<br>或CAP D评分1～8分（<12岁） | ICE得分3～6分（≥12岁）<br>或CAPD评分1～8分（<12岁） | ICE评分0～2分（≥12岁）<br>或CAPD评分≥9分（<12岁） | 无法进行ICE评分<br>或无法进行CAP D评分 |
| | 意识水平下降 | 自主觉醒 | 声音唤醒 | 触觉刺激唤醒 | 昏睡或昏迷，不能唤醒或需强烈反复触觉刺激才能唤醒 |
| | 癫痫 | 无 | 无 | 快速恢复的局灶性或全身性癫痫临床发作或者脑电图显示对治疗有反应的非痉挛性癫痫 | 癫痫发作（>5分钟）伴有生命体征改变<br>或癫痫持续状态 |
| | 颅内压增高/脑水肿 | 影像学无脑水肿 | 影像学无脑水肿 | 神经影像学提示局灶性/局部脑水肿 | 颅内压增高的临床体征/症状（如库欣三联征、视盘水肿等）或神经影像提示弥漫性脑水肿 |
| | 运动功能异常 | 无 | 无 | 无 | 深部局灶性运动无力（偏瘫/轻瘫） |
| 管理 | 甲泼尼龙Ⅳ：0.5～1 mg/kg q12h；<br>地塞米松Ⅳ：1 mg/kg（最大20 mg），q6h；<br>高剂量甲泼尼龙Ⅳ：30 mg/kg，每日最大1000 mg | 通过定期ICE/CAPD评分进行严密的神经监测；<br>眼底检查；<br>横断面成像的低阈值（非增强头部CT）；<br>考虑进行腰椎穿刺；<br>根据需要使用小剂量劳拉西泮或氟哌啶醇治疗躁动；<br>任何急性精神状态变化做脑电图；<br>考虑使用左乙拉西坦预防癫痫发作 | 1级干预+<br>如果并发CRS，考虑使用类固醇<br>对于没有CRS的ICANS，优先考虑类固醇而不是抗IL-6治疗 | 2级干预+<br>启动类固醇<br>根据患者的转归考虑转入ICU<br>启动左乙拉西坦维持癫痫控制 | 3级干预加+<br>ICU转出；<br>大剂量甲泼尼龙；<br>神经保护措施：床头30°，正常体温，正常碳酸（$PCO_2$ 35～40 mmHg），正常血糖，正常血钠；<br>根据需要进行癫痫发作管理；<br>颅内压增高/脑疝：启动高渗治疗，深度镇静，过度通气（$PCO_2$30～35 mmHg），立即进行头部CT检查，考虑神经外科会诊 |

注：CRS：细胞因子释放综合征；ICANS：免疫效应细胞相关神经毒性综合征；ICE：免疫效应细胞脑病；CAPD：康奈尔儿童谵妄评估；CT：计算机体层摄影；ICU：重症监护病房；$PCO_2$：二氧化碳分压。
资料来源：摘自 ASTCT CRS 共识分级（Lee，et al.，2019）。

定义为2级ICANS，因此需要更全面的神经系统检查，包括神经影像学、脑电图、检眼镜检查，以及可能的腰椎穿刺，以评估是否有感染。3级ICANS定义为重度脑病或任何临床癫痫发作，通常是大多数机构将患者转至ICU的标准。这些患者应该使用治疗剂量的抗癫痫药物（通常是左乙拉西坦）和皮质类固醇（地塞米松或甲泼尼龙），并根据需要逐步增加剂量。这些患者可能还需要一系列的神经影像学检查来监测脑水肿和脑血管损伤的进展[8,26-27]。4级ICANS是最严重的，并伴有昏迷、长期癫痫发作或颅内压升高（increased intracranial pressure，ICP）的临床体征。除较低级别的ICANS干预措施外，这些患者通常需要积极的神经保护措施和强化癫痫控制（表5-5）。应对患者进行插管和镇静，ICP升高的临床体征应根据现有的危重症治疗标准进行管理，包括降低脑代谢需求，促进脑静脉回流，维持正常的血钠、血糖、碳酸和体温（表5-5）。有脑疝征象时在神经外科会诊的指导下及时进行过度通气，立即高渗脱水治疗，有条件的应进行急诊CT检查。值得注意的是，虽然ICANS患者可能已经接受了托珠单抗治疗合并的CRS，但托珠单抗不适合用于ICANS的常规治疗，因为托珠单抗不能穿过血-脑屏障，反而会增加脑内IL-6的水平[29-30]。

## 九、CAR-T 细胞治疗的其他并发症

与CAR-T相关的HLH：尽管HLH与CRS共享某些特征，但HLH仍被视为一种独立定义的疾病。HLH的病理生理机制和治疗方案在HLH-2004诊断和治疗指南[31]中有详细描述。CAR-T相关HLH的治疗目标理论上是中断巨噬细胞和$CD8^+$T细胞的过度激活循环，但目前尚无针对性治疗方法。通常情况下，CAR-T相关HLH会在接受CRS的一线治疗[托珠单抗和（或）皮质类固醇][9]后得到缓解，对于难治性HLH，则应遵循HLH-2004指南进行治疗。

（1）B细胞发育不全与长期低丙种球蛋白血症：抗CD19和CD22 CAR-T细胞会耗尽非恶性前体和成熟B淋巴细胞，导致低丙种球蛋白血症。预计这些效应将在CAR-T细胞输入后持续数月至数年。通过监测IgG水平可以追踪这些长期效应，而静脉输注免疫球蛋白（intravenous immunoglobulin，IVIG）可作为一种治疗手段[8]。

（2）移植物抗宿主病：由于转染的CAR-T细胞仍然表达其固有的T细胞受体，激活的CAR-T细胞可能识别自身抗原并攻击宿主细胞，从而引发GVHD。这种现象在先前接受过异体HCT治疗的患者中更为常见，因为CAR-T细胞表达供体来源的TCRs。即便如此，在接受自体CAR-T产品的患者中也有GVHD的报告[32]。CAR-T相关GVHD的治疗包括：对于轻度病例，局部使用皮质类固醇或局部使用钙调磷酸酶抑制剂；对于较重病例，全身使用皮质类固醇；对于更严重或难治性病例，则采用其他辅助免疫抑制疗法[33]。

## 十、CAR-T 治疗的未来

CAR-T细胞治疗血液恶性肿瘤的成功引起了将这项技术应用于其他癌症的广泛尝试。实体瘤是CAR-T细胞疗法的一个特殊挑战。实体瘤通常表现出抗原异质性，并且很少表达可作为合适CAR-T细胞靶点的单一特异性肿瘤抗原。实体瘤还存在一个复杂的支持肿瘤细胞增殖并抑制宿主免疫的肿瘤微环境[34]。

尽管存在这些挑战，但目前仍在努力开发靶向实体瘤相关靶点的CAR-T细胞。针对乳腺癌、卵巢癌、前列腺癌、胃癌、胰腺癌、肺癌和肝癌[34]的CAR-T细胞存在早期体外有效数据。目前正在进一步努力开发双特异性CAR-T细胞，以及针对不限定特定恶性肿瘤类别的通用肿瘤抗原靶点的CAR-T细胞[4,35]。

新型第四代CAR-T细胞被设计成具有分泌例如细胞因子等免疫调节蛋白的功能，直接作用于肿瘤微环境，促进更多的抗肿瘤免疫细胞活化[7]。这些“装甲的”CAR-T细胞在克服免疫障碍，进行有效的实体瘤免疫治疗方面有很大的应用前景。

虽然目前FDA只批准用于治疗恶性肿瘤，但CAR-T细胞理论上可以消除任何不需要的细胞类型，包括慢性病毒的宿主细胞。事实上，有些研究已经采用CAR-T治疗慢性艾滋病病毒、乙型肝炎病毒、巨细胞病毒和EB病毒感染[36-38]。

## 第三节 基因治疗

基因治疗是指在人类细胞中引入或编辑基因来治疗疾病。基因治疗提供了永久治愈的可能性，并且可以取代具有致病性突变的基因（如先天性代谢错误和血红蛋白病）或引入新的基因以赋予新的生物功能。事实上，CAR-T细胞治疗也是一种基因治疗，在这种治疗中，患者的原生T细胞被转染表达CAR结构来对抗癌症。基因治疗是一个充满活力的研究和创新领域，有许多策略可以在特定的细胞和组织中引入、替换或沉默基因。在本节中，我们将重点介绍造血干细胞的体外基因疗法，即造血干细胞的采集、修饰和回输患者体内。

### 一、患者的选择，产品的制造和管理

虽然已经有许多临床试验（表5-6）[39-47]，但目前仍然没有被FDA批准的非CAR-T的血细胞基因治疗。为了入选基因治疗试验，患者必须符合特定标准，包括既往治疗、体能状态及在产品生产期间的生存能力[48]。此外，患者所在的机构必须能够提供适当的给药前照护、产品的生产和给药及并发症的管理。

表5-6 体外造血基因治疗实验的非详尽列表

| 疾病靶点 | 参考资料 |
|---|---|
| 腺苷脱氨酶缺乏 | Aiuti,et al.,2009 [41] |
| β-地中海贫血 | Cavazzana,et al.,2010 [39] |
| Wiskott-Aldrich综合征 | Aiuti,et al.,2013 [42,47] |
| IL2R-缺乏X-SCID | De Ravin,et al.,2016 [43] |
| 镰状细胞病 | Ribeil,et al.,2017 [40,46] |
| 肾上腺白质营养不良 | Eichler,et al. 2017 [45] |
| 慢性肉芽肿病 | Kohn,et al.,2020 [44] |

体外基因治疗的流程始于从骨髓或外周血中提取干细胞。随后，这些细胞经过处理并转染，以引入目标基因。目前，大多数基因疗法研究采用病毒载体（主要是反转录病毒和腺相关病毒）来转染造血干细胞（图5-4a，图5-4b）[49-50]。同时，CRISPR-Cas9等先进的基因编辑技术也在积极探索之中[49-50]。转染后的质量控制流程通常与本章先前讨论的CAR-T细胞的质量控制方法类似。

与HCTs相似，患者在接受基因治疗前可能需要进行预处理，以“清除”骨髓并促进经过修饰的造血干细胞的植入。预处理的强度取决于所用产品和患者状态，目的是毒性最小，植入机会最大。例如，在允许混合嵌合体的情况下，可以采用低强度预处理方案。例如，对免疫缺陷疾病而言，基因校正的细胞相较于原生细胞[51]具有自然选择优势。此外，对于像地中海贫血或溶酶体贮积症这类需要高效植入的疾病，可以考虑使用高强度预处理方案。

### 二、基因治疗的并发症

尽管靶向基因的精确插入技术取得了进展，但肿瘤发生和骨髓增生异常仍然是基因治疗面临的主要风险。在早期的SCID-X1试验中，尽管9名患者成功接受了治疗，但其中4人在治疗后约3年出

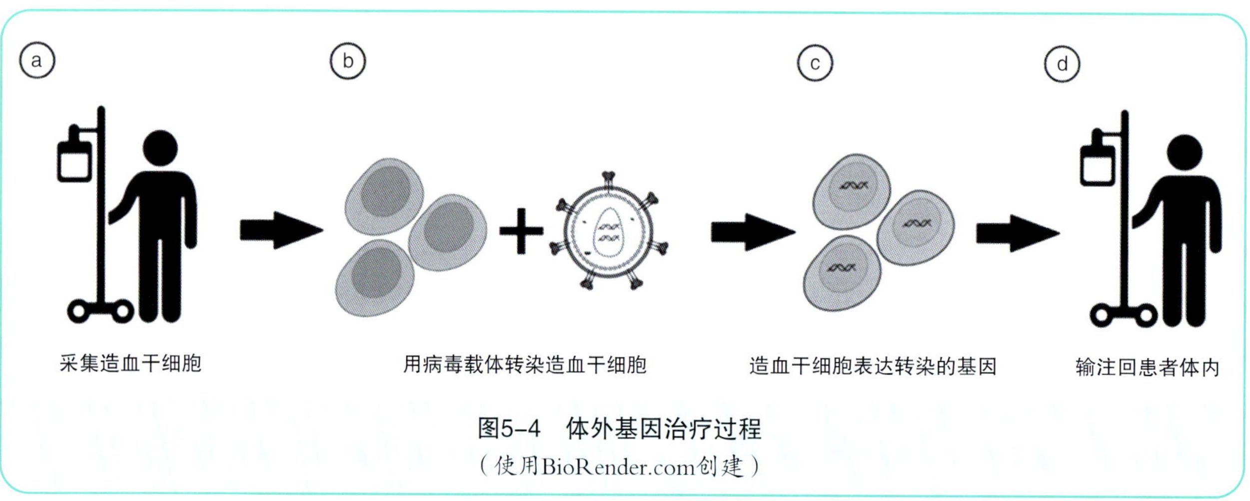


图5-4 体外基因治疗过程
（使用BioRender.com创建）

现了无法控制的T细胞克隆性增殖[52-53]。这种增殖现象是由于反转录病毒载体插入了原癌基因启动子（proto oncogene promoter，LMO2）附近，激活了反转录病毒活性，导致了不受控制的癌前细胞增殖。最近，在一项针对镰状细胞贫血的基因治疗试验中，尽管基因疗法与MDS之间的因果关系尚不明确，但仍有2名患者出现了MDS，导致试验被迫终止[54]。然而，一些最新的研究进展已经提高了靶向基因插入的精度，并显著减少了在淋巴原癌基因内的插入位点聚集性[53,55]。

基因治疗的另一个潜在风险是病毒血症和由病毒载体引起的炎症[56-57]。鉴于许多接受基因治疗的患者存在内在或医源性免疫抑制，这一风险显得尤为重要。事实上，基因治疗领域在20世纪90年代末遭遇了一次重大挫折，当时一名患有鸟氨酸氨甲酰基转移酶缺乏症的年轻患者在接受以腺病毒为载体的基因治疗后，发生了严重的病毒性脓毒症，并在几天后不幸去世[58]。尽管在体外治疗中这一问题较少受到关注，但针对载体的免疫反应也可能促进载体的清除，从而降低体内治疗的转染效率[56,59]。

尽管上述风险确实存在，但由于缺乏长期数据以及基因治疗产品的多样性，目前尚无统一的方案来管理这些并发症。对于基因治疗相关的癌症，应采用与原发性恶性肿瘤相同的治疗策略。在体外基因治疗中，虽然载体相关的病毒血症是理论上的风险，但目前尚无明确的病例记录，治疗应侧重于使用适当的药物来抑制病毒血症和炎症[56]。

## 第四节　抗病毒性细胞毒性T淋巴细胞治疗

抗病毒细胞毒性T淋巴细胞（CTLs）是一种异体细胞治疗方法，通过将针对特定病毒的T细胞输入患者体内，以治疗病毒感染或病毒再激活。首次抗病毒T细胞输入发生在20世纪90年代末，当时接受HCT的患者也接受了病毒特异性供者T细胞输入，以治疗与巨细胞病毒（CMV）和EB病毒（EBV）感染相关的并发症[60-61]。此后，针对包括腺病毒、BK病毒和人类疱疹病毒6型在内的多种病毒的抗病毒细胞治疗研究大量开展[62]。尽管最初抗病毒CTLs的制备使用了从患者供者获得的扩增的淋巴细胞，但近期的研究重点转向建立可快速匹配并按需输入的HLA型抗病毒淋巴细胞预扩增库[63-64]。鉴于抗病毒CTLs治疗相关的成本和时间问题，目前它并未作为一线治疗方案。然而，抗病毒CTLs代表了一种有前景的治疗策略，用于治疗那些对传统抗病毒药物治疗无效或不适宜的高发病率病毒感染。

### 一、CTLs：患者选择，产品匹配和管理

抗病毒CTLs最常用于HCT后出现淋巴细胞减少的患者，因为他们经常经历移植后的病毒再激活或新发感染。这些患者通常要么是靶病毒血清阳性，要么是接受了血清阳性供体的移植。抗病毒CTLs也可以治疗原发性T细胞免疫缺陷患者的感染，如严重联合免疫缺陷（SCID）或HLH[65]。伴有活动性病毒感染的淋巴细胞减少患者通常首先用小分子抗病毒药物治疗（例如，更昔洛韦或膦甲酸钠治疗巨细胞病毒感染）。抗病毒免疫球蛋白（如CMV-IVIG）也可以使用。在这些药物产生不良反应（如骨髓抑制、肾毒性）、效果不佳或有其他禁忌证（如肾功能或肝功能受损）的情况下，启动抗病毒CTLs的治疗。

目前，大多数抗病毒CTLs来源于与受体HLA匹配的单个供体。有两种方法可以获得足够的细胞用于输注，一是从供体中纯化大量细胞，二是将收集的相对少量细胞进行体外扩增（表5-7）。纯化速度快得多，但需要处理大量的供者血液。此外，体外扩增需要大量时间，因为需要培养靶CTLs。另外，第三方（取自患者和HCT供体以外的个人）抗病毒T细胞的应用越来越多，因为它们可立即获得。然而，这些产品仅用于更常见的HLA患者，并且这些细胞在体内的存活时间可能不如供者来源的CTLs长。抗病毒CTLs的给药程序与本章前面描述的CAR-T细胞的给药程序相似，但不需要耗竭白细胞。通常需要给患者在输注前服用对乙酰氨基酚和苯海拉明。

表5-7　抗病毒CTL产生策略的比较

| 方法 | 优势 | 缺点 |
| --- | --- | --- |
| 体外培养 | 可以扩增数量较低的细胞数 | 需要几周的时间；<br>供体必须是血清阳性；<br>与其他细胞群的污染 |
| 纯化 | 可以快速获得产品 | 需要靶细胞表达特异性标记物；<br>它可能仍然需要体外扩增；<br>供体必须是血清阳性 |
| 第三方/批量T细胞 | 立即获得；<br>不依赖于HCT供体的血清阳性 | 仅适用于常见的HLA类型；<br>较短的细胞持久性 |

注：HLA：人类白细胞抗原。

### 二、CTLs：并发症

抗病毒T细胞治疗最常见的并发症是输注血制品后的即时反应（如瘙痒、皮疹、发热）。这些并发症通常可以用标准的预防用药来预防，并可以用退热药和抗组胺药保守治疗缓解症状。更严重的并发症包括输注后数日开始的全身性炎症反应（例如，CRS和HLH），其治疗方法与CART相关CRS和HLH相似。此外，如果CTLs被同种异体反应性淋巴细胞污染，患者可能会发生GVHD，但这种情况罕见[66]。最后，在治疗病毒诱发的肿瘤（如EBV驱动的移植后淋巴增殖性疾病）的情况下，理论上有发生肿瘤溶解综合征的风险。然而，并没有相关的文献报道。

## 第五节　其他细胞免疫疗法

### 一、供者调节性T细胞

目前正在研究将同种异体抗原特异性调节性T细胞过继转移用于治疗一系列免疫病理学疾病，包括自身免疫性疾病（如1型糖尿病和炎症性肠病）、实体器官移植和HCT排斥反应，以及治疗和预防急性和慢性GVHD[67-68]。虽然调节性T（regulatory T，Treg）细胞的这些应用都使用了来自单一供体的细胞，目前也有关于制备可直接给药的CAR-Treg细胞的研究[69]。

### 二、供者抗癌T细胞

与抗病毒CTLs相似，抗特定癌症抗原的肿瘤浸润淋巴细胞（tumor-infiltrating lymphocytes，TILs）可从患者或HLA匹配的供者中获取，并进行扩增，再输入患者体内以对抗癌症。与CAR-T细胞类似，来自这些抗肿瘤淋巴细胞的T细胞受体也可以被克隆并转染到新的T细胞中[70]。与传统CAR-T细胞不同，这些过继性细胞治疗通过经典的主要组织相容性复合体（MCH）—肽复合物识别靶细胞。早期证据表明，它们可能能更好地穿透并在免疫抑制的肿瘤微环境中生存，并可能表现出较低的免疫毒性[70]。

### 三、活化细胞因子诱导的杀伤细胞

细胞因子诱导的杀伤细胞是包含T细胞、自然杀伤细胞（natural killer，NK）、自然杀伤T细胞（natural killer T-cells，NKT）在内的多种细胞毒性淋巴细胞的异质性混合物，可以在体外收获、刺激和扩增，然后输入患者体内，产生强效抗癌活性和较少的不良反应[71]。重要的是，这些细胞似乎以不依赖MHC的方式杀伤实体瘤细胞和血液恶性肿瘤细胞。与其他细胞治疗一样，具有重组受体的细胞因子诱导的杀伤细胞目前仍处于研究阶段，这些细胞具有更强的功能、不依赖供体、可以快速储存和使用且费用较低的优点。

## 第六节　细胞治疗的未来

细胞治疗在合理调控人体生物学和治疗疾病方面展现出巨大的潜力。尽管在本章撰写之际，其应用范围相对有限，但新型细胞治疗的发展已成为生物医学投资的热门领域。在未来十年内，我们可以预见细胞治疗的使用将迅速增长，并在提升生物功能、显著降低药物不良反应及延长患者生存期方面取得显著成就。细胞治疗的进步对于恶性与非恶性疾病的个性化治疗具有深远意义。缓和医疗的临床医师将越来越多地负责帮助患者在预后不确定和药物领域快速发展的背景下评估这些新型治疗。展望未来，包括缓和医疗临床医师在内的所有癌症治疗团队成员都必须深入了解细胞治疗的益处、局限性及潜在并发症，以便他们的患者能够最大限度地从这些强大的活性药物中获益。

（邓文军 译　杨良春 校对）

参考文献

# 第二部分

## 缓和医疗

# 第六章

# 血液恶性肿瘤和其他严重血液病的缓和医疗方法

Li Mo，David Hui

## 第一节 概述

尽管在过去的几十年里，临床治疗方法取得了显著的进步，但难治性血液恶性肿瘤和其他严重血液病患者的预后依然严峻，他们常常因病而逝。在美国，每年有超过50 000人因血液恶性肿瘤而离世[1]。其中，白血病和NHL（Non-Hodgkin Lymphoma，NHL）是导致寿命损失年数最多的两种疾病[2]。根据《全球疾病负担研究》（Global Burden of Disease）的报告，2006—2016年，白血病的发病率增长了26%，导致31万人死亡；NHL的发病率增长了45%，导致24万人死亡[2-3]。一项涵盖20个欧洲国家、针对11种淋巴细胞和髓细胞恶性肿瘤的人口统计研究显示，AML的5年生存率仅为14.8%，前体淋巴细胞白血病/淋巴瘤为41.1%，MM/浆细胞瘤为39.6%[4]。值得注意的是，老年患者的存活率更低。在美国，65岁或以上的老年急性淋巴细胞白血病患者的5年生存率仅为17%，AML患者为13.1%[5]。

在诊断、治疗乃至治疗完成后的多年间，恶性肿瘤及其治疗对患者的生活质量产生了深远的影响[6]。随着新药的出现，这些药物显著提高了患者的生存率[7]，一些曾经迅速致命的血液恶性肿瘤和其他严重血液疾病（例如，镰状细胞病）[8-9]已经逐渐转变为慢性病状态，可以通过持续的治疗进行管理。因此，血液恶性肿瘤和其他严重血液病患者在疾病过程中可能会遇到更多的慢性症状和并发症。在整个疾病过程中，患者可能需要接受包括化疗、靶向治疗和免疫治疗在内的系统性治疗，放疗或联合治疗。这些治疗措施可能会引起严重的并发症，如多器官功能障碍，甚至继发性恶性肿瘤。同时，血液恶性肿瘤和其他严重血液病患者及其照护人员常常面临巨大的痛苦和社会–心理问题[10-17]。

与实体瘤患者一样，血液恶性肿瘤和其他严重血液病患者在生命的末期也会遭受病痛的折磨。常见的症状包括疼痛、疲劳、呼吸困难、恶心、呕吐、厌食、体重减轻、嗜睡、盗汗和谵妄[9,18-24]。Hochman等的研究揭示，血液恶性肿瘤患者与实体瘤患者一样，经常遭受疼痛、呼吸困难、恶心和厌食的困扰。此外，与实体瘤患者相比，血液肿瘤患者更有可能出现具有临床意义的疲劳和嗜睡症状[22]。Fadul等使用埃德蒙顿症状评估系统（Edmonton Symptom Assessment System，ESAS）对血液恶性肿瘤患者的症状负担进行了评估，结果表明血液恶性肿瘤患者比实体瘤患者更有可能出现嗜睡和意识不清[24]。

血液恶性肿瘤患者的体能状态和生活质量明显低于普通人群[11,25]。与实体瘤患者相比，他们接受的临终医疗干预往往更为强烈，但获得缓和医疗的可能性相对较低[26]。此外，幸存者在康复过程中常常面临多重挑战，例如失业、在获取新的医疗保险和人寿保险时遇到问题、在申请抵押贷款和坚持康复治疗时遇到困难[11,25,27-28]。这些问题严重损害了患者及幸存者的生活质量。鉴于血液恶性肿瘤患者的生存期显著延长，医疗专业人员需要拓宽对治疗转归的视角，促进患者在治疗期间及治疗后的生理、心理和社会健康状态的改善[23]。

值得注意的是，尽管血液肿瘤团队已经提供了强有力的支持性治疗，但在临床实践中，患者严重的症状负担仍未得到解决，对支持性治疗的需求也未得到满足。El-Jawahri等研究者最近开展了一项随机试验研究，比较了有无缓和医疗专家参与的情况下，HCT团队提供的常规肿瘤治疗效果[12]。研究发现，尽管两组患者均出现了预期的生活质量急剧下降和抑郁状态，但随机分配至接受缓和医疗专科会诊的患者在生活质量、症状负担、抑郁和焦虑方面均比仅接受常规肿瘤治疗的患者要好[29]。对照组患者之前已经在接受血液肿瘤团队提供的高强度支持性治疗。该研究结果表明，缓和医疗专科的会诊可为血液恶性肿瘤患者带来额外的益处。

缓和医疗被定义为“一种通过早期识别、系统评估和治疗疼痛及其他生理、社会–心理和精神问题，预防和减轻那些面临致命性疾病相关问题的患者及家属的痛苦，从而提高其生活质量的方法”[30]。在近几十年来，作为临床医学的一个分支，缓和医疗在症状管理、社会–心理关怀、沟通、复杂决策、患者照护者支持、过渡性医疗和临终关怀等方面提供了重要的专业知识[31-32]。自1976年加拿大蒙特利尔建立首个缓和医疗病房以来，全球众多急症医院和肿瘤中心均已开展缓和医疗项目[33-35]。

在本章中，我们将基于WHO提出和定义的缓和医疗方法，讨论血液恶性肿瘤和其他严重血液病患者的缓和医疗方法，并探讨此种方法将如何有助于改善患者的临床预后[30]。具体而言，缓和医疗具有以下特点：

（1）缓解疼痛和其他不适症状；

（2）肯定生命的价值，接纳死亡作为生命的自然过程；

（3）既不加速死亡，也不推迟死亡；

（4）整合心理和精神医疗；

（5）为患者提供支持系统，帮助其积极生活直至生命终结；

（6）为患者的照护者提供支持系统，帮助其应对患者的疾病及他们的丧亲之痛；

（7）以团队医疗的方式满足患者及其家属的需求，必要时提供丧亲辅导；

（8）提升患者的生活质量，并对疾病病程可能产生积极影响；

（9）适用于病程早期，可与其他旨在延长生命的疗法（如化疗或放疗）联合使用，也包括为更好地理解和管理令人痛苦的并发症而进行的必要研究。

## 第二节　疼痛和临床症状管理

患有血液恶性肿瘤和其他严重血液疾病的患者常常表现出多种临床症状，这些症状往往错综复杂地交织在一起[18-24]。在缓和医疗中，减轻患者的疼痛和其他不适症状是其核心要素。疼痛是这一患者群体中普遍存在的临床问题，20%～60%的血液恶性肿瘤患者正遭受着疼痛的困扰[36-38]。血液恶性肿瘤患者所经历的疼痛原因多样且相互作用（图6-1，文后彩图6-1）[36,39-40]。虽然肿瘤的进展是导致疼痛的一个主要原因，但治疗本身、心理因素（如抑郁和焦虑）、精神痛苦及经济压力同样能引发患者的疼痛感。这些因素的相互作用可能会影响疼痛的特性、严重程度及持续时间[41]。在一项早期研究中，61例接受HCT的患者中，有1/3的患者报告疼痛影响了他们的日常生活功能。焦虑和抑郁与疼痛性功能障碍之间存在相关性[42]。若疼痛控制

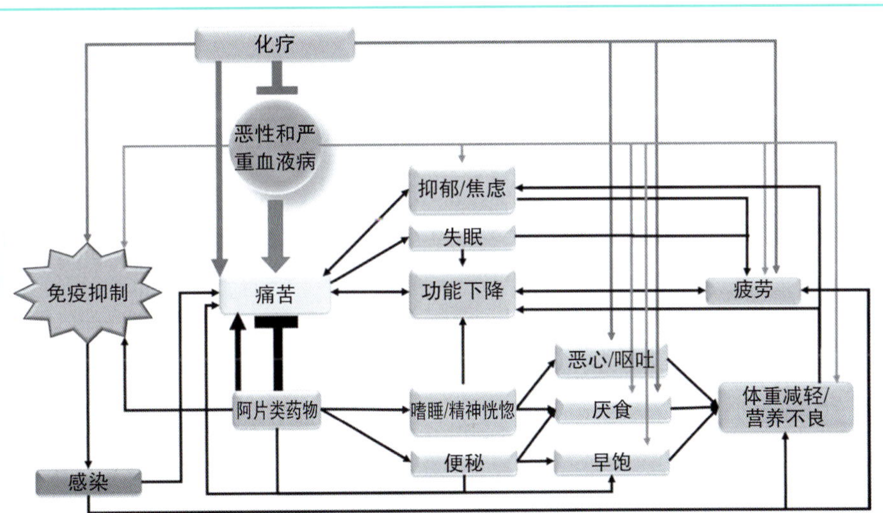


由肿瘤引发的身体疼痛可能会进一步导致抑郁和焦虑、失眠及功能减退。这些症状相互作用，可能导致疲劳加剧，而抑郁和焦虑又可能加剧疼痛感和疲劳程度。在使用阿片类药物治疗疼痛时，患者可能会经历便秘和早饱感，这可能导致体重减轻和营养不良。血液恶性肿瘤、某些严重的血液疾病及化疗和阿片类药物的使用，可能会抑制机体的免疫功能，增加严重感染的风险。感染本身又可能引起疼痛、疲劳、体重减轻和营养不良，而体重下降及其引起的体型变化，又可能进一步诱发抑郁。鉴于症状之间的复杂相互作用和多面性特征，临床上需要采取多维度的临床评估和综合干预治疗措施[40]。

**图6-1　血液恶性肿瘤和严重血液病中症状的相互关联性是患者临床症状复杂性的一个重要体现**

[引自：Hui D, Bruera E. Supportive and Palliative Oncology−A New Paradigm for Comprehensive Cancer Care. Oncology & Hematology Review.2013,9（1）：68−74]

不当，将显著影响患者的活动能力、睡眠质量、情绪状态、功能表现及整体生活质量[43]。

缓和医疗专科团队在临床症状管理领域拥有深厚的专知，能够改善患者的症状体验，并在整个疾病周期，从诊断到生命终点，为患者提供全面的医疗支持。管理患者复杂症状最有效的策略是跨学科医疗团队采用药物和非药物干预相结合的综合治疗方法。通过跨学科医疗，强调患者/照护者教育、持续监测和会诊支持，能够帮助患者达到最佳的临床症状控制效果。在阿片类药物危机期间，这种综合治疗方法已被成功应用，既最大化了阿片类药物的安全使用，又帮助患者有效管理疼痛症状[44-47]。

多药联合治疗是肿瘤专家和患者面临的又一挑战[48-52]。随着临床并发症的增加，老年肿瘤患者更易遭受药物相互作用、住院治疗次数增多、药物不良反应及高死亡率等不良事件[53-56]。基于丹麦癌症登记中心的大规模人口数据研究，Jorgensen等发现至少有35%的70岁或以上患者在任何特定时间点服用超过5种药物[49]。Alkan等指出，35.1%的老年肿瘤患者会经历严重的药物相互作用，这可能与不当用药有关[57]。缓和医疗专科团队经常照顾虚弱患者，他们通过加强患者教育、审慎选择药物、选择性简化处方以及遵守安全用药原则等措施，可以合理安排药物优先级并减少多药治疗[58]。例如，奥氮平这类药物能够同时治疗多种临床症状，如恶心、食欲减退、焦虑和失眠，这体现了“使用较少数量的药物，熟悉并合理运用这些药物”的用药原则[58]。

## 第三节　肯定生命价值、以患者为中心的医疗

缓和医疗肯定生命的价值，并强调以患者为中心的医疗模式。它与传统的生物医学模式不同，主张在临床实践中根据患者的目标和价值观提供医疗服务[59-60]。这种目标一致的医疗是高质量医疗的关键特征，有助于提升临床治疗效果、减轻患者痛苦，并降低医疗成本[61-64]。缓和医疗的目标不仅包括治疗性目标，如肿瘤治疗和重症监护病房（intensive care unit，ICU）收治，也包括生活质量性目标，例如维持家庭生活、保持亲人间的关系、症状管理、预立计划及为生命终结做准备。缓和医疗团队擅长引导关于生活质量性目标的复杂讨论，并能与血液科/肿瘤科专科团队合作，支持治疗性目标的实现[65]。具体来说，缓和医疗专科医师可以增进患者对疾病预后的理解、参与其预立医疗计划并培养其合理期待，从而促进对医疗目标的讨论[66-68]。

在我们的社会中，死亡与病耻感紧密相连。缓和医疗将死亡和临终视为生命自然历程的一部分。缓和医疗帮助患者提前做好准备，可最大限度地减少非期望事件的发生，例如，在生命最后的几天去看急诊或者收治入ICU。缓和医疗认为随着死亡的临近，患者可能需要更加密集的临床症状管理和心理支持[69]。通过让患者和照护者参与疾病照护目标的讨论，缓和医疗能够对患者生命末期的照护质量产生积极的影响[64]。

值得注意的是，不应仅在患者生命末期才考虑缓和医疗，因为从诊断开始，恶性和严重血液病患者就需要持续的支持性医疗及缓和医疗服务[22,24,70]。目前，血液恶性肿瘤患者的缓和医疗转诊主要集中于生命最后几周（图6–2a，文后彩图6–2a）。如果在恶性和严重血液病最初诊断时就引入缓和医疗，并在整个病程中增加其与常规医疗的整合（图6–2b和图6–2c，文后彩图6–2b和6–2c），血液科/肿瘤科专科医师和缓和医疗专科团队就能为患者提供更全面的关怀[71-72]。

## 第四节　既不加速死亡，也不推迟死亡

缓和医疗的核心宗旨在于提升医疗和照护的品质、支持患者的个人目标、减轻患者的不适感，并减轻照护者的压力，其宗旨并非加速或延缓死亡。在血液肿瘤学领域，缓和医疗常被误解为仅等同于“临终关怀”或“安宁疗护”[73-75]，一些人担心它可能“夺走希望”，甚至可能因中断肿瘤治疗而缩短患者的生存时间。然而，众多研究已经表明，缓和医疗实际上能够提升肿瘤患者的生存率[76-78]。例如，Temel等在一项随机对照试验中，对比了接受综合性缓和医疗和常规肿瘤治疗的转移性非小细胞肺癌患者的转归，结果表明缓和医疗组的患者尽管

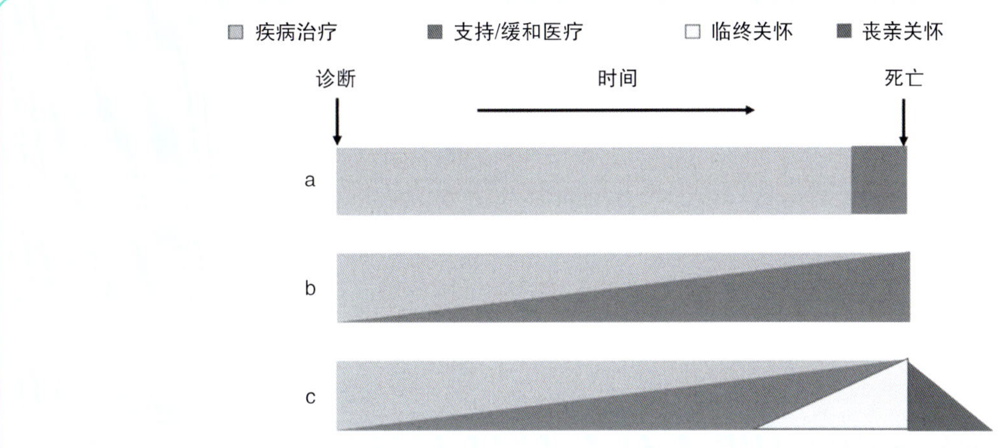


a.仅在疾病导向的治疗无法进行时才启动缓和医疗；b.从确诊时就引入缓和医疗，并随着时间的推移增加缓和医疗的参与度；c.除缓和医疗外，包括了临终关怀和丧亲关怀的医疗模式[72]。

**图6-2　基于不同时间线的缓和医疗模式**

[引自：Hui D, Bruera E. Models of integration of oncology and palliative care. Ann Palliat Med.2015,4（3）：89-98]

在生命末期接受了较少的积极治疗，但生存期更长[76]。Sullivan等进行了一项涉及23 154例晚期肺癌患者的大规模研究，结果显示与常规治疗相比，确诊后31～365天接受专科缓和医疗可延长生存期[78]。在急诊照护的背景下，缓和医疗同样能够降低死亡率。

尽管如此，仍有人误以为一旦患者被转诊至缓和医疗专科，就可能被说服放弃肿瘤治疗。然而，正如后文所述，为了使缓和医疗为患者带来最大益处，既需要及时介入，也需要与常规肿瘤医疗同步进行。一项随机对照试验结果显示，早期开始缓和医疗虽然没有减少转移性非小细胞肺癌患者的化疗次数，但可以优化化疗时机。这种早期干预降低了患者在死亡前60天内还需接受化疗的可能性，也延长了末次静脉化疗至死亡的时间[79]。

关于缓和医疗可能改善患者生存的机制，有多种假设，包括改善症状控制、增强社会-心理支持、优化营养和身体功能干预措施，以及在生命终末期减少侵袭性治疗等[31]。值得注意的是，缓和医疗对生存的益处在随机试验和系统综述中尚未得到一致证实[80]。本质上，缓和医疗的主要目标是提升患者的生活质量和整体医疗质量。

## 第五节　整合心理和精神医疗

缓和医疗强调心理和精神照护的重要性，并认识到它们对提升患者的生活质量具有显著影响，因此在实践中极为重视这些方面。早期的研究显示，对于那些采取积极宗教应对方式的肿瘤患者，如果他们从社区牧师那里获得精神支持，他们在生命末期接受的治疗强度往往更大，相应的医疗费用也更高[81-82]。然而，Balboni等的研究则表明，在晚期肿瘤患者中，那些接受缓和医疗团队提供的精神支持的人，其临终关怀的使用率更高，激进治疗的干预更少，且在ICU中去世的人数也更少[81]。缓和医疗方法的一个显著优势在于其跨学科团队的组成，这个团队汇集了在各自领域拥有深厚专业知识的精神科医师、心理学家、咨询师、宗教工作者和社会工作者。这些团队成员致力于确保沟通的清晰，并以协调一致的方式与患者及其照护者讨论复杂且敏感的问题。此外，团队中的各学科成员能够从各自的专业角度为患者及其照护者提供专业见解，以全面应对他们所面临的多维度痛苦。

## 第六节　强调患者功能状态

功能恢复是缓和医疗关注的核心临床结果[70,83]。功能状态与患者的生活质量、独立性和生存率紧密相关。血液恶性肿瘤患者常表现出与基础疾病或肿瘤治疗相关的肌肉功能和身体功能的减退[84-85]。此外，疲劳是血液恶性肿瘤患者经常面临的治疗相关问题，它与患者的抑郁情绪、体能下降和认知功能减退相关[86]。缓和医疗不仅致力于改善患者的身体功能，还要帮助患者优化疼痛管理、加强营养、缓解抑郁和焦虑情绪，以及改善人际关系，从而全面提升患者的情感和社会功能[76,87-89]。

患者的照护者也能从缓和医疗的干预中获得情感支持，这种支持反过来有益于提高患者的功能状态。相应地，缓和医疗团队可以与康复医疗服务机构合作，纳入物理治疗师、职业治疗师和社会-心理专业人员的干预，共同为提高患者功能状态而努力。此外，缓和医疗中的理疗师可以与其他学科的专家合作，实施以提高功能状态为导向的治疗，以符合患者价值观的方式解决生活独立性下降这一挑战[88]。

越来越多的证据表明，体育锻炼能够提升血液恶性肿瘤患者的功能状态和生活质量。一项包括9项随机对照试验（Randomized Control Trials，RCTs）、818例血液恶性肿瘤患者的系统性综述研究指出，体育锻炼能够改善患者的生活质量，特别是在提升身体功能、抗抑郁和缓解疲劳方面有显著效果[90]。Fukushima等的研究也发现，与低频率运动疗法相比，高频率、低强度运动疗法能显著提升接受化疗的血液恶性肿瘤患者的身体功能、日常生活活动能力、心理健康状态和生活质量，同时维持肌肉功能[91]。鉴于改善患者的功能是治疗的目标之一，因此在诊断时就启动缓和医疗可能会让医疗团队有更多机会实现功能的最佳恢复和提高治疗的耐受性[76,87-88]。

## 第七节　对照护者的支持

缓和医疗不仅致力于关怀患者，也将照护者纳入关怀的范畴。恶性肿瘤作为一种长期且严重的疾病，对患者及其照护者均产生深远的影响。照护者不仅要面对失去亲人的可能性，还需承担随之而来的照护责任[92-93]。此外，肿瘤治疗的强度往往较大，这导致照护者在生理、心理、社会、后勤及经济方面承受显著压力，这些压力显著增加了照护者的负担[94-95]。在某些研究中，照护者所承受的痛苦甚至超过患者本人[95]。这些压力源自疾病预后的不确定性、对未来的悲观预期、需兼顾患者与自身的需求，以及适应角色转变的挑战[95]。这些情绪压力可能对照护者丧亲之后的心理健康产生负面影响[96]。

在经历了患者临近生命末期的强烈且持久的痛苦之后，照护者在随后的几年里更易出现心理健康问题和功能障碍，甚至死亡率也更高[96-98]。基于家庭的专业缓和医疗和临终关怀能够为照护者提供后勤支持和医疗用品，同时在患者疾病期间或丧亲之痛时给予集体帮助，以减轻其压力与负担[99]。作为首个针对患者和照护者痛苦情绪的随机对照试验（RCTs），Domus研究发现，结合家庭专业缓和医疗与综合心理干预，显著减轻了照护者在丧亲前后的整体焦虑和抑郁[99-101]。其他研究也证实，早期缓和医疗干预能够减少照护者的情绪困扰[80,102-103]。缓和医疗的早期介入，包括社会-心理、精神和丧亲支持，可以帮助照护者更好地应对悲痛[104]。此外，提供暂缓照护作为一种选项，缓和医疗团队能够提供其他临时性的替代照护服务，以进一步减轻主要照护者的负担，并确保患者的安全。

## 第八节　跨学科团队模式

缓和医疗的显著特点之一是其跨学科的本质，这确保了缓和医疗团队能够提供全方位的临床医疗服务，以满足晚期肿瘤患者及其家属在支持性关怀方面的复杂需求（图6-3，文后彩图6-3）。跨学科团队由不同专业领域的专家组成，他们共同致力于项目的不同方面。在这样的团队里，每个成员都是责任链上不可或缺的一环。跨学科团队的构成多样，但其核心在于每个成员不仅专注于自己最擅长的领域，而且积极参与整个项目的策划与决策。缓和医疗中跨学科方法的优势在于集体参与决策、共同承担责任以及发挥集体领导力，从而为患者和照护者提供全方位的支持。在医疗服务的提供过程中，临床医师、护士、心理学家、社会工作者、宗教领袖、药剂师、物理治疗师、职业治疗师以及其他专业人员各展所长，相互补充，通过综合评估、协同沟通和多方位干预，帮助患者达成目标。跨学科方法不仅适用于需要重症治疗的终末期患者，也适用于疾病早期的患者群体。特别是对于那些症状复杂的肿瘤患者，跨学科干预提供了重要的支持，并有助于减轻缓和医疗临床医师的职业倦怠[31]。鉴于血液系统恶性肿瘤患者普遍需要支持性治疗，跨学科缓和医疗显得尤为关键[105]。

在资源有限的情况下，领导者往往提倡用更低的成本取得更高的疗效。研究者已经探讨了在团队成员有限的条件下，缓和医疗团队是否能够提升临床疗效[106-109]。研究结果表明，跨学科团队与单一学科团队（例如，仅由护士或仅由医师组成的缓和医疗团队）相比，展现了更佳的临床疗效[31,107]。基于这一理念，在2015年的一项国际研究（德尔菲研究）中对缓和医疗团队的人员要求提出共识，即跨学科团队应至少包括一名医师、一名护士和一名社会工作者[110]。

## 第九节 改善患者生活质量和临床疗效

在过去的十年中，众多临床试验和系统性综述已经展开，这些研究揭示了与仅接受常规肿瘤治疗相比，结合专科缓和医疗的治疗方案能够显著提升患者及照护者的临床疗效[29,68,79-80]。例如，El-Jawahri等研究者观察到，相较于仅接受标准HCT的患者，住院期间每周至少接受2次缓和医疗专科医师干预的患者生活质量更高、抑郁水平更低，症状严重程度也更轻[29]。同样，Temel等的研究表明，在新诊断的晚期肺癌和胃肠癌患者中，早期将缓和医疗整合入常规肿瘤治疗可以显著改善患者从基线至诊断后24周的生活质量[68]。总体来看，这些研究结果强调了及时的缓和医疗干预（尤其是由跨学科团队执行时）对提升患者临床疗效的重要性。

相较于晚期实体瘤患者，血液恶性肿瘤患者的临终关怀质量往往更差。他们更可能出现急诊就诊、住院部入院治疗、收治ICU、死亡、使用化疗和靶向治疗等情况，而入住缓和医疗专科病房的可能性较低[16,26,111]。多项临床研究较一致地发现，缓和医疗及时干预与肿瘤患者终末期医疗质量的提高相关[112-114]。为了明确缓和医疗整合的最佳模式，仍需进一步加强针对更全面的血液病患者人群的研究。

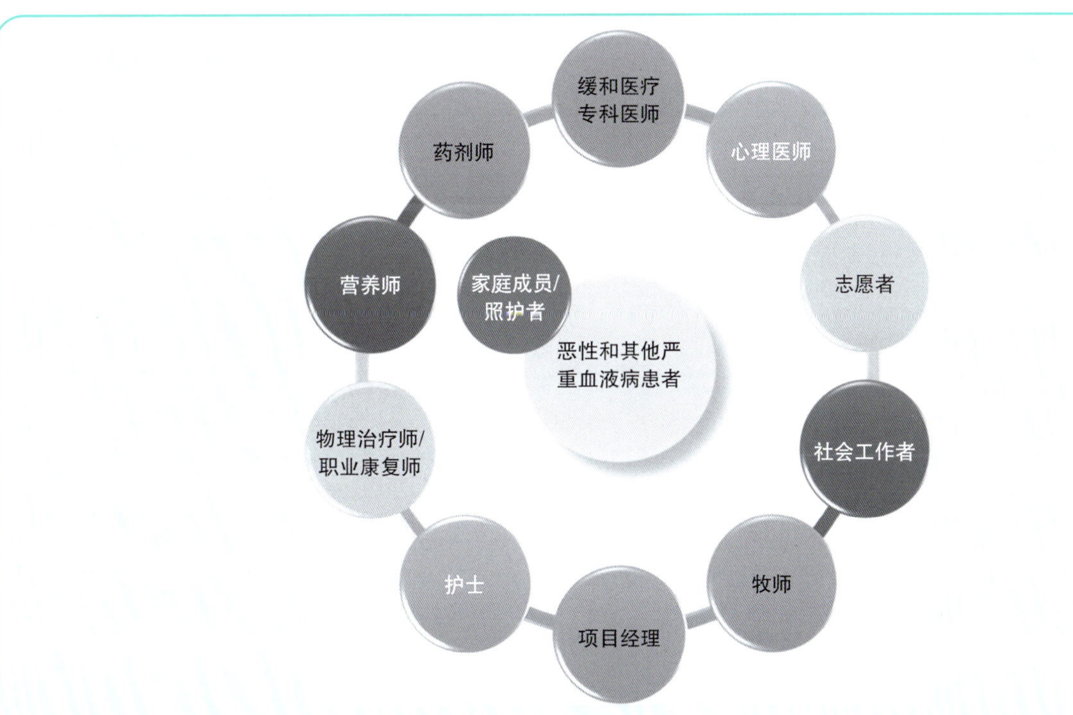


跨学科缓和医疗团队是缓和医疗领域的一个显著特征。该团队通过汇集来自不同专业领域的成员，各自提供专业技能，以全面且及时的方式满足患者的医疗需求，并加强对患者家庭或照护者的支持。跨学科团队的优势不仅体现在强化医患沟通，还包括共同分担责任、工作量、决策制定、领导职责及压力管理，旨在为经历重大痛苦的患者提供更优质的医疗服务[31]。

图6-3 跨学科的缓和医疗团队

[引自：Hui D, Hannon BL, Zimmermann C, Bruera E. Improving patient and caregiver outcomes in oncology：Team-based, timely, and targeted palliative care. CA Cancer J Clin.2018,68（5）：356-376]

## 第十节 通过及时干预进行积极治疗

在疾病的诊断和治疗过程中，预防措施始终比危机应对更为重要。医疗工作者应避免仅对症状做出被动反应，而应更为主动地管理患者症状并制定医疗计划——这一理念在高血压、糖尿病和心血管疾病等多种慢性疾病的管理中已得到普遍认同[115-116]。

缓和医疗并不意味着放弃希望，而是通过个性化的医疗和决策，主动提前规划治疗措施，并让患者及其照护者参与到医疗过程中，以现实为基础实现希望[117]。对于无法治愈的恶性肿瘤患者，缓和医疗有助于及早发现和干预患者的症状、心理和社会负担，增进患者和照护者对疾病预后及生存期的理解[68,77,79,87,102,118-119]。此外，门诊治疗在促进缓和医疗的及时干预方面也发挥着关键作用[119-120]。最近，一项系统性综述分析了门诊缓和医疗的15项随机对照试验（RCTs），其中13项针对重病患者的居家缓和医疗RCTs表明，在疾病早期阶段提供门诊缓和医疗具有显著优势，包括改善症状、减少抑郁、提升生活质量、降低生命末期重症监护的需求、增加医嘱执行率、降低住院频率和时长、改善照护者的负担和生活质量、提高患者及家属的满意度，以及减少医疗成本等[119]。

鉴于不同研究对早期缓和医疗的定义存在差异，国际德尔菲小组进行了深入讨论，以确定门诊缓和医疗转诊的最佳时机。该小组建议，及时转诊应在患者预计死亡前至少6个月进行[121]。然而，考虑到临床上患者预后往往难以预测，专家小组还建议，缓和医疗的转诊应基于患者的具体支持性治疗需求，例如剧烈疼痛和神经系统并发症等，而不应仅基于生存时间的预测。缓和医疗团队通过全面筛查患者的支持性治疗和缓和医疗需求，并利用自动筛查系统，可以促进患者及时获得转诊，并有助于医疗资源的优化配置[31,107,122]。

## 第十一节 总结

患有恶性或严重血液疾病的患者在疾病过程中常常承受着沉重的临床症状负担，而他们的支持治疗和缓和医疗需求往往未能得到充分满足。缓和医疗的核心在于跨学科团队提供的及时、以患者为中心的全面医疗服务。缓和医疗专家团队在症状管理、心理和精神支持、照顾者关怀、促进沟通和处理复杂决策等方面拥有深厚的专业知识，能够与血液肿瘤专科医师的专业知识互补，从而优化患者的症状控制、功能恢复、生活质量以及医疗效果的提升。尽管如此，仍需进一步研究探讨如何将不同的缓和医疗模式与血液肿瘤的临床实践相结合，以进一步优化患者的临床治疗。

（李璨 译　付斌 校对）

参考文献

# 第七章

# 血液病学／肿瘤学与缓和医学的临床协作

Courtney W. Johnson，Deborah A. Lafond，
Steven J. Hardy，Elizabeth Hardesty，Shana S. Jacobs

## 第一节　缓和医学与血液病学/肿瘤学的医疗协作

### 一、缓和医疗与血液系统恶性肿瘤的医疗协作

将缓和医疗与恶性血液病的临床治疗相结合，已被证明能显著提高患者及其照护者的生活质量[1-3]。在对原发肿瘤进行常规治疗的同时引入缓和医疗，对于控制疾病进程和减轻患者治疗相关症状至关重要[4]。特别是在处理预后不确定的复杂病例时，血液科医师与缓和医学专科医师之间的合作医疗模式显得尤为重要。

对血液恶性肿瘤患者来说，缓和医疗的早期介入非常重要，这有助于缓和医疗专科医师与患者及其家庭建立紧密的联系。在整个治疗过程中，患者及其家属与缓和医疗团队建立了稳固的关系，这有利于在患者生命末期促进医患沟通。在医疗协作的框架下，缓和医疗专科医师能更深入地理解患者及其家属的个人价值观，进而改善患者的症状管理，保障医患沟通的顺畅。缓和医疗的早期介入还能使患者更平稳地从治疗导向性医疗过渡至临终关怀，简化了基层医师和临终关怀医师的工作流程。美国临床肿瘤学会（American Society of Clinical Oncology，ASCO）和其他主要癌症组织支持尽早将缓和医疗整合到血液恶性肿瘤患者的标准治疗中，目前最常见的整合模式是会诊协作模式。然而，全面整合仍面临着许多障碍和挑战[5]。

血液恶性肿瘤患者仍有许多亟待满足的医疗需求，包括控制生理和精神症状以提高生活质量，而缓和医疗能够很好地满足这些临床需求[6]。血液科/肿瘤科专科医师对缓和医疗往往存在一些误解，例如将缓和医疗等同于临终关怀、过分强调临终诊断的重要性[7]、认为接受缓和医疗的患者不会接受治疗性或疾病针对性医疗等。血液科/肿瘤科专科医师可能认为参与缓和医疗是向患者发出“放弃”治愈的信号。与实体瘤肿瘤专科医师相比，血液肿瘤专科医师在患者病情恶化时更容易感到挫败[8-9]，他们将患者转诊至临终关怀机构、与患者及其家属讨论死亡和临终事宜的意愿更低；血液肿瘤专科医师更倾向于以生命最后1个月为时间基线出现生理功能受限[东部肿瘤协作组（Eastern Cooperative Oncology Group，ECOG）表现状态评分＜4分]的患者开具治疗性处方[6,8]。此外，收治入重症监护病房（ICU）的血液恶性肿瘤患者接受同期缓和医疗的概率较低[6-7]。以上研究结果与医师所属的血液科/肿瘤科亚专业无关[8]。

### 二、缓和医疗与血液科／肿瘤科的整合：包含缓和医疗专科医师的专科门诊模式

在血液科/肿瘤科的临床医疗实践中，整合缓和医疗的方法涵盖了为住院患者提供跨学科的缓和医疗会诊服务、在门诊诊疗中融入缓和医疗元素，为基层医疗团队和医院员工开展缓和医疗相关的教育和培训。针对不同的患者群体，包括接受HCT的患者（详见第三章）、患有SCD的患者、骨髓衰竭性疾病患者及其他严重血液病患者等（详见第二章和第四章），在提供缓和医疗时需细致考虑其特定需求和差异。

### 三、血液恶性肿瘤的缓和医疗整合模式

为了满足血液恶性肿瘤患者对缓和医疗的需求，不同的医疗中心采用不同的模式。有些医疗中心的缓和医疗团队成员已成为主要临床诊疗团队的一部分，定期参与团队查房并参与患者治疗措施的制定。有些医疗中心的缓和医疗团队独立运作，与疼痛治疗团队或综合治疗团队建立起联系。在有些医疗中心，专科临床医师自主决定是否与缓和医疗团队进行转诊和会诊；有些医疗中心则为缓和医疗的介入设定了明确的触发条件。下面详细列举一些案例[10]。

#### （一）基层缓和医疗整合模式

解决血液科/肿瘤科专科医师在临床实践中对缓和医疗需求的方法之一是对这些临床医师进行基层缓和医疗原则的培训。基层缓和医疗指的是将基本的缓和医疗原则融入基层临床医师（非缓和医疗专家）对患者的医疗服务和临床关怀中[11-12]。面对特别复杂的患者症状管理或医患沟通需求时，接受过缓和医疗专科培训的临床医师能提供缓和医疗临床会诊。

基层缓和医疗整合所面临的最常见障碍包括

基层临床医师自觉缺乏缓和医学临床技能，必要时缺乏上级缓和医疗服务支持，或在医疗实践中缺乏足够的时间进行基于缓和医疗的独特且耗时的医患沟通[12]。已公布的儿童癌症患者社会–心理标准规定，在为癌症儿童及其家庭提供医疗支持并促成医疗决策时，临床医师必须接受缓和医疗基本技能的教育和指导[5]。表7–1列举的多种教育和培训项目可用于提升基层血液科/肿瘤科临床医师在缓和医疗方面的态度、技能和知识[11,13]。

美国实施了多个以基层缓和医疗模式为基础的教育培训项目，目的是提升癌症和血液病患者的治疗机会。在东北部的一个大城市医院，56名来自不同专业的临床医师参与了一个为期4年的初级儿科缓和医疗教育和指导项目。这些临床医师包

**表7–1　缓和医学跨专业教育项目列表**

| 项目名称 | 概　述 | 网址 |
|---|---|---|
| 美国安宁疗护与缓和医学协会/安宁疗护与缓和照护学协会年度大会 | 缓和医疗和安宁疗护领域的专业人士每年一度参加此盛会，该会议提供多样化的教育和互动机会，构建了共同探讨如何为晚期重症儿童、青少年及成人提供科学化的医疗和照护的平台。会议中特设儿科专场 | http://apps.aahpm.org/meeting?productid=30925426 |
| 缓和医疗和临终关怀教育（Education in Palliative and End-of-Life Care，EPEC）——成人和儿科方向 | EPEC是一项综合性课程，目的在于满足成人和儿童患者及其家庭的需求，同时满足血液科/肿瘤科临床医师和其他跨专业临床医师的培训需求。该课程由多学科专家及患者、家属、家长权益倡导顾问共同研发，并持续吸纳他们的反馈。课程包含24个模块，专注于缓和医疗中的疼痛和症状管理，由20个远程学习模块和4个面授会议课程组成。面授会议每年举办一次 | https://www.bioethics.northwestern.edu/education/epec.html |
| 临终关怀照护教育课程（End-of-Life Nursing Education Consortium，ELNEC）——成人和儿科方向 | ELNEC项目是一项致力于提升缓和医疗教育的美国国内及国际性计划。自2000年起，由希望之城管理的ELNEC项目，为照护教育工作者、继续教育提供者、员工发展教育者、儿科、肿瘤科、ICU和老年病科专科护士及其他护理专业人员提供缓和医疗护理方面的培训，使受训者能够向护理专业学生、执业护士和其他医疗保健专业人员传授缓和医疗护理领域的关键知识 | https://www.aacnnursing.org/ELNEC/About/ELNEC-Curricula |
| 缓和医学教育与实践（Palliative Care Education and Practice，PCEP） | 综合课程分为成人和儿科两部分。在当前医疗保健环境不断演变的背景下，PCEP为医师、护士和社会工作者提供了一个有效提升必要能力的教育培训框架。本课程分为两部分，采用体验式学习、培训和加强培训的方式进行 | https://pallcare.hms.harvard.edu/courses |
| 儿科疼痛大师班（Pediatric Pain Master Class） | 儿科疼痛大师班从整体和跨学科的视角出发，为儿童患者提供前沿的疼痛管理教育。课程内容覆盖了儿童急性疼痛、程序性疼痛和复杂/慢性疼痛管理的药物、医疗、社会–心理和综合性治疗方法。该项目通过高度互动的研讨形式，扩展受训者在儿科疼痛医学领域的专业知识。项目主要面向临床医师和高级执业护士，也向其他从事儿科疼痛工作的专业人员开放 | https://www.childrensmn.org/events/12th-annual-pediatric-pain-master-class/ |
| Shiley缓和医疗研究所 | 为医疗保健专业人员提供的具有互动性的、引人入胜的最新课程，以确保受训者掌握为患者提供高质量医疗所需的技能。该项目所有的课程均提供继续教育学时，部分课程还提供BRN、BBS和CME学时。项目可以选择教师指导的课程或自学课程。护士、社会工作者、宗教领袖和其他医疗专业人员可以通过多样化的课程获得他们在缓和医疗领域所需的特定学科技能 | https://csupalliativecare.org/ |
| 华盛顿大学缓和医疗研究生学位——成人和儿科方向 | 该跨专业课程专为寻求缓和医学专业培训的护理、医学、社会工作、精神关怀及其他学科的执业医务人员设计。为期9个月的研究生学位课程包括三门各5个学分的课程，分别在秋季、冬季和春季开设。该项目是一个混合式课程，结合在线教学和现场教学，包括自定进度的在线学习模块和每月一次的现场网络研讨会，每个季度的课程还包括一个为期2.5天的研讨会 | https://www.pce.uw.edu/certificates/palliative-care |
| Vital Talk项目 | 该项目的在线“掌握高难度沟通”课程由两部分组成：自定进度的在线学习模块——介绍Vital Talk项目标志性的谈话引导框架及相关技能，以及包含模拟患者教学的在线课程 | https://www.vitaltalk.org/ |

括2名专注于血液恶性肿瘤的高级医疗服务提供者/临床医师（advanced practice providers/clinicians，APPs）、3名从事HCT相关工作的人员，44名全面覆盖血液病学/肿瘤学领域的临床医师，如主治医师、专科进修医师、注册护士、护理技师和艺术治疗师。另外7名临床医师则在其他血液科/肿瘤科的亚专科领域工作。这个为期1年的教育计划包括了基于EPEC的课程——EPEC-Peds，以及临终关怀照护教育课程——儿科专项（ELNEC Pediatrics）[13-14]。每位参与项目的临床医师都致力于缓和医疗质量改进（quality improvement，QI）项目，将所学知识应用于实践，以提高患者及其家属的治疗效果。项目结果显示，青少年和年轻的成年人（young adults，AYAs）的预立医疗计划显著增加，专科缓和医疗转诊在4年内增长了78%，基层肿瘤科临床医师将基层缓和医疗纳入其临床实践的信心显著提升（从基线的54%增加至项目完成后1年的98%；$P<0.001$）。此外，该模式为所有新入职的护士提供了4小时的儿科缓和医疗课程。

将基层儿科缓和医疗模式融入肿瘤和血液病的医疗项目中，可以成为推动医学文化变革的有效工具，为患者及其家属提供以舒适医疗体验和高生活质量为核心的医疗服务。基层缓和医疗能够增强临床医师的实践技能，使他们在需要时更有效地倡导专业的缓和医疗服务，提高适应能力，并改善缓和医疗服务的可及性。血液科/肿瘤科的专业医疗人员与专科缓和医疗团队合作，参与医疗项目的设计、实施和评估，有助于临床实践的成功。

### （二）扳机式缓和医疗模式

一些缓和医疗团队已经建立了一套自动触发缓和医疗会诊的“扳机”条件，这些条件基于特定的临床诊断和症状。例如，El-Jawahri等推荐对接受HCT的患者实施“扳机式”缓和医疗模式[15]。在这种模式下，所有符合“扳机”条件的HCT患者的诊疗流程中会自动触发缓和医疗会诊。为了应对HCT患者在整个移植过程中面临的众多临床挑战（包括生理、情感、心理和精神上的困难），研究者为所有HCT患者参与缓和医疗找到了合理的“扳机式”触发条件[2,15-18]。扳机式缓和医疗模式的潜在优势包括：改善患者的社会–心理支持和症状管理；确保所有可能受益的患者都能获得缓和医疗，减少将缓和医疗仅视为临终关怀的误解；更有效地将资源分配给最可能受益的患者群体（仅符合扳机条件的HCT患者相较于所有HCT患者均接受缓和医疗会诊的情况）[3,18-19]。然而，扳机式缓和医疗模式的潜在缺点也不容忽视：HCT治疗过程和疾病进展轨迹往往难以预测；血液科/肿瘤科/HCT团队与患者之间的长期关系难以维系；患者及其家属可能对缓和医疗团队中的不同角色产生混淆；持续的治疗/疾病导向性治疗对缓和医疗参与的限制[3,19]。

### （三）嵌入式缓和医疗模式

一种有效的缓和医疗模式是将缓和医疗专科医师的服务整合到血液科/肿瘤科的跨学科门诊医疗服务中[20-21]。一些主要的儿童癌症中心已经将缓和医疗纳入神经肿瘤门诊[22-24]。在美国东北部的一家大型独立儿童医院，每周开展的跨学科神经肿瘤科门诊中都有一位儿科缓和医学专科医师参与[25-26]。这种模式也可以扩展到血液恶性肿瘤领域。

与基层缓和医疗教育培训模式类似，嵌入式缓和医疗模式的实施促进了患者及其家属积极的态度变化。实施嵌入式模式前，43.5%的患者家庭表示对讨论缓和医疗感到不舒服或非常不舒服，31.3%认为缓和医疗意味着“放弃”，31.3%认为缓和医疗仅适用于临终关怀。而实施嵌入式缓和医疗模式后，75%的患者家庭表示对讨论缓和医疗感到舒服或非常舒服，不再有家庭认为缓和医疗意味着“放弃”或仅用于临终关怀。在跨学科血液科/肿瘤科门诊中整合缓和医疗专科医师的临床服务不仅可行性强，更受到患者及家属的欢迎。在这个案例中，100%的患者及其家属认为提供缓和医疗服务很重要，93.8%表示很可能会向其他患者家庭推荐缓和医疗服务，68.8%认为缓和医疗服务的整合会影响他们向其他患者家庭推荐医院[23]。这样的整合医疗模式同样适用于血液恶性肿瘤和其他严重血液病的门诊或住院医疗服务。Selvaggi等描述了血液恶性肿瘤科/HCT病房与缓和医疗服务机构之间的合作[27]。合作内容涵盖了需求评估、教学讲座、缓和医疗会诊及缓和医疗团队参与查房，研究结果显示患者疼痛评分降低，临终关怀转诊增加，血液科/肿瘤科医疗人员的满意度提高[27]。此外，针对HCT

患者的执业护士早期缓和医疗（Nurse Practitioner Early Palliative Care，NEST）算法已被用于加强血液恶性肿瘤科/HCT与缓和医疗团队之间的联系[28]。

其他整合缓和医疗的创新方法包括：创造性地利用缓和医疗办公时间为血液科/肿瘤科的APP提供服务；在住院医师和专科进修医师培训期间安排缓和医学专科轮转；编制小册子教育患者及其照护者；采用算法评估患者需求并在电子病历（EMR）中创建相应的平台[29-30]。

### （四）严重血液病的缓和医疗整合模式——以SCD为例

任何旨在缓解SCD患者痛苦并改善其身体功能的医疗干预措施，都必须建立在理解与信任的基础之上。在美国，SCD主要影响非洲和加勒比血统的黑人群体，这些群体历史上遭受了剥削与虐待，特别是在医疗和医学研究领域[31-33]。然而，若认为这些问题仅属于历史，就过于天真了；当代研究报告指出，医疗机构内的种族主义问题仍然存在，SCD患者认为种族主义影响他们接受医疗服务的质量，进而影响他们的健康行为和医疗结果[34-35]。因此，缓和医疗专科医师，尤其是那些可能没有与患者保持长期联系的医师，必须做好准备深入了解患者的医疗史和社会–心理史，并在需要时与患者的主治医疗团队进行沟通，倾听患者的意愿并赢得他们的信任。

在儿科领域，SCD患者自出生起通常由同一组血液科临床医师提供医疗服务，患者与这些医师建立了深厚的情感联系。根据研究者的经验，患者常常将血液科临床医师视作他们的第二父母。因此，缓和医疗团队努力与患者的血液科主治医疗团队建立深入的关系，不仅能够获得更多未记录的临床信息以优化补充患者病历，还能赢得患者最信任的团队成员的重要认可。缓和医疗专科医师可能会发现，在评估过程中与患者探讨其在医疗体系中体验过的经历会非常有益（例如，“我了解到一些SCD患者在急诊科面临挑战，总感到未被倾听。我想了解，当您因疼痛危机到急诊科寻求帮助时，您有何感受？您能帮助我理解您的处境吗？”），这样的问题能够迅速促进临床医师与患者之间达成共识，确认患者可能遭受的不公正待遇，有利于医师表达出帮助他们争取权益的决心。

在与患者建立关系的过程中，缓和医疗专科医师还应考虑患者的社会环境，询问其重要的社会联系（如核心家庭、扩展的远亲、朋友、宗教和精神支持）及患者的社会地位、经济状况、教育背景、职业历史、价值观和喜好的活动等。虽然医师可能已经通过病历了解其中一些信息，但更重要的是让患者亲自向临床医师描述自己的情况。这种互动不仅能够让患者确信临床医师了解与他们息息相关的细节，还能传达出临床医师对他们的关心。此外，这也为患者提供了在临床医疗互动中发挥主动性的机会，患者得以选择他们希望向缓和医疗专科医师强调或优先表达的信息。

疼痛是SCD患者最常见的临床症状，也是症状出现后转诊至缓和医疗专科医师处的主要原因[36-37]。广义而言，疼痛是一种复杂的主观体验，其评估与治疗在临床上充满挑战[38]。在SCD患者中，疼痛管理尤其具有挑战性，因为众多潜在的临床问题都可能引发疼痛（如血管闭塞、慢性神经性疼痛、急性胸痛综合征、腱鞘炎、血管坏死等）[39]。临床医师必须综合考量发育、心理、神经认知、社会和文化因素等如何与生物学机制相互作用，影响患者的疼痛感知和行为[40]。因此，缓和医疗专科医师需要全面审阅病历，与患者及其家属进行详尽的沟通，并与患者的主治医疗团队和相关会诊人员进行讨论。

协调医疗团队成员和相关医疗支持人员的工作，是为SCD患者提供定制化临床症状管理的关键。考虑到许多SCD患者与其血液科主治医师及其他会诊方（如疼痛科、理疗科、神经科、心理科）建立了长期关系，缓和医疗专科医师需要慎重考虑缓和医疗如何与现有医疗团队整合。缓和医疗专科医师还需要观察临床医疗团队内部及团队间的关系，并思考这些关系将如何直接影响患者的身体功能，如何影响临床转诊的工作流程。尽管主治医师与患者建立了长期关系，基于共同的医疗经历可以获得患者的信任并指导其临床决策，但共同的医疗经历也可能导致重复的临床互动模式，在某些情况下反而会妨碍客观的临床评估。这种情况下，缓和医疗团队可以为患者及其家属提供一个新的提出问题、分享担忧的医疗空间。缓和医疗团队在扮演这一角色时必须谨慎行事，尊重患者与其他临床医师/团队的现有关系。

把SCD患者转诊至缓和医疗服务往往是因为多种临床需求，包括疼痛管理、非疼痛症状的控制、家庭额外支持和（或）如何协助应对慢性疾病等。我们应该深入探讨患者的信念和信仰、对临床医疗的预期及团队运作对转诊过程的影响。此外，将缓和医疗专科医师服务的对象概念化为实际的患者及其转诊医疗团队很可能是有益的。在一些情况下，协助识别和解决医疗团队面临的问题与治疗患者本身存在的问题同样有效，且有益于临床实践。

美国华盛顿特区的一家大型独立儿童医院为SCD患者设立了一个专门的整合医学门诊，目的是为患者的疼痛治疗提供辅助疗法。整合医学的定义是“一种强调医师与患者之间的关系至关重要的医学实践，它关注整体的人，以循证证据为基础，采用所有适当的治疗方式、整合医疗保健专业人员和各个临床学科，以期待实现患者的最佳健康状态和治疗效果”[41]。SCD患者的整合医疗基于“疼痛管理的四项原则，同时关注患者心理、社会和精神问题”。有研究证据显示，将整合医疗纳入SCD患者的疼痛标准治疗十分有效。针灸，作为中国传统医学的一部分，为SCD患者及其家属带来了明显的临床益处[42]。2016年发表的针对治疗SCD患者疼痛的非药物方法进行的一项综述表明，在4项不同的研究中，针灸和按摩治疗都能显著减轻患者的疼痛。值得注意的是，其中两项研究对象包含了儿童患者[43]。

上述SCD整合医学门诊由血液科医师、缓和医疗专科医师、接受过针灸培训的麻醉师、心理医师、理疗师和接受过多种综合医学技术培训的临床专科护士组成。在这样的团队设置中，心理学家提供认知行为疗法和以接受为基础的疗法，教育患者及其照护者了解大脑如何感知疼痛，帮助他们学习改善情绪、减轻压力和提升睡眠质量的技巧，以便更好地应对疼痛症状。临床专科护士提供芳香疗法、治愈抚触和正念练习，以改善疼痛控制。该机构进行的一项回顾性研究评估了2016—2018年接受了33次针灸治疗的12例患者。11例患者表示他们获得了积极的体验，73%的患者称疼痛症状有所减轻或好转[44]。除阿片类药物外，该整合医疗门诊还为这些SCD患者提供了其他应对慢性疼痛的方法，这有助于改善他们因SCD进展而在晚年不可避免地出现的更多症状。

## 第二节　缓和医疗难以实行的障碍

随着缓和医学领域的持续进步，对成人和儿童血液病/肿瘤患者的临床干预中，缓和医疗的应用变得日益普遍。尽管如此，在临床实践中，依然存在诸多挑战[45]。近期研究揭示，儿科缓和医疗服务的介入有时会给主治医疗团队带来情绪上的困扰[45]。此外，部分血液科/肿瘤科医师认为他们已经具备了必要的缓和医疗临床技能，因此无须缓和医疗团队的协助。另外，缓和医疗的介入可能会加剧患者家属的焦虑，因为它既象征着生命终结的临近，也可能给参与照护患者的人带来情感上的伤害[45]。为了消除这些障碍，我们需要加强对患者及相关人员关于缓和医疗作用的教育，详情见表7–2。

### 一、社会－心理角色的混淆

社会–心理医学在临床血液病学/肿瘤学和缓和医学领域发挥着重要作用。社会工作者凭借其在沟通和关怀系统方面的专业技能，为患者的医疗照护提供了独特且宽广的视角。作为美国心理健康服务的主要临床实践者，社会工作者在缓和医疗中扮演重要角色，为处于脆弱和高度紧张状态的患者群体提供支持。他们的服务涵盖了前瞻性指导、支持性咨询、提供解决问题的工具和应对策略。此外，社会工作者凭借对社会和医疗系统的深入理解，能够为患者家庭牵线搭桥，联系所需资源，帮助减轻或消除可能加剧患者痛苦的压力或障碍，从而正面影响患者的医疗决策。

医护团队、缓和医疗团队和社会工作者之间的专业协作是提升患者治疗效果、增进患者满意度以及缩短住院时间的关键。为了实现最佳的协同工作效果，团队成员之间必须建立相互信任、共享信息并进行有效协商。通过这种跨学科的协作，能够共同应对临床医疗挑战，最终使患者及其家庭获得最大的益处。

表7–2　缓和医疗中应对常见临床挑战和误解的策略

| 常见挑战和误解 | 建议的应对策略 | 策略选定的逻辑依据 |
| --- | --- | --- |
| 1.缓和医疗只针对垂死患者 | 提出令人惊讶的问题："如果（这位患者）在未来6～12个月内死亡，你会感到意外吗？"[16,57-59]<br>让患者/家属和医疗服务提供者了解缓和医疗团队将如何帮助患者及其家属进行症状管理和支持治疗 | 使人们意识到潜在疾病的严重性，并提供考虑预立医疗计划的机会 |
| 2.患者和家属看待缓和医疗的观点，例如，团队正在放弃[59] | 将缓和医疗作为一种标准的医疗方式，应用于所有罹患类似疾病的患者。在疾病的整个过程中进行临床评估并注重优化患者的生活质量 | 使缓和医疗标准化，成为良好的支持性医疗方法的一部分，减少相关的耻辱感 |
| 3.必须用尽所有疾病导向性治疗 | 联邦法律保证21岁以下人群可同时接受常规医疗和缓和医疗；<br>与患者、家属和医疗服务提供者进行交谈，说明可以同时进行疾病导向性治疗和缓和医疗干预 | 疾病导向性治疗可以与缓和医疗干预同时进行 |
| 4.临床医师太忙，无法在繁忙的门诊或住院医疗服务中满足患者的缓和医疗需求 | 为各级基层临床医师提供跨学科缓和医疗教育培训；<br>利用专科缓和医疗服务满足患者和家庭的复杂需求 | 在患者初诊到长期随访或到死亡和丧亲之痛的整个疾病过程中，医疗和社会心理专业人员可以在临床实践中结合基层缓和医疗的原则 |
| 5.疾病的潜在发展轨迹较难预测，通常需要较激进的疾病导向性治疗，如输血[3] | 虽然许多血液病是慢性病，但也存在病情迅速恶化和潜在死亡的可能性。缓和医疗是从初诊断重病开始的卓越的支持性医疗 | 继续提供适当的疾病导向性医疗是患者和家属的期望。早期整合缓和医疗并使之标准化，可以避免患者在病情恶化时认为选择缓和医疗团队意味着被放弃 |
| 6."缓和医疗"这一名词可能会让一些患者和家属感到不舒服 | 见上文第2条。考虑将专用名词改为对患者和家属更友好的名称。让患者和家属参与规划缓和医疗支持性医疗和护理服务的系统结构，包括名称的设定 | 一个名称可以引发消极或积极的理解 |
| 7.如果基层血液科团队将患者转诊至缓和医疗专科，意味着抛弃患者和家属 | 在血液主治团队和缓和医疗团队之间建立联系。血液专科医师向家属介绍缓和医疗专科医师；<br>团队之间的沟通是最重要的；<br>在血液科主治团队和缓和医疗专科团队都在场的情况下，召开家庭会议和更新患者信息 | 在所有医疗团队成员和患者家庭之间建立相互信任和融洽的关系；<br>沟通必须开诚布公，以维持相互信任的关系 |
| 8.缺乏缓和医疗相关知识 | 为临床医师和患者家属开展缓和医疗教育培训课程[60]；<br>考虑要求住院医师和专科进修医师进行缓和医疗专科轮转；<br>在入院时向患者/家属提供缓和医疗教育小册子 | 消除潜在的误解，允许参与者提问以消除恐惧 |
| 9.缺乏资源 | 考虑基层缓和医疗模式；<br>考虑跨团队共享资源，例如，社会心理学资源 | |
| 10.引入缓和医疗的时机 | 与血液科专科团队建立联系 | |

## 二、对血液科／肿瘤科临床医师的缓和医疗培训

在缓和医疗领域，一个关键模式是血液科/肿瘤科团队提供基础的缓和医疗服务。这些医师精通临床症状管理，并具备关于患者预后和生命终结讨论的临床技能。2018年的一项调查，针对105名血液科/肿瘤科专科进修医师，揭示了在完成缓和医疗专科轮转后，医师们普遍认为自己在以下临床能力上有所增强：患者症状管理（98%）、开具阿片类药物处方（89%）、与患者及其家属沟通（91%）及讨论预立医疗计划（88%）[46]。对基层临床医师进行关于患者生命终末期疼痛症状控制和情绪问题解决的培训至关重要，这不仅能够改善血液病重症患者的生理症状，提升他们的整体生活质量，而且对于那些即将长期承受失去亲人痛苦的患者家属的生活也将产生深远的积极影响。

临床医疗人员中越来越多的人接受了血液科/肿瘤科和缓和医疗专科方面的教育培训。这些临床

医疗人员包括临床医师、执业护士、注册护士、社会工作者、心理学家、牧师和药剂师。这些经过双重培训的临床医疗人员代表了一种独特的缓和医疗模式。他们所具备的额外临床技能，以及从血液科/肿瘤科背景出发对缓和医疗的深刻理解，能够对患者的临床医疗产生积极的影响[47]。

## 第三节　缓和医疗整合的要点和难点

在重症患者的临床治疗中，整合缓和医疗已成为不同医疗环境中的普遍实践，涵盖成人和儿童的复杂疾病治疗[19,48-49]，以及ICU中的疾病治疗[50-52]。最近的系统性综述突出了肿瘤患儿医疗的社会–心理标准，强调了他们在疾病全程中获得缓和医疗服务的重要性[3]。如前所述，对于血液恶性肿瘤和严重血液病患者，缓和医疗的整合可以采取多种形式，没有统一的模式。一些医疗机构拥有强大的缓和医疗团队，提供定期的缓和医疗服务；其他机构可能将缓和医疗专家融入血液科/肿瘤科专科门诊服务；还有一些机构缺乏缓和医疗专家。在这些不同的环境中，采用基层缓和医疗教育培训模式是提供缓和医疗服务的关键方式[12-13,53-54]。

### 一、要点：5C理念——协作、沟通、共识、妥协和社群

（1）协作至关重要。让血液科/肿瘤科专科医师参与规划、实施和评估医疗计划将有助于建立共同的诊疗目标和现实临床预期，有助于识别对血液科/肿瘤科专科、缓和医疗专科及患者家庭最重要的因素，并围绕这些因素制订综合计划。

（2）沟通必须公开、坦诚且及时。血液科/肿瘤科专科医师与缓和医疗专科医师之间的良好沟通也至关重要。

（3）就计划目标达成共识、设定符合现实的期望、理解每个团队的角色，有助于形成缓和医疗整合的共同愿景。

（4）随着时间的推移，逐步实现妥协，通过一系列小成功来确保医疗计划的可持续性。进行战略性思考，让患者家庭参与评估对他们最重要的是什么。制定衡量成功的标准，并为未来的修订和调整提供动力。目标远大，从小事做起。

（5）社群的共同目标为临床医师带来支持感和力量感，使他们能在缓和医疗中适宜时发声。建立血液科/肿瘤科专科医师和缓和医疗专科医师之间的共同社群，可以实现临床医疗资源共享，提高抗击疾病的能力，并建立支持性的自我医疗策略。

### 二、难点

（1）未建立共同的医疗项目目标：若未建立基于计划的共同愿景，可能导致工作角色混乱、团队成员不满及与患者家庭沟通缺乏连续性[5]。

（2）缺乏精简和定期的沟通：若沟通不简明扼要且不规律，可能导致潜在错误，缺乏一致的医疗行为。

（3）医疗项目目标设置过高：设立的目标过高以致执行受阻，因缓和医疗资源不足而受挫。应明确哪些患者优先就诊，以及缓和医疗在医疗合作中的角色是什么。

（4）缓和医疗服务在常规临床医疗体系中被隔离和排除：如果缓和医疗服务未与血液科/肿瘤科专科临床医疗服务整合，其孤立和被排斥的状态可能会导致患者家属感受到缓和医疗不被重视、是非必要的医疗手段。患者家属可能会认为他们必须在血液科/肿瘤科医疗和缓和医疗之间做出选择，然而在临床医疗计划中，疾病导向性疗法和缓和医疗策略是可以并行的。

（5）缺乏缓和医疗的知识和教育：对缓和医疗的临床目标缺乏了解和缺乏足够的教育培训会导致误解的存在和错误信息的传播。这可能会加剧缓和医疗仅用于临终关怀这一错误的认知[13,55]。缓和医疗领域有多种有效的教育培训项目，这些项目可以拓宽非缓和医疗临床医疗人员对缓和医疗的认识，加强缓和医疗能够造福患者及其家属的理解认知（表7–1）。

总之，为血液恶性肿瘤和严重血液病患者提供缓和医疗是可行的，它符合患者及其家庭的期望[21,54]，已然成为社会–心理医疗的标准[5,53]。缓和医疗的教育培训资源对跨学科团队来说具备可及性（详情见表7–1）。战略性地考虑哪种缓和医疗模式最能满

足患者和家属、专科临床医师和医疗机构的需求，将有助于临床实践的成功。在血液恶性肿瘤患者的临床医疗中，整合缓和医疗服务将有助于建立高可靠性机构（high reliability organization，HRO）[56]。缓和医疗在帮助建立HRO方面的示例包括以下内容。

（1）HRO原则2（对实际操作的敏感性）：获取资源；在需要时知道去哪里寻求支持。

（2）HRO原则3（拒绝简化理解和诠释）：仔细倾听患者和家属的意见；参考其他临床医师、其他亚专科和其他学科医疗人员的意见。

（3）HRO原则4（对保持韧性的决心和承诺）：抓住教育培训机会以提高对缓和医疗的信心、提升临床专业能力，减少道德上的痛苦；建立致力于照顾重病患者的社群；互相依靠以寻求支持和建议。

（4）HRO原则5（对专业知识的尊重）：当医疗团队成员无法处理的未知情况发生时，为其提供可获得专家帮助的资源；团队成员致力于出色地治疗罹患严重疾病的患者；重视所有人的专业技能知识。

所有患者，包括血液恶性肿瘤或严重血液病患者，都应平等地获得缓和医疗服务。没有人应被剥夺获得满足其独特医疗需求的高质量缓和医疗服务的机会。重病患者及其家属有权接受全面的临床医疗，这种医疗将从生理、社会–心理、精神和环境等方面减轻他们的痛苦。训练有素的跨学科缓和医疗专科医师和来自不同学科的临床医疗专业人员将提供这样的医疗服务，利用他们独特的知识、技能和才能，共同实现满足成人和儿童重病患者及其家属需求的临床医疗目标。

（李璨 译　付斌 校对）

参考文献

# 第八章

# 缓和医疗在血液恶性肿瘤和严重血液病门诊的应用

Heather A. Carlson，Angela Sousa

## 第一节 界定门诊患者

近年来，缓和医疗（PC）在癌症治疗领域的重要性日益凸显。在美国，众多大型癌症中心已经深刻认识到缓和医疗对于晚期或无法治愈的恶性肿瘤患者所带来的显著益处。美国国立综合癌症网络（National Comprehensive Cancer Network，NCCN）进行的一项调查显示，22家大型癌症中心已经正式采纳了住院患者的缓和医疗咨询服务，高达91%的受访者支持在门诊环境中提供缓和医疗服务[1]。这一显著的增长趋势令人鼓舞，并获得了美国临床肿瘤学会（ASCO）的坚定支持。ASCO不断强调缓和医疗门诊的重要性，并将其纳入了癌症治疗的官方“愿景”中。缓和医疗适用于所有重症患者。鉴于晚期癌症患者面临巨大的身体和情感上的症状负担，将缓和医疗作为癌症中心文化的一部分具有深远的意义。

让我们先回顾缓和医疗门诊的基本架构，它通常以两种模式之一运行：单一咨询模式或共同管理模式。在单一咨询模式中，缓和医疗临床医师作为顾问，向主要照护团队提供专业建议。而在共同管理模式中，缓和医疗临床医师直接参与患者的照护工作，包括开具处方、进行电话会诊及与肿瘤科医师共同探访患者。通常情况下，大多数肿瘤科医师和缓和医疗临床医师更倾向于共同管理模式，但资源限制有时也会使得单一咨询模式成为唯一可行且可持续的选择。

在探讨缓和医疗门诊对血液恶性肿瘤患者的影响时，首要任务是审视并理解当前的医疗实践模式。从组织架构来看，缓和医疗门诊在高效安排患者就诊方面存在一些挑战。对于大多数晚期癌症患者，尤其是血液恶性肿瘤患者，他们通常由肿瘤团队进行诊治，这为合作和共同管理提供了机会。缓和医疗认识到患者会优先考虑他们的肿瘤科预约和时间安排，因此，缓和医疗临床医师通常会将他们的访视与已安排的肿瘤科预约相协调，以方便患者和转诊的血液肿瘤科医师进行紧密的合作与沟通。尽管如此，人们可能认为血液恶性肿瘤患者能够轻松地与他们的缓和医疗服务提供者建立联系，但现实情况往往并非如此。

尽管我们努力协调患者的预约，但面对患者临床状况的不可预测性，预约常常在临近时发生变化，如需紧急输血或患者需要住院时取消预约。因此，缓和医疗难以保持与患者的连续性，这导致了患者与缓和医疗服务提供者之间有时缺乏联系，显然这种情况是不理想的。

有趣的是，缓和医疗服务的增加并不总是与某些疾病组的转诊增加相关。最近的一项研究发现，妇科肿瘤、乳腺癌或胃肠道肿瘤患者比血液或泌尿生殖系统恶性肿瘤患者更有可能被转诊至缓和医疗[2]。大多数被诊断为血液恶性肿瘤的患者并未获得缓和医疗服务，即使获得了，也是在死亡前0.4个月的中位时间内进行咨询的。这一数据与其他研究结果一致，表明血液恶性肿瘤患者最有可能在生命末期仍在接受强化治疗（图8-1）。

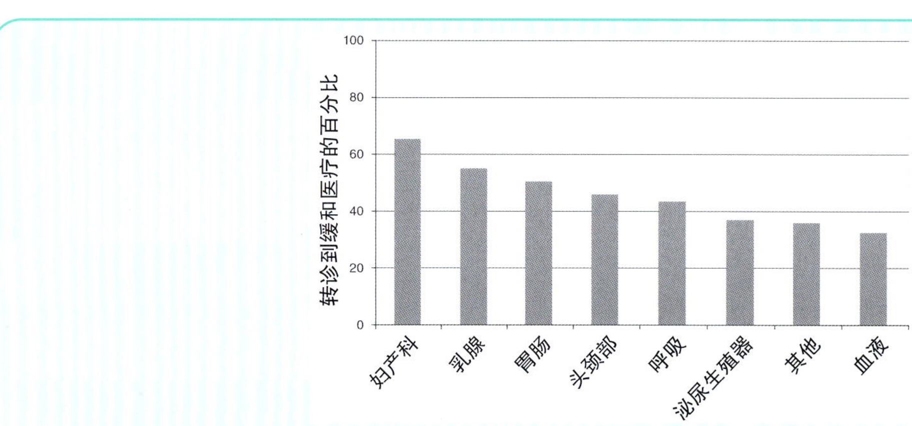


**图8-1 缓和医疗在不同类型肿瘤之间有显著的差异性（$P<0.001$）**

[引自：Hui D, Kim S-H, Kwon JH, Tanco KC, Zhang T, et al. Access to Palliative Care Among Patients Treated at a Comprehensive Cancer Center. The Oncologist （2012） 17:1574－1580]

目前尚不明确导致血液恶性肿瘤患者缓和医疗转诊率下降的具体原因，但相较于妇科或乳腺肿瘤等其他疾病组，血液恶性肿瘤似乎更难以获得转诊。人们普遍认为，影响缓和医疗转诊率下降或导致疾病转诊延迟的因素包括：血液恶性肿瘤患者中缺乏对"晚期疾病"的明确界定，其病程难以预测，以及患者可能突然出现身体状况恶化，需要在生命的最后阶段紧急调整治疗方案[3]。

在血液恶性肿瘤患者中，最有可能接受缓和医疗转诊的是那些被诊断为MM的患者。这是因为与许多其他血液恶性肿瘤不同，MM主要表现为疼痛，据报告其疼痛患病率高达80%，发病率几乎为100%[3]。尽管许多血液恶性肿瘤并不以疼痛为主要症状，但一旦出现任何症状（例如，恶心、焦虑、失眠）或面对无法治愈的疾病时，患者都有资格获得缓和医疗。

## 第二节　早期获得缓和医疗干预

### 一、如何定义早期缓和医疗

鉴于普遍观念中将疾病晚期才获得缓和医疗视为不理想的选择，我们希望探讨早期与晚期缓和医疗的区别。早期缓和医疗强调在患者疾病初期即提供必要的支持和资源，而不是等到生命末期才开始处理患者对疾病、疼痛和照护目标的理解等问题。

WHO认为，缓和医疗"应在疾病的早期阶段提供，而不仅仅局限于最后阶段"[4]。"将缓和医疗与肿瘤治疗早期结合，可以改善患者的症状、生活质量（quality of life，QoL），增强照护满意度及对疾病的认知，并且可能提高生存率。此外，它还减少了患者对急诊和重症监护的需求，同时增加了对生命末期患者临终关怀服务的利用。通过促进符合患者价值观和目标的治疗，不仅实现了医疗成本的合理控制，还提升了医疗效果"[5]。

如上所述，早期缓和医疗通常在门诊开展。患者会定期与缓和医疗临床医师会面，回顾症状管理情况和对疾病的认知。随着时间的推移，在不断地就诊中建立起融洽的关系，缓和医疗还使得临床医师能够逐步引导对话，深入探索患者的个人价值观、内心希望和潜在担忧。当患者和肿瘤科医师面临治疗决策时，尤其是当患者在一系列治疗过程中病情进展并接近生命终点时，这些信息就变得尤为重要。正如Ruiz等[6]所发现的那样，"对HCT受者早期整合缓和医疗有助于明确照护目标，增加预先医疗照护计划（advance care planning，ACP）的发生率，提高受者及其家庭的生活质量。早期缓和医疗干预还能改善HCT后复发疾病的结局"。

在过去的10年中，许多研究评估了早期缓和医疗对实体瘤患者的影响。多项研究表明，早期引入缓和医疗能够显著改善实体瘤患者的生活质量、情绪和有效减轻症状负担[7-9]。Temel等进行的具有里程碑意义的研究表明，接受缓和医疗的转移性非小细胞肺癌患者的焦虑和抑郁程度较低，与未接受缓和医疗的患者相比，他们的寿命明显更长[8]。从历史上看，涉及血液恶性肿瘤患者的早期缓和医疗的研究一直很缺乏，但我们认为，这将成为一个重要的研究领域。Porta-Salas等承认，"对血液恶性肿瘤患者的缓和医疗干预通常在病程晚期才实施（因此不够理想）"[10]。正如LeBlanc和El-Jawahri[11]所解释的那样，缓和医疗"强调的是无论预后如何，在疾病转归的任何阶段都要保持身心健康"。因此，早期获得缓和医疗以及同时进行的癌症指导治疗已成为许多癌症患者的标准治疗，希望血液恶性肿瘤患者也能如此。

### 二、缓和医疗的就诊内容

缓和医疗的就诊流程可能各有特色，但通常首要任务是向患者阐明缓和医疗的含义，并清晰区分其与临终关怀的不同概念，这是构建理解与信任的关键。在咨询的初始阶段，必须评估患者对其病情及其发展路径的认知。缓和医疗的临床医师会从患者那里获取症状评估，并耐心解答患者关于自身疾病或预期症状的所有疑问。随着多次就诊，患者开始与缓和医疗的临床医师建立默契和信任，这使得讨论目标和优先事项变得更加容易，而这些目标和优先事项可能会随着病情的发展而调整。缓和医疗的临床医师鼓励坦诚的沟通，确保与患者及其治疗团队保持高度的协调与一致性。审查预先医疗照护计划是缓和医疗的重要职责之一，这一行为深刻体现了对患者个人价值观与优先事项的尊重。上述持续沟通的累积效应，潜移默化地提升了患者的生活质量。

一些缓和医疗项目在门诊就诊中采用了更加结构化的运作方式。Desai等[5]描述了一项计划，其目的是全面且系统地将缓和医疗融入所有癌症患者的治疗流程中，特别是针对MDS的门诊患者。该计划设定了一个明确的框架，规定了患者每次就诊应涵盖的信息。首次就诊是在确诊后的初次随访。血液肿瘤科医师会明确告知患者及其家属，缓和医疗是患者癌症治疗中不可或缺的一部分。见图8–2，每次就诊都会进行症状评估。首次就诊（访视1）侧重于收集患者的决策偏好信息，目的是建立与患者目标一致的照护计划。在此过程中，缓和医疗的临床医师会细致地询问患者在做出医疗决定时的期望与顾虑，他们是否已经选择了健康照护代理人，并在必要时协助患者填写代理书。第二次就诊（访视2）涉及探讨患者对其疾病进展和治疗目标的理解，这也是每季度都会重新回访一次的。第三次就诊（访视3）焦点转向患者核心价值观的探讨，包括患者的人格意识，并纳入了患者对特定照护目标的偏好。最后一次就诊（访视4）结构化访视涉及对患者的照护者进行评估，并利用各种工具来评估他们的健康状况（图8–2）。

Desai等[5]得出结论，“在新诊断的癌症患者的任何阶段及整个疾病过程中，采用结构化、预定的和系统的方法提供缓和医疗是可行的”。

Porta-Sales等[10]描述了另一个类似的项目，该项目主要针对西班牙的血液恶性肿瘤患者，特别强调了在疾病早期引入缓和医疗的重要性。为此，他们在一家以医院为基础的综合癌症中心创建了MM和缓和医疗联合门诊（MM and PC clinic，MM-PAL）。鉴于MM患者常伴随多种躯体症状，尤其是疼痛和疲劳，尽管他们长期以来一直在住院期间接受缓和医疗的干预，但在开展 MM-PAL项目之前，并没有常规的门诊为他们提供缓和医疗服务。Porta-Sales等在一家医疗机构进行了为期11个月的回顾性研究，共纳入了67例患者。MM-PAL在患者初次就诊时就进行基线症状评估，并在此后的3次随访时持续追踪症状变化。他们采用改良的《埃德蒙顿症状评估量表》[12]来评估MM患者是否存在疼痛、厌食、便秘、失眠、恶心/呕吐、呼吸困难、焦虑和悲伤等症状及其严重程度。此外，还引入了埃德蒙顿癌症疼痛分类系统（Edmonton Classification System-Cancer Pain）[13]和缓和治疗表现评分（Palliative Care Performance Score）[14]来评估身体和情绪症状负担。大多数MM患者最初为求控制疼痛而被转诊至MM-PAL，但也有很大一部分患者（42%），其中包括“在转诊时没有特殊问题，但预计会出现复杂症状或心理–社会问题，需

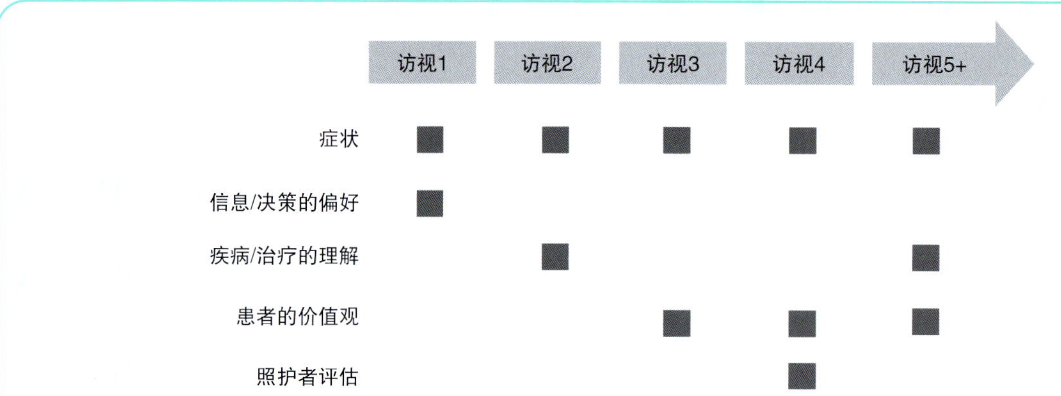


这些评估安排在特定的门诊就诊中进行，从确诊癌症后的第一次就诊（访视1）开始。每季度以及当患者的临床状况发生重要变化时（如计划外住院或通过治疗使病情恶化），都会再次对患者的病情进行了解，并讨论患者的价值观。

**图8–2 展示了一个基于访视的规程范例，用于评估关键的缓和医疗需求[5]**

[引自：Desai AV, Klimek VM, Chow K, Epstein AS, Bernal C, Anderson K, Okpako M, RawlinsDuell R, Kramer D, Romano D, Goldberg JI, Nelson JE. 1–2–3 Project: A Quality Improvement Initiative to Normalize and Systematize Palliative Care for All. Patients With Cancer in the Outpatient Clinic Setting. Journal of Oncology Practice （2018） 14:12, e775–e785]

要进行早期多方面评估和随访的患者”，转诊到MM-PAL以接受共同随访[10]。

Porta-Sales等[10]的研究揭示了早期引入缓和医疗的重要意义：能够显著减轻患者的疼痛症状。这些研究结果表明，症状“很快得到改善，导致症状对一般活动、睡眠和情绪的干扰迅速减少，而所有这些都是影响患者生活质量的关键因素（加上良好的依从性）”。这一发现预示着早期缓和医疗对MM患者的照护工作具有重大影响，并有可能适用于其他血液恶性肿瘤患者（图8–3）。

### 三、早期缓和医疗在血液恶性肿瘤中的障碍

尽管上述研究结果明确揭示了早期缓和医疗对各类血液恶性肿瘤患者的显著益处，但仍有若干因素妨碍了缓和医疗资源的普及。LeBlanc和El-Jawahri指出，“许多专门治疗血液恶性肿瘤的医师缺乏与缓和医疗临床医师合作治疗患者的经历，或者可能对缓和医疗持有不信任或误解”[11]。文献深入探讨了血液科/肿瘤科医师在推动缓和医疗门诊应用过程中经常遇到的难题。许多人担心，缓和医疗的介入会使患者对自己的预后失去希望，或者担心缓和医疗的隐秘目标是为每位患者设定“拒绝复苏”（Do-Not Resuscitate，DNR）的指令。从这个视角审视缓和医疗，我们可以理解，当血液系统恶性肿瘤患者的病情稳定时，他们的血液科/肿瘤科医师可能更难建议患者转诊至缓和医疗门诊。此外，许多血液科/肿瘤科医师在处理患者症状方面表现出色，他们认为自己有能力为患者提供缓和医疗，从而忽略了引入缓和医疗专业团队可能为患者带来的额外益处。最后，对那些不在大型教学机构工作的医师而言，获取缓和医疗资源相对有限，尤其是在门诊。即使在那些拥有充足缓和医疗资源的机构，也可能存在资源分配不均的问题，特别是针对血液恶性肿瘤患者的专业缓和医疗临床医师可能供不应求[11]。

情况更为复杂的是，随着血液恶性肿瘤治疗的迅速发展，患者和临床医师“只追求治愈性治疗，即使面对晚期病情也不例外”[11]。晚期血液恶性肿瘤患者的病情变化迅速，例如，急性髓性白血病（AML）患者一旦确诊，通常需要立即入院接受紧急处理，因此没有机会在门诊接受早期的缓和医疗。AML治疗的高风险性会增加患者和临床医师的痛苦。这种错综复杂的局面甚至让缓和医疗临床医师面临前所未有的挑战：如何在讨论潜在治疗的同时，以最佳方式开展有关预先医疗照护计划的讨论。对缓和医疗临床医师来说，他们可能更熟悉与没有治疗选择的患者进行照护目标沟通。而如何在门诊环境中以温和且持续的方式，在数次就诊中逐步引导患者及其家属接受并理解这一转变，无疑

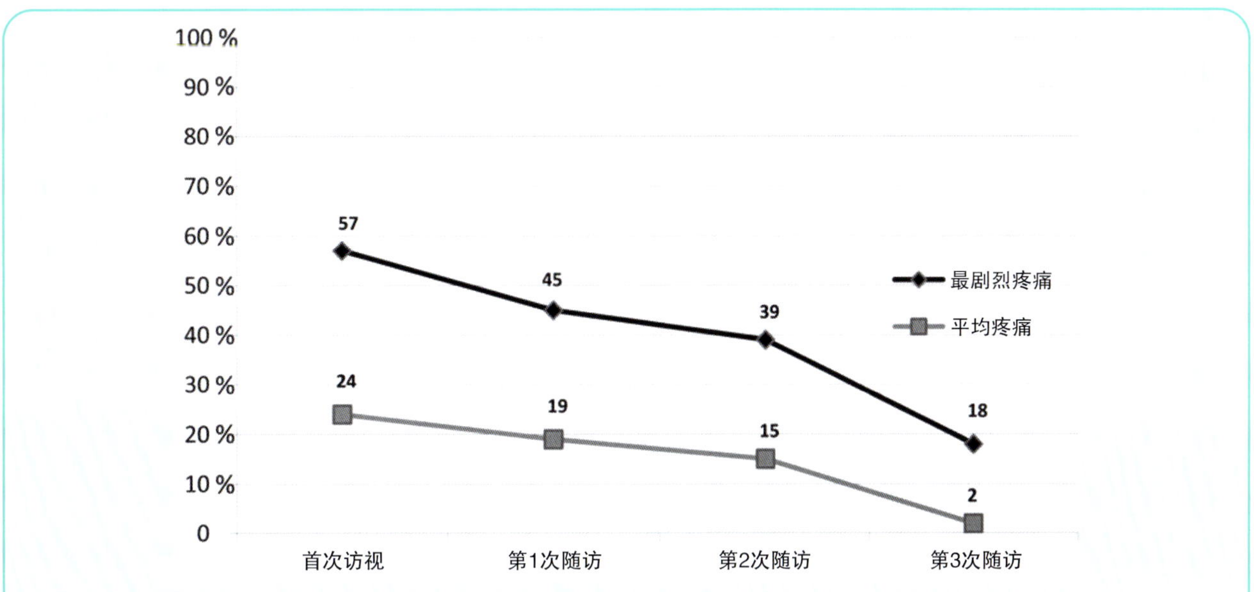


**图8–3　中度至重度（视觉模拟量表≥5）最剧烈疼痛和平均疼痛的MM患者比例在随访期间的变化**

[引自：Porta–Sales J, Guerrero–Torrelles M, Moreno–Alonso D, et al. Is Early Palliative Care Feasible in Patients With Multiple Myeloma? J Pain Symptom Manage. 2017, 54（5）:692–700]

是一大考验。“血液恶性肿瘤患者的病程往往难以预测，身体状况可能会突然恶化，这就需要在（患者）临终前迅速改变治疗策略”。因此，血液恶性肿瘤患者会以难以预测的方式迅速从病情稳定期转入晚期。延迟转诊至缓和医疗的另一个常被忽视的原因是许多血液科/肿瘤科医师错误地将缓和医疗等同于临终关怀。LeBlanc等进一步报告了一项关于血液系统恶性肿瘤早期缓和医疗障碍的研究，发现“一般来说，血液科/肿瘤科医师不愿使用缓和医疗服务或参与预先医疗照护计划的讨论。移植团队可能过于专注于治疗本身，从而低估了早期缓和医疗的作用和需求”[15]。

那么，如何克服这些障碍呢？首要任务是全面而深入地阐述缓和医疗在患者综合照护团队中的核心作用及其参与的重要性。还必须解释缓和医疗的定义，确保患者能够准确理解，从而消除缓和医疗等同于临终关怀的误解，进而减轻他们的顾虑。同时，回顾患者向缓和医疗门诊寻求症状管理帮助的意图，可以让他们更清楚地了解将缓和医疗纳入其肿瘤治疗团队的好处。这反过来也将有助于促进缓和医疗门诊提供者和转诊血液科/肿瘤科团队的合作。

血液恶性肿瘤患者经常会出现与诱导和治疗方案相关的多种症状。在30分钟的随访中，控制这些症状，提供有关疾病和治疗计划的教育，并查看相关的实验室结果以及解决情绪困扰、复杂的社会–心理需求和精神问题，对于单纯的血液科临床医师来说无疑是一项艰巨的任务。在这种情况下，拥有一名缓和医疗临床医师就显得尤为重要。例如，Ruiz等指出，“最近的研究表明，在繁忙的肿瘤门诊和住院环境中，患者的身体和情绪症状及伴随的心理、社会或精神问题并没有得到有效解决。此外，这种情况在血液恶性肿瘤患者和HCT患者中更为严重”[6]。

## 第三节　缓和医疗和血液肿瘤医师之间的合作

### 一、沟通

为了向这一弱势患者群体提供最优质的照护，密切的合作与沟通是不可或缺的。面对不断更新的治疗方案、复杂的化疗计划、频繁的输血需求、参与临床试验及难以预测的预后等多重挑战，血液恶性肿瘤患者的照护工作变得极为复杂。缓和医疗的临床医师们欢迎与血液科/肿瘤科的同行进行深入的交流，并认为这种互动是提供安全、有效照护的关键。作为信息共享的初步步骤，在考虑将患者转诊至缓和医疗门诊时，建议转诊医师至少提供患者的诊断信息和转诊的具体原因（例如，情绪问题、痛苦管理、应对能力等）。最佳的沟通方式包括“有温度的交流”，例如，通过电话或面对面的方式就患者的病情和预期需求进行讨论。缓和医疗的目标是与血液科/肿瘤科团队保持一致，以便向患者传达统一的信息，避免给患者带来不必要的困惑，尤其是在预后等复杂问题上。如果肿瘤科医师能够将之前与患者就预后问题的讨论分享给缓和医疗团队，那么对以后工作的开展是大有裨益的。

在血液科与缓和医疗之间建立“有温度的交流”时，血液科/肿瘤科的临床医师可以分享一些重要的信息。正如之前所述，针对患者和疾病的专门教育有助于讨论。详细解释患者已经接受的治疗、正在实施的治疗及可能的替代治疗方案，这些都有用的信息点。在评估剩余治疗方案时，围绕每种潜在方案的治疗结果进行讨论显得尤为重要。最后，在考虑血液恶性肿瘤患者的预后时，上述信息将发挥关键作用。

在讨论过程中，缓和医疗的临床医师经常鼓励血液科/肿瘤科医师分享他们对所讨论患者的特殊担忧。这些担忧通常是转诊的核心原因，有助于我们深入了解患者的经历，为未来的照护之路做好准备。分享之前关于预后和临终关怀的谈话细节，有助于缓和医疗调整和恢复谈话可能中断或停滞的地方。最近的一项研究指出，在老年AML患者中，90%的患者认为他们的疾病“在某种程度上”或“很有可能”被治愈，而他们的血液科/肿瘤科医师估计的治愈率仅为31%[16]。确定这些认知差异非常重要。因此，当我们深入探究并明确这些差异存在时，缓和医疗团队能够迅速响应，采取针对性措施来缩小或弥合这些差异。

缓和医疗的临床医师也可以考虑与血液科/肿

瘤科医师进行联合就诊。我们观察到，联合就诊可以减轻患者在将缓和医疗纳入其照护时可能产生的犹豫或顾虑。这些访问还促进了双方医疗服务提供者之间的良好合作关系，并为实时分享对患者照护的见解提供了机会。联合就诊存在一些障碍，主要是后勤方面的问题，例如，如果其中一位医师迟到，可能导致另一位医师的时间安排冲突，需要匆忙赶去接诊下一个患者。一开始，让另一位专业人士旁听自己患者的就诊内容可能会让人感到不舒服，但随着联合就诊变得越来越频繁，所带来的好处也会逐渐显现。

血液恶性肿瘤患者的症状与实体瘤患者不同。除了MM外，疼痛并不是血液恶性肿瘤患者的普遍症状。明确每个血液恶性肿瘤患者的预期症状将有助于指导缓和医疗临床医师对报告的症状进行管理。例如，如果血液科/肿瘤科医师预计某种疾病或患者不会出现恶性疼痛，并将这一情况明确告知缓和医疗团队，则可以避免滥用或过度使用阿片类药物。如果血液科/肿瘤科医师正在考虑让患者接受临床试验，则应共享这一信息，特别是在缓和医疗临床医师将为患者开处方的情况下。临床试验通常会列出冗长的禁忌药物清单（如美沙酮），在开处方前了解这些信息可以避免错误的发生。

## 二、合作带来的挑战

鉴于这一特殊患者群体的管理既充满挑战又极为复杂，出现合作障碍在所难免。后勤工作极为烦琐，就诊时间的不确定性增加，患者可能会选择中断缓和医疗门诊服务，而突发的临床变化可能使得缓和医疗预约难以继续。总体而言，合作的主要障碍可以归纳为三类：特定疾病障碍、系统性障碍和文化障碍[17]。

文化障碍在很大程度上限制了血液恶性肿瘤患者接受缓和医疗的机会。最近对移植医师的一项调查显示，52%的医师将缓和医疗等同于临终关怀，66%的医师认为缓和医疗会削弱患者及其家属的希望。调查还显示，治疗血液恶性肿瘤的血液科/肿瘤科医师通常具有强烈的主导意识，他们认为自己应全权负责患者的症状管理直至生命终结[17]。通过理解临床医师与患者之间的这种动态关系，缓和医疗在共同管理患者时能够尊重患者的感受，并保持谨慎。

有时，阻碍缓和医疗参与的主要问题是疾病本身。通常，血液恶性肿瘤患者最初寻求的是根治性治疗，如HCT。在此过程中，准确把握从追求治愈到缓解症状的治疗目标转变的时机尤为困难，因为目前缺乏明确的指导原则来界定何时应转变治疗意图，这只能由临床医师个人来决定。这可能导致患者、照护者和缓和医疗临床医师在尝试提供和处理准确的预后信息及规划最佳后续治疗方案时感到困惑。除了难以预测预后，血液恶性肿瘤患者在生命末期还可能有特殊需求，如血液制品支持和静脉抗生素使用，这可能使得院外临终关怀的提供更为复杂[17]。由于资金限制，临终关怀机构通常无法为仍在接受此类治疗的患者提供服务，但重要的是要认识到，这些干预措施并不排除患者接受缓和医疗的可能性。这一误区在许多患者和肿瘤科医师中普遍存在，亟须澄清。

最后，患者本身也可能成为转诊的障碍。鉴于缓和医疗与生命末期议题的紧密联系，患者可能会对缓和医疗转诊感到恐惧，从而推迟到病程的最后阶段才寻求这一专业服务。值得注意的是，对于接受根治性HCT并在长期住院期间引入缓和医疗患者的研究数据显示，他们的生活质量、症状负担、抑郁和焦虑均有显著改善[15]。这一点对缓和医疗持保留态度的患者和照护者来说具有重要的启示意义，缓和医疗不仅限于生命的末期，它在疾病的各个阶段都能提供帮助。研究参与者在接受缓和医疗的3个月和6个月后，持续认可其带来的积极影响，这进一步证明了缓和医疗效果的持久性和深远性[15]。

# 第四节　门诊患者的症状管理

血液恶性肿瘤患者所承受的生理和心理症状负担与晚期实体瘤患者相当，甚至可能更为严重。他们必须应对疼痛、黏膜炎、呼吸困难、疲劳、恶心、便秘和腹泻等问题[18]。Fadul等指出，尽管两组肿瘤患者的症状严重程度相似，但血液恶性肿瘤患者的谵妄和嗜睡症状较实体瘤患者更为严重[18]。可以预见的是，接受积极治疗的患者及病情恶化时，症状负担通常会加重。有关血液恶性肿瘤患者症状管理的详细信息，请参阅第十二章和第十三章。

当缓和医疗临床医师提出症状管理建议后，通常由缓和医疗门诊负责后续的随访工作。门诊随访的形式多样，包括诊室就诊、电话随访或视频访视。诊室就诊作为随访的黄金标准，能够通过面对面的交流增进信任和沟通，并使临床医师有机会进行必要的体格检查。对于评估症状负担或对药物治疗的反应，视频访视已足够，并且能让临床医师直观地观察到患者的情况。电话随访适用于低风险干预，例如对病情稳定的患者进行小幅药物调整，同时允许免疫力低下的患者在家中继续接受保护性隔离。一些缓和医疗门诊采用护士导航员协助进行后续电话随访。护士导航员负责接听电话，解答症状管理问题，有效减轻了临床医师的工作负担，并确保所有医疗行为都在专业范畴内得到妥善执行。

患者复诊的频率因病情严重程度和门诊服务能力的不同而有所差异。对于病情稳定的患者，通常每月随访1次。若患者症状加重或病情出现变化（如病情进展、治疗方案调整），则可能需要提前一个月进行随访。我们建议对接受缓和医疗的血液恶性肿瘤患者实行灵活的随访计划，因为他们的情况可能迅速变化。患者也可能对就诊频率有自己的看法，有的患者可能需要更多的支持和更频繁的就诊，而有的患者则可能希望延长就诊间隔。

## 第五节　照护目标沟通和临终关怀转诊

### 一、血液恶性肿瘤患者照护目标沟通面临的挑战

在本章的结尾，我们将深入探讨血液恶性肿瘤患者的临终关怀管理。回顾历史，缓和医疗转诊往往源于需要与晚期癌症患者讨论其预后不佳的问题。缓和医疗的临床医师是沟通领域的专家，尤其擅长评估患者对其疾病和治疗目标的理解。血液恶性肿瘤患者的预后不确定性较大，这在一定程度上导致缓和医疗转诊的减少，因为肿瘤科医师可能更倾向于专注于疾病导向的治疗，以期为患者争取潜在的治愈机会。与实体瘤患者相比，血液恶性肿瘤患者可能更容易接受治疗。实际上，“确实有一小部分患者通过积极治疗痊愈，但也有许多人在追求治愈的过程中不幸离世”[18]。很多时候，患者并未清晰地意识到，尽管他们的治疗目标可能是治愈，但他们的病情实际上已处于晚期。LeBlanc和El-Jawahri的研究发现，那些对自己的疾病轨迹和总体预后存在重大误解的患者，可以从缓和医疗的参与中获益，因为缓和医疗有助于他们明确治疗目标和对疾病的总体认识[11]。

通过与缓和医疗门诊临床医师的持续沟通，患者能够与团队成员建立良好的关系，从而加深了对病情和治疗过程的理解。缓和医疗临床医师可以在血液科/肿瘤科门诊就诊后深入了解患者的想法和情绪，为制订支持性照护计划提供更多信息。通过回顾患者生活中的重要事项，解决与疾病相关的希望和恐惧问题，缓和医疗临床医师还需引导患者探索个人目标和价值观，以确保患者获得目标一致的照护。研究显示，“患者可能会与不同的临床医师进行不同的沟通，与癌症专科医师重点讨论癌症问题，而与缓和医疗专科医师讨论疼痛或社会-心理困扰等其他问题”[11]。关于改善症状控制和保持生活质量的讨论，有助于更好地理解在健康状况下降时患者的迫切需求。反过来，这种额外的支持也能让血液科/肿瘤科医师更深入地了解患者，并为他们提供更贴心的医疗服务。

有几项研究探讨了缓和医疗临床医师与患者之间的沟通技巧，特别是关于“希望”这一议题的沟通策略。Busolo和Woodgate[19]指出，文化背景对患者情绪症状的沟通有显著影响，并最终影响决策。尽管有人担心这样的沟通可能对患者的希望产生负面影响，但接受缓和医疗支持的患者通常“能够将他们的希望从完全关注治愈转变为实现其他重要目标，例如良好的症状控制、延长生命的同时保证生活质量及与亲人共度美好时光”[4]。

具有里程碑意义的SUPPORT研究[20]表明，“关于生命终结的问题沟通不畅导致许多患者接受了非其所愿的维持生命的治疗”[21]。了解这一点后，我们可以认识到以务实且人性化的方式探索患者真实

目标的重要性，因为血液恶性肿瘤患者“往往在生命的最后一个月住院，并经常在医院去世”[21]。

### 二、临终关怀的转诊障碍（输血依赖，何时停止治疗）

在审视血液恶性肿瘤患者的临终关怀现状时，有必要探讨为何他们不太可能在临终关怀的支持下安然离世。在美国，仅有少数血液恶性肿瘤的患者能够接受临终关怀。此外，在所有肿瘤患者中，血液恶性肿瘤患者使用临终关怀服务的比例最低。我们可以推测，有许多障碍导致这类人群较少使用临终关怀服务。LeBlanc等指出，对于已经用尽治疗方案或变得过于虚弱而无法进一步治疗的实体瘤患者，临终关怀转诊似乎更为明确。对于复发性或难治性血液恶性肿瘤患者，“在这些难治性病例中，如果可以选择HCT，治疗目标甚至可能是治愈，但从统计学上看，长期预后并不乐观”。许多血液恶性肿瘤患者在临终前仍然依赖输血，无法转入临终关怀，因为许多临终关怀机构不能提供输血，而输血被认为是“积极治疗”。然而，有证据表明，家庭输血计划是可行的，与住院相比，甚至可以节约成本，同时让患者有更多的时间在家与亲人团聚。

美国血液学会在2019年发表声明，倡议联邦医疗保险覆盖血液恶性肿瘤患者临终时的输血小板和输血费用，因为“输血可以解决与呼吸困难、大量出血和极度疲劳相关的迫切需求。缓解这些症状应该可以说是一个类似于治疗实体瘤患者典型的疼痛、便秘或阻塞性症状的目标”。

临终关怀的另一个障碍是癌症特异性的治疗，对临终关怀机构来说，它是相当昂贵的。“一个典型的例子是在老年急性髓性白血病（AML）患者中使用低剂量阿糖胞苷或去甲基化治疗，虽然这些疗法可以实现短暂的症状缓解，但并不能治愈；相反，它们可以通过改善血细胞计数来延长寿命、减少输血需求或缓解症状，从而帮助患者实现其生命末期的重要生活目标”。

最后，许多血液系统恶性肿瘤患者在生命末期死于感染并发症。Cheng讨论说，临终关怀患者在临终前不会常规使用抗生素。“在缓和医疗中做出使用抗生素的决定是很困难的，而且往往因医师、患者和家属的观念而复杂化。必须将症状改善的可能性与给患者带来的负担以及有关抗生素耐药性的公共卫生问题进行权衡”。众所周知，更早地获得临终关怀支持对患者和家属更有利，因此必须找到与当地临终关怀机构和监管机构合作的方法，以便在血液恶性肿瘤患者生命终结过程中更早地提供临终关怀。

### 三、死亡地点

在探讨血液恶性肿瘤患者的临终关怀需求时，我们必须重视他们对照护环境的选择。正如先前所述，众多患者倾向于在家中而非医院度过生命的最后阶段。然而，对血液恶性肿瘤患者而言，这一选择并不总是现实可行的。Cheng[22]的研究指出，“超过一半的老年AML患者（51.2%）在生命的最后30天（最后一个月）是在医院中度过的。生命最后一个月的平均住院时长为21.4天”[22]。血液恶性肿瘤患者的死亡过程与患有实体瘤的患者存在差异。AML患者的病情往往急剧恶化，需要更为密集的治疗，包括输血、感染控制及高强度的医疗照护，这些在家庭环境中可能难以得到充分的保障。“研究显示，与实体瘤患者相比，血液恶性肿瘤患者在生命的最后30天内，更频繁地出现急诊就诊、入院、入住重症监护病房、住院死亡及重症监护病房死亡的情况。这些临终阶段的不良事件与缺乏适当的临终关怀密切相关”[22]。

## 第六节　总结

本章全面概括描述了典型的缓和医疗门诊，特别关注了血液恶性肿瘤患者的需求与关怀。我们阐述了联合就诊与共同管理策略在患者照护中的应用。我们对血液恶性肿瘤患者的早期缓和医疗进行了界定，并深入探讨了历史上导致缓和医疗在这一患者群体中未得到充分利用的若干障碍。在提升缓和医疗与血液科临床医师之间的合作方面，我们仍有许多知识需要掌握。最终，我们强调了照护目标沟通的重要性，并探讨了临终关怀过程中遇到的一些普遍障碍。

（曾敏慧 译　尹泽西 校对）

参考文献

# 第三部分

## 血液恶性肿瘤和严重血液病缓和医疗的关键问题

# 第九章
# 全病程沟通

Marc-Antoine Marquis，Monia Marzouki，
Lysanne Daoust

## 第一节 概述

“对于外科医师而言，手术刀的重要性不言而喻；同样，语言对于内科医师来说，也是沟通的利器……医患之间的对话构成了医疗实践的核心。”[1] 这一比喻在缓和医疗领域尤为贴切。缓和医疗的核心临床实践在于识别并减轻患者的痛苦，它要求医师能够理智而精确地传递信息，在面对生命威胁性疾病时为患者及其照护者提供支持，识别并调整医疗目标，处理临床不确定性。缓和医疗所倡导的沟通方式，必须精确到让患者感到被支持，并帮助他们做出明智的医疗决策，同时它还必须足够灵活，以适应每位患者的独特需求和偏好。有效的沟通在疾病诊疗的整个过程中至关重要：患者和照护者的医疗预期和目标、他们所需的信息及对医疗支持的期望，都会随着时间和情况的变化而变化。

## 第二节 缓和医疗的语言艺术

探讨预立医疗计划与在患者生命末期达成一致的医疗目标[2]、改善照护者的满意度密切相关，同时可以减轻患者及其家属的压力、焦虑、恐惧或抑郁[2-3]。此外，临床医师所使用的不同术语会影响医疗管理的效果和患者的心理状态[4]。

### 一、构建以患者和照护者为中心的沟通语言体系

语言是我们在各种情境下处理事务的方式的体现。以患者和照护者为中心的医疗服务应当在临床医师的沟通方式中得到体现，并贯穿临床实践。若在沟通中仅聚焦于疾病而忽略患者本身，我们可能会无意中忽视了患者的需求、他们关注的优先事项及他们的特殊需求。关键的第一步是避免仅以疾病定义患者。这种做法有助于确保患者和照护者在医患对话中处于核心位置，有利于构建坚实稳固的医患关系。

### 二、表达“不放弃”的沟通策略

缓和医疗从业者肩负着坚守“不放弃”的原则[5-7]的重任。我们应通过言语表达，无论面对何种挑战，都将与患者并肩作战的坚定承诺。一种方法是明确传达我们继续参与患者医疗服务的意愿；另一种方法是在讨论医疗干预方案时，采取能够缓解患者担忧被遗弃情绪的其他策略。

使用“停止”或“撤销”医疗措施的措辞可能会无意中传递出一个信息：一旦疾病导向性或维持生命的治疗被终止，患者将不再接受任何形式的医疗。这种表述忽略了安慰性治疗措施与针对性治疗措施一样，往往具有积极和重要的临床价值。例如，提出“调整医疗重点，转而采取旨在提高患者舒适度的治疗措施”，可以更准确地重新构建表达方式，从而减少患者和临床医师的恐惧感。同样，“我们已经无能为力”这样的表述常被用作“没有任何治疗方案”的同义表达。尽管前者可以表明所有治疗方案都已被考虑过，但它无意中关闭了除常规治疗以外其他医疗可能性的大门。

### 三、表达“失败”的沟通策略

没有任何医疗检查或治疗方式能够确保对患者产生正面效果。在众多情况下，干预措施的成功与否是难以预测的。复苏尝试、撤除生命支持、药物治疗及限时治疗试验都可能遭遇失败。当临床干预未能成功，例如“撤除生命支持失败”或“治疗失败”，患者可能会不自觉地将失败归咎于自己。然而，关键在于让患者理解，当干预措施未能达到预期效果时，责任在于治疗手段本身未能奏效，而非患者个人的失败。

### 四、尊严、生活质量与忍受痛苦

在社会和文化共有的语境中，某些词汇拥有深入人心的含义，然而在不同个体的使用中，它们却可能承载着迥异的意义。例如，“尊严”、“生活质量”（QoL）和“痛苦”等词汇，它们与医疗目标的沟通密切相关。邀请患者（在适当的情况下，也可包括家属或法定代理人）表达“尊严”或“痛苦”对他们个人的意义，以及他们对可接受的生活质量的见解，将极大地提升进行有意义、富有成效的沟通对话的可能性，使患者感受到真正的理解和关怀。

### 五、有效运用比喻的沟通策略

临床医师若能运用患者及其照护者所熟悉的语言体系，将更容易深入患者的世界，并以更全面的视角传递信息。患者和照护者之所以使用比喻，原因各异：一些人试图更深入地理解疾病的发展过程或对身体的影响；而另一些人可能借助象征性的语言来表达那些难以直接言说的感受或问题。临床医师若能洞悉患者使用特定比喻的深层动机，便能运用相同的语言体系重构患者和照护者的思维模式，帮助他们从新的角度审视自身状况，进而发展出新的应对策略[8]。巧妙地运用比喻，也是一种有效的沟通手段，它能够使儿童及其兄弟姐妹参与到关于不确定性、重病和死亡等抽象话题的讨论中。

其他情况下，比喻有助于以更温和的方式开启艰难的话题，例如讨论健康状况的严重恶化或提出死亡的概念。比喻的使用有助于实现个性化的对话，促进预立医疗计划的制定，并加深患者与照护者之间的理解[9-10]。尽管有时需要借助委婉的语言来传达困难的消息，但临床医师必须牢记，清晰的沟通至关重要：为了避免造成更大的混淆，比喻的使用应当有助于患者和照护者的理解，或在获得支持的情况下进行。

### 六、医疗专业人员之间的沟通

医疗专业人员之间的沟通应使用与患者一样的策略。尽管使用专业术语可以确保信息传递的精确性，但正如上文所述，某些表达方式可能会导致不必要的误解。因此，那些经常参与复杂对话的临床医师应当向同事示范如何恰当地运用语言。

### 七、关于急救复苏状态的术语选择

建议采用“不要尝试复苏”（Do Not Attempt Resuscitation，DNAR）这一表述，而不是“不要进行复苏”（Do Not Resuscitate，DNR），因为前者更精确地体现了复苏尝试并非总是成功的现实。同时，建议使用“患者有DNAR指令”而非“患者是DNR”的说法，这更贴合以患者为中心的沟通方式。

### 八、斟酌“合理适当的”用词

使用“合理适当”的描述性表达可能会在临床交流中不经意间融入医疗专业人员的个人价值观和判断标准[11]。给情绪贴上不恰当的标签往往是不精确且无助的；个体有权体验和表达自己的感受。同样，面对亲人去世的适应过程，每个人表达悲伤的方式都是独特的，很少有所谓“合理适当”的悲伤方式，因为悲伤是一个涉及文化、精神和个人层面的复杂体验。

### 九、强调“慢性病”而非“慢性病患者”

“慢性”一词最恰当地用于描述疾病、病症或健康状况，而不是患者本身。通常，患有慢性病的个体需要长期或周期性的治疗，病程持续时间较长，且症状可能持续存在。虽然某个人可能患有慢性病，但将“慢性病患者”作为语言表达可能会无意中将个体与他们的疾病状态等同起来，这在医患沟通中是一种不恰当的简化。

### 十、关于“否认”的处理

当面对威胁生命或持续恶化的疾病时，“否认”可能会削弱患者做出明智医疗决策的能力[12]。更普遍的是，患者可能在对自身疾病和预后的现实认识与非现实认识之间摇摆不定[13]。这种适应性的心理过程常被误认为是“否认”。持续地面对自身或亲人死亡的可能性往往令人难以承受；允许患者和照护者暂时逃避这些念头，可能有助于他们逐步适应面对严重疾病的现实。这些缓冲措施可以帮助照护者按照自己的节奏吸收和适应沉重的消息。

在某些情况下，面对难以接受的痛苦消息，患者可能会表现出有限的情绪反应或显得异常顺从。临床医师可能会误解这种反应，认为未能充分传达疾病的严重性或消息的严肃性。通过仔细观察患者对病情的其他理解迹象，可以避免向患者或其家属重复已经令人痛苦的信息[14]。

## 第三节　与患者讨论疾病负面信息的方法

### 一、为什么要透露疾病的负面信息？

临床医师往往低估了患者对详尽信息的需求，同时高估了患者对预后认知和理解的能力[15]。尽管医师们认为患者应当被告知真相，但许多医疗工作者仅提供部分信息或避免讨论关键问题[16]。

重病患者及其决策者渴望获得真实的信息和适当的希望[17]。越来越多的证据表明，传达困难的负面信息并不会对患者造成伤害或摧毁他们的希望。实际上，讨论预立医疗计划和临终关怀并没有增加患者的焦虑或痛苦[2,18]，也不会导致他们精神上的绝望[19-20]。相反，这种医患沟通能够改善重症患者的临床结果[12]。这种沟通与患者提升QoL、减少临终时的重症监护、更早转诊至临终关怀服务[3]、改善情绪[21]及生命末期更高比例达到一致目标的医疗显著相关[2,22]。

诚然，如果清楚了自己的预后，许多患者倾向于在生命末期减少采取强化治疗措施，但不应期待医师与患者在每次讨论负面消息和预后时都能达成共识[23]。对预后有清晰认识的患者更可能接受与其个人目标和价值观相符的医疗方式，无论是以舒适感受为主的医疗、维持生命的医疗，还是两者的结合[24]。

### 二、谁应当与患者讨论负面信息?

患者通常期望临床医师能主动与他们就预立医疗计划进行沟通对话，并希望在疾病早期就开展此类讨论[16]。临床医师可能因为多种原因回避此类对话：如缺乏培训、没有足够的时间、担心伤害患者或破坏其希望、患者因面对预后不确定性或因缺乏治疗手段而感到绝望，以及应家属要求隐瞒相关信息[16]。此外，许多重症患者的医疗由多名专科医师负责，这可能导致关于由谁发起医疗目标的对话、透露预后或讨论治疗方案时的混乱[12]。实际上，患者对于与哪位临床医师进行困难的对话有不同的偏好，这更增加了一层复杂性[25]。大多数情况下，尤其是当涉及多名临床医师时，应选择一名患者和照护者熟悉并信任的医师，由其负责引导包含负面信息的困难对话[12,26]。

照顾肿瘤儿童的家长也能从与可信赖的临床医师的对话中获益。在一项针对非肿瘤儿童家庭的研究中，医患关系的稳固性和医师对家庭的理解被视为确定理想对话者的两个主要因素[27]。

### 三、何时进行负面信息的讨论?

临床医师常常担心患者或其家属尚未准备好参与有关医疗目标、疾病进展或临终关怀的讨论。当询问关于预后讨论的最佳时机时，成年患者通常表示希望尽早获得相关信息；至少在被诊断出危及生命的疾病时或之后不久，他们就希望开始讨论这些信息[26]。在儿科领域，许多家长在临床医师首次提出这个话题之前，就已经考虑到了孩子死亡的可能性[28-29]。通常情况下，家长会等待临床医师主动开启此类对话[30]。

尽管讨论预后或临终关怀的机会可能在患者的一生中随时出现，但等待理想的时机可能会导致在患者病情严重恶化或症状迅速进展时匆忙进行对话。医务人员对患者疾病预后的判断因肿瘤治疗方案的多样化（例如实验性治疗和免疫疗法）而变得更加复杂，确定讨论预后的适当时机也因潜在疾病转归的变化而变得更加困难。

在患者病情稳定但存在恶化风险时启动对话，有助于让患者在没有决策压力的情况下有足够的时间冷静地讨论棘手的话题[31]。另一个在儿科临床环境中适用的时机是，反思和讨论最近的临床恶化事件（无论是症状加重、住院时间延长，还是入住重症监护病房）：讨论患者经历了什么，以及这如何影响他们对未来类似事件出现的思考方式。这些对话通常可以在门诊环境中进行。

综上所述，与患者沟通讨论疾病预后没有固定的最佳时机。当患者对接收信息感到矛盾时，在披露信息之前医务人员应当进行多方面的评估[13,32]。

## 第四节　高效沟通的技巧

在血液病学/肿瘤学和缓和医学的框架下，临床沟通中临床医师往往需要同时满足患者两方面的需求：对理解的需求和对感觉到被了解的需求[33-34]。前者包括提出问题和提供信息以助于患者充分认知；后者包括接受患者的情绪，并通过语言和非语言的方式对患者表达同理心。

### 一、认知需求——对理解的追求

所有患者都应获取有助于全面理解自身健康状况的信息，并据此做出明智的决策。满足认知需求的途径包括：公开化验检查结果或诊断信息、详细解释治疗方案、回答关于治疗手段不良反应或特定干预措施的疑问，以及阐释疾病的预后和可能的发展过程。在信息质量参差不齐的社会环境中，医务人员及时提供准确的医疗信息对于患者和照护者做出明智的医疗决策至关重要。

在治疗患有严重、慢性或威胁生命疾病的过程中，临床医师经常需要向患者传达负面信息。SPIKES模型（表9-1）是一个广泛认可的六步沟通工具，它有助于向患者及其照护者传达困难的负面信息[35]。

虽然提供事实信息看似直接明了，但每个人对信息的需求和偏好却各不相同。在与患者或照护者讨论敏感话题时，最初的两个步骤最重要：必须确定患者希望接收多少信息及希望接收到何种类型的信息[32,36]。

首先，患者和照护者对于希望获得的信息量存在不同的偏好。通过开放式提问，我们可以了解这些偏好，例如，询问患者："您希望了解关于您疾病的哪些方面？"一些患者倾向于与临床医师深入讨论详细信息；另一些患者则更倾向于了解整体情况；还有一些患者可能会根据家人的意见做出选择。只要是真正反映患者意愿的选择，任何一种偏好都是可以接受的。

在儿科领域，一种有效的策略是询问儿童或青少年希望了解什么信息，以及他们希望父母了解哪些信息。许多幼年儿童的父母可能会选择先与临床医师单独交谈，然后根据需要在医师的帮助下或自行向孩子透露信息。另一种策略是在医师与父母讨论时允许幼年患者在场，并明确告知他们可以随时退出谈话，例如，离开房间、听音乐或采用其他方式分散注意力。

其次，临床医师需要明确患者希望了解哪些具体的信息。例如，在讨论疾病预后时，患者可能

表9-1 改良版SPIKES模型（用于传达负面消息）[35]

| | |
|---|---|
| S- 准备与设置 | 确保实际环境有利于进行严肃的谈话<br>做好心理准备并排练传达信息 |
| P- 感知 | 评估患者是否感知其医疗状况：<br>"关于你的疾病，你都知道些什么？"<br>"你能告诉我你对自己疾病的了解吗？"<br>"根据你目前的情况，你希望关于你的健康的下一步（或下一步的决定）是什么？"<br>纠正任何错误的观念或误解<br>留意是否出现否认、一厢情愿及不切实际的期望 |
| I —邀请 | 在透露医疗信息之前征求患者的意见（或同意）：<br>"我们能否讨论你的病情将如何发展？"<br>询问患者愿意了解哪种类型的信息，以及可以讨论到何种深入程度：<br>"有的人愿意了解有关化验结果的详细信息，有的人愿意关注整体情况并花时间讨论治疗计划。你更倾向于哪种沟通方式？" |
| K- 知识 | 给予患者足够的相关知识和信息<br>提前给患者语言上的预告（"我有一个坏消息要告诉你"）<br>使用患者的措辞习惯，任何情况下都要避免使用专业词汇<br>给予患者足够的时间理解和消化新的消息和信息 |
| E —情绪 | 给予患者足够的空间去表达其感受<br>给予患者有同理心的表述或态度：<br>"我也在期待更好的消息。"<br>"我也希望事情并非如此。"<br>忍住把事情最小化的冲动或立即讨论医疗选择<br>避免告诉患者应该如何感受，或者不应该如何感受<br>必要时参考NURSE模型（表9-2） |
| S- 策略和总结 | 询问患者是否做好了讨论下一步的准备：<br>如果是，总结相关信息并讨论治疗或照护选项；<br>如果不是，消除患者的疑虑，总结相关信息并计划下一次的随访会面 |

更关注时间（剩余时间）、功能状态（疾病预期的发展轨迹及其对生活质量、身体自主性和认知能力的潜在影响）、健康状况（当前的健康状况）及生活质量（症状负担）。处理这些要素的方式多种多样。有些患者可能偏好以数字形式提供的信息，如统计数据；有些患者可能在讨论最好、最坏和最可能的情况时能更好地理解信息。还有一些人可能更愿意将预后与具体事件联系起来，如即将到来的节日、毕业典礼、周年纪念日等[36]。

尽管患者或照护者有时会直接询问疾病预后，但他们也许并不确定自己希望获得哪类信息。在这种情况下，对于已经明确自己信息需求的患者，采用“问—说—问”的模式来界定应该如何披露预后信息是很有帮助的[37-39]。根据这一模式，临床医师可以询问关心预后的患者：“回答你的问题有多种方式，我想确保我能以最适合你的方式提供这些信息。你能告诉我你想知道的具体内容吗？”在某些情况下，提供具体的回答方式（如时间、功能状态、未来的具体事件、症状负担等）可以帮助患者明确自己的需求。

如前所述，有些患者可能会对接受负面信息感到抵触或矛盾；询问他们对信息的偏好是准备此类对话的良好起点。这也有助于在患者和医疗服务提供者之间建立合作关系。此外，临床医师还可以帮助患者准备预期中会出现困难的沟通谈话。一种富有成效的方法是“谈论谈论本身”：与患者探讨这类谈话可能包含的内容、需要哪些人参与、谈话开始的合适时机，以及进行此类谈话的利弊。对于某些患者来说，这些讨论可能会涉及使用一个比喻性的“盒子”：在特定的时刻打开和关闭，然后收起来，直到临床医师和患者同意再次打开。

## 二、情绪需求——对感觉到被了解的追求

尽管临床医师普遍认识到患者对信息的需求，然而针对患者情感需求的识别和处理往往较少得到关注[40]。面对严重疾病的诊断、承受潜在的沉重症状负担、应对高强度治疗、与未来的不确定性抗争以及适应新的生活方式，所有这些情况都可能成为患者情感痛苦的根源。在临床互动中，医师有时会错过表达共情的机会[40-41]。此外，情绪往往不会像事实那样直接表达，这也强调了医师需要关注患者情绪的间接表现。

即使医师注意到患者的情绪表现，也不一定能够自如地做出反应，抑或医师自觉应对能力不足。有些医师可能会选择转移话题，担心深入讨论患者的感受会耗费更多时间。然而，即使是简短的共情陈述，甚至不足1分钟的共情，也足以确认患者的感受并加强医患关系[42]。此外，医师的共情反应不但能提高患者的满意度，还能增加他们遵循实施治疗计划的可能性[41]。

临床医师不必认同患者对病情、治疗计划或希望的感受，但必须认识到患者的感受是合理的。接受患者的情绪、认可他们的生活经历，并尊重他们表达感受的需求，这些认知对于维持有效的医患关系至关重要。医务人员应对患者直接情绪或间接情绪的策略有很多，表9-2[39,41]中总结的NURSE模型便是其中一种有用的方法。

情绪线索往往表现为非言语形式。面部表情、回避目光接触、坐立不安、身体姿态、哭泣等行为，都可能是患者经历痛苦、情绪波动或焦虑的潜在迹象。关注这些非言语的情绪信号，是临床医师尊重患者感受的另一种体现。医护人员应通过恰当的反应，让患者感受到被倾听和理解。同样，医师在回应患者情绪时，并非总是需要借助语言：通过手势、开放的体态、眼神交流、恰到好处的沉默，甚至是简单地陪伴在患者身边，这些非言语的沟通方式，有时与一段周密准备的共情话语一样，能够产生强大的效果。

## 三、全面整合的沟通方法

在传达困难的负面信息时，满足患者的认知和情感需求，通常二者需要同时进行[33]。如果医务人员仅提供信息而不关注患者的感受或情绪困扰，可能会对信息的回顾产生负面影响，让患者感到被误解或被孤立[43-44]。反之，如果仅对情绪做出反应，也不足以推动谈话的进展[45]。因此，临床医师可能会发现：在一次沟通谈话中需要在提供信息和回应情绪之间不断平衡。为了保持对话的流畅性并确保患者得到足够的支持，医师需要在两者之间进行恰当的切换，这需要医师通过临床实践逐渐熟练掌握

表9-2 改良版NURSE模型（用于回应患者情绪）[39,41]

| | |
|---|---|
| N－命名 | 指出患者的情绪：<br>“听起来这对你而言是个惊喜。”<br>“我想知道你是否感到愤怒。”<br>“我是否从你的声音中听到了失望？” |
| U－理解 | 让患者感受到自己的情绪是合理的，让他了解到自己的感受被倾听：<br>“很多人在这种情况下都会感到沮丧。”<br>“我无法想象这对你来说有多难。”<br>“在听到这种消息后，出现任何感受都没有对错之分。” |
| R－尊重 | 肯定患者为应对困难做出的努力和表现出来的强韧：<br>“我很佩服你坚持以自己的方式理解和对待疾病。”<br>“你对儿子的照顾非常周到，我很感激能见证你拥有一个这么温馨的家庭。”<br>“我很荣幸能成为你的医疗团队中的一员。” |
| S- 支持 | 提出想要继续参与医疗和提供帮助的意愿：<br>“无论今后发生什么我都愿意陪在你身边。”<br>“我想竭尽所能为你提供帮助。” |
| E- 探索 | 对患者的表述表现出关心和好奇：<br>“你说的‘你不能这样活下去’是什么意思？”<br>“我所听到的是你对考虑停止化疗感到内疚，你能告诉我更多这方面的信息吗？” |

此技能。

在传达困难的负面信息时还需要考虑其他因素。首先，医务人员在征得患者的同意后再就未来的事情展开对话，可以帮助他们做好心理准备；患者的同意意味着愿意参与，即使这可能会让他们感到恐惧或不确定。有时，患者可能不会立即同意讨论一个困难的话题——这种情况下，建议推迟此类对话，或者尝试讨论“如果”的情景可能是有帮助的（例如，“如果你的疾病在化疗后仍然进展，对你而言什么是最重要的？”）。

其次，结合强调患者自主权、以患者和照护者为中心的临床实践原则，医师可以将医疗决策的责任交到患者或家属手中。许多情况下，个人或家庭也希望如此。有时，患者会明确表示他们更愿意听从亲人或医疗团队的意见；其他患者可能会询问临床医师如果此事发生在自己身上会怎么应对。通常，他们会寻求值得信赖的医疗服务提供者的意见。在所有这些情况下，医师提出建议可能有助于推进对话，更好地贴近患者的决策偏好，减轻患者和家属不必要的负担[46]。

最后，困难的对话要求以准确、合理的方式传达微妙的信息。语言的选择非常重要，同时必须考虑患者的文化和社会背景因素。专业的口译员在临床沟通中扮演着重要角色，在临床实践中医师应当充分利用这一资源。

## 四、家庭会议

家庭会议通常由负责重症患者或临终关怀的临床医师提出、筹备和主持[47-48]。其目的在于患者病情严重时，向家属传达困难且敏感的医疗信息；在患者状况出现变化时，通过与患者及其家属的沟通，明确医疗目标。此外，在儿科缓和医疗领域，家庭会议已成为常规的医疗手段，因为未成年患者的医疗决策通常由父母做出。家庭会议应设定明确的目标，并根据患者及家属的具体需求来举行[49]。若家庭会议执行得当，它能够显著提升医患沟通的质量，促进以患者和照护者为中心的医疗服务[50-52]。同时，召开医疗会议还可能减少患者的ICU住院时长[50, 53]。

组织家庭会议是一个复杂的过程，要有效实现会议目标，医务人员需具备专业知识、适应能力和充分的准备。临床医师必须协调医疗团队成员之间的合作，关注患者和家属的需求变化及信息偏好，以透明和清晰的方式提供临床信息，满足患者在情感上的各种需求[47,54-55]。表9-3概述了相关步骤。

表9-3 家庭会议清单

| | |
|---|---|
| 家庭会议前 | 1.确定会议的目标；<br>2.确定参会者（主治医师、社会-心理临床医师、牧师、患者信赖的其他临床医师、重要的家庭成员、代理人、患者希望出席的个人）；<br>3.明确并准备好会议所需的适当环境（圆形围合式座位安排、安静且干扰最少的房间） |
| 家庭会议中 | 临床医师之间召开的家庭会议预备会：<br>1.回顾会议目标，各医疗团队成员介绍患者的最新情况；<br>2.确定与患者和（或）照护者谈话的主导人。<br>与患者及其家属召开正式家庭会议：<br>1.介绍在场的每一位成员（医疗人员和家属）；<br>2.回顾会议目标；<br>3.确定患者及其照护者对其病情的了解程度；<br>4.沟通和披露相关医疗信息（当前医疗状况、疾病转归或预后）；<br>5.关注患者家属的情绪反应，尊重沉默的反应；<br>6.介绍并讨论未来的医疗方案，所有参会者均可表达自己的想法，确保将患者置于沟通会谈的中心位置。<br>小结：<br>1.总结医疗计划和下一步方案，指出分歧；<br>2.如有必要，计划召开后续会议 |
| 家庭会议后 | 1.告知相关医疗人员此次会议的结果以及下一步安排；<br>2.记录会议内容：出席会议的成员、会议内容、会议做出的决定和后续计划与安排 |

### （一）家庭会议前

在筹备家庭会议时，首要且关键的一步是明确会议目的，这包括传达关于患者健康状况的新信息或关键信息、确立医疗目标、讨论具体的医疗决策或医疗计划（例如，明确复苏状态、在患者病情变化时的应对方案）等。提前明确会议目的有助于制定家庭会议议程，并确定最适合的参会人员。

家庭会议的参与者应包括有能力参与的患者、必要时的代理决策者，以及任何能够协助医疗决策、听取信息或提供支持的家属。关键的医疗人员包括临床专家、临床心理学家和宗教顾问。在家庭会议期间，多位临床医师同时在场可能会令患者或家属感到压力或不安；这种情况下，若会议信息可以由其他临床医师转达，则只需征求特定临床医师的意见。通常，患者和家属会希望有一位值得他们信赖的临床医师（可能是主治医师或长期治疗的医师）的参与。例如，ICU患儿的家长在做出重要决策时，往往希望有一位他们熟悉的临床医师在场。

会议环境的选择也非常重要。圆形围合式座位安排有助于减少医疗人员与患者家庭成员之间的隔阂，促进合作。所选的会议室还应确保隐私，并尽量减少干扰。

### （二）家庭会议中

临床医师通常能从预备会议中获得益处，团队成员在会上可以探讨患者的现状、审视治疗方案、评估首选治疗路径的可行性，并确定会议的主持人。这样的准备有助于临床医师以协调一致的方式传递信息。

理想情况下，参会者应已与患者或家属有过交流。在没有提前交流的特殊情况下，临床医师需要花时间了解患者的个人情况及对他们来说重要的事项，以便建立联系。这种沟通对整个医疗团队成员都是有益的。

会议开始时，参会者应先进行自我介绍，并明确会议的目标。一个非常有效的方法是从询问患者及家属对当前病情及疾病轨迹的理解开始，临床医师可以根据患者及家属需要解释和澄清的问题提供更多的医疗信息。如有必要，还可以更详细地介绍患者最新的医疗状况、疾病预后和治疗方案。

在会议过程中，临床医师应对患者和照护者的情绪反应保持敏感，对他们的情绪做出反应（例如，使用NURSE模型），利用停顿和沉默，温和地邀请在场的每个人表达他们的感受。这些做法有助于表明患者的感受被倾听，确保在做出任何决定之前相关信息已经被患者及家属充分吸收。

如果需要决定治疗方案，应直接询问患者或其代理人正在考虑哪些选项；照护者也可能存在待解决的问题或担忧。任何情况下，医师都应以患者为中心组织讨论。即使患者无法参加会议，临床医师应询问参会者“这种情况下他想怎么做”，而非“我们应该怎么做”。这些方法有助于提醒医疗团队成员：患者必须是医疗决策的核心。

患者或照护者对未来的最佳选择出现不确定感的情况十分常见。有些人可能会直接询问临床医师的意见，有些人可能会表示希望将医疗决策权交给医疗团队人员。在许多情况下，临床医师可以利用他们的专业知识，根据患者的希望、目标和价值观推荐治疗方案，这有助于减轻一些犹豫不决的患者和照护者的决策压力。

有时，参会者会根据治疗计划或抢救状态做出医疗决定并立即执行。通常不同的人对于如何继续治疗会有不同的看法。更重要的是，临床医师需要花时间厘清持不同意见成员的观点背后的价值观。在某些情况下，家庭成员可能需要时间来考虑不同的选项，这时可以建议医疗团队成员暂时离开房间，稍后回来继续讨论或安排后续会议。

### （三）家庭会议后

在家庭会议中确定了医疗选择和决策或下一步医疗方案，在必要时计划召开后续会议，医疗团队必须将会议谈话内容记录在患者的病历中，并将会议决定告知其他相关临床医师，以明确下一步医疗计划。

## 第五节　总结

高效沟通是为肿瘤患者及其照护者提供全程、高质量医疗服务的关键。与临床实践中的其他方面一样，满足患者的认知和情感需求既要有沟通技巧，也需要持续的临床实践。有了临床医师高效且富有同情心的沟通，患者和照护者就能做出符合他们个人价值观的、明智的医疗决策，并感受到被支持和被赋权。

（李璨 译　龚苏苏 校对）

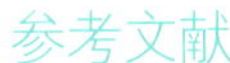

# 第十章
# 全病程期间的决策参与

Maura A. Miglioretti，Emily M. Fredericks，
Melissa K. Cousino

## 第一节　概述

在过去的几十年里，一场旨在鼓励儿童和青少年参与自身健康决策的运动逐渐兴起。1995年，美国儿科学会（the American Academy of Pediatrics，AAP）[1]对知情同意原则进行了更新，明确指出儿童患者应当根据其成长阶段的不同，被纳入相关决策过程中。人们用不同的术语来描述这一实践上的转变，包括“共享决策”、“协作决策”及“决策参与”。为了便于讨论，本章将统一使用“决策参与”这一术语来描述儿童患者在医疗保健中参与决策的做法。决策参与是一种关系处理方法，它着重于成年人（包括护理人员和卫生保健临床医师）如何帮助儿童患者在成长和疾病治疗过程中参与决策的策略和方法[2]。AAP发布的声明和实践指南均强调，儿童患者的观点和经验对于提高医疗效果、增强医疗系统的信任度具有至关重要的影响[3-4]。

临床医师在决定儿童患者参与医疗决策的程度时，需要考虑一系列因素，这些因素包括：①个体患者因素，如发育水平等；②家庭系统因素；③疾病特征。作为儿科临床医师，我们在本章中概述了在将儿童患者纳入医疗决策时应考虑的各种因素，并就如何确定特定患者适当的参与程度提出了建议。然而，我们相信，许多适用于儿童患者的评估工具和方法对成人患者同样具有重要的参考价值。因此，我们还将讨论从儿童血液肿瘤患者的决策参与经验中学到的教训，以及这些方法如何应用于照顾成人血液肿瘤患者。

## 第二节　儿童患者在决策中的作用

决策参与涵盖了一系列广泛的行为，从那些风险相对较低的决策（比如，选择哪只手臂抽血）到涉及重大风险的决策（比如，是否签署放弃心肺复苏的意愿书）[5-7]。在这一过程中，决策参与也包含儿童患者非主动性参与照护，例如，成人会询问儿童的意愿偏好、问题或忧虑，并主动为儿童提供信息[5]。决策参与的关键在于高度重视各方（儿童、照护者和临床医师）之间的合作，以便达成共识。这一多方协作的过程体现了决策参与的发展性本质，也强调了虽然儿童有参与自身照护的意愿，但是让他们不依赖照护者和临床医师而独立做出决定的话，往往显得力不从心[8-9]。

### 一、影响患者决策的因素

个体的认知和社会–心理发展水平对其决策参与和沟通能力具有显著影响。在涉及儿童和青少年的医疗决策过程中，充分考虑他们的成长水平对于提升自主性的同时降低潜在风险和伤害是非常重要的。布鲁邦德・兰纳及其研究团队[10]强调，在允许儿童参与照护决策时，除年龄和发展阶段外，还应考虑其他因素。大多数儿童的认知发展遵循一个可预测的路径（表10–1）。虽然实际年龄可以作为评估儿童在医疗决策中参与程度的初步指标，但神经发育、个人意愿、经历、健康状况及家庭价值观等方面的个体差异，也必须在确定他们参与决策的适当程度时予以考虑。研究表明，让青少年参与医

表10–1　发展各阶段的关键组成部分

| 年龄 | 发展各阶段的关键组成部分 |
|---|---|
| 婴儿时期 | 基于信任；<br>依赖照护者作为安慰来源；<br>依赖常规 |
| 幼儿和学龄前阶段 | 形成象征关系；<br>培养个人控制感；<br>使用文字语言；<br>依赖常规 |
| 学龄阶段 | 更有逻辑性，不那么以自我为中心；<br>思维较为具体；<br>开始做出决定并坚持自己；<br>问许多问题；<br>难以做出推断；<br>培养解决问题的技能和概括能力 |
| 青春期 | 具有充分发展的抽象思维能力；<br>能够解决问题，理解信息并做出推断；<br>从事冒险行为；<br>寻求控制 |
| 始成年期 | 具有抽象思维和解决问题的能力；<br>将自己视为自主的；<br>继续培养认同感；<br>从事冒险行为；<br>自我管理技能高度依赖于社会环境 |

资料来源：改编自参考文献[11-12]。

疗决策能够增强他们的自我效能感、提高治疗依从性、加强应对挑战的能力，并帮助他们掌握必要的技能，以便在接近成年时能够独立承担健康管理的责任[13-15]。关于如何根据儿童的成长阶段让他们参与医疗决策，表10-2提供了一些实用的建议。

儿童更容易受到社会环境的影响，因此他们的决策能力往往受到他人意见和态度的左右[21]。儿童对社会影响（尤其是来自照护者）的敏感性是其成长过程中的自然特征，成年人在评估儿童的决策技能时必须将这一点纳入考量。AAP[3]也认识到了儿童这种易受影响的特性，他们认为期望儿童和青少年在所有医疗决策中都表现出完全的自主性是不切实际的，也不应强迫他们在所有照护相关方面参与决策。对青少年患者而言，父母参与决策是普遍现象，但对那些寻求更高自主权或即将被视为成人的较大青少年来说，他们期望在疾病管理过程中能更独立地参与决策。值得注意的是，尽管青少年可能具备做出决策所需的认知能力，但总体而言，与成年人相比，他们对付出与收益的权衡能力较弱，对特定决策可能带来的潜在风险考虑不够全面[22]。因此，在一定程度上，父母在儿童和青少年时期对医疗决策产生影响是合理的。

## 二、能力、胜任和同意

在儿科领域，医学治疗的知情同意必须由监护人给出，这是因为18岁以下的患者通常被认为不具备充分理解和做出医疗决策的能力。换句话说，他们被认为缺乏做出这种决定的能力[23]。然而，即便儿童和青少年在法律层面上被认为不具备完全行为能力，他们仍然可以表达是否同意治疗的意愿，并做出与其自身发展水平相匹配的有关照护的决定。研究显示，即便是年仅9岁的孩子，也能有效参与健康相关的决策过程[24]。为了确定其参与程度是否适当，我们需要通过正式或非正式的方式评估患者个体的能力，并综合考虑如前文所述的社会和认知因素。对成年人而言，临床医师在帮助患者理解医疗信息并培养其有效决策所需技能时，同样需要细致地考虑患者的社会和认知特点。当临床医师不确定患者是否能做出明智选择时，我们建议医务人员咨询心理学、伦理学等领域的同事。

如果患者具备知情同意的能力，临床医师应鼓励其做出决定。在寻求患者同意时，美国儿科学会

**表10-2　根据年龄和发展水平进行决策**

| 年龄 | 决策能力 | 参与决策的建议 |
|---|---|---|
| 婴儿时期 | 通过眼神交流和动作来表达自己的喜好、厌恶和需求 | 对孩子喜欢或不喜欢的表现做出口头回应；<br>注意眼神注视以及靠近/远离刺激物的动作 |
| 幼儿和学龄前阶段 | 能表达喜欢和不喜欢；<br>能够在一定程度上表达欲望和需求 | 使用必选问题；<br>确保提供能够兑现的选择；<br>直接向孩子询问症状相关的问题 |
| 学龄阶段 | 尽管可能不合逻辑，但能够参与并解决问题；<br>能够表达欲望、需求和忧虑；<br>他们的决定可能会受到问题和恐惧的影响 | 以上建议同样适应<br>使用适合儿童年龄的语言直接与儿童交谈；<br>评估儿童对信息和参与的偏好；<br>在低风险医疗决策中允许儿童做出选择 |
| 青春期 | 在情绪化的情况下难以做出决定；<br>决定可能更侧重于短期结果 | 直接与儿童交谈；<br>评估儿童对于信息和参与的偏好；<br>确保儿童有机会独立地与临床医师交谈；<br>在医疗护理的非协商性方面继续使用强迫选择；<br>如果符合家庭和患者的价值观，可以让青少年参与更高风险的决策 |
| 始成年期 | 法律上能够独立做出决定；<br>经济独立、社会独立的个体可能最具自主性；<br>老年人的参与将大有裨益 | 必须尊重患者的个人意愿、价值观和意愿（假设患者有能力）；<br>应鼓励老年人参与决策；<br>应注意不要无意中暗示患者像孩子一样 |

资料来源：改编自参考文献 [2,5,10-11,16-20]。

（AAP）[3]建议考虑以下四方面：①应帮助患者理解与其年龄发展水平相适应的病情信息；②患者应该知道检查和治疗的预期结果；③医师应评估患者的理解能力，并关注外界压力等影响患者同意的因素；④应征求患者对于接受照护计划的明确意愿。即使儿童缺乏同意治疗所需的决策能力，他们也可以就如何以最舒适的方式接受治疗做出决定。

对于青少年能力和胜任力的评估，目前尚未形成共识。因此，在儿科领域，我们需要制定指南来评估他们的决策能力。我们和其他一些研究建议采用访谈式提问、标准化测量或情景模拟[25]等方法来评估个体患者的能力。无论是儿童还是成人，在采用访谈形式非正式地评估其能力时，我们建议考虑四个核心胜任力。这包括：①对信息的理解力；②基于所接收到的信息，对特定情况潜在结果的理解力；③保持理性的能力（考虑付出和获益）；④对选择的表达和沟通能力[26]。表10-3列举了在临床实践中把这些核心能力应用于决策参与时的建议。值得注意的是，决策参与更多关注的是儿童如何参与照护决策过程，而非其是否应该参与[35]。即便孩子无法做出治疗决策，仍有多种方式可以让他们以一种非完全主动的方式参与到对他们的照护中。

## 三、监护和决策代理

单纯依据患者的生理年龄来决定照护者在决策中的参与程度是不够的。考虑到神经发育的个体差异，无论是青少年还是成年人，照护者都应更深入地参与患者的照护过程。对于那些在认知能力、语言表达与理解、社会情感技能及执行功能方面表现出差异的患者，他们可能需要比同龄人更多的关注和监护。特别是那些刚刚成年的患者，由于神经发育的延迟，父母或照护者可能需要通过法律手段获得监护权，以便能够代表患者做出必要的决策。通常，申请监护权涉及照护者向法院提交申请，并接受对患者能力的评估（通常由心理学家或精神科医师根据州法律执行），随后法院会安排听证会。监护权可以是临时的、有时间限制的、针对特定决策的，或者是永久性的，即包括患者当前及未来所有需要做出的决策。当医疗团队对患者是否需要监护权有疑问时，建议他们主动咨询社会–心理临床医师和法律专家，以获得专业的指导和建议。

## 四、疾病特征

由于经验通常有助于提升个人的决策能力，因此经历过慢性病或其他疾病治疗的儿童，在医疗决策方面可能比同龄人展现出更敏锐的洞察力和理解

**表10-3　儿科决策参与四大核心能力的应用**

| | 理解力 | 评估能力 | 推理能力 | 选择的表达能力 |
|---|---|---|---|---|
| 问题 | 你身体的哪个部位受到了影响？<br>你的医师们在做什么来帮助你？<br>当你接受（手术、化疗等）时会发生什么？ | 因为（疾病），你可能会发生什么？<br>你为什么需要（吃这种药，做这种手术等）？<br>如果你不按医师的要求去做，可能会发生什么？ | 你希望照顾你的成年人知道哪些事情？<br>你认为还有谁应该参与此次对话？<br>是什么促使你做出这个决定的？ | 你现在就要吃药吗，还是等5分钟再吃？<br>关于正在发生的事情，你想知道多少？<br>你希望如何参与这个决定？<br>你认为什么是对你最好的决定？ |
| 评估 | 一般智力能力；<br>语言技能；<br>健康素养 | 理解选择的能力；<br>认识潜在结果的能力 | 外部影响；<br>心理健康关注；<br>患者和家庭价值观 | 对参与的偏好；<br>患者和家属的价值观 |
| 措施/工具 | 参考神经心理学或心理教育测试；<br>健康素养评估（REALM-SF、REALM-TeenS）[27]；<br>利用“问—说—问”和“回授”法 | 动机访谈；<br>参考之前的评估措施；<br>用于评估知识的工具 | 动机访谈；<br>渥太华个人决策工具[28]；<br>心理学；<br>精神病学评估；<br>社会工作评估 | MyCHATT[29]；<br>说出我的选择[30]<br>我的愿望[31] |

资料来源：参考文献[26-34]。

力[10]。在诊断初期，儿童患者往往对自身的病情和治疗选项知之甚少，因为这些信息对他们而言是全新的，且他们可能缺乏急性或慢性病的治疗经验。然而，随着时间的推移，大多数患儿逐渐熟悉医院环境、医护人员、治疗流程和方案，他们的医疗决策技能也会逐步提高。当儿童患者在接收病情信息、提出问题及被赋予选择权方面积累经验后，这些技能会得到进一步加强[36]。随着儿童逐渐适应医疗照护，他们也获得了应对自身疾病、管理健康任务及与整个医疗系统互动的经验。有些儿童甚至逐渐成为自己医疗照护的“专家”[37]。

### 五、患者的决策偏好

除了关注青少年患者的个体发展水平，理解他们在决策参与中的偏好同样重要。在决定儿童在医疗保健中的参与程度时，我们强烈建议根据每个儿童的具体情况和偏好来制定个性化的方案[7,38]。了解患者、家人或照护者希望如何讨论棘手的问题及希望孩子如何参与医疗决策，这有助于我们获取更多有用的信息。这些信息可以通过与患者和照护者的访谈来获取，也可以通过已公布的沟通偏好测量工具来收集，例如使用MyCHATT[29]和共同决策问卷患者版（the shared decision making questionnaire，SDM-Q-9）[39]。

综合来看，研究显示，儿童希望了解自己的照护情况，即便这意味着有时需要面对一些难以接受的消息[40-41]。儿童和青少年表示，与临床医师的交流让他们感到自己更有价值[42]。此外，他们往往能比照护者更准确地描述自己的感受[43]。如果儿童患者能够理解正在发生的事情，他们通常会为手术做更充分的准备，恐惧感也会相应减少[43]。青少年通常更倾向于医师直接与他们本人进行交流，而不是通过照护者[44]。许多青少年期望能够表达自己的偏好，并选择自己接受治疗的方式[45]。即便是在讨论生命终结（end of life，EoL）和预立照护计划等严肃话题时，儿童患者也愿意积极参与其中[46-47]。

尽管研究表明儿童和青少年有能力理解复杂的决策，并评估这些决策对自己及他人的潜在影响[48]，但许多儿童承认他们并不能完全独立地做出医疗照护的选择，依然重视照护者的意见[49]。在一项最新的研究中[41]，患者及其照护者均认为患者常常会向照护者寻求信息和建议。同样地，青少年患者表达了在生命末期（EoL）强烈希望家人参与的愿望[41]，并且，当鼓励他们参与EoL决策时，患者与照护者之间的意见趋于高度一致[50]。其他关于决策参与度的研究还进一步揭示：患者通常更愿意由医师主导决策过程，或者希望医师与患者共同讨论决定[51-52]。这些研究结果对于那些担心儿童因年龄太小、无法独立决策，或可能做出不明智医疗决定的家庭来说，无疑是一种宽慰。

## 第三节　照护者在决策中的作用

在与儿科临床医师的沟通交流中，照护者始终扮演着关键角色[53]。他们通常是最重要的信息来源，尤其当患者是婴儿或蹒跚学步的儿童时，这一点尤为明显。因为这些年幼的孩子尚不能像稍大的儿童和成年人那样与临床医师进行交流讨论。然而，随着孩子的成长，他们与临床医师之间的交流开始变得越来越有意义。家人们在做决策时开始考虑孩子们的意见，这是一个新的趋势，可能会让家人们感到不适应[49]。因此，决策参与的一个关键方面是解决这些顾虑，需要向照护者阐明决策参与需要各方的共同努力，并强调患者参与决策的好处。接下来，我们将探讨照护者在参与决策方面的偏好和担忧。

### 一、照护者的决策偏好

在充分考虑每个孩子的偏好、目标和价值观的前提下，父母或监护人是协助儿童、青少年及年轻成年人做出决策的理想人选。成年人在决策时，对亲人的意见重视程度各异，这应根据具体情况而定。对儿童而言，监护人认为自己是决定何时及如何让孩子参与决策的最合适人选[49]。他们更倾向于孩子的医师首先与家人沟通诊疗信息，以便筛选出适合孩子理解的信息[43,54]。然而，在长期或严重疾病的情况下，监护人的这种保护性倾向似乎会随着时间的推移而减弱，他们更倾向于支持孩子的需求、权利和愿望[43,48,55]。出于对孩子保护的考虑，监护人可能倾向于避免让孩子参与EoL（生命终结）的决策，尽管事实上与孩子讨论死亡问题可以减轻他们的心理创伤[56]。当监护人最终与孩子谈论EoL时，他们通常不会对此感到后悔[57]。总体而言，大多数监护人都希望孩子能在一定程度上参与决策，随着疾病接近EoL阶段，他们越来越重视孩子的意见和角色[49]。

### 二、照护者干扰和观念不一致

随着孩子的成长，青少年及其照护者在医疗决策上可能会展现出不同的价值观和信念。临床医师需特别关注照护者的干预行为，这在医疗决策相关文献中频繁被提及，并被视为决策参与的障碍[53,58-60]。照护者有时可能会限制临床医师与孩子之间的沟通，其出发点是保护孩子免受痛苦，保持希望[49]。然而，这种减少痛苦的愿望可能会影响他们理解医疗信息的能力，进而影响他们向临床医师提问的意愿[54]。

在这些情况下，我们有必要深入考虑患者及其家庭的独特价值观和信念。通过识别导致意见分歧的具体因素，临床医师可以尝试与患者及其家庭/照护者找到共同点，并共同努力实现共同商定的目标。有时，孩子与照护者之间简单的沟通就能有效地解决医疗决策问题。对于那些犹豫不决的家庭，讨论共同参与决策的好处也是有益的。决策参与不仅有助于提高患者的自我效能感[15]，增强他们的控制感和能力[61]，提高治疗依从性[13,62-63]，还能改善应对能力[64]，提升就诊满意度[65]，使儿童患者在参与过程中感受到更多的价值[42]。同样，当家庭成员理解孩子只会在适当的时候做出与其发展水平相符的决策后，他们可以消除疑虑。为家庭提供具体案例，可能有助于使决策过程变得更加包容。

即使我们与患儿家长进行了坦诚的沟通并努力建立关系，分歧有时仍然难以解决。这种情况下，建议寻求心理学家、社会工作者和伦理学家等社会–心理学临床医师的帮助，特别是当某家庭阻止其子女参与决策的决定可能对患者造成伤害时，专业的社会–心理支持显得尤为必要。特别是面对青少年患者时，照护者有时可能低估了孩子理解和参与自身照护的能力。尽管通常认为如果患者未达到法定的、可做出知情同意的年龄，则不具备代表自己做出决策的能力，但在某些情况下，法庭可以认定青少年患者具备合法的决策能力。

## 第四节　临床医师的作用

在临床决策参与的过程中，医师需留意自己的决策参与观念，因为这些观念可能会影响他们与儿童及青少年的沟通方式。一些医师可能认为青少年的决策能力不足[55]，而另一些医师可能错误地认为儿童患者不愿意参与决策，这减少了他们尝试与患者讨论照护方案的次数[53]。此外，研究文献中反复提及的妨碍儿童参与医疗决策的因素还包括时间限制、担心个人意见受到挑战、缺乏统一的儿童参与方法、难以评估儿童的能力、使用与儿童发展水平相适应的语言存在难度，以及与监护人就保护倾向产生分歧[41,43,66-68]。不论个人的观点和信念如何，为了帮助儿童及其家庭在社会、情感和健康方面实现最佳结果，临床医师都有责任促进决策参与。

### 一、帮助儿童患者参与决策

在医疗过程中，临床医师可以直接与儿童沟通，鼓励他们表达自己的疑问和顾虑，从而促进他们参与决策。这种交流可以非常简单，例如，在就诊开始时向孩子们问好，并询问他们是谁陪同前来。这些细微的互动，在医疗访问中为儿童树立了积极参与照护的典范，让他们感受到自己是医疗过程中的重要一环。研究显示，在儿童发展的早期阶段和疾病初期让他们参与决策，不仅能够增强他们作为医疗照护受益者的意识，也为他们未来更深入地参与决策打下坚实的基础[69]。

一旦确立了孩子适当参与决策的先例，接下来就可以正式讨论决策参与的问题了。首先，在照护者面前询问孩子关于参与决策的意愿，这样照护者就能更好地理解孩子的感受。通常情况下，照护者、孩子和临床医师的三方对话有助于达成共识。如果照护者和孩子在决策参与的偏好上存在分歧，临床医师可以私下与照护者沟通，探讨哪些选择既符合家庭的价值观，又能让孩子参与到决策中。

为了促进儿童参与决策，使用一些结构化的临床工具将非常有帮助，例如渥太华个人决策指南[28]或共享决策问卷患者版（SDM-Q-9）[39]。美国儿科学会（AAP）[4]根据SDM-Q-9提出了以下建议：识别需要做出的决策，明确利益相关者并建立合作关系，客观介绍所有治疗方案并强调每种方案的风险和益处，了解患者及其家属对情况的理解程度，询问他们的偏好和优先事项，以及促进各方之间的协商并做出行动决策（并计划日后再次审查此决策）。这些访谈问题和考虑因素同样适用于成年人群，并可能成为有用的临床工具。为了更有效地与家庭进行讨论，AAP[4]还推荐采用“问—说—问”谈话模式和“回授”方法等策略。

## 二、治疗相关决策和选项的合理使用

照护是一个连续性的过程，在此过程中，每个阶段都存在为患者提供选择方案的机会。这就要求我们综合考虑多种因素。年龄和发展阶段当然是基础性的考虑因素，但正如之前所述，在设定与医疗决策相关的选项时，我们不应仅限于这两个因素。根据美国儿科学会（AAP）的指导原则[4]，当儿童有机会就是否进行某项活动做出选择时，我们应该及时告知他们；在我们提出选项后，我们应当尊重并接受孩子的选择。如果孩子的决定不能得到尊重，那么提供选择就失去了意义。例如，如果我们无法接受“不”的回答，那么我们就不应该向孩子或患者提出“我现在可以给你吃药吗？”这样的问题，而应该改为“你现在想立即服药还是5分钟后服用？”。对于那些具备较高决策能力的青少年，我们可以在照护者和临床医师的支持下，引导他们参与一些风险较高的决策，例如，是否参与临床试验。AAP在其临床报告《共同决策与残疾儿童：共识之路》中，详细列举了与患者进行交流的多种方式，包括“选项谈话”“选择谈话”“决定谈话”[4]。

照护者和临床医师都有责任为儿童患者创造一个特定的环境，帮助孩子们有机会运用他们日益增长的决策技能，并帮助他们在未来的时间里将这些技能应用得更加恰当[70]。临床医师需要根据患儿的个人能力来评估哪些任务和决策是他们能够胜任的，并且要意识到过早或过度地赋予患儿责任可能会带来不良后果，例如，依从性降低等[71-74]。

## 三、生命末期照护的决策参与

在儿科医学领域，人们已经意识到在生命末期（EoL）和生前预嘱（ACP）阶段的决策参与过程迫切需要改进[75]。尽管儿童患者普遍表达了参与EoL讨论的强烈愿望，但遗憾的是，这类讨论很少发生[41,47]。多种因素导致儿童未能参与决策的现状，包括临床医师在讨论这些问题时感到不适，照护者更倾向于隐瞒信息以保护孩子，以及担心讨论这些问题会削弱患者的希望[41,46]。

正如本章之前所述，确保患者及其家属/照护者参与沟通偏好和照护目标的讨论，是临床医师不可推卸的责任。在与患者和家属就诊断、治疗和预后目标进行沟通时，临床医师应特别询问他们已了解的信息，以及他们希望了解关于自己或孩子疾病的哪些方面[76-77]。这一建议同样适用于与儿童和青少年的沟通；儿童患者通常比他们的照护者所认为的更了解自己的病情[78]。如果不清楚孩子对病情的认知和理解程度，家属和医师可能无法恰当地回答问题、纠正误解或缓解焦虑。此外，医师在传递信息后，应确认家属和患者的理解程度，并关注他们对诊断和预后的情感反应。有些孩子可能需要时间来处理所接收的信息，并在谈话过程中显得不感兴趣或分心，医师应持谨慎态度，避免草率地认为这是缺乏参与意愿的表现。应经常评估沟通意愿，特别是在治疗方案有变动时。这样做可以避免在儿童和家属/照护者承受巨大压力时，还要进行意外的决策参与讨论[16,46]。

与患者及其家属就EoL决策进行的对话应当真诚且直接，同时要充满同情心，特别要注意选择适合孩子年龄阶段的辅助材料以确保有效沟通[46]。已有许多专业文献提供了关于EoL决策讨论的指南，值得参考[16,46,79-81]。此外，一系列有助于促进对话的半结构化访谈工具也已被开发，例如，《这是我的世界》《说出我的选择》《我的愿望》《我的聊天》等[29-31,82]。如需更多关于如何与儿童患者进行EoL谈话的指导，请参阅相关资料[11,80]。

## 第五节 照护血液肿瘤儿童患者

尽管本章回顾的文献覆盖了多种儿童及成人慢性疾病，在照顾血液恶性肿瘤患儿的过程中，我们有很多机会引导患者及其家属全程参与诊疗决策，逐步培养他们的决策能力。确诊之初，即便治疗遵循严格的标准化方案，也应鼓励儿童患者参与决策过程，与儿童生活专家、心理学专家及其他儿童医学专家进行交流，以适应孩子的发展水平和个人意愿，共同探讨诊断、预后和治疗计划。治疗启动时，应向他们提供科普教育，解释治疗的具体实施方式，并鼓励他们表达意见，讨论在后续治疗遇到困难时如何获得安慰和舒适感。在诊断时及整个疾病过程中，涉及肿瘤研究的决策，都可以利用前文详述的技能和策略来实现。当疾病复发或出现并发症时，关于生命终点的决策可能变得更为紧迫。然而，许多患者及其家庭即使在病情早期、健康状况良好或预后乐观时，也愿意进行此类决策的讨论。在整个儿童血液恶性肿瘤的治疗过程中，最关键的是拥有一套精心设计的决策参与实施方法，从选择哪根手指放置氧饱和度仪，到决定是让头发自然脱落还是剪掉，甚至是下达DNR（不实施心肺复苏术）的指令。

## 第六节 总结

尽管有文献建议让儿童参与自身的医疗保健决策，但决策参与对于患者、照护者，甚至是临床医师来说，仍然具有挑战性。照护者和临床医师之所以在决策参与上感到困难，似乎源于他们担心儿童无法承受与其年龄不符的信息量和决策压力。然而，这种担忧在很大程度上是不成立的，因为决策参与是一个连续的过程，它充分考虑到患者的发育阶段、过往决策经验、个人意愿和价值观，并与主要照护者的意愿和观念相结合。儿童患者本身便有着强烈的参与意愿[40,42,44-47,50]，这一观点也得到了美国儿科学会（AAP）的支持[1,3-4]。

要使儿童决策参与真正落地，临床医师必须深入了解决策参与的种种障碍，掌握促进参与的有效方法，具备处理患者、照护者和医师之间分歧的能力。在诊断和治疗阶段，应尽早明确患者和照护者的意愿，并在整个疾病过程中定期评估。事实上，所有年龄段的儿童患者，都能以不同的形式参与到医疗保健的沟通和决策中来。患者、照护者和临床医师之间可以达成共同的沟通或照护目标，努力建立牢固的多方联盟。在此过程中，使用与发展水平相匹配的语言、考虑个体化因素以及合理使用选择权和同意权，都是重要的。已有大量的临床工具可帮助临床医师实现这一过程，强烈建议临床医师在实践中借助或参考这些工具。

（陈聪 译　龚苏苏 校对）

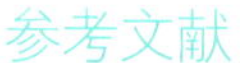

# 第十一章

# 血液恶性肿瘤和其他严重血液病的预立医疗照护计划

Vinay Rao，Dana Guyer

**案例**

W女士42岁，既往有产后抑郁症病史，因“持续疲劳2个月，呼吸急促1周”就诊。她的初级保健医师详细询问其病史后进行体格检查，发现患者面色苍白、有淤斑，血常规结果显示白细胞增多（白细胞$88 \times 10^9/L$）、贫血（血红蛋白72 g/L）和血小板减少（血小板$55 \times 10^9/L$）。医师将结果告知W女士，随后她立即前往三级保健医院就诊。在血液科接受进一步检查，被诊断为AML。到目前为止，W女士接受诱导化疗后尚能耐受治疗，那么，为W女士制订预立医疗照护计划究竟有什么作用呢？

## 第一节　预立医疗照护计划的定义

预立医疗照护计划（ACP）旨在探索一个人对未来患病时医疗照护的目标和价值观，并将这些目标和价值观传达给护理人员和临床医师。ACP是一个持续的过程，而非孤立的事件，它可以在诊断之前和整个疾病过程中发挥作用。尽管它很重要，但大多数年轻人很少进行ACP。此外，许多年轻人在健康状态下很少考虑未来可能发生的问题。有些人会指定代理决策者或完成一份持久的医疗保健委托书（durable power of attorney for health care，dPOA-h），但大多数健康的人除指定代理人外，没有参与任何有意义的ACP。尽管“谈话节目”和其他类似的组织一直致力于推动美国人民参与ACP，然而，在患病时参与过ACP的患者比例仍然很低[1]。因此，当诊断出患有严重疾病时，曾经参与过ACP谈话显得尤为重要。

ACP涵盖许多不同类型的计划，但所有ACP都具备四个核心方面：①考虑目标和价值观；②深入了解疾病和相关预后；③做出医疗决策；④交流并传达这些决策。ACP的关键部分是引导患者考虑个人价值观及他们在疾病过程中最看重的事情。一些人认为延长生命至上，而另一些人更关心QoL，力求保持独立或避免成为家庭成员的负担。患者期望并应享有医疗保健方面的自主权，医师的家长式角色已不再那么明显。然而，平衡个人愿望和医学的合理性至关重要。ACP为个人目标、自主愿望与医疗现状相结合提供契机。

当一个人被诊断出患有严重疾病时，ACP的第二和第三部分变得尤为重要。第二部分包括了解与疾病相关的具体照护措施及可能需要做出哪些决定。鉴于每种疾病都有其独有的特征，这些特征能够为制订何种计划提供重要信息。例如，当一个人被诊断患有慢性肾病时，应该细致地与患者讨论透析。然而，对食管癌患者来说，讨论透析显得不那么重要，与他们讨论管饲生活和营养支持治疗更为重要。当一个人被确诊为高危血液恶性肿瘤时，患者应与医疗团队紧密合作，深入了解疾病和相关预后、预期病程及未来可能做出的决策。

ACP的第三部分是探讨一个人在特定情况下会选择何种照护方式。在面临类似的情况时，由于每个人的价值观差异，其反应各不相同。此部分将前两部分进行了整合，当人们明确什么对他们来说最重要，并了解自身疾病和可能面临的治疗选择，他们便能规划自己在特定的医疗情况下期望得到何种照护。以案例中的W女士为例，当被告知在移植和细胞治疗期间心搏骤停是可能发生的并发症，由于W女士最关心的是她儿子的成长和未来，她可能会决定接受心肺复苏术（cardiopulmonary resuscitation，CPR）和气管插管，这样她才极有可能见证儿子高中毕业的重要时刻。ACP给予每个人表达他们在面对特定医疗状况时将如何反应及他们期望照护者和临床医师将做出何种治疗决策的权利。

ACP的第四部分是交流目标、价值观及个人对个人照护网络（包括家人、朋友和临床医师）做出的决定。这一方面是最关键的，因为如果没有完成，它可能会削弱甚至否定个人所做的所有其他重要工作。假设这样一个场景：一个人就她可能选择的照护方式做出了很多决定，却从来没有告诉任何人，也未以任何形式记录这些愿望。如果这个人无法自主决策，代理决策者将不知道该做出什么决定，此外患者可能无法按照他的意愿接受治疗。关于个人的意向决策可以通过口头或书面形式传达将在下文进一步详细讨论。

ACP不应该被视为是一个孤立的事件，上述提及关于ACP的四个具有深远意义的步骤——思考目标和价值观、了解疾病、做出医疗决策及交流这些决策——在患者的疾病或心态发生变化时，可以根据实际需要重复进行。

## 第二节　预立医疗照护计划的益处

在未来和特定情况下，ACP能够保护患者的自主权，确保患者能得到他们希望的照护类型，从而积极主动选择而不是被动接受，可以有效防止或避免不必要的痛苦或不必要的照护。这些对话对患者和选定的代理人至关重要。当一个人无法再自主做医疗决定时，代理人必须决定维持生命的治疗是否对患者有意义。在这个过程中代理人可能面临巨大的情感、心理挑战和社会负担。代理人会在决定放弃某些治疗时感到内疚；代理人可能会与其他家庭成员或其他照护者产生分歧，导致所有相关人员都感到痛苦。当人们提前与选定的代理人讨论他们生命末期（EoL）的照护需求时，代理人仅是传达者而非决定者，这能有效地减轻他们做决定时的罪恶感。

血液恶性肿瘤具有不可预测性，这增加了ACP的复杂性。由于肿瘤遗传异质性，每个患者的预后既可能是治愈，也可能是死亡。与实体瘤相比，血液恶性肿瘤往往影响年轻患者，而他们没有考虑过未来照护决策选择问题。这些因素不仅使ACP更具挑战性，也使ACP显得尤为重要。特别是在接受HCT或嵌合抗原受体T细胞（CAR-T细胞）治疗的患者中，高风险治疗可能导致患者在治疗过程中的某个时刻失去决策能力。突出实体瘤和血液恶性肿瘤之间的区别非常重要。一个被诊断为晚期癌症的人，可能从未被告知有治愈的可能性。这种情况可能会使患者更加意识到自身健康每况愈下，了解预后后患者更有可能与医疗团队及其决策代理人交谈EoL关怀偏好。相反，有患高风险血液恶性肿瘤的人，如上述病例中的W女士，可能会专注于治愈的可能性，从而不太可能考虑和沟通她的EoL关怀偏好。不幸的是，W女士在患病后病情危重，可能没有足够的时间仔细考虑并沟通她的EoL关怀偏好。血液恶性肿瘤患者病情严重后，进行有意义的ACP的时间十分有限。因此，尽管血液恶性肿瘤患者治疗目标是治愈，血液恶性肿瘤中的ACP与实体恶性肿瘤患者一样重要。

关于ACP对血液恶性肿瘤患者的益处的研究通常把完成预先指示（Advance Directive，AD）和复苏状态文件作为替代指标，因为ACP谈话的频率、质量和深度难以衡量。这些研究表明，在不同场景下，血液恶性肿瘤患者完成AD的频率约为50%[2-6]。

既往研究表明，ACP可以避免患者EoL时接受过度和不必要的干预措施。单中心研究发现接受异基因HCT且完成AD的患者较少需要转移至重症监护病房（ICU）和机械通气[2]。这些结果表明ACP谈话有助于患者更好地认识疾病，并减少重症患者对过强和侵入性措施的需求。

## 第三节　预立医疗照护计划的阻碍

虽然ACP的益处已得到广泛认可，但进行谈话并完成AD仍面临障碍。关于EoL照护、疾病恶化和死亡相关谈话的困难重重，这些困难可能与个体患者、个体临床医师及实际操作中的挑战相关。

常见的ACP实施的困难包括年龄、种族、文化/民族、宗教和社会经济地位等患者因素。年轻患者很少考虑未来的健康状况和EoL照护偏好；他们往往认为自己将保持健康，因此不愿过早担忧生病或死亡的问题[7]。种族和民族因素在ACP中也扮演着重要角色；在美国，相比白人老年人，黑人和西班牙裔美国老年人AD完成率较低[8]。尽管预后不佳，但他们更倾向于接受维持生命的疗法。少数民族人群接受更多强化EoL照护，这背后有诸多已知和未知的原因。ACP谈话也会因各种原因受到宗教和个人信仰的影响。有些人坚信生命的奇迹可以预防死亡，因此对ACP怀有消极态度，认为它会阻碍奇迹的发生。低社会经济地位同样影响能否获得维持生命的强化疗法之类的照护和医疗保健[9]。缺乏教育和健康素养可能成为患者正确理解预后和治疗方案的障碍，导致最终患者接受的照护与目标不一致。

临床医师对ACP的看法褒贬不一。临床医师对疾病预后的不确定性及对保护患者心理健康的期望可能成为进行ACP的障碍[10]。判断预后总是充满挑战性；临床医师时常高估患者的预后[11-13]。这种高估可能会给临床医师造成错觉，认为可以等到患者出现疾病恶化后才进行ACP谈话。小部分研究表明，ACP谈话的另一个障碍是临床医师的担心，他们担心剥夺患者治愈的希望和（或）给患者造成心理和情感上的压力[3,5,7,10,14]。临床医师进行谈话的舒适度和经验也可能成为ACP实施的限制因素。传统的医学培训很少会传授ACP的沟通技巧，而提升这些技能需要时间和实践。此外，卫生健康系统中的障碍包括与每位患者有限的相处时间及语言障碍，这些也可能影响ACP交流的效率。

个人经历、信仰和价值观会影响临床医师对死亡的看法，并进一步影响他们参与ACP谈话的能力和意愿。以下这些因素可能会影响临床医师参与这些谈话：与患者的共情、个人所经历的损失、对死亡和残疾的恐惧、个人心理健康状况及面对不确定性低容忍度[15]。临床医师应具备自我意识，意识到自己的情绪状态和潜在的风险因素，以防止在进行预先照护计划（ACP）谈话时过于情绪化或与患者的经历产生脱节。他们应该额外投入时间进行自我反思，并与其他同事、跨学科团队和个人支持体系分享和讨论自身感受。意识到这些个人层面的障碍是克服它们的第一步。

流程管理缺陷阻止了许多人参与ACP并完成AD表格。获取恰当表格的途径十分有限；患者和临床医师可能不知道如何获取这些表格，并且表格可能并未提供他们的第一语言版本，临床医师可能无法充分解释如何填写这些表格；患者可能不知道填写每份表格的目的是什么，他们可能对文件中所使用的语言/措辞感到困难，或者可能不知道如何将谈话中他们表达的偏好准确地以表格形式呈现。此外，患者可能很少接触公证人或2名非医疗见证人。他们也可能难以将这些表格分发到医院电子病历系统、其他临床医师诊所和（或）其他家庭成员的家中等适当场合。

ACP的实施面临财务和流程管理方面的障碍。获取并完成AD和参与有意义ACP谈话所需要的必要资源可能有限。

血液恶性肿瘤患者在进行ACP时面临独特的挑战。进行此类谈话的障碍包括患者群体特性、患者和临床医师的态度/信念以及预后的不确定性[16]。通常高风险的年轻血液恶性肿瘤患者出现并发症的情况比实体瘤患者少。与生活经历丰富的老年患者相比，许多年轻患者更难以接受和适应自己被诊断为癌症的事实。这些年轻患者可能是家庭在经济、情感和后勤上的依靠，尤其是对于有孩子的家庭。对大多数30岁左右的人来说死亡是如此遥远和陌生，这可能让人觉得它几乎不可能发生。

与绝大多数普通人一样，一些血液恶性肿瘤患者认为自身的病情不至于严重到需要进行ACP。就W女士而言，尽管她病情危重，但由于她现在能够耐受治疗，并且存在被治愈的可能性，她从未考虑过疾病可能急速进展恶化。她缺乏未来出现治疗毒副作用或疾病复发可能会显著缩短预期寿命的意识。她甚至认为由于她仅被诊断了几个星期，ACP并不适用于她。这种认知的缺乏可能会阻碍她进行ACP。

另一个患者面临的障碍是他们认为健康结果是由于偶然或意外事件引起的，个人对自己的情况几乎没有控制权[3]。例如，当临床医师试图与患者进行ACP，同时也表示预后难以预测时，患者可能会回答类似“我也可能被闪电击中或被公共汽车撞到”的理由以此避免谈话。不幸的是，在临终之前大多数人都生活得很好，这种想法假设死亡是瞬间发生的。血液恶性肿瘤患者可能在EoL时经历严重的身体和心理负担，更有可能在医院度过余生[17]。ACP可以帮助患者在EoL临近时按照自己的意愿应对死亡。

与晚期实体瘤相比，由于血液病患者的治愈率更高，血液学家/肿瘤学家可能比实体瘤肿瘤学家更推荐以强化治疗为导向。他们也可能因为认为患者能被治愈，而不推荐ACP。临床医师可能认为ACP谈话会降低患者的希望，并质疑医疗团队尽力提供治愈的承诺。一项研究数据显示，与接受HCT治疗的患者讨论死亡风险并没有降低希望或对临床医师承诺的看法[7]。一些临床医师认为他们的角色是为患者“战斗”，而不是为死亡等所有潜在的不良结果做准备[10]。他们认为安抚患者、提供动力、保持积极态度和在疾病复发后重新树立信心应优先于ACP。一些临床医师甚至认为这些角色与ACP存在冲突。尽管经验数据有限，但他们担心讨论死亡会损害患者的心理健康，导致更差的生存结果。

身体功能状态的恶化和恢复的波动性使预测血液恶性肿瘤的预后具有挑战性。有时，临床医师会等到患者出现临床恶化的迹象或预后较差时才开始进行ACP对话。不幸的是血液恶性肿瘤的临床病情可能迅速恶化，没有预警，患者的预后可能在患者生命的最后几个小时或几天内并不明显。相反，"超级反应者"的概念可能是启动这些谈话的另一个障碍。当临床医师、患者和照护者观察到类似"超级反应者"的异常积极的患者病例时，这种零星特例可能会歪曲预期结果，并延迟所有患者的ACP对话。

## 第四节 关于预立医疗照护讨论的建议

何时与患者讨论ACP是一个复杂且难以抉择的问题。当一个人接近EoL时，进行复苏状态讨论很重要，但讨论ACP的谈话机会可能并不明显。在血液恶性肿瘤患者的整个疾病过程中，有很多适合讨论ACP的机会。在识别ACP讨论时机上，一个有用的建议是在有变化发生时就要考虑鼓励患者和照护者就ACP进行讨论。任何的病情变化、治疗的变化及患者机体功能的变化都是临床医师邀请患者进行ACP讨论的机会。

高危血液恶性肿瘤的诊断之初就是与患者和照护者进行ACP谈话的合适时机。这种谈话也可以作为未来讨论的锚点，让临床医师了解患者是一个对生活有着怎样目标、价值观和愿景的人。与患者开展早期谈话的一个主要话题是关于确定代理决策者，询问患者"如果您无法说话，谁最能代表你做决定？"另外一个在诊断时或诊断前的重要谈话主题应是关于初谈预后和介绍限时尝试治疗试验的概念。

限时尝试治疗试验是指为患者提供一种治疗并在限定时间后重新评估治疗的有效性。例如，在CT扫描之前的6个化疗周期是化疗的"限时尝试治疗试验"。尽早让患者接受"没有任何治疗效果是确定"的这一概念，对临床医师将来进行对话很有帮助。住院治疗是一个与患者和照护者讨论其治疗期盼和照护偏好的绝佳时机，这时不仅有更多时间与患者交谈，临床医师还可以在患者住院期间评估其身体状况。许多医院都有与每位患者讨论复苏状态的标准流程。许多有治愈可能的血液恶性肿瘤患者会选择复苏状态"满分代码"（首选接受心肺复苏和机械通气），这对他们可能是合适的选择，但也有许多患者选择不接受心肺复苏术或机械通气，他们认为这些医疗干预对他们没有益处。每次入院时进行ACP谈话可以更好地了解患者的这些意愿。

在开始新的治疗时是另一个适合开展ACP讨论的时机。当患者目前的治疗效果差或者有难以耐受的不良反应时，她/他可能会转用不同的化疗方案，或者如果符合条件，将会入组最新疗法。在这些情况下，临床医师可以与患者讨论一些关于未来的治疗困境。临床医师与患者可以共同希望一个好的疗效，但是应强调治疗也存在无效的可能性。假设临床医师在认为下一轮治疗达成患者预期目标的可能性极低，或者认为继续治疗属于负担而非收益的情况下，她/他可能会选择不进行治疗，或建议不再做疾病特异性治疗。当由临床医师提出不进行某些治疗或手术的建议时，这在一定程度上减轻了患者和照护者的决策负担。与家长式临床决策不同，这种方式把治疗决定与患者的目标和价值观结合在一起考虑，体现了对患者自主性的尊重。

进行ACP的最后时机是当患者的临床病情恶化至临近死亡之时。出现恶化时，临床医师应当清楚地向患者及照护者说明预后极差。这是一个让患者表明EoL意愿的机会，如果符合患者意愿的话，这也是一个建议其考虑临终关怀的机会。

图11-1展示了与不可治愈性疾病患者（例如晚期实体恶性肿瘤）启动ACP谈话的时间点（文后彩图11-1）。反之，图11-2显示了即使在有可能治愈的情况下，与血液恶性肿瘤患者启动ACP谈话的时机（文后彩图11-2）。重要的是，要在开始治疗前及改变治疗时，就"期待理想结果（治愈）的同时，要为其他可能性做准备[当疾病进展和（或）

功能状态下降时]”这一理念进行讨论。即使得到治愈，一些疾病也会出现复发，因此，ACP仍应继续。图11-3总结了在疾病的每个阶段的讨论主题。图11-4列出了在讨论各个主题时用得到的词语和短语。最后，表11-1提供了可供参考的ACP资源。

除了血液恶性肿瘤，ACP对于SCD以及其他血

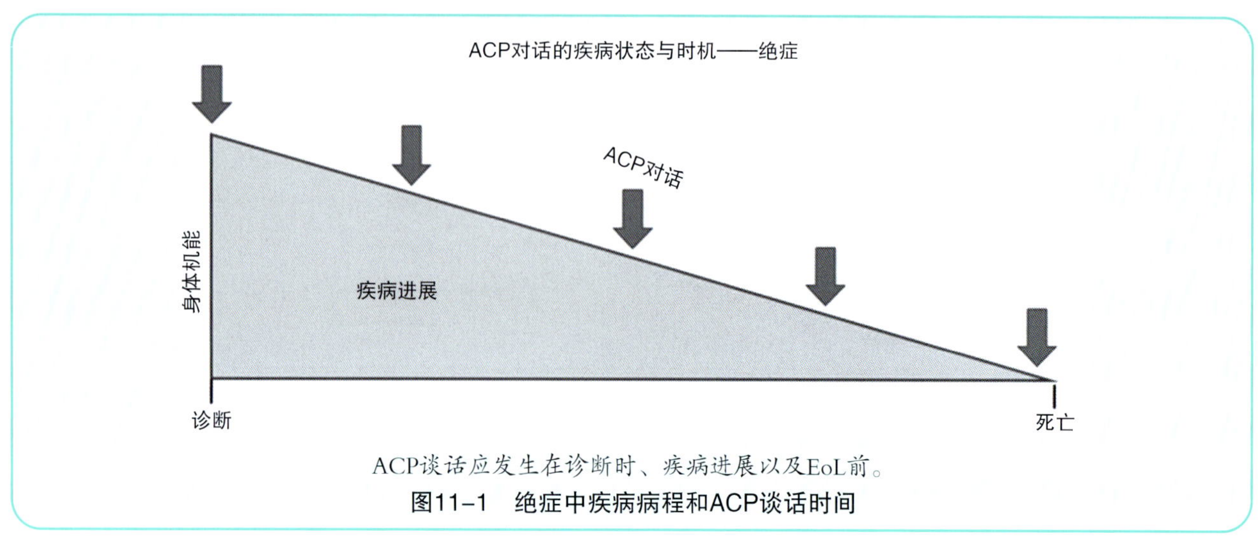


ACP谈话应发生在诊断时、疾病进展以及EoL前。

图11-1　绝症中疾病病程和ACP谈话时间

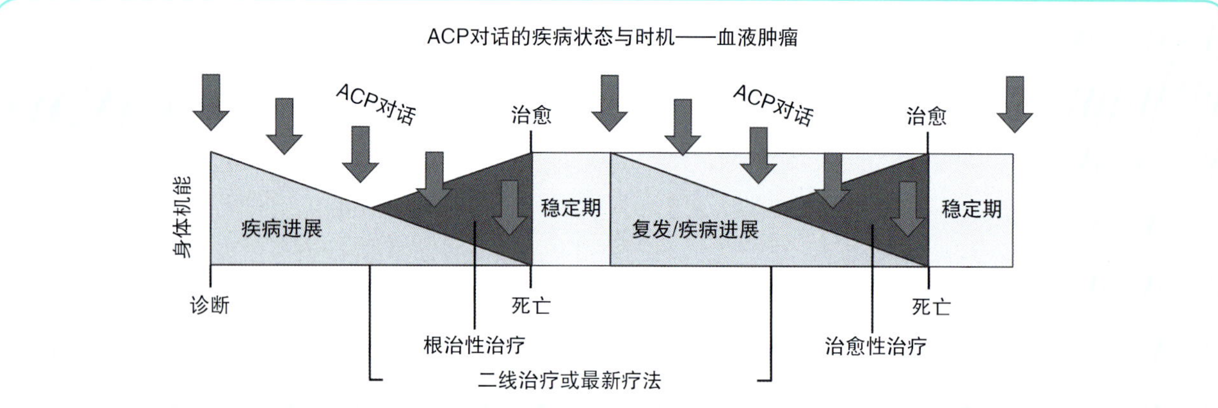


即使有潜在可治愈的疾病，ACP谈话也应在以下时间点进行：诊断时、疾病进展/功能衰退、治疗变化或考虑最新疗法、临近EoL。由于一些疾病会出现复发，即使治愈了ACP仍应继续。

图11-2　高危血液恶性肿瘤中疾病病程和ACP谈话时间

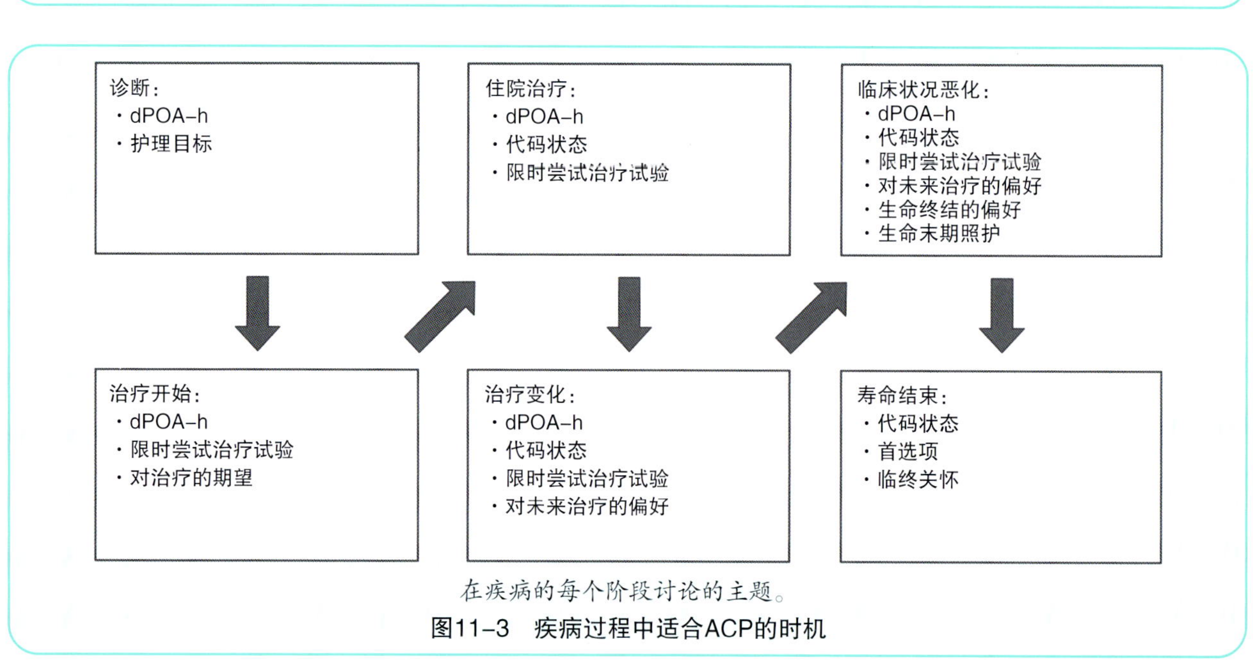


在疾病的每个阶段讨论的主题。

图11-3　疾病过程中适合ACP的时机

ACP对话中用于确定决策代理人

- 如果有一天您无法自己做出医疗决策，您想让谁来替您做决定?
- 谁是您会求助来协助您做出医疗决策的人?
- 如果由于某些原因您无法与医师沟通病情，谁会代表您与医师进行交谈?
- 有人协助您做重大决定吗?

讨论紧急状态

- 当您心搏骤停后您希望医师如何治疗您?
- 您有没有想过依靠生命支持治疗维持生命?
- 在生命的最后时刻，什么对您最重要?
- 我们如何知道上帝决定何时带走您?

临终关怀讨论

- 当没有任何治疗能有助于您延长生命，您希望自己得到什么样的医疗照护?
- 这是一个很艰难的话题，但我想知道您是否想过您希望在哪里去世。
- 对您来说最重要的是什么?
- 上帝决定您的下一步之前，我的工作是让您感到舒适。我们能谈谈您希望是什么样子吗?

图11-4 在确定代理决策者、讨论代码状态和讨论临终关怀时使用的词汇

表11-1 预立照护计划资源，包括网站和说明

| ACP 资源 | 网站 | 描 述 |
|---|---|---|
| 5个愿望 | fivewishes.org | 提供讨论和制订死亡计划方法的生前遗嘱<br>记录照护选择 |
| 表达我的选择 | fivewishes.org/Voicing-my-choices | 为青少年和儿童提供生命意愿，让他们在自己的健康和医疗问题上拥有发言权<br>个人照护和遗产处理 |
| 严重疾病谈话指南 | https://www.ariadnelabs.org/areas-of- work/ serious- illness- care/resources | 临床医师提供语言和策略讨论的程序<br>目标、价值观和愿望 |
| 谈话项目 | conversationproject.org | 促进广泛讨论的公众参与倡议<br>关于表达和尊重临终关怀意愿 |
| 重要谈话 | vitatalk.org | 临床医师培训，以提高沟通技巧<br>严重疾病 |
| 垂死的事物 | dyingmatters.org | 一种旨在增加关于临终关怀讨论的纸牌游戏<br>以简单的方式设置偏好 |
| 为照护做好准备 | prepareforyourcare.org | 网站是一个循序渐进的计划，有视频故事，帮助患者理解和表达照护选择 |

液病患者来说也极为关键。相较于一般人群，SCD患者的平均寿命更短，并且他们将面临许多与疾病相关的挑战[18]。对于这类患者，应当尽早开始ACP（预先指示）的讨论，甚至可以在儿童时期就启动，并持续贯穿患者的整个疾病历程。虽然镰状细胞病患儿的父母通常扮演代理决策者的角色，并基于儿童的最佳利益来做出医疗决策，但是让儿童参与决策过程，并鼓励他们对医疗干预措施表示同意，可以加深他们对疾病及其后果的理解，这将有助于他们在成年后能够独立地做出医疗选择。更多详细信息请参阅第九章了解有关决策参与的内容。

## 第五节　预立医疗照护沟通

与患者探讨死亡和临终事宜可能会引起不适感。临床医师在进行ACP时，常常会感到担忧：担心患者的反应、对患者情绪和心理状态的影响、对医患关系的潜在影响，以及自己对患者情绪的应对。这种不适感实际上是临床医师人性化的自然反应。学会调节这种不适情绪很重要，因为当临床医师能够先处理好自己的情绪时，他们将更擅长引导患者的情绪。一旦患者和临床医师共同克服了这些障碍，并意识到ACP的益处，他们就一定能找到有效的沟通方式。虽然开展ACP谈话可能充满挑战，对许多临床医师而言，开始谈话可能是最艰难的一步，但运用卓越的沟通技巧可以使之变得更加容易。

首先，确保有合适的人参与，同时获得患者的同意以讨论未来的计划，这是开展对话的良好起点。这种初步的框架能够使患者在几乎没有主动权的情况下获得一些控制感。此外，相较于提供过多或不必要的信息，询问患者的需求将更有助益。临床医师可以通过以下方式引入ACP对话：“W女士，现在可以开始谈话吗？我想和您讨论一下您的白血病病情，以及我们将如何协助您规划未来的治疗。但在开始之前，我想了解您希望如何接收医疗信息。您是希望了解所有的细节，还是只关注大致的方向？”这种开场方式能够引导出对开始对话的同意，列出讨论事项，并获取关于患者希望如何接收信息的具体偏好。尽管许多患者希望了解医疗和预后信息，但在某些文化背景下，一些患者更倾向于让他们的照护者来接收这些信息。发现并记录这一点非常重要。同时，与不愿意接受医疗信息的患者讨论其医疗状况和预后也同样重要。临床医师应深入理解患者对这些话题的顾虑。患者对前述问题的回答可以帮助临床医师更深入地了解患者对自己疾病的认知和看法，从而更有效地进行沟通。

其次，在获得进行对话的许可之后，接下来的步骤是询问患者他们已经了解了哪些信息。患者所掌握的信息可能与临床医师提供的信息存在差异。在每次的ACP对话中，了解患者的真实理解程度是十分重要的，这不仅有助于节省时间，而且能够确保信息的准确传达。“W女士，请您告诉我，您对您的白血病病情有何了解？”这种直接的提问方式能够帮助我们获取关于患者对疾病的了解、健康知识水平、决策能力及对医疗系统的信任度等多方面的详细信息。

在临床医师评估了患者的认知水平之后，他们将面临ACP对话中一个充满挑战的环节——讨论患者的预后。即便面对能够坦率地向医师询问“我还能活多久？”的患者，临床医师若不主动提供，也可能无法顺畅地传达预后信息。血液恶性肿瘤患者对于了解预后的态度各异[11]。一些患者渴望了解自己的预期寿命，而另一些则选择回避。避免谈论死亡可能会加剧患者的恐惧和焦虑。了解最佳和最差的可能结果，有助于患者更深入地理解自己的病情，并清楚各种选择可能带来的后果[19]。即便在探讨有限的预期寿命和死亡时，患者也会分享“什么对他们来说是有意义的”以及“在悲伤和不确定性中，什么可能给他们带来快乐”这类宝贵的信息。例如，临床医师可能会说：“我们一直在讨论尽我们所能治愈您的癌症。我们所有人都希望您能好转，这是最好的情况。但作为医师，我也有责任告诉您最坏的情况。如果您的癌症在接受各种治疗后仍在恶化，您已经到了需要考虑EoL（临终关怀）的时候，您认为在那个时候，什么对您来说是最重要的？”

当患者寻求了解自己病情的预后时，临床医师坦率地承认预后的不确定性至关重要[16]。临床医师并非全知全能，但这并不意味着他们的技能或专业知识有所不足。坦诚地分享自己的医学知识及其局限性有助于建立信任的医患关系。同时，这还能消除患者可能存在的疑虑，即医疗团队可能在隐瞒他们的预后信息，或者利用ACP谈话来规避告知不利消息。以下是一个谈话示例："W女士，根据您的癌症分型，很难准确预测您的预后情况。有些患者通过治疗有所好转，而另一些则没有。治疗有效的个案可能会完全康复。但也有可能因为癌症的进展或治疗的不良反应，部分患者的健康状况会急剧恶化。"患者和临床医师都可能面临未知的挑战，但不确定性不应成为避免讨论的借口。认识到不确定性及其带来的焦虑，可以帮助临床医师与患者更好地共情："我们大多数人都希望了解未来会发生什么，这种未知确实令人恐惧。您的感受是正常的，我也会有同样的感受。"

临床医师常常因为不愿意剥夺患者的希望或伤害患者及其家属的情感而回避参与ACP[12]。然而，希望是一个动态且多维度的概念。随着时间的流逝，患者对于治愈和长寿的期望可能会演变为对其他事物的渴望，比如与家人共度时光、减轻症状、在家中安度晚年等。这种转变涉及"目标重构"的理念，即当患者面对病情变化时，他们可能会选择调整原先的目标，转而追求一组更易实现的新目标[20]。患者保持希望与参与ACP并不矛盾。以下是一种向患者及其家属传达这一理念的方式："无论是因为癌症还是其他疾病，在我们的健康状况恶化或生命即将走到尽头时，我们仍然可以怀抱希望。虽然我们可能不再期望治愈或延长生命，但我们仍然可以期待其他事情。例如，我们可以希望有更多时间与家人相聚，不受病痛困扰，以及尽可能舒适地在家中度过余生。"这通常是恰当的、有益的，并且充满关怀的提问方式是询问一个人"您有什么愿望吗？"了解答案后，无论结果如何，接下来合适的问题是"您还有其他愿望吗？"

一些患者能够有效地应对生命末期谈话，而有些患者则可能在这些对话中遇到挑战。积极重构的技巧能够帮助人们以更积极的角度看待情况[21]。在给予患者机会反馈和分享他们的情感之后，临床医师可以主动引导患者将对话从不可控的内容转向可控的内容。例如，了解预后不佳的信息可以帮助患者认清生活中对他们而言重要的事项。这可能意味着他们会决定花更多时间与孙子孙女相处，去海滩，或者完成"遗愿清单"上的事项。这些信息同样有助于了解患者在预期寿命内可能选择哪些医疗干预措施。有些人可能会表达，"如果我只剩下3个月的生命，我不想接受进一步的疾病治疗。"以下是一个如何在谈话中引导积极重构的例子："尽管我们无法改变您生命的长度，但您仍然可以对您的生活状态做出选择。我们的重点应该放在如何帮助您以您希望的方式度过余生。"

采用标准化的ACP谈话，能够有效缓解患者的焦虑和不信任感，使他们在交流中更加坦诚。这种标准化的ACP谈话适用于所有高风险血液恶性肿瘤患者，并且是移植前准备的理想步骤之一。若缺乏标准化的谈话流程，患者可能会误以为自己预后不良，从而被单独约谈。他们可能会疑惑："为什么偏偏是我？情况一定很严重。"标准化的谈话流程可以避免患者怀疑医师有所隐瞒："是不是对我有所保留？为什么之前没人跟我提过这些？"相反，患者应当了解这类对话是常规操作，医师已经与许多情况类似的患者进行过此类交流。通常，我们可以向患者解释如下："对于每一位与您情况相似的高风险血液癌症患者，我们都会尽力帮助他们规划未来可能发生的所有情况，无论好坏，也不论他们的预期寿命长短。"在制订照护计划时，最关键的是临床医师不应将责任完全转嫁给患者，而应与患者协作共同制订计划。"我们一起制订一个计划，这样我们就能知道如果事情没有按预期发展，如何更好地照顾您。"同样，临床医师在制订照护计划时，应专注于采取哪些措施有助于实现患者的意愿，而不是告知患者将不会采取哪些措施。这两种方法都能让患者感受到支持和重视。

对于预期寿命不足1年的患者，即便治愈的机会依然存在，及时转诊至专科进行缓和医疗也是非常重要的。任何临床医师都应能开展ACP。然而，部分患者可能不愿意与治疗他们的血液科医师或肿瘤科医师讨论除治愈之外的其他选项。当医疗团队中包含有PC专家的多学科成员时，他们能够提供更多的机会和空间来促进ACP的对话[22]。研究显示，转诊至PC专业团队的患者更有可能获得关于终末期照护的直接沟通[23]。这种情况下，血液科医师或肿瘤科医师除继续提供疾病治疗的希望外，PC临床医师还能协助患者为其他可能性做好准备。PC专家与血液学/肿瘤学团队之间的沟通对于建立患者与整个医疗团队之间的信任很重要。所有医疗团队成员应就疾病进展、可能的预后评估、各自的角色和期望进行讨论并达成共识。

## 第六节　预立复苏意愿讨论

心肺骤停是生命终结的事件。在特定情况下，心肺复苏（CPR）和气管插管可以促使患者的心肺功能复苏并继续接受治疗。大多数情况下，高危血液恶性肿瘤患者在经历心搏骤停后难以恢复到先前的功能水平。一项针对接受HCT住院患者的群体研究显示，CPR与极高的住院死亡率和较低的出院存活率紧密相关[24]。这些统计数据与所有疾病类型的住院一般人群相一致。除低存活率之外，心搏骤停后患者的功能状态和生活质量同样重要。经历心搏骤停后，患者很少能够恢复到先前的状态，有时情况甚至会恶化。

当临床医师面临复苏状态的选择时，心肺复苏术的存活机会和成功出院的概率是首要考虑的因素。当两者都有较高的机会时，提出心肺复苏术和气管插管（完全代码）与允许自然死亡（不复苏和不插管，DNR/DNI）作为两个潜在的选择是最恰当的。相比之下，当康复机会较低时，临床医师需要根据患者的临床状况和她或他对临终关怀照护的偏好提出相应的建议。

与疾病轨迹、预后及复苏后有意义恢复的机会一样，复苏状态应在全面的ACP谈话中进行讨论。这些信息将帮助临床医师为患者制定有意义的复苏建议。相比之下，仅在患者入院时而不是在全面的ACP谈话中讨论复苏状态，患者可能会将完全代码和DNR/DNI视为入院单上的两个选项，每个选项都有相似的价值和后果，这与上述情况不同。在这种情况下，患者可能在没有得到充分告知和适当指导的情况下被迫做出决定（不知情患者的自主权）。缺乏指导可能会导致患者接受与他们的目标和价值观不一致的照护等严重后果。

在复苏状态讨论中，临床医师使用的语言应经过仔细斟酌并精准反映心搏骤停的严重程度。与其说“如果你的心脏停搏了”，不如说“当你的心脏停止了就代表死亡”。例如，在向触电者和患有高风险癌症的人解释心肺复苏效果差异的方法如下：“当年轻健康的人意外死亡时，通过胸外按压、电复律和呼吸机等措施解决心搏骤停的根本原因可能是有意义的。但如果是死于高风险白血病时，即使采取了这些积极的措施后死亡率也极高，因为心肺复苏不能解决潜在的癌症问题。”如果高风险肿瘤是致死的原因，心肺复苏和高级心脏生命支持不能解决根本问题。

复苏状态讨论应直接记录在电子病历中。该文件应包括谈话日期、在场人员、讨论内容及患者的照护偏好。如果患者不能自主决策，需在与代理人谈话之前记录下来。如果患者或代理人选择DNR/DNI，还应完善便携式维持生命治疗表格或住院DNR表格（见下文）。讨论复苏状态是一个微妙的过程，应该在全面的ACP谈话中进行。如果患者被建议放弃心肺复苏术和插管，这应该基于在医学许可范围内患者对临终关怀照护的偏好，而不是基于临床医师的个人偏好。

## 第七节　书面预立意愿

预先指示（AD）是概述患者预先医疗计划（ACP）的文件。这是一个通用术语，涵盖了提供患者未来医疗意愿和偏好信息的书面文件[25]。AD可以在任何健康状况下完成，且没有统一的标准内容。其目的在于协助患者和照护者提前讨论未来的健康问题，并提供一个机会来主动做出医疗照护决策，而不是在医疗危机发生时被动地做出决策。患者可以采用多种不同类型的AD。

第一种AD，即医疗保健授权书，有时也被称为医疗保健持久授权书（dPOA-h）或医疗保健代理人（health care proxy，HCP）。该文件在法律上指定了一名代理决策者，该决策者将协助患者做出医疗决策，甚至在患者病情严重无法自行做出决定时，代表患者做出决策[26]。dPOA-h与财务授权书是两份独立的文件，尽管在两份文件中代理人可以是同一人。dPOA-h并不规定患者的医疗保健偏好，而是仅标识代理决策者。各州对医疗保健授权书有不同的法律规定，但大多数州要求至少有2名证人、1名公证人，或两者同时在场，以确保文件的合法性。大多数州禁止指定的医疗保健代理人和医疗保健团队成员作为文件的证人，以避免任何潜在的胁迫或利益冲突[27]。大多数dPOA-h表格没有设定截止日期，但为了确保患者的利益，建议每年对文件进行更新，以防患者对已指定的人失去信任，或指定的医疗保健代理人的健康状况发生变化。各州的卫生部网站上都提供了可下载的表格及完成dPOA-h文件的具体要求。

第二种AD指的是预先医疗指示，也称为生前预嘱。这种文件相较于医疗保健授权书更为全面，能够详细记录患者的医疗意愿。通常，生前遗嘱会涵盖心肺复苏（CPR）、生命维持治疗、气管插管及通过胃管进食等事项，有时还包括血液透析。患者可以与律师合作制定生前遗嘱，或者选择使用标准化的表格文件。个人定制的生前遗嘱往往包含一些模糊的表述，如“如果没有康复的合理机会……”或“维持生命的措施”。与这些仅提供一般性信息的表述不同，生前遗嘱通过表格形式详细列出了各种具体治疗方案及患者对这些方案的个人看法。许多州提供特定的组合文件，将医疗保健授权书和生前遗嘱结合在一起。表11-1中的“5个愿望”和“表达我的选择”提供了关于这两种具体生前遗嘱形式的更多信息。

第三种预先指示AD形式是POLST（portable order for life-sustaining treatmen）表格。POLST表格（图11-5）专为患有严重疾病且处于生命末期

POLST 表格示例

患者信息

A. 心肺复苏指令（如果患者没有脉搏、呼吸停止）

□ 实施CPR：尝试机械通气、心脏除颤以及心脏复律　□ 不实施CPR：不尝试复苏（接受自然死亡）

B. 启动治疗指令［如果患者有脉搏和（或）呼吸］

□ 全面治疗。目标：有效的医疗手段维持生命治疗。根据病情提供适当的药物和手术治疗延长生命，包括重症监护。

□ 选择性治疗。目标：尽量不使用重症监护和复苏治疗（机械通气、心脏除颤以及心脏复律）恢复功能。如有治疗指征可使用无创正压通气、抗生素和静脉输液。如果当下条件无法满足治疗需求可转院去医院。

□ 舒适型为主的治疗。目标：最大限度的缓解症状，接受自然死亡。为了获得舒适感根据病情需要使用吸氧和缓解气道阻塞的操作。除非治疗目标为舒适型为主，不选择全面或选择性治疗。当下条件无法使患者症状缓解才转移去医院。

C. 签名：患者或患者代理人

D. 签名：医疗照护提供者

图11-5　EMS临床医师在患者心搏骤停时使用的POLST表格的示例
（该示例表格来自国家 POLST 表格[18]）

并希望限制医疗干预的患者设计。在遇到心肺骤停等紧急医疗状况时，紧急医疗服务人员需要迅速采取行动。与其他类型的预先指示不同，POLST表格具有法律效力，是一种医疗指令，要求所有临床医护人员，包括急救医疗服务（emergency medical services，EMS）人员，必须遵照执行。每个州都有其特定的POLST表格样式，这些表格在不同州之间并不通用。通常，POLST表格会被打印在醒目的粉色或绿色纸上（具体颜色由各州规定），以便急救医疗服务人员能够迅速识别[28]。

对于那些希望接受全面治疗的患者，无须填写POLST表格；通常情况下，EMS临床医师会提供所有支持心肺功能的干预措施。在实践中，同时完善POLST表格和完成全面治疗可能会对患者及其代理人造成伤害。例如，一名患者在疾病风险较低时填写了POLST表格并选择了全面治疗，但若其病情恶化，医学上不再适合全面治疗，患者将失去改变决定的能力，这会使他/她的代理人面临两难选择。代理人可能难以在临床医师推荐的治疗方案和患者之前填写的表格中倾向的治疗方案之间做出选择。

一些州已经建立了POLST表格的电子数据库，越来越多的州正在创建类似的数据库。POLST旨在保护那些不希望接受心肺复苏术和插管术等干预措施的患者免受过度医疗的伤害。如果患者填写了POLST表格但在病危时未携带，患者可能会接受心肺复苏术和插管术等过度治疗，而非以舒适需求为中心的照护。例如，患者已签有标注DNR/DNI的POLST表格并将其挂在家里的冰箱上，但她在外就餐时发生心搏骤停，EMS临床医师将默认对其进行心肺复苏。如果有电子数据库，EMS团队可以快速检查数据库中患者的身份，然后根据最新文件指示提供适当的照护。

与患者一起填写POLST表格不应是ACP谈话的开始，而应作为关于EoL照护偏好的谈话的一部分。临床医师在讨论了心肺复苏和插管后可以说，“基于我们的谈话内容我们需要完成这份文件，这将有助于我们确定您生命末期时选择自然死亡而放弃心肺复苏或使用呼吸机。”这种方法是患者更愿接受的谈话方式。患者往往会因为不清楚为什么要填写表格及每个选项代表什么而迟疑是否要填写POLST表格。值得注意的是，虽然生前遗嘱或dPOA-h表格可以由患者自己或与家人一同填写，但在填写POLST表格时临床医师必须参与谈话。

作为医嘱，大多数州的相应文件要求医师或高级实践提供者和患者或其代理决策者同时签名。一些有特殊情况的家庭成员和照护者因接触患者的机会有限，许多州允许采取灵活政策。新的指南可能将允许以有记录的电话交谈代替代理决策者的亲笔签名。

许多临床医师都与患者进行过这样的对话：“你有预先指示吗？”患者回答说：“是的，在我的律师办公室。”临床医师问：“具体内容是什么？”患者回复说：“我不确定。”放在保险箱或律师办公室的文件对于癌症进展期患者而言几乎没有作用。应鼓励患者了解他们所填写文件的大致内容。这些文件应该提供给患者和临床医师，以便在紧急情况或危机发生时他们可以很容易地查看文件并理解患者的意愿。

尽管一个人尽最大努力记录自己的意愿，但临床医师经常发现患者处于AD未覆盖的情景下。应对这种情况，临床医师应该与患者的代理人合作，试图解释AD中的信息并将其应用于当前的情况。这种行为可能是一个挑战，充分体现了患者、照护人员和临床医师之间进行连续对话的重要性。

## 第八节　实践注意事项

“确实，我应该这样做”，这是临床医师在询问AD时最常听到的回答。因此，关键在于拥有适当的工具和技能，以协助患者顺利进行AD过程。临床医师的一项基础任务是询问患者是否拥有AD，并请求患者提供电子病历的副本。如前所述，当患者表示“是的，我有预先指示”时，紧随其后的重要问题是“内容是什么？”如果答案是“我不清楚”，那么患者及其代理人将需要重新审视该文件，以确认这些选项是否仍然适用于当前的医疗状况。

如果患者表示他/她没有AD，或者他/她很久以前就完成了，但不记得当时的内容，那么临床医师的工作就是鼓励患者制定一份新的AD。我们之前已经讨论过疾病过程与最佳的ACP谈话时机，某些文件可以在患者疾病过程中的特定时刻完成。dPOA-h表格适用于任何时间点，临床医师可以在办公室内保存州规定的dPOA-h表格，以便提供给患者。除dPOA-h表格外，一些临床医师还可以提供除州规定的AD以外的其他品牌AD。

当患者决定填写dPOA-h表格时，推荐遵循以下步骤：首先，决定代理人及最多2名候补代理人；其次，在大多数州，文件必须在见证人、公证人或两者兼具的情况下完成。此步骤无须律师参与，因此完成dPOA-h表格不会产生任何费用。一旦患者确定代理人，必须告知决策者他/她对护理的偏好，包括临终关怀。

医疗团队中的医师、执业护士、医师助理、社会工作者、护士和肿瘤导诊等临床专业人员，都可以协助患者完成dPOA-h和AD。在日常办公室工作中，无论是面对面交谈还是通过远程医疗视频/电话，都可以进行谈话。ACP对话和AD的完成也适用于住院患者，特别是那些之前未进行过这些对话或病情发生变化的患者。

ACP对话的时长取决于环境、讨论的主题、疾病状况及参与对话的个人。一般对话可能持续15～30分钟，但如果患者有明确的目标，则会更快。通常在10分钟内就能与患者一起完成POLST表格。

虽然选择代理决策者看似简单，但进行ACP对话的某些环节相当微妙，需要投入一定的时间。因此，医师和高级实践提供者（执业护士、助理医师和临床护理专家）可以收取一定的服务费[29-30]。ACP计费需要医师或其他有资质的医疗保健专业人员与患者、家庭成员或代理人进行面对面的谈话。收费代码：16～45分钟为99497，46分钟或以上为99498。如果谈话超过46分钟，临床医师应使用99497和99498两个代码收费[29-30]。此类费用的报销政策依据个人所在地的规定和保险公司的具体政策而定。关于临床医师ACP计费时必须记录的内容没有具体的规定，但推荐的模板如下：我通过（面谈或视频会议）与（在场的人）进行了会面，我们讨论了患者的病情和目标。患者分享了（患者讲述的关键细节、价值观和护理目标）。我们审查了（POLST）表格（并共同完成了文件）（请查看扫描文件）。护理计划所花费的时间（以分钟计）。

## 第九节　总结

ACP是在整个疾病过程中患者、照护者和临床医师共同努力为未来照护制订计划的过程。ACP允许患者根据他们的目标和价值观积极主动地选择他们偏好的照护，而不是在出现临床变化时被动地做出决策。ACP也使照护者和临床医师为他们提供的照护对患者和所有相关人员都有意义。早期ACP能弥补关于EoL讨论的不足，使患者更容易明确他们未来想要什么。ACP是患者既抱有最美好的愿景，同时为所有其他可能的情况做好准备的最佳方式。

（刘薇 译　龚苏苏 校对）

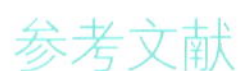

# 第十二章
# 生存质量和评估

Susan Parsons，Nadine Linendoll，
Courtney Schroeder

## 第一节　概述

生存质量（QoL）作为缓和医疗领域的一个核心概念，对于其理解和实践的深化具有至关重要的作用。世界卫生组织（WHO）将缓和医疗定义为“旨在提高患者生存质量，并可能积极影响疾病进程的医疗模式”，该定义直接将QoL置于缓和医疗成果的核心地位，凸显了其在医疗过程中的重要性[1]。鉴于提升患者的整体QoL是缓和医疗不可或缺的目标之一，临床医师与研究人员必须深入洞悉QoL的内涵，并熟练掌握其有效测量与评估的方法。尽管QoL的概念在医疗领域广泛渗透，其精确定义却仍显模糊。本章的开篇部分将引领我们回顾过去40年间，医学界为明确QoL的定义并将其成功融入主流医学体系所付出的不懈努力。鉴于QoL既蕴含着高度的个性化特征，又随着时间的流转而持续演变，自古以来这便是一项极具挑战性且错综复杂的任务。

临床医师与科研人员不仅设计了QoL的概念框架，还致力于研发能准确评估现实世界QoL的工具。这些工具有助于获取各种信息，且在深度和特异性方面存在差异。以总结量表中的患者报告结局测量信息系统（PROMIS）™全球量表为例，该量表由美国国立卫生研究院（National Institutes of Health，NIH）开发，患者仅需1～2分钟即可完成，因而工作人员/患者[2]的时间负担和精力负担较低。相比之下，深入挖掘QoL细节的测量工具则需要投入30～40分钟甚至更长时间来完成，虽然过程较为耗时耗力，但最终获取的信息也更为详尽与全面，以便制定更具体、更个体化的干预措施。由于目前QoL评估工具种类繁多，如何在众多工具中挑选出最适合特定临床情境的工具，无疑成为一个亟待解决的难题。本章的第二部分将总体概述QoL工具，并针对性地提出一系列实用建议，旨在指导如何根据具体临床问题的需求精准匹配最适宜的QoL评估工具。

在坚实地奠定了QoL概念框架和评估工具的基础后，该领域的专家开始针对特定患者群体进行深入研究。本章的第三部分将介绍QoL评估在临床试验和临床医疗中的应用，包括推动PC相关研究创新、强调将QoL评估纳入临床试验及开展QoL对慢性病（如SCD）影响的相关研究。此外，我们还将深入阐述针对未来QoL研究的一系列具体建议，旨在进一步挖掘症状负担与QoL之间的内在联系，并尝试在临床试验的推进过程中，积极采用一系列经过标准化的测量工具。

## 第二节　定义生存质量

生存质量作为一种潜在概念，其本质在于其无法被直接测量，而是依赖于一系列有效且可靠的评估工具来进行间接估算。鉴于人类生活的多维性与复杂性，生存质量的概念自然而然地呈现出丰富而多元的面貌。虽然QoL可以纳入客观数据，例如患者的诊断和治疗方案，但QoL本质上是一个主观概念，是一个不断发展的想法或个人观点。

WHO在1946年的一次国际卫生会议上提出了健康的整体定义：个人在身体、精神和社会层面的健康[3]，QoL作为一种多维度构架，恰如其分地反映了这一定义。进一步地，1995年WHO发表了一份关于QoL的立场文件，承认QoL并非处于一种稳定状态，而是动态的，并与个人的文化和价值体系紧密联系，文件指出“个体的生活地位感知，根植于其独特的文化和价值体系之中，深受其个人目标、期望、标准及关注的影响”[4]。该立场文件中，WHO确定了6个评估QoL的领域，包括生理健康、心理状态、独立能力、人际关系、生活环境和精神/宗教/个人信仰。每个领域又被细化为两个关键组成部分，即个人功能和他们在该领域内的幸福感。

临床医师往往倾向于与患者建立积极的关系。同样，患者也倾向于向治疗团队展现最佳状态，然而，这种倾向无形中增加了疾病或治疗相关问题/影响漏报的风险。为此，WHO建议不要将评估与过于乐观的表述混为一谈。换言之，在评估QoL时，确保对积极与消极两方面的因素给予同等重视。例如，在评估患者的独立能力时，重要的是全面考量其中可能蕴含的积极元素（满意度、活动度）与消极因素（疲劳、疼痛），以确保能捕捉到他们全部的真实体验[4]。

## 第三节 健康相关生存质量

在探讨健康与疾病的背景下的QoL常被界定为健康相关生存质量（Health-Related Quality of Life，HRQL）。作为HRQL研究领域的先驱，David Osoba博士指出，HRQL实际上构成了所有医疗保健系统努力的核心基石。医疗保健的目标正是致力于维持、促进或恢复个体的健康，进而恢复并提升其HRQL。

1995年，Wilson和Cleary创建了首个HRQL概念模型，将临床因素和主观健康结构联系起来，深度结合了生物医学和社会科学两个学科[5]。该模型（图12-1）揭示了5个核心概念之间复杂而又动态的关系，包括生物/生理、症状、功能状态、一般健康感知和总体QoL。每个概念均以个人特点和环境特点为基础，强调了QoL高度个体化的本质。该模型因简洁且适用于各种医疗保健机构而被广泛应用，是研究文献中引用最多的HRQL模型之一[7]。

## 第四节 健康相关生存质量工具开发：在缓和医疗临床实践中的应用

过去30年里，成人和儿科为开发切实有效、操作便捷的工具做了大量工作。HRQL工具有助于评估患者所处的疾病阶段及期望达成的健康状态。临床医师通过应用HRQL数据来评估患者的优势与不足，进而量身定制个体化的治疗干预计划，旨在帮助患者实现目标。选择HRQL测量方法时，我们尤为注重评估工具的类型与所需技术水平的匹配性，力求在确保信息获取最大化的同时，最小化患者、照护者及医疗团队的工作负担。

回溯历史长河，HRQL工具在20世纪80年代开始步入成人临床研究试验的舞台。1986年，Croog其研究团队开展首个将HRQL纳入结果的研究[8]。该多中心、随机、双盲临床试验评估了3种抗高血压药物对血压控制和HRQL的影响。在这项研究中，HRQL评估包括5个方面：身体状况、情绪状态、智力能力、履行社会角色的能力和对角色的满意度、对生活的幸福感和满意度。最终研究人员发现，尽管在血压控制方面3种药物疗效相似，但它们对参与者HRQL的影响却存在差异，进而将药物选择与HRQL紧密关联。

早期的HRQL测试构建于经典测验理论的原理之上，该理论的测试性能基于心理测量属性，包括可靠性、有效性及对变化的敏感性。早期量表包含许多项目，如疾病影响量表[9]有136项，旨在广泛而全面地涵盖测量内容。随后，这些广范围量表衍生出“简短量表”，即从每个领域选择固定数量的条目，从而显著降低了参与者的负担，并提高其对工具的接受度。随着科技的飞速发展和管理模式的深刻变革，HRQL数据的采集方式从最初的纸笔作答，发展到如今电子数据的广泛应用。

过去的15年间，工具的发展一直以项目反应理论为基础，这一理论聚焦于每个独立项目的表现，

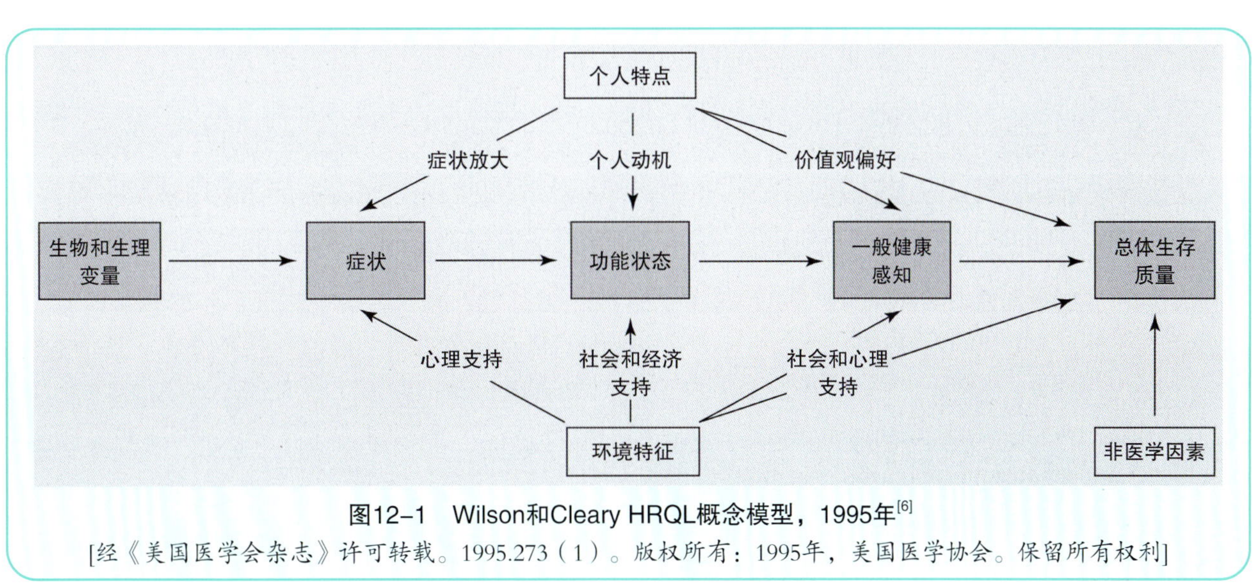


图12-1 Wilson和Cleary HRQL概念模型，1995年[6]

[经《美国医学会杂志》许可转载。1995.273（1）。版权所有：1995年，美国医学协会。保留所有权利]

而非整体测试或量表。项目的特点在于区分功能水平的难度或有用性。项目反应理论在教育测试领域应用已久。其中一项创新是动态测试方法的引入，即受试者先前的回答直接影响后续测试项目。例如，如果一个受试者说他可以毫不费力地步行1英里，那么就不会询问他是否可以在没有支撑的情况下站立。我们及众多同行均积极采用这种方法，特别是在面对那些因疾病或身体机能衰退而导致功能受限的人群时[10]。此方法不仅减少受试者需要完成的问题数量，同时更确保这些问题更贴近当前的健康状况。

工具的长度、管理模式及使用“智能”短表格或动态测试都是为了确保评估的完整性——在测试中尽可能减少缺失项目或完全缺失的评估。缺失数据是指那些本应获取却未能获得的信息，对于深入分析而言至关重要，其缺失可能源于多种原因，如项目被误判为与健康状况不相关或受访者难以作答，从而被遗漏或跳过。为了应对这一问题，我们制定了特定的评分规则，允许某些项目存在一定程度数据缺失（例如，规定50%），同时确保整体信息不会失真。完全缺失的评估，特别是涉及受访者的健康状况，可能会导致结果偏颇，产生所谓的非随机缺失[11]。例如，若受访者太虚弱而无法完成评估，那么其HRQL和功能水平很可能低于其他受访者。这要求我们在PC中特别关注患者健康状况的预期下降及其导致HRQL下降的潜在影响。为了降低数据缺失的风险，可采用简洁性评估，如针对特定毒性的评估，而不是全面覆盖。当数据缺失无法避免时，需科学地分析与处理。在一项对造血干细胞群体的研究中，我们收集了数据缺失的原因（例如，与儿童健康或非健康/逻辑因素等），并开发了模式混合模型，根据缺失原因对数据进行分层[12-13]。其他解决方法包括假设数据随机缺失的多重插补法[14]。存在偏倚的情况下可采用末次观察值结转法或仅分析已完成的病例。

## 第五节　生存质量评估量表的选择

在选择适用于研究或临床治疗场景的一种或多种测量工具时，需综合考量多重因素，包括测量的目的、是否希望在同一人群内或不同人群间进行比较，以及评分者的反应能力。此外，测量可以按总体或按领域（所谓的专业衡量标准）产生汇总分数，也可生成效用权重，这对于评估成本效益或比较结果尤为重要，如质量调整后的预期寿命。测量可以是通用的——跨疾病或健康状况——也可以是针对特定条件的。在肿瘤学领域有通用的癌症测量方法，如下文介绍的欧洲癌症研究与治疗组织生命质量核心量表C30（European Organization for Research and Treatment of Cancer Quality of Life Questionnaire-Core 30，EORTC-QLQ-C30）[15]，也有用于特定疾病的特异性模块，如淋巴瘤治疗功能评估量表（Functional Assessment of Cancer Therapy-Lymphoma，FACT-Lymphoma）[16]。

除多维度测量外，还存在单域测量和症状评估这两种方式。以FACT系列量表为例，其中就包含一个化疗诱导的周围神经病变的特定量表（FACT-GOG-Ntx），该量表涵盖了11项关键症状的评估项目。根据不同测量目的，可以编制一套包含上述一种或多种类型的工具[17]。这些工具大多是在研究环境中开发的，目的在于比较不同研究、群体、疾病和（或）治疗之间的QoL，后来逐渐用于临床机构。以下举例介绍一些不同类型的工具。

### 一、简表-36和简表-12

简表-36（Short Form-36，SF-36）是一个包含36项条目的多功能健康状况量表。20世纪80年代，SF-36最初是作为医疗结果研究的一部分而开发的，旨在评估多种慢性病（包括癌症）的健康状况。经过严格的心理测量评估，SF-36及其衍生版本已在研究和临床应用了30多年[18]。SF-36是一个通用的多维度量表，评估8个健康维度，包括生理机能、生理职能、躯体疼痛、一般健康状况、精力、社会功能、情感职能和精神健康。通过对这8个健康维度进行独立评分，并进一步根据生理或精神健康归类，最终汇总成两个总分。该调查适用于14岁及以上具备自我管理能力且能完成提问的群体[18]。SF-36不仅用于评估癌症患者的健康状况，还能捕捉该人群身心健康的不利影响[19]。SF-36后来被缩短为包含12个问题的简表-12（Short Form-12，SF-12）版本，该量表更简洁且能有效替代SF-36。通过从SF-36中选择12个问题并进行组合和加权，最终创建两个子量表分别评估精神健康、生理机能和总体HRQL[20]。此外，Brazier及其研究团队研发了将SF-36数据转换为SF-6D的算法，可作为卫生经济学和政策研究的效用测量[21]。

## 二、欧洲癌症研究与治疗组织生命质量核心量表 C30

与SF-36类似，EORTC-QLC-C30最初是在研究机构开发的，现广泛用于临床机构。EORTC-QLQ-C30最初是作为一种整合的、模块化方法创建的，旨在为全球临床试验评估癌症患者的HRQL[22]。EORTC-QLC-C30是一份核心问卷，包括30个问题，用于评估5种功能量表（身体、角色、认知、情绪和社会）、3种症状量表（疲劳、疼痛、恶心、呕吐）及全球健康和HRQL[23]。EORTC-QLQ-C30是肿瘤科应用最为广泛的全球性HRQL量表之一，多项研究证实，治疗前QLQ-C30评分能有效预测总生存率[24-26]。EORTC-QLQC-30的自适应版本既能最大限度地提高测量精度，也能最大限度地减少癌症患者的回答负担。此外，计算机自适应测试版本还具有减少天花板效应和地板效应的优点[27]。随后EORTC-QLC-C30被简化为15个问题（EORTC-QLQ-C15-PAL）用于PC[28]。

## 三、欧洲五维健康量表

欧洲五维健康量表（EuroQoL-Five Dimensions，EQ-5D）是由EuroQoL开发的一组包含3份不同版本的问卷（EQ-5D-3L、EQ-5D-5L、EQ-5D-Y），其作为一种效用权重的来源，广泛用于临床试验、人群研究和真实世界研究[29]。这一简短的调查工具用于评估健康的5个维度，包括行动能力、自我照顾、日常活动、疼痛和不适、焦虑和抑郁。该通用调查问卷适用于患者、疾病状态和治疗。目前已有200种语言版本，包括电子版和纸质版，可由患者、代理人或访问者填写。原始EQ-5D-3L有3个反应水平，而EQ-5D-5L有5个反应水平，实现了对健康状态细微差异的更精准捕捉。研究表明，与EQ-5D-3L版本相比，EQ-5D-5L版本在保持原有测量特性优势的同时，提升了测量特性、分布参数和信息含量。第三份问卷EQ-5D-Y作为该系列中的青少年专版，专为儿童和青少年设计[30]。与SF-6D类似，EQ-5D是评估效用的间接测量工具，但两者评估效用所采用的方法不同。EQ-5D采用时间权衡法，而SF-6D采用标准博弈法。值得注意的是，间接HRQL测量方法生成的效用权重往往低于直接测量方法所得结果。从政策角度看，间接测量可能代表健康影响评估的下限[31]。

## 四、慢性病治疗功能评估测量系统

慢性病治疗功能评估（Functional Assessment of Chronic Illness Therapy，FACIT）测量系统作为一套HRQL评估问卷系列，旨在评估慢性病患者的整体管理[32]。FACIT问卷既支持患者通过纸质或计算机进行自我报告，也允许通过面对面的访谈或电话访谈来收集信息。FACIT系统最初是由845例癌症患者和15名肿瘤学专家合作开发的，测试了乳腺癌、肺癌和结直肠癌的370个重叠条目[33]。通过因子和量表分析，这些条目被整合成FACT——通用量表（FACT-General，FACT-G）。FACT-G目前已更新至第4版，且被翻译成多种语言，在全球范围内得到广泛应用。FACT-G包括27个条目，衡量4个HRQL维度：生理、社会、情感和功能健康。完成FACT-G需要5～10分钟，该量表既适用于所有癌症患者，也适用于其他慢性病患者，如艾滋病、多发性硬化症和类风湿性关节炎患者[34]。

## 五、健康效用指数

健康效用指数（Health Utilities Index，HUI）是一种基于个体偏好的重要测量方法，开发的初衷是构建一个标准化评估系统，来评估不同年龄和临床环境的综合健康状况和HRQL。临床上已应用于儿科和成人肿瘤科，主要用于良性血液病，包括血友病和血管性血友病[35]。

目前，HUI采用两种独立且互补的健康状况分类，即HUI 2和HUI 3，分别评估不同类别的能力或残疾。HUI 2分类评估了七大属性，包括感觉、活动性、情感、认知、自我护理、疼痛和生育能力，每个属性细分为3～5个等级。HUI 3分类评估了8个维度，包括视觉、听觉、言语、运动能力、灵活性、情感、认知和疼痛，每个维度分为5～6个能力/残疾水平。此外，无论是HUI 2还是HUI 3，均通过对具体属性的深入描述性评估，实现了对个体总体健康状况的全面综合描述。HUI调查工具还设计了多个版本，支持自我评估与代理评估、自我完成与采访管理，还适用于不同的回忆期（1周、2周或4周时间）[35]。每种调查都有15项（15-item，15Q）和40项（40-item，40Q）问卷。15Q问卷专为自我完成设计，需要5～10分钟[36]。40Q问卷则更适用于访谈，内置项目回答的跳过模式大约需要3分钟完成[37]。HUI已广泛用于临床试验、成本效益分析、一般人群健康监测和常规临床实践。

HUI也是一种间接的效用评估指标。与上述SF-6D和EQ-5D等其他指标相比，HUI采用视觉模拟评分法，将评分转换为标准博弈法效用值。

## 六、成人测量工具：单维量表

在评估患者时，临床医师往往倾向于对特定HRQL维度进行深入评估，而非采取整体或多维度的评估方法。以霍奇金淋巴瘤患者HRQL的系统评价为例，研究揭示了心理与性健康这两大最常见的维度[38]。就心理学维度而言，简要症状量表（Brief Symptom Inventory，BSI）是最常用的量表，专为18岁及以上人群设计，旨在筛查心理疾病，其在成年癌症患者[39]和癌症幸存者[40]中的应用尤为广泛。该测试大约需要5分钟完成，包含18个问题，涵盖3个症状量表：焦虑、抑郁和躯体化。此外，BSI还能生成综合总分——总症状严重指数（Global Severity Index，GSI）。在性健康维度，系统回顾表明简要性功能量表（Brief Sexual Function Inventory Test，BSFI）是常用评估工具。BSFI包含11个问题，结合李克特5级量表，分别对性冲动、勃起、射精、性问题、总体性满意度5个功能维度进行评分，最终计算总BSFI评分[41-42]。是否选择单维量表取决于受调查的人群和研究目标。

## 七、成人测量工具：症状评估

症状评估是PC中HRQL评估的基本组成部分。严重疾病（如血液恶性肿瘤及严重血液病）带来的症状负担可直接加剧患者的痛苦并影响HRQL[43]。患者报告的症状数量与HRQL呈负相关关系，症状负担越高，HRQL越低[44-45]。因此，综合症状评估是评估HRQL的另一个重要工具。本节回顾3种可用的综合症状评估工具。

### （一）安德森症状评估量表

安德森症状评估量表（MD Anderson Symptom Inventory，MDASI）是针对癌症患者设计的一款多症状测量工具，旨在评估症状严重程度和这些症状对日常生活的影响[46]。MDASI评估了13种癌症患者中高频出现且通常较为严重的核心症状，这些正是患者在接受积极治疗期间及后续随访阶段最常报告、最为困扰的症状。该工具广泛用于症状调查、临床试验和临床患者监测[47]。核心MDASI广泛用于各类癌症类型及其治疗过程，MDASI不同模块用于特定的癌症类型（例如，AML、MM）[46]。该工具测量耗时不到5分钟，主要评估过去24小时内的症状及其对日常生活的影响，这极大地提升了其在随访过程中的效用[43]。MDASI有纸质、电子和以电话为基础的交互式语音应答三种评估形式，这为远程症状监测提供了可能，既适用于研究，也适用于临床治疗[46]。

### （二）记忆症状评估量表和记忆症状评估量表简表

记忆症状评估量表（Memorial Symptom Assessment Scale，MSAS）作为一种多维症状评估工具，其有效性最初在癌症患者中得到充分验证。该量表评估了生理和心理两大维度共32种高发症状，旨在评估症状的严重程度、发生频率及症状相关的痛苦。MSAS的初衷在于为临床试验和症状流行病学研究的QoL评估提供强有力的支持。MSAS在评估生理痛苦维度与心理症状发生频率时，与QoL测量结果之间呈现出高度的相关性[33]。MSAS生理症状子量表评分已被证实能够独立于疾病的严重程度，有效预测患者的生存期，为癌症患者提供更丰富的预后信息[48]。鉴于MSAS工具的综合性和耗时性，它被视为最适用于初步临床评估和研究的工具[43]。

随后MSAS被简化为记忆症状评估量表简表

（Memorial Symptom Assessment Scale Short Form，MSAS-SF），并在成年癌症患者中得到验证，该量表包括生理子量表、心理子量表和总痛苦指数。MSAS-SF测量用时不到5分钟，可以快速、全面地评估症状。因此，MSAS-SF可能是评估体力受限患者症状的理想方法[49]，例如，缓和医疗环境中的血液恶性肿瘤患者和严重血液病患者。

MSAS不仅适用于成年癌症患者，也适用于儿童癌症患者。最初对10～18岁的儿童患者的研究表明，儿童平均可在11分钟内轻松完成量表。当将儿童的自我报告与父母的观点和医疗图表中的信息进行比较时，统计分析进一步证实MSAS在评估生理、精神及整体症状干扰维度的可靠性和有效性[50]。MSAS在更年幼的儿童患者中的应用也得到了进一步验证。研究表明，正在接受癌症治疗的7岁儿童也能够持续报告自己的症状经历[51]。

### （三）患者报告结果——不良事件通用术语标准

临床医师依赖CTCAE来报告不良事件，主要包括可能导致剂量调整或治疗中止的重度不良事件，这对于保障临床试验的安全性而言至关重要。为了进一步全面地描述患者的治疗经历和治疗负担，开发了不良事件通用术语标准（Patient-Reported Outcome Common Terminology Criteria for Adverse Events，PRO-CTCAE）测量系统，该系统通过患者自我报告过去7天内是否出现毒性症状及其出现的频率、严重程度[52]。PRO-CTCAE文库涵盖了78种毒性症状，并提供25种语言选项，研究者可以根据具体的研究设计或情况来构建或定制测量工具。PRO-CTCAE以多样化的形式公开提供，包括纸质、电子和交互式语音响应系统；完成时间根据所测量的症状数量而异，通常为8～17个。在一项研究中，无论以哪种形式测量，包含20项条目的评估均能在5分钟内完成[53]。围绕PRO-CTCAE的研究正不断深化，旨在提升其结果解释的准确性，以便在临床试验的不同组之间进行差异比较，这些研究同时还强调了症状严重程度及其持续性的影响[54]。

总体而言，PRO-CTCAE测量系统旨在显著提升癌症临床试验中不良事件报告的精确度和可重复性，通过补充并扩展CTCAE生成的临床报告的数据信息，深入捕捉患者对症状性不良事件的看法[52]。值得注意的是，PRO-CTCAE当前的目的并非直接指导治疗方案实施，如调整剂量。

PRO-CTCAE测量系统儿科版本（PED-PRO-CTCAE）涵盖64个条目，既适用于7～17岁青少年的自我报告，也适用于7岁以下儿童的照护者代理报告[55]。该工具最初是用英语开发的，目前正被翻译成多种语言以实现更广泛的应用。

## 八、儿科健康相关生存质量和工具开发

20世纪80年代HRQL就已应用于成人临床试验，但在儿科领域的实践却相对落后。回顾历史，20世纪80年代和90年代，儿童自我报告的工具极少，大多数研究都高度依赖父母作为代理报告者[56]。1995年，Bradlyn及其研究团队发表了一篇回顾性综述，深入分析儿科肿瘤组和儿童癌症组的70项Ⅲ期临床试验，重点评估其中HRQL和（或）毒副反应的数据情况。结果发现，仅约3%的研究纳入了QoL相关数据，而超过75%的研究主要收集毒副反应数据[57]。笔者建议医学界进一步加强对相关人员的培训，让他们认识到在临床试验中纳入QoL测量的价值，以及如何应对潜在挑战，如数据收集的负担和成本增加。

1996年，美国癌症协会举办了首届儿科肿瘤学QoL峰会。Bradlyn及其研究团队就如何在儿科肿瘤学中开展QoL研究提出了一系列具体建议。他们提议儿科QoL应纳入几个针对特定年龄的主题[58]。首先，应该关注儿童癌症的生物学特性、治疗和预后。他们解释道，以急性淋巴细胞白血病为例，诊断年龄、疾病分期和治疗方案等都可能影响QoL结果。他们还认识到，治疗方案如同“移动靶”般不断变化，QoL工具亦需具备高度灵活性与适应性。其次，儿科QoL评估应建立在对儿童和青少年发展规律的理解之上，任何单一方法都难以捕捉从小学到青少年时期的变化情况。最后，也是最重要的一点，理解儿科QoL的概念应以她/他的家庭背景为基础，因为严重疾病不仅直接影响患者的QoL，也会影响她/他的兄弟姐妹及整个家族。

过去25年间，用于评估儿童QoL的心理测量工

具得到稳步发展，包括基于年龄的儿童自我报告量表及家长代理报告的儿科量表，且越来越多的人开始认识到，儿童的声音应作为首选[59]。著名行为量表，如儿童行为检核表，实现由父母完成青少年自我报告双重模式[60]。一些早期儿科工具，如儿童生存质量量表体系（Pediatric Quality of Life Inventory™，PedsQL™）[61]和儿童健康评级清单（the Child Health Ratings Inventories，CHRIs）[62]，为年幼儿童和青少年分别制定了不同的版本，年幼儿童由家长代理测量，青少年可自行完成平行测量[63]。为了帮助学龄儿童更好地完成测量，Parsons及其团队在以文本为基础的响应量表中融入图画元素，鼓励儿童"选择最像自己的孩子"（图12–2，文后彩图12–2）。并巧妙运用动画和旁白，帮助儿童有效克服识字障碍[64]。PedsQL™和CHRIs作为通用的概括量表，能评估多种疾病和症状。PedsQL™涵盖癌症特异性模块[63]，CHRIs涵盖HCT模块——这些模块均与通用核心模块相辅相成。

近年来，研发人员致力于开发适用年龄更广的儿童和青少年（例如，8～18岁）量表，且日益清晰地认识到8岁以下的年幼儿童由其父母代理测试其结果更可靠。除CHRIs外，还有其他一些量表也开发了通用量表，如KIDSCREEN[65]系列工具。

## （一）患者报告结局测量信息系统

过去15年里，HRQL测量的重大突破之一是患者报告结局测量信息系统（PROMIS），作为NIH的创新路线图计划的一项重要成果，PROMIS旨在构建一套普遍适用的、高度互通的语言体系，用于研究和报告普遍相关的患者报告结局测量，这将彻底改变患者报告结局在研究和临床环境中的应用[66]。

从2004年起PROMIS便着手建立可供儿童使用的项目库，至今涵盖300多项条目，旨在评估整体、生理、心理和社会健康及这些领域的特定维度（疲劳、疼痛强度、焦虑、参与社交活动的能力）。这一测量体系支持不同长度的"智能"简表及计算机自适应测试[67]。计算机自适应测试根据受访者之前的答案，从条目库中动态选择问题。这些问题专门针对回答者提出，旨在用较少的问题实现准确测量，从而减轻回答者的负担。每个PROMIS指标均严格遵循通用指标进行评分，并以一般人群数据为基准，将T分数转换为平均值50分，代表普通美国人群的平均水平，标准差为10分。这一标准化的评分机制实现了跨人群、跨疾病的比较[2]。此外，研究者应用PROMIS丰富的条目库还可开发自定义问卷。Rodday及其团队应用生理功能条目库为生理功能严重受损的患者定制一款评估简表，该量

你最近过得怎么样?
非常好
好
一般
不好
非常不好

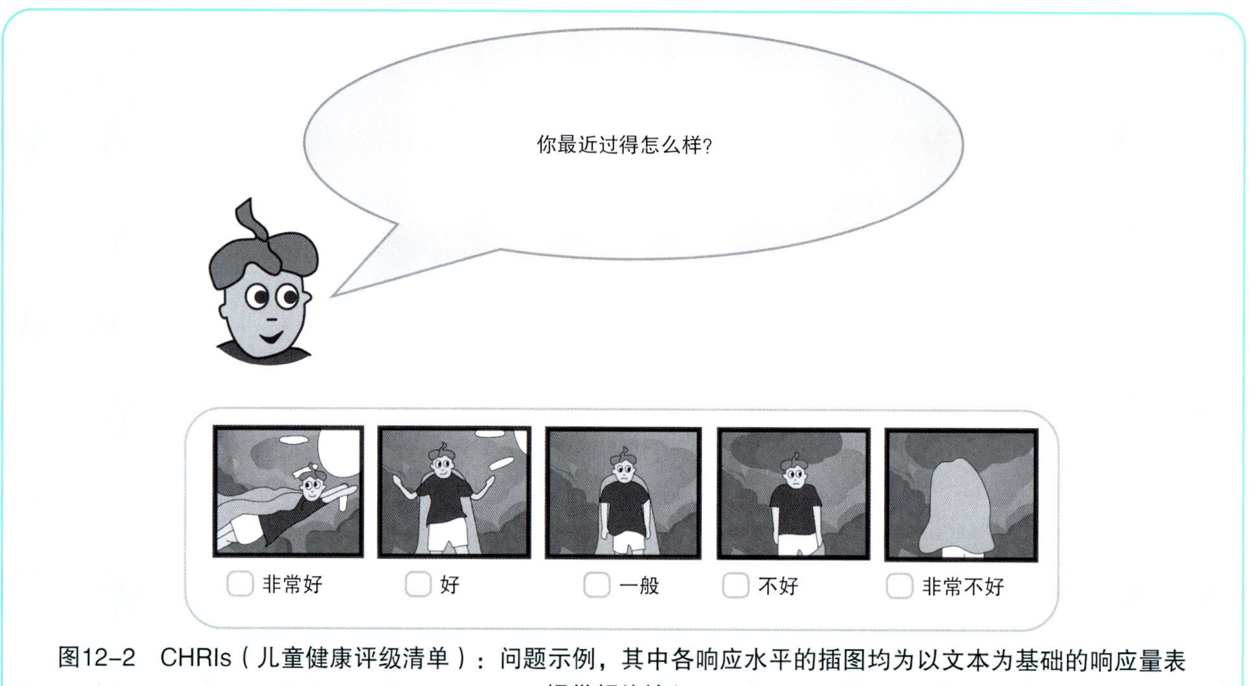

图12–2 CHRIs（儿童健康评级清单）：问题示例，其中各响应水平的插图均为以文本为基础的响应量表提供额外输入

表虽然较简单，却依然能够区分不同参与者[10]。

PROMIS适用于临床医疗，其在最小化患者负担的同时，实现对广泛的健康类别及特定症状的精确评估。已证实PROMIS测量涉及PC，因此能够可靠地评估肿瘤患者（包括血液恶性肿瘤患者）健康状况下降直至生命终结（EoL）的轨迹。PROMIS还可成功检测恶化的症状，这些症状往往需要更积极的缓和性症状管理[68]。

除测量特性的优势外，PROMIS工具可应用于公共领域，并已进行跨语言翻译和测试，实现全球范围内的广泛应用[69-70]。此外，多项研究表明，PROMIS结果在不同年龄段人群的可比性，这极大地增强了其在跨年龄组临床研究中的价值。例如，美国西南肿瘤协作组（the Southwest Oncology Group，SWOG）牵头的一项针对青少年、年轻人和老年人晚期霍奇金淋巴瘤的跨国临床网络试验（NCT03907488）[71]。为了适应青少年和成人参与者的多样化需求，可用特定年龄通用量表（PROMIS通用测量表）、目标单维量表（例如，疲劳）和症状评分（例如，神经病变）来比较各治疗组的结果。

从历史上看，与成人临床试验相比，纳入纵向HRQL评估的儿科试验较少，这归因于对研究中心和受试者带来额外负担的担忧，但这一状况正逐步发生积极转变。例如，Parsons及其研究团队最近在儿童肿瘤学组（the Children's Oncology Group，COG）框架下完成了一项研究，将QoL评估嵌入到新诊断霍奇金淋巴瘤的Ⅲ期临床试验中（NCT02166463）[72-73]。基线完成率高达97%，治疗过程随访率在92%以上。这些数据表明，患者（及父母）非常愿意提供这些信息。为了减轻场地负担，该研究通过外部资助研究人员加入合作小组并提供基础设施支持。

在某些特定疾病和人群中仍存在差距。据COG统计，仅约20%的青少年和年轻的成年人（AYAs）临床试验纳入患者报告结局和（或）HRQL终点[74]。为了弥补这一缺陷，美国国家癌症研究所儿童癌症数据倡议正积极行动，促进AYAs研究人员和HRQL专家紧密合作，致力于开发一系列基于共识的工具组合、增强基础设施支持及提升此类研究设计和分析方面的统计专业知识。

**（二）现实生活中的临床实例**

HRQL评估正逐步从临床试验进入临床实践。在Reid R Sunday AYAs幸存者诊所，患者每次就诊时需完成10项PROMIS™通用健康测量表，这成为该诊所的常规操作[75]。该工具的目的在于为临床医师快速呈现患者身心健康的主观评价。临床医师掌握这些信息，特别是在接诊新患者时，可以有一个“起点”帮助“破冰”，以便展开敏感讨论。此外，通过向所有患者普及PROMIS，患者在就诊前独立完成评估，这一举措让患者感觉他们并非被单独挑出来从而使测试过程平常化。相反，PROMIS评估已成为该诊所综合治疗的一部分。

既往的临床研究证实，PROMIS通用量表具有可行性，且可直接应用于AYAs肿瘤患者的临床治疗过程[76]。该量表通过10项指标，结合李克特5级评分系统，对患者的身心健康进行评级[77]。临床医师开始临床访视前，可应用PROMIS™通用量表对患者的反应实时评分，随后通过已建立的算法计算出通用生理健康和通用心理健康2个子量表的总分，标准平均分为50分（标准差为10分）。在解读PROMIS结果时，临床医师可告知患者如何将他们各自的评分与一般人群进行比较，以及在随后的访视中如何比较当前评分与先前评分。

为了确保PROMIS通用量表在AYAs诊所更好地执行，首要任务是明确一位专责人员，负责在每位患者就诊前与其会面，并指导其完成量表测量。同时，深入理解测量在临床流程中的最佳实施时机同样重要。一旦上述两个问题得到有效解决，PROMIS通用量表将成为临床实践的常规部分，此时无论是工作人员还是患者，均认为PROMIS并非一项繁重的工作。AYAs诊所成功实施PROMIS通用量表的实践，与先前的研究不谋而合。研究表明，该工具之所以能够实现高完成率很大程度上归因于其简单易用，当这一评估工具被广泛应用于所有患者，而非仅限于特定群体时，它便自然而然地成为临床的常规部分[76]。

患者完成PROMIS™通用量表评分后，可在就诊前告知临床医师。除子量表评分外，还可将评分绘制成图表，以便直观地比较当前评分与既往访视的评分（图12–3，文后彩图12–3）。接诊患者前获得这些信息对于治疗AYAs患者尤为重要，因为他们可能难以直接对临床医师表达感受[78]。当系统检测到低分数会给工作人员发出即时警报，以便工作人员针对低分项目提出更具体的问题，从而进一步探究其身心健康评分较低的原因。

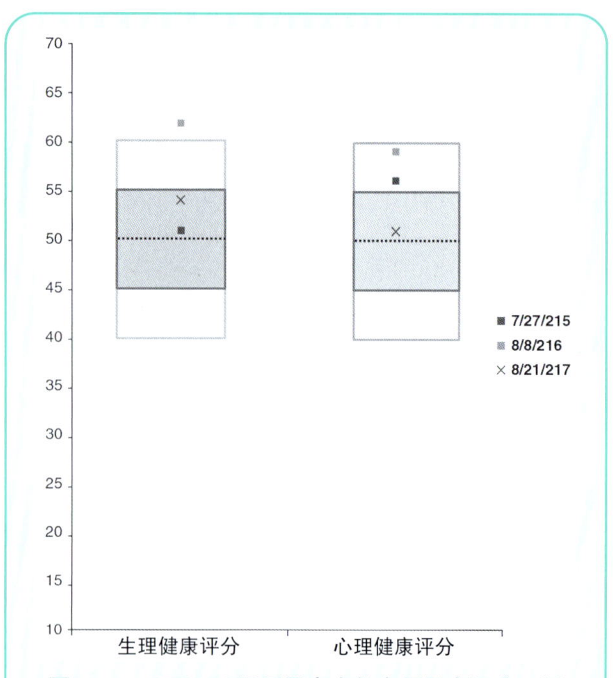


图12–3 PROMIS通用量表中数个子量表评分示例

（译者注：紫色为7月27日访视时患者评分，量表编号215，绿色为8月8日访视时患者评分，量表编号216，×为8月21日访视时患者评分，量表编号217；患者在8月8日生理及心理健康评分较7月27日有明显上升，但8月21日患者生理及心理健康评分均较前下降，尤其以心理健康评分下降更为明显，接诊医生需要注意）

PROMIS™总体分数的深入讨论揭示了严重的身心健康问题，若患者不能提供HRQL主观评级，一些潜在的身心健康问题可能会被忽视或遗漏。举一个例子，一名年轻女性PROMIS™通用量表生理健康子量表评分较低。她解释说，作为一名年轻母亲，她正遭受下肢感觉障碍，这导致她反复跌倒，从而影响日常活动。然而，由于其症状较轻，她并未对以前的医师提及这些症状。AYAs治疗团队经过进一步的讨论和体检，最终确诊为化疗相关的持续性周围神经病变。基于此，该患者被转介给康复医学的理疗师，为其制定物理治疗方案来改善整体步态和平衡。通过对其缺陷的重新认识并制定明确的针对性治疗措施，这位年轻女性在后续的就诊过程中PROMIS™通用量表生理健康评分有所提高。

PROMIS™通用量表心理健康子量表对AYAs幸存者诊所也同样重要，其有助于发现患者的严重心理问题。诊所收集的数据表明，40%的患者在就诊前便承受从焦虑、抑郁到创伤后应激障碍等一系列心理问题[75]。每次就诊前回顾患者的PROMIS™通用量表心理健康子量表，这一举措有助于临床医师在处理这些敏感的心理问题时提前做好准备。例如，一位年轻人在初次就诊时对量表进行负面评价，PROMIS™通用量表心理健康评分远低于平均值。根据诊所预案，得分低于平均值两个标准差的患者将立即被转介至心理服务部门。临床医师在与其谈话时表达了对他评分的担忧，“我从这些问题的答案中感受到，你精神和情感上的挣扎。你愿意和我分享更多关于你的感受吗？”这句话开启了与患者更长更深入的对话，患者坦露他正长期与焦虑和抑郁作斗争，而这些情绪的根源正是癌症诊断及癌症带来的长期影响。他还曾试图用毒品和酒精混合物来自我治疗。对此，诊所立即转介一名治疗师和一名精神病医师为其治疗。在结构化心理治疗和AYAs诊所的持续治疗下，这位年轻人的PROMIS™通用量表心理健康评分在后续就诊过程中稳步提高。

## 第六节 缓和医疗中纳入生存质量与症状评估的创新

在儿科PC领域，儿童生存质量和症状评估技术（Pediatric Quality of Life and Evaluation of Symptoms Technology，PediQUEST）作为一项前沿创新系统，用于采集和报告晚期癌症儿童的HRQL和症状评估[79]。该评估体系涵盖了经严格验证的HRQL测量（PedsQL）[61]、PediQUEST-MSAS（儿童生存质量和症状评估技术–记忆症状评估量表）[79]和父母幸福感的测量。既往的研究证明了该体系的可行性。一项由4家儿科肿瘤学中心开展的随机对照试验（NCT03408314），儿童被随机分配至增强反应系统组，并向临床医师提供反馈报告，而非接受常规医疗。这项研究旨在探索家庭报告和临床医师反应标准化是否能减少父母的痛苦并提升儿童

HRQL。该方法的丰富性在于研究了儿童HRQL和症状负担之间的相互作用，以及儿童和父母之间疾病体验的密切关系。若当前试验能够取得成功，PediQUEST这一强大工具的广泛推广无疑将有利于儿科PC领域的发展。

近期关于成人和儿童镰状细胞病患者的研究表明，尽管疾病严重程度不同，但住院治疗的SCD患者均展现出强烈的意愿与能力来完成HRQL报告。Esham及其研究团队在最近的一项研究中，聚焦因血管闭塞危象（VOC）而入院的青年SCD患者，获取连续的HRQL和SCD特殊患者报告结局[80-81]。为了有效地管理SCD患者并提升其HRQL，理解患者的多维疼痛感受及疼痛对SCD患者的影响变得非常重要[82]。患者报告结局测量提供了一种标准化方法，可多维度评估SCD患者的疼痛及VOC对HRQL的影响[82-83]。

Esham的研究表明，尽管住院期间疼痛评分有所改善，但出院后许多其他因素仍可导致疼痛评分降低，例如，整体心理健康、情感影响、社会职能、僵硬影响和睡眠影响。这些结果表明，SCD患者承受的巨大痛苦仅用数字疼痛评分无法评估，因此结合患者报告结局来全面评估成人SCD患者的HRQL至关重要[84]。

本章还探讨了SCD和地中海贫血患儿在接受HCT后的HRQL。一项研究通过连续收集儿童和父母的HRQL，评估并比较了13例血红蛋白病患者与获得性疾病（如恶性肿瘤、再生障碍性贫血）患者接受HCT后的HRQL[85]。研究结果显示，血红蛋白病组患者的数据完成率（85%）高于获得性疾病组患者（64%）。进一步分析表明，与因后天性疾病而行HCT的儿童相比，血红蛋白病儿童在HCT前呈现出较高的生理和情感功能评分，但两组患者恢复到基线功能的模式相似。所有儿童的情感功能评分及其父母的评分均在HCT后45天达到最低点，3个月时恢复到基线水平。这强调了HCT治疗后初期，尤其是最初几周监测HRQL的重要性，因为它有助于捕捉SCD和地中海贫血患者在HCT后的早期功能下降。此外，研究还发现，血红蛋白病组儿童在身体、情感和角色功能领域的HRQL评分均高于其父母。综上所述，这项研究表明血红蛋白病患儿在完成HCT后HRQL评估的可行性，还强调了HCT后早期综合儿童和父母评估信息的重要性[85]。

对癌症或其他衰弱性疾病（如慢性疼痛）患者的PC过程中，持续进行HRQL评估有助于加强患者、家属和临床医师之间的沟通。为了确保不同种族、民族和文化背景的群体均积极参与，需要提供经过验证的、覆盖多种语言的测量工具。当前，由NCI引领的登月计划正致力于解决这一关键问题。采用如PediQUEST[79]之类的前沿创新平台进行数据收集与结果整合，可确保患者/家属的声音得到及时倾听和回应。

尽管已经取得了这些进展，但在某些特定人群中仍然存在差距。在AYAs群体中，将HRQL评估纳入癌症临床试验的比例仍然较低，这是因为AYAs患者通常处于儿科和成人科分界的年龄段。为解决这一问题，美国社区肿瘤学研究计划（National Community Oncology Research Program，NCORP）正积极行动，考虑在COG内部和整个NCTN研究基地开发一系列标准化测量工具，并加强基础设施支持，以协助患者参与。最后，通过NCI登月计划，患者耐受性研究小组正在探索方法，以深化对患者报告的症状和毒性的理解。综合而言，这些多方面的努力汇聚成一股强大的动力，将推动我们更深入地理解疾病、治疗和症状对患者的影响，使我们能够在医疗过程中持续对患者进行干预和支持。

（贺晶　译　陈可可　校对）

参考文献

# 第十三章

# 血液恶性肿瘤相关的疼痛综合征

Judith A. Paice，Jonathan Moreira

## 第一节 概述

疼痛是血液恶性肿瘤患者常见且不希望出现的伴随症状。在过去50年中，大多数癌症患者的生存率都有所提高，MM、NHL和慢性髓系白血病患者的生存率提高了1倍[1]。不幸的是，由疾病本身或其治疗引起的疼痛也在持续增加。一项癌症登记处招募患者的大型研究显示，55%的患者在过去1周经历过疼痛，其中44%的患者感到中度至重度疼痛。血液恶性肿瘤是疼痛患病率的预测因素之一[2]。对122项癌症研究进行的荟萃分析显示，根治性治疗后疼痛的发生率为39.3%，治疗期间为55%，在疾病晚期或终末期则高达66.4%[3]。一项针对接受HCT的老年血液恶性肿瘤患者的大型队列研究显示，39.4%的患者出现严重疼痛[4]。无法缓解的疼痛可能导致功能受限和QoL下降[5-6]。

本章详细介绍了由于血液恶性肿瘤或其治疗引起的独特的疼痛综合征。第四章将讨论与严重血液病相关的疼痛。对这些疾病及其他血液恶性肿瘤的治疗造成了疾病过程中急性和慢性疼痛，包括由类固醇使用引起的黏膜炎、缺血性坏死及因粒细胞集落刺激因子给药引起的疼痛。GVHD是一种HCT后多器官综合征，可能导致许多严重的疼痛性并发症。为了最佳地应对这些综合征，血液科/肿瘤科医师和其他为这些患者提供照护的临床医师必须了解血液病的疼痛后遗症及其治疗（表13–1）。此外，虽然目前尚无研究表明该类人群药物滥用的风险是否与癌症患者群体不同，但仍应采取有效的防治措施以降低滥用风险[7]，以及管理患者出现阿片类药物成瘾障碍时的疼痛[8]。

## 第二节 疾病相关疼痛综合征

### 一、浆细胞病

浆细胞病是一系列涉及浆细胞恶性增殖和（或）其产生免疫球蛋白的疾病。MM是最常见的浆细胞病之一，每年男性和女性总的发病率为7/10万[9]。

表13–1 血液恶性肿瘤相关的疼痛综合征

| 疾病 | 疼痛综合征 | 病因 | 治疗 |
|---|---|---|---|
| 多发性骨髓瘤 | 溶骨性病变：<br>（1）骨痛<br>（2）骨折 | 破骨细胞活性增强，成骨细胞活性被抑制 | （1）破骨细胞抑制剂（如双膦酸盐）<br>（2）椎体成形术，后凸成形术<br>（3）放射治疗<br>（4）阿片类药物 |
| 华氏巨球蛋白血症 | 周围神经病变：<br>（1）感觉异常<br>（2）虚弱 | 可能与抗MAG抗体、抗GM1神经节苷脂抗体有关 | （1）利妥昔单抗<br>（2）IVIG<br>（3）氟达拉滨 |
| 原发性血小板增多症/真性红细胞增多症 | 继发性红斑肌痛：疼痛，由运动、温/热水和（或）身体依赖引起的四肢红斑和发热 | （1）与血小板活化相关的微动脉变化<br>（2）血管内膜和平滑肌增殖<br>（3）血小板聚集引起的血栓闭塞 | （1）阿司匹林<br>（2）加巴喷丁<br>（3）普瑞巴林<br>（4）文拉法辛<br>（5）米索前列醇<br>（6）阿米替林 |
| 骨髓增生性肿瘤（如原发性血小板增多症、真性红细胞增多症） | 水源性瘙痒：热水浴或淋浴后出现瘙痒 | （1）可能与肥大细胞脱颗粒有关<br>（2）可能与组胺释放、纤维蛋白溶解因子、前列腺素相关 | （1）阿司匹林<br>（2）帕罗西汀<br>（3）JAK抑制剂 |
| 治疗相关（如各种HM，HCT患者） | G-CSF相关的骨痛 | （1）可能是骨髓扩张导致促炎细胞因子释放所致，周围神经重塑<br>（2）组胺产生的水肿 | （1）阿片类药物<br>（2）氯雷他定<br>（3）+/-法莫替丁 |
| 治疗相关（如各种HM，HCT患者） | 黏膜炎 | 化疗导致消化道黏膜屏障的破坏 | （1）注射镇痛治疗<br>（2）口服黏膜屏障保护剂 |

注：IVIG：静脉注射免疫球蛋白；HM：血液恶性肿瘤；HCT：造血干细胞移植。

## 二、溶骨性病变

除造血系统、代谢、肾脏和感染等一系列并发症外，骨折是MM最常见的严重并发症之一。MM出现溶骨性病变主要是由于破骨细胞活动增强及成骨细胞活动抑制导致的骨质密度和完整性下降。因此，60%的MM患者在诊断时存在骨溶解性病变，20%的患者在诊断时存在骨量减少[10]。虽然破骨细胞抑制剂（例如，双膦酸盐）对于预防骨骼溶骨性病变和骨折至关重要，但是骨骼溶骨性骨折的有效管理需要结合药物和非药物治疗来确保适当的疼痛控制及改善功能和QoL。

高达40%的MM患者在其病程的某个阶段使用放射治疗[11]，这是处理脊髓压迫症、浆细胞瘤的一种重要的治疗手段。此外，当全身镇痛治疗效果不佳时，放射治疗可以作为疼痛控制的重要辅助治疗[12]。在针对椎体骨折和塌陷导致的疼痛管理和功能恢复，其他非药物治疗也发挥着重要作用。椎体成形术是将甲基丙烯酸甲酯注入塌陷的椎体以恢复其高度的一种手术。椎体后凸成形术则是将可膨胀的骨塞插入椎体的一种手术。在充气后，骨塞能够恢复椎体的高度，从而形成一个可以填充甲基丙烯酸甲酯的空腔。前瞻性试验表明，这些干预措施对于改善疼痛控制、身体和（或）社会功能有明显效果[13-14]，但是其疗效尚未在针对MM的盲法、随机临床试验中进行评估。由于在有溶骨病变的椎体中注射骨水泥可能会改变脊柱生物力学，因此存在注射后反而会增加椎体骨折的风险[15]。

一项对MM患者的回顾性研究表明，过去骨折的锥体数量、接受治疗的椎体数量、骨水泥的用量、椎弓根疾病以及椎间盘泄漏都是发生椎体成形术后骨折的重要风险因素[16]。因此，对接受这种手术的患者需要进行慎重考虑。对于与MM相关的溶骨性骨折患者的疼痛控制，系统镇痛治疗是一个重要的组成部分。

## 三、周围神经病变

### （一）华氏巨球蛋白血症

华氏巨球蛋白血症（Waldenstrom macroglobulinemia，WM）是一种罕见的血液恶性肿瘤，其特征是骨髓中的淋巴浆细胞淋巴瘤的存在及血液中的IgM单克隆蛋白血症。其发病率为3/100万，在美国，每年只有1400例确诊病例[17-18]。WM相关症状与造血组织的浸润和（或）单克隆IgM在血液中的累积有关。约20%的患者在WM诊断时即存在神经病变，而有50%的患者在病程中会出现神经病变[19]。由于诊断时的中位年龄为70岁，许多患者同时存在其他慢性病可能也会导致神经病变，从而加剧症状的严重程度。最常见的神经学异常是一种远端、对称、缓慢进展的感觉运动周围神经病变，导致麻痹感和无力感[19-21]。约一半的患者具有抗髓磷脂相关糖蛋白（anti-myelin associated glycoprotein，MAG）活性[20]，也发现其他自身抗体，包括针对GM1神经节苷脂或asialo-GM1神经节苷脂的抗体。尽管这被认为是一个自身抗体介导的过程，但MAG抗体与这些症状的严重程度之间并没有相关性，其他自身抗体是否存在病理学意义尚不确定[22]。

原发病的治疗仍然是管理WM相关的周围神经病变的主要治疗方式[23]。氟达拉滨是一种广泛用于WM治疗的药物，已经显示在减轻对其他治疗方案难以控制的WM相关周围神经病变方面具有一定疗效[24]。利妥昔单抗是一种针对WM相关克隆群的CD20单克隆抗体，在治疗WM相关外周神经病变方面显示出一定的疗效。小型研究显示，在应用利妥昔单抗后12个月、24个月和36个月时，抗髓磷脂相关糖蛋白抗体滴度显著降低，分别为93%、80%和60%，在利妥昔单抗治疗结束后3个月和6个月，患者的力量在主观和客观上都有所增加[25]。一项利妥昔单抗的随机试验也显示，在具有抗髓磷脂相关糖蛋白/硫酸葡糖苷酸基团抗体和IgM单克隆蛋白血症的患者中，利妥昔单抗改善了客观的残疾测量指标[26]。研究数据显示静脉注射免疫球蛋白（IVIG）的疗效有限[27]。IVIG的疗效可能与中和抗髓磷脂相关糖蛋白抗体或针对产生抗髓磷脂相关糖蛋白抗体的$CD5^+$细胞的抗体反应有关[28]。

### （二）骨髓增生性肿瘤

骨髓增生性肿瘤（myeloproliferative neoplasms，MPNs）是一组恶性疾病，其特征是终末髓系细胞的过度增殖，在外周血中扩增，导致红细胞增多、白细胞增多、血小板增多、骨髓高细胞增生/纤维化和（或）脾大等不同组合症状。绝大多数MPNs

还伴有*JAK2*、*CALR*或*MPL*基因突变[29]。MPNs包括真性红细胞增多症（polycythemia vera，PV）、原发性血小板增多症（essential thrombocythemia，ET）、慢性髓性白血病（CML）、原发性骨髓纤维化（primary myelofibrosis，PMF）、慢性中性粒细胞白血病和慢性嗜酸性粒细胞白血病。这种骨髓细胞的过度增殖会导致多种疼痛的临床表现。

### （三）继发性红斑肌痛

继发性红斑肌痛以四肢疼痛和潮红为特征，常见于许多骨髓增生性肿瘤。继发性红斑肌痛的发病机制被认为与血小板活化、内皮细胞和平滑肌增殖相关的小动脉改变，以及血小板聚集引起的血栓闭塞有关[30]。此外，上述激活还会导致前列腺素生成，引发凝血途径的启动，可能导致疾病的炎症性特征[31-32]。患有继发性红斑肌痛的患者经常表现出四肢疼痛、潮红、肿胀和发热的症状，这些症状通常由高温、运动和身体依赖引起[30]。与血液恶性肿瘤相关的许多症状一样，治疗基础疾病是主要的治疗方式。

病例报告显示，阿司匹林可能是治疗MPNs继发性红斑肌痛的有效方法[33]。阿司匹林缓解了与ET或PV相关的血管（微血管）舒缩障碍[34-35]。已经证明其他获益的治疗包括加巴喷丁、普瑞巴林、文拉法辛、口服都可喜和口服米索前列醇[30,36-42]。丝氨酞、卡马西平、美西利汀、地尔硫䓬和口服硝普钠也减轻了一小部分患者的继发性红斑肌痛症状[36,43-47]。

### （四）水源性瘙痒

水源性瘙痒（热水浴或淋浴后出现瘙痒）是PV患者的常见症状，约68%的PV患者会出现这种症状。在相当一部分患者中，这种症状可能会致残，有15%的患者描述这种症状为“难以忍受”[48]。尽管水源性瘙痒的原因尚不清楚，但有人认为可能与肥大细胞脱颗粒及组胺释放、纤维蛋白溶解因子、前列腺素或白介素-31有关[49-52]。另一种解释是，当皮肤冷却时，红细胞释放腺苷二磷酸或肾上腺素能血管收缩神经释放肾上腺素，可能会在皮肤血管中引起血小板聚集，从而产生局部的引起瘙痒的因子，如前列腺素[49]。因此，阿司匹林经常用于治疗PV患者的水源性瘙痒，尽管有数据表明帕罗西汀[53]和JAK抑制剂的疗效[54]，它们在治疗各种MPNs中也扮演着重要的角色。

## 四、治疗相关的疼痛综合征

### （一）与粒细胞刺激因子相关的骨痛

粒细胞集落刺激因子（granulocyte colony stimulating factor，G-CSF）是将干细胞从骨髓动员到外周血中的常用药物，尤其是随着全球HCT中心不再是直接从骨髓采集干细胞，而是越来越普遍地采用这种干细胞采集方法。骨痛与该药物的使用有关，不论是HCT供者还是接受化疗的恶性肿瘤患者[55]。一项荟萃分析表明，接受G-CSF治疗的患者中有33%～50%会经历不同级别的骨痛，其中有3%～7%的患者出现严重骨痛[56]。干细胞供者接受的G-CSF剂量通常高于细胞毒性化疗后用于中性粒细胞恢复的剂量，并且骨痛的严重程度可能会随之加剧。G-CSF相关骨痛的发生率为20%～71%，尤其是在健康供者和年轻患者中[57-59]。一项对22项临床试验的回顾性分析，1949例接受骨髓抑制治疗的患者使用培非格司亭（G-CSF的一种长效制剂），28%的病例出现中度至重度骨痛[60]。G-CSF相关骨痛最常见的部位包括背部、胸骨、臀部和腿部[61]。

粒细胞集落刺激因子相关骨痛的病因仍然不清楚。一些研究表明，G-CSF相关骨痛是由于祖细胞和髓细胞增殖引起的骨髓扩张，导致单核细胞和巨噬细胞的聚集[62]。这些细胞释放促炎细胞因子（如白细胞介素、肿瘤坏死因子）导致外周神经重塑和骨痛[63]。G-CSF相关骨痛的其他潜在机制包括骨髓内组胺的产生和随后发生的水肿，由于破骨细胞和成骨细胞的刺激而引起的骨吸收，以及由传入神经刺激引起外周伤害感受器的敏感化[64-65]。

很少有研究能够证明针对G-CSF相关骨痛有效管理的药物。氯雷他定是一种具有选择性组胺$H_1$受体拮抗作用的长效三环抗组胺药。在一项随机Ⅱ期研究中，评估了氯雷他定在接受紫杉醇化疗患者中培非格司亭相关骨痛的预防性使用[66]。共213例出现明显背部或腿部骨痛的患者被纳入治疗阶段，并随机分配接受连续7天的每日氯雷他定10 mg或安慰剂。研究结果显示，无论是严重骨痛的发生率还是生活质量的改善，都没有统计学上的显著差异。尽管缺乏证据表明氯雷他定的有效性，但在许多HCT中心和癌症中心，包括我们自己的中心，单用氯雷他定仍被用于G-CSF相关骨痛的管理。初步数据表明，氯雷他定和法莫替丁的联合可能改善G-CSF相关骨痛，但需要前瞻性验证[65,67]。研究发现萘普生（500 mg，每日2次，连续5～8天）可以减轻G-CSF相关骨痛的严重程度和发生率[68]，但如同大多数非甾体类抗炎药一样，由于可能导致血小板功能障碍、出血和肾毒性，其在HCT受者中的应用受到极大的限制。尽管一些动物模型显示美洛昔康可能会增加血清G-CSF[69]，但由于其可能引发血小板功能障碍和出血的风险，我们不使用塞来昔布或美洛昔康来治疗G-CSF相关骨痛。

### （二）黏膜炎

化疗引起的黏膜炎是细胞毒性药物治疗常见的并发症。其特征是消化道黏膜屏障破坏，导致口腔和（或）胃肠道溃疡。在组织学上，疾病表现为增加的细胞凋亡、绒毛萎缩、小肠腺体发育不全和扩张、上皮组织丧失、坏死、炎症和过度黏液分泌[70-71]。黏膜屏障的破坏导致一系列症状和潜在并发症，取决于消化道受累部位，可能包括口腔、喉咙和（或）食管疼痛、出血、腹泻和（或）感染，这是由于消化道细菌易位进入血液循环引起。由于这种并发症可能存在漏报，准确获取这种可能致命且导致严重痛苦的疾病的发生率是存在困难的。黏膜炎的发生率在50%～100%不等[70,72]。

目前公认的黏膜炎病理生物模型是由Sonis等建立的，基于化疗药物与黏膜成分之间的动态生化相互作用及间接生物信号传导病理模型，包括5个重叠阶段[70,73]：①初始化；②上调；③信号增强；④溃疡；⑤愈合[70,73]。有许多基因组、微生物学和免疫学因素可能影响个体发生黏膜炎的风险[74]，但这些因素在临床决策中的应用有限或根本不纳入考虑。因此，黏膜炎的管理主要集中在症状控制上，只有在出现黏膜表面感染时才使用抗菌药物。

为了在化疗相关黏膜炎患者中实现适当的疼痛控制，可以采用局部、口服或静脉镇痛疗法，结合口腔卫生措施。局部止痛药，如利多卡因，通常与清洁剂和（或）覆盖剂结合使用以缓解疼痛。虽然市面上有一些混合药物漱口水，但它们通常在个别药房中采用不同配方进行配制。一项对这些混合药物漱口水的系统评价并未显示支持其用于化疗相关黏膜炎管理的证据[75]。美国护理学会与肿瘤护理学会在其《明智选择声明》中不推荐使用这些混合药物漱口水，原因是缺乏疗效和成本高昂[76]。此外，对于局部利多卡因的全身吸收存在担忧，限制了其使用。我们也因担心误吸而不在我们机构使用含利多卡因的口腔漱液。口服疗法可能提供有助于疼痛控制的有效途径，但这可能会受到黏膜炎患者常见疼痛的严重吞咽困难的限制。因此，静脉镇痛疗法通常以患者控制镇痛（patient controlled analgesia，PCA）的形式经常用于有效的疼痛控制。PCA可以个体化疼痛控制，使患者能够在可能加剧与黏膜炎相关的疼痛的活动中选择使用时机，包括进食、饮水和（或）吞咽药物。在这种情况下，吗啡被推荐作为PCA首选的阿片类药物[77]，对于肾脏和（或）肝功能不全或对吗啡不能耐受的患者，也可以考虑使用其他阿片类药物，如氢吗啡或芬太尼。其他已证实在黏膜炎管理中有效的疗法包括帕利夫明和光生物调节[70,75,78-79]。

## 五、缺血性坏死

骨坏死或骨缺血性坏死（avascular necrosis，AVN）是血液流动受损的严重后果，通常是由创伤、使用类固醇、血液异常、饮酒和凝血障碍引起的[80]。这通常会影响股骨头，导致严重疼痛，并在某些情况下导致股骨头塌陷。其他受影响的关节包括肩关节、膝关节、肘关节、腕关节或踝关节。在儿童急性淋巴细胞白血病患者中，患病率为2%～14%，在青少年中增加到29%，在年轻人中为20%[81]。高类固醇剂量累积、诊断时年龄超过10岁和接受移植治疗似乎是风险因素[82]。AVN对成年幸存者的生活质量有强烈的负面影响。

详细病史应包括回顾过去的癌症治疗，特别是类固醇的使用。患者可能会报告髋部疼痛，可延伸到腹股沟和（或）臀部。影像学检查可以确认并排除其他可治疗的原因。推荐转诊到骨科医师，以确定是否需要手术。对于因免疫抑制或虚弱而延迟手术的患者，疼痛管理可以包括非甾体抗炎药（如果无禁忌证）、阿片类药物疗法和辅助镇痛药，如度洛西汀。尽管证据有限，但双膦酸盐、他汀类药物、抗凝血剂和血管扩张剂都被认为可以减缓坏死的进展[80]。使用辅助装置可以减少与负重相关的疼痛，并由于稳定性的提高而提高安全性。戒烟或者限制饮酒可以防止进一步的损害。

## 六、移植物抗宿主病

移植物抗宿主病（GVHD）是异基因HCT后出现的一种涉及多器官的炎症和（或）纤维化综合征。当供体的免疫细胞（移植物）对受体组织发起同种异体免疫反应时，便会导致GVHD。GVHD是异基因HCT患者发病和死亡的主要原因之一。尽管GVHD的发生率因人群而异，但它普遍影响着相当比例的异基因HCT患者。急性GVHD（acute GVHD，aGVHD）的发生率高达9%～50%，而慢性GVHD（chronic GVHD，cGVHD）的发生率约为40%，其发病率根据危险因素的存在和诊断标准的不同，报告范围为6%～80%[83-84]。

## 七、急性移植物抗宿主病的病理生理学

在医学史上，急性移植物抗宿主病（aGVHD）曾被定义为在异基因HCT后100天内出现的GVHD。然而，随着对aGVHD和慢性移植物抗宿主病（cGVHD）病理生理学差异的深入理解，这两种疾病的分类越来越依赖于病理特征和受累组织，而非单纯症状出现的时间。从病理学角度分析，aGVHD主要是由炎症性T细胞浸润引起的组织破坏和细胞凋亡。多种因素共同作用，促进了这种炎症环境的形成，包括移植前的预处理方案、固有免疫系统的状态以及胃肠道（Gastrointestinal Trac，GI）微生物群的组成。在这样的炎症背景下，供体来源的T细胞会介导受累组织的炎症反应和细胞凋亡，进而引发相关症状[85-86]。移植预处理方案会损伤宿主的胃肠道上皮细胞，导致细菌易位，这会进一步触发由固有免疫系统和适应性免疫系统中的T淋巴细胞和B淋巴细胞介导的炎症反应[87]。由此产生的促炎环境还会激活抗原呈递细胞，促使天然T细胞分化为Th1和Th17细胞，导致T效应细胞和靶向宿主组织的扩增。其他免疫细胞也会进一步增强抗原呈递功能，并推动T细胞向Th1和Th17效应细胞谱系的分化[87]。研究还发现，JAK1、JAK2和STAT信号通路的激活也是影响aGVHD促炎状态和随后组织损伤的重要因素[87]。这些炎症和组织损伤主要影响皮肤、肝脏和（或）胃肠道，临床表现为斑丘疹、体重减轻、腹泻和（或）肝炎（表13–2）。

表13–2　缓解移植物抗宿主病症状的方法

| 疾病 | 疼痛综合征 / 症状 | 治　疗 |
|---|---|---|
| 胃肠道GVHD | 腹泻 | 洛哌丁胺，奥曲肽，布地奈德，倍氯米松，体外光分离置换法 |
| | 痉挛性腹痛 | 双环维林，布地奈德，倍氯米松，阿片类药物 |
| | 食管狭窄，梗阻 | 布地奈德，倍氯米松，内镜下食管扩张 |
| 口腔GVHD | 口腔溃疡、口干、味觉障碍 | 窄谱紫外线，外用糖皮质激素，外用钙调磷酸酶抑制剂 |
| 肌肉骨骼GVHD | 活动受限，关节挛缩 | 钙调神经磷酸酶抑制剂，阿片类药物，物理药物和康复，+/-物理治疗/作业治疗，矫形器，夹板 |
| | 肌痛、虚弱 | 阿片类药物、全身皮质类固醇+/-钙调神经磷酸酶抑制剂、物理医学和康复 |
| | 骨密度减低相关疼痛 | 维生素D，钙，双膦酸盐治疗，阿片类药物，椎体成形术/后凸成形术 |
| | 缺血性坏死 | 注射皮质类固醇 |
| 眼部GVHD | 干燥角结膜炎、沙砾异物感、畏光、眼红 | 人工泪液+/-血清泪液，四环素抗生素，局部环孢素A，泪点塞，热敷+/-红霉素软膏，隐形眼镜 |
| 皮肤GVHD | 斑丘疹，汗腺缺失，萎缩，皮肤紧绷，关节挛缩 | 外用糖皮质激素、外用钙调磷酸酶抑制剂、体外光分离置换法、热物理模态、物理医学与康复、矫形器 |

### 八、慢性移植物抗宿主病的病理生理学

慢性GVHD（chronic GVHD，cGVHD）是一个复杂的病理生理过程，包括慢性组织损伤和炎症（通常发生于急性GVHD）以及靶器官随后发生的纤维化变化（通常表现为慢性GVHD[87]。受GVHD影响的组织多种多样：急性GVHD（acute GVHD，aGVHD）常累及皮肤、肝脏和胃肠道；cGVHD通常累及其他相对无细胞和纤维增生的组织。历史上，cGVHD被认为发生于异基因HCT后100天之后。虽然这一时间特征继续存在于大量cGVHD病例中，但诊断更依赖于与慢性炎症相关的独特病理发现及在受累组织中观察到的纤维增殖性变化。与aGVHD一样，早期炎症源于移植预处理方案和供者T细胞的激活。血管内皮细胞的损伤有助于供体免疫细胞迁移到各种靶器官。因此，供体来源的效应T淋巴细胞、B淋巴细胞和抗原呈递细胞启动针对这些宿主组织产生免疫应答。调节性T（Treg）细胞的耗竭和功能抑制，加上胸腺损伤和功能障碍，导致免疫耐受的改变，不能抑制免疫介导的宿主组织损伤。异常的修复机制促进成纤维细胞活化、胶原沉积和纤维化，最终导致不可逆的终末器官损伤和功能障碍。

实验研究支持cGVHD的三阶段模型[87]，即早期炎症损伤、慢性炎症和组织损伤以及异常组织修复和纤维化。

（1）早期炎症损伤：与aGVHD相似，cGVHD的早期炎症由先天免疫系统（树突状细胞、B细胞和巨噬细胞）、信号机制和介质（细胞因子）启动和维持。这种早期炎症导致内皮细胞活化和损伤，而内皮细胞作为供体和受体组织之间的屏障发挥作用。输注移植物的宿主供体T细胞也促进了这种损伤/炎症。

（2）慢性炎症和组织损伤：由于供体和（或）宿主来源的免疫调节反应不足以控制这种早期炎症，可能导致慢性炎症和免疫失调。受抑制和（或）失调的Tregs参与了cGvHD的持续炎症。早期炎症对胸腺的有害影响，加上B细胞和自然杀伤（NK）细胞的免疫调节功能下降，也可能导致免疫耐受的缺乏[88]和随后的慢性炎症。

（3）异常组织修复和纤维化：上述免疫失调和异常组织修复导致cGVHD的瘢痕化和纤维化[87]。早期细胞外基质损伤还激活凝血途径，释放趋化因子，巨噬细胞是转化生长因子β（transforming growth factor-β，TGF-β）、TNF-α、IL-1b、血小板源性生长因子（platelet derived growth factor，PDGF）和基质金属蛋白酶的来源，导致纤维化级联反应[89]。活化的Th2细胞和Th17细胞分别通过分泌IL-13和IL-17促进纤维化[87]。此外，B细胞活化促进自身和同种异体抗体的产生，这些抗体与集落刺激因子1（colony stimulating factor 1，CSF-1）一起进一步激活单核细胞和巨噬细胞，释放TGF-β，进而激活肌成纤维细胞和胶原生成，导致进一步纤维化和瘢痕形成[90]（图13–1，文后彩图13–1）。

## 第三节　移植物抗宿主病的药物治疗

急性与慢性GVHD的药物治疗主要集中在抑制供体T细胞的免疫反应。有关急性GVHD（aGVHD）和慢性GVHD（cGVHD）治疗方案的详细信息，请参阅第三章。糖皮质激素通常被选为全身性治疗的主要药物。治疗策略会根据GVHD出现的时间而定，可能涉及继续使用或重新开始钙调磷酸酶抑制剂，这类药物在移植手术前后用于预防GVHD的发生。接下来的部分将重点介绍针对特定器官系统cGVHD相关疼痛的药物和非药物治疗方法。

### 一、胃肠道移植物抗宿主病

#### （一）症状

aGVHD的胃肠道受累可能同时累及上消化道和下消化道。腹泻、痉挛和（或）腹痛最常与下消化道GVHD相关，而恶心、呕吐和厌食可能更常与上消化道GVHD相关，但这些症状也可能同时发生。胃肠道cGVHD患者除出现慢性腹泻、吸收不良、体重减轻和随后的生长发育不良外，还可能出现类似的一系列症状。cGVHD还可能导致胰腺外分泌功能不全，而口腔受累（cGVHD与aGVHD相比发生率高得多）可能导致口腔干燥、口腔溃疡和味觉障碍。此外，cGVHD可导致食管瘘、狭窄

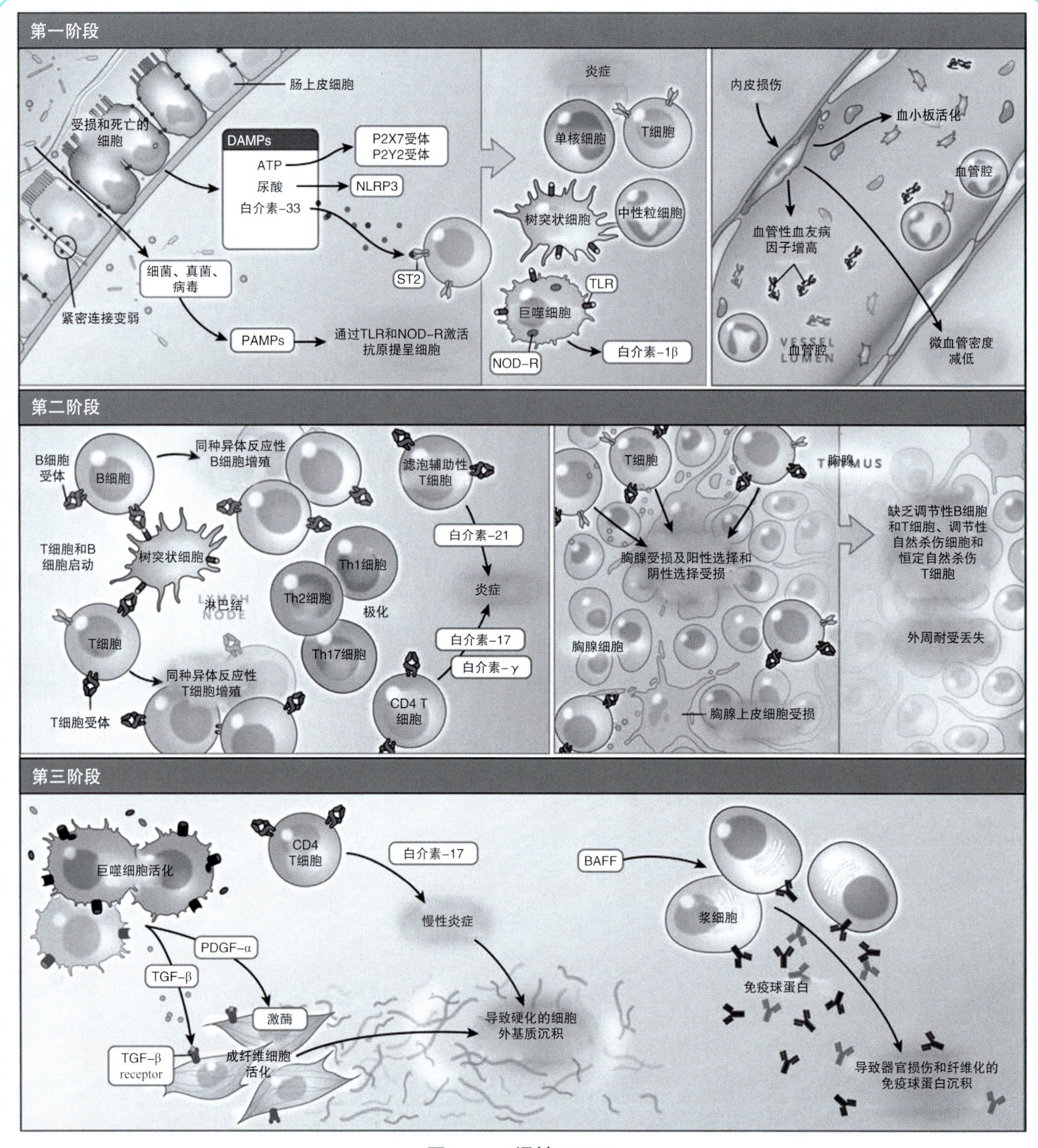


图13-1 慢性GVHD

（引自：The New England Journal of Medicine, Robert Zeiser and Bruce Blazar, Pathophysiology of Chronic Graft-versus-Host Disease and Therapeutic Targets, Vol 377, No. 26, 2020. Reprinted with permission from Massachusetts Medical Society）

或梗阻，而这些均是GI cGVHD的特征性表现。影像学上，这些纤维性改变可能表现为食管蹼状、环状狭窄和（或）食管中上段变细。确诊GI GVHD（尤其是下消化道GVHD）需要进行内镜检查和组织活检。

### （二）疼痛的药理学方法

如果同时发生的感染被安全排除或得到适当治疗，则应用止泻药是GI cGVHD治疗的重要辅助治疗。洛哌丁胺和（或）地芬诺酯/阿托品（复方地芬诺酯片）为患者提供了控制腹泻的重要口服替代方案。对于那些无法使用这些止泻药的患者，生长抑素类似物奥曲肽可能提供额外的益处。一项对21例GI aGVHD患者的初步研究表明，21例参与者中有15例（71%）的腹泻得到缓解[91]。全身性阿片类药物在GI GVHD相关疼痛中起重要作用，胰腺外分泌功能不全的患者可能需要进行胰酶替代治疗。外用糖皮质激素，包括用于口腔的地塞米松、倍氯米松和（或）布地奈德，联用或不联用全身糖皮质激素和钙调神经磷酸酶抑制剂，可作为全身治疗和口腔和上/下消化道GVHD症状管理的重要辅助手段[87,92]。

### （三）非药物治疗方法

体外光分离置换法是一种治疗方法，包括输注经过紫外线-A照射的通过浆细胞分离采集并经过8-甲氧基紫荆素孵育的自体外周淋巴细胞。这种治疗方法的作用机制尚不清楚，但正如在小鼠模型中观察到的那样，可能涉及活化T细胞克隆的下调和Treg细胞的增加[93-94]。尽管迄今为止没有随机临床试验证明其有效性，但回顾性分析也获得了令人鼓舞的结果[95]。窄谱紫外线光疗也被探索用于难治性口腔cGVHD的治疗。其作用机制似乎是多种因素的组合，包括干扰抗原呈递、减少促炎细胞因子的产生及T淋巴细胞的失活和（或）抑制。一项单中心的前瞻性研究对11例患者进行了窄谱中波紫外线治疗，发现其中8例患者的口干、敏感性和疼痛至少有部分改善[96]。对于那些食管狭窄、梗阻及随后发生吞咽困难和体重减轻的患者，食管扩张和肉毒杆菌毒素注射可以作为系统性治疗的有益辅助方法。

## 二、骨骼肌肉GVHD

### （一）症状

肌肉骨骼系统受累几乎完全由cGVHD引起。典型的与GVHD相关的增生性改变在影响肌肉组织或结缔组织时，可能对活动度产生不成比例的影响。肌肉、关节和其他结缔组织可能因此受到影响。与关节cGVHD相关的症状可能包括关节活动度下降并导致活动受限、关节挛缩、疼痛和水肿。这不仅导致行动能力下降，而且损害了日常生活活动的能力[97]。通常受累的关节包括腕关节、肩关节、踝关节和髋关节，远端关节首先受累。cGVHD是关节被破坏及相关疼痛和功能障碍的独立危险因素[97]。cGVHD的肌量减少和肌无力是多因素的，可归因于糖皮质激素诱导的肌病、并发症导致的体能下降及营养不良。cGVHD可能类似于炎症性肌炎，而炎症性肌炎是cGVHD的直接免疫介导结果[98]。通常表现为疼痛、对称性近端肌无力，伴醛缩酶和肌酸磷酸激酶升高，以及肢体近端和椎旁肌的异常肌电图结果。与GI GVHD一样，进行组织活检对于确诊是非常重要的[97]。

众所周知，长期使用糖皮质激素会增加骨量减少和骨质疏松的风险，多达50%的接受同种异体HCT的患者会因此发生这些情况[97,99]。钙调神经磷酸酶抑制剂的使用、化疗和（或）放疗、性腺功能障碍及负重活动减少进一步加剧了这一风险。与绝经期骨质疏松症相比，HCT中观察到的骨密度丢失更常见于股骨头而不是椎骨[97]。这些骨密度的改变增加了压缩性骨折的风险，随之而来的是不活动、疼痛和股骨头AVN，这见于4%～19%的同种异体HCT患者[97]。

### （二）药物治疗方法

钙调神经磷酸酶抑制剂联合全身和（或）局部糖皮质激素是治疗骨骼肌肉cGVHD的主要手段。体外光分离置换法在皮质类固醇难治性骨骼肌肉GVHD的治疗中也发挥重要作用（就像在GI GVHD中一样），除体外光分离置换法之外，还有许多药物用于骨骼肌肉cGVHD。然而，对其疗效、风险和获益的广泛综述超出了本章的范围。维生素D、钙和双膦酸盐治疗是改善骨密度、管理和预防压缩性骨折的有用的辅助治疗。阿片类镇痛药在肌肉骨骼GVHD的治疗中发挥着核心作用。此外，向受AVN影响的关节内注射皮质类固醇可能有助于减轻受累关节的炎症和随后的疼痛[97]。

### （三）非药物治疗方法

物理医学和康复治疗是多学科努力保护和恢复关节活动、管理疼痛性关节挛缩的核心。具体的治疗方案取决于涉及的关节和（或）肌肉群、是否存在关节挛缩、是否有压缩性骨折及任何随后导致的功能丧失。被动拉伸和抗阻练习可能有助于维持肌肉量并预防挛缩[97]。夹板和其他矫形装置的使用，结合作业疗法，已证明可以有效改善cGVHD和关节挛缩患者的活动度[97]。矫形器也可以作为治疗椎体压缩骨折的椎体后凸成形术和（或）椎体成形术有用的辅助手段，需要熟练的矫形师进行干预，以便正确使用矫形器。当非手术治疗方法已经用尽时，可能需要手术干预，包括Y-V成形术，这是一种通过切开并重新缝合伤口以减轻瘢痕张力的技术[100]。

## 三、眼部GVHD

### （一）症状

眼部GVHD是一个术语，旨在涵盖结膜疾病、眼干燥症（干燥性角结膜炎）和其他眼部表现。尽管眼部GVHD主要发生在眼表，但GVHD可能潜在地影响眼睛的所有部位。干燥性角结膜炎是慢性眼部GVHD最常见的表现形式。随着结膜炎症、瘢痕形成和睑板腺功能障碍，泪腺受到淋巴细胞的浸润[101]。研究人员还推测，结膜可能模仿系统性黏膜，因此成为炎症细胞活动的靶标[102]。虽然眼部GVHD的表现没有独特的症状，但通常归因于眼部GVHD的症状类似于典型的眼干燥症状，包括干涩、砂粒感、异物感、刺激、烧灼感或瘙痒[103]。在眼干燥症的各个阶段，患者还可能表现为眼睛发红、流泪过多、视物模糊、畏光和疼痛。

### （二）药物治疗方法

眼表疾病的治疗有多种策略，包括眼表润滑、泪液保存、防止泪液蒸发、减少炎症、上皮支持、支持性治疗和手术干预[103]。不含磷酸盐和防腐剂的人工泪液是眼部润滑的主要成分。口服四环素类抗生素如多西环素或米诺环素用于系统性管理睑板腺功能障碍，这有助于减轻睑板腺炎症，进而改善睑脂分泌和泪膜质量[103]。口服或局部使用阿奇霉素治疗后睑缘炎也被证明在统计学上改善泪膜破裂时间、睑板腺分泌物和症状[103]。局部应用环孢素A可抑制T细胞活化，增加杯状细胞密度，下调结膜和泪腺中促炎细胞因子的释放[103-104]。局部糖皮质激素也有助于缓解伴随瘢痕变化的结膜炎症[105]。

### （三）非药物治疗方法

用胶原蛋白（暂时性）或硅酮（永久性）塞阻塞泪点有助于通过抑制泪液引流来保护泪膜，从而延长眼表的润滑时间[105]。每天2次热敷，同时使用红霉素软膏，也可以增强睑板腺的功能。在许多眼部疾病的治疗中经常使用的隐形眼镜，也被用于眼部GVHD以保护角膜表面和防止泪液蒸发[105]。手术干预通常只用于最严重的眼部GVHD病例，在这些病例中，药物和其他非药物干预均不足以控制眼干燥症引起的并发症和眼部损害。

## 四、皮肤GVHD

### （一）症状

皮肤受累是cGVHD最常见的表现，90%～100%的患者受影响，并可能导致显著的功能障碍[106]。皮肤cGVHD可以根据解剖部位进一步分为两个不同的亚组：真皮亚组和筋膜亚组，许多患者可能同时出现这两种类型的受累[107]。真皮cGVHD的典型表现为苔藓样和硬皮病样。苔藓样表现包括类似扁平苔藓的斑丘疹，也可累及口腔和阴道黏膜[97]。硬皮病样cGVHD与系统性硬化症相似，可表现为皮肤紧绷、萎缩、水疱、溃疡、汗腺丢失和关节挛缩[97]。因此，与骨骼肌肉cGVHD一样，硬皮病样cGVHD可导致运动功能受损。这也进一步增加了压疮的风险，压疮可能是由于活动受限、皮肤的炎性破坏或由此产生的压力或剪切力引起的，并随后增加了发生蜂窝织炎和骨髓炎的风险[97]。cGVHD的前期表现从轻度到重度不等，因此cGVHD的严重程度取决于皮肤和筋膜受累的程度[97]。

### （二）药物治疗方法

局部皮质类固醇、口服抗组胺药和皮肤保湿剂可能有助于缓解与皮肤炎症变化相关的瘙痒和疼痛，尽管它们的功效可能仅限于皮肤的最外层[108]。根据cGVHD的解剖部位和严重程度考虑使用不同强度的皮质类固醇。对于更严重的病例，也可以局部使用钙调神经磷酸酶抑制剂。系统性皮质类固醇和钙调神经磷酸酶抑制剂对于治疗更深层次皮肤和（或）筋膜受累至关重要，是许多晚期cGVHD病例的主要治疗方法。对于皮质类固醇难治性皮肤cGVHD，还有许多系统性药物被使用或正在进行临床试验评估，但超出了本章节的讨论范围。

### （三）非药物治疗方法

与其他形式的GVHD一样，体外光分离置换法在皮质类固醇难治性皮肤cGVHD的治疗中也发挥着重要作用[108]。对于皮肤cGVHD患者，尤其是筋膜和（或）硬皮病患者，物理医学和康复治疗及矫形器的使用也可作为全身和局部治疗的重要辅助手段。与骨骼肌肉cGVHD一样，夹板和拉伸已被证明可以有效预防皮肤挛缩[109]。用于治疗系统性硬皮病患者的热物理疗法尚未在皮肤GVHD患者中进行随机临床试验验证，但为治疗皮肤和关节挛缩提供了一个有趣且潜在有益的途径[97]。间歇式冰敷可以缓解疼痛和减轻炎症，表面的热可以使胶原蛋白内的黏结松散，石蜡浴可以加热1 cm深的组织，特别是在手脚部位，从而使深层组织的胶原蛋白软化[97]。这些热疗法可以与物理/作业疗法、拉伸、使用矫形装置及系统和局部疗法相结合，从而实现多模式途径来控制疼痛和症状。

## 第四节　对于患有药物滥用障碍的个体的照护

在照护合并有持续性疼痛的血液恶性肿瘤或严重血液病的患者时，一个特别的挑战是滥用阿片类药物的风险。遗憾的是，这些人并不免受药物滥用的威胁。由于非甾体类消炎药等替代止痛药在这类人群中常常有禁忌证，在特定情况下可能需要使用阿片类药物。对临床医师来说，挑战在于确定何时需要进行长期阿片类药物疗法，并确保安全[110]。

### 一、疼痛评估

对疼痛和药物滥用障碍（substance use disorder，SUD）的危险因素进行全面评估非常重要。疼痛评估包括全面的病史和体格检查及影像学检查和实验室检查，旨在确定疼痛的病因及是否需要使用阿片类药物[111]。一般而言，与阿片类药物相比，加巴喷丁类或5-羟色胺再摄取抑制剂可更有效地治疗神经病变。此外，对于疼痛通常为轻度或疼痛不干扰功能和日常活动的情况，不建议使用阿片类药物。全面的疼痛评估将揭示存在的并发症，如体能下降，最好通过物理治疗或职业治疗来处理[111]。

### 二、风险评估

风险评估应在全面疼痛评估期间进行，包括当前或过去使用的物质（例如，吸烟、酒精、大麻、处方阿片类药物、非法阿片类药物和其他制剂）。家族史中有药物滥用障碍可能暗示具有增加风险的遗传因素或环境影响[112]。此外，虐待史、创伤史或创伤后应激障碍是SUD的强预测因素[113]。

处方药监测项目（prescription drug monitoring programs，PDMPs）的审查可以获得基本信息，这在一些州和机构是强制性的[114]。这一信息可以揭示其他提供者是否开出了受控物质[115]。尿液药物筛查可以确认处方药物的摄入，并排除非法获得的药物的使用[116]。临床医师需要了解现有检测方法的局限性，并注意每种检测方法可能出现的假阳性和假阴性[117-118]。

### 三、缓解

收集这些数据后，临床医师对患者分流并对误用风险分层，确定是否需要使用阿片类药物及是否可以安全地开具这些药物[119]。为了尽量降低风险，临床医师会采用多种疼痛治疗方法，如优化辅助镇痛药、转诊物理治疗或职业治疗、整合认知行为方法及提供综合治疗。同时，应该解决包括焦虑、抑郁和睡眠障碍在内的精神疾病。尽管这些策略在典型肿瘤中心并不常见，但肿瘤学家应在其机构或社区内找到提供这些服务的专业人员或项目[120]。

### 四、异常行为

当出现异常行为，或者给有使用风险的人首次开具阿片类药物时，可以提供较小的药物量以限制不安全剂量的摄入。处方可以按1周或2周的增量开具，并且可以更频繁地进行尿液筛查。如果这些行为持续存在，有必要转诊至成瘾服务提供者[119]。

## 第五节　总结

与血液恶性肿瘤及其治疗相关的疼痛现象十分普遍，随着患者生存率的提升，这类疼痛的发生率可能还会攀升。未得到妥善处理的疼痛可导致患者功能减退、情绪负面化及QoL的降低，在某些情况下，甚至可能干扰潜在的治愈性治疗。血液科/肿瘤科医师在治疗这些患者时，必须对浆细胞病和MPN患者所经历的特殊疼痛综合征有所了解，以及这些疾病和其他造血系统疾病恶性肿瘤的治疗方式。针对治疗相关疼痛综合征，例如黏膜炎、糖皮质激素引起的骨坏死（AVN）、G-CSF后疼痛和GVHD，需要进行细致的评估和管理。在整个治疗过程中，对阿片类药物滥用风险的监控和关注是至关重要的。了解并利用所在地区可提供的缓解疼痛的支持性服务，包括物理治疗、认知–行为疗法、综合治疗、介入治疗和康复治疗，将有助于提供解决这些复杂疾病所需的多模式照护。

（钱玉洁 译　杨良春 校对）

参考文献

# 第十四章
# 晚期血液恶性肿瘤和严重血液病的症状

Mellar Davis，Carlos Fernandez，Nicki Vithalani，
Lauren Elizabeth Nicholls，Glen Digwood

## 第一节 概述

在一项涉及48个与症状相关问题的系统性评估调查中，研究人员对200多名癌症患者进行了深入分析。结果显示，患者自发报告的症状中位数仅为1（范围0～6），而采用系统性评估后，报告的症状中位数则高达10（范围0～25），显著多于患者的主动陈述[1]。这一发现凸显了患者自我报告可能存在的局限性。值得注意的是，通过系统性评估发现的症状往往给患者带来了严重的痛苦与不适。具体而言，在该研究中，522种严重症状中的69%以及1393种痛苦症状中的79%，都是患者未曾主动提及的，这些"隐藏"的症状实际上对患者的生活质量构成了重大影响。进一步分析发现，尽管疲劳在系统评估中被识别为最普遍存在的症状，但在患者的主动报告中，疼痛却占据了首位。这一差异不仅揭示了患者自我感知与实际情况之间的偏差，也凸显了采用系统性评估工具的必要性与价值[1]。综上所述，本研究深刻阐明了在癌症患者的全程管理中，定期运用系统性症状评估工具的重要性。

埃德蒙顿症状评估量表（ESAS），作为全球范围内广泛采用的症状评估标杆工具，能够精准衡量包括9个核心症状和1个可选症状在内的多维度健康状况。该量表依托坚实的心理测量学基础，通过0～10分的量化评分体系，明确界定了各症状的最小重要临床变化阈值[2-8]。ESAS设计简洁，患者可自行轻松完成，极大地减轻了其应答负担。此外，记忆症状评估量表-简表（MSAS-SF）[9]和简明记忆症状评估量表（Condensed Memorial Symptom Assessment Scale，CMSAS）[9]的得分不仅与患者的预后及总生存期紧密相关，还成为规划个性化缓和医疗服务的重要参考依据[10]。在特定群体如接受HCT的儿童中，采用电子化的简化儿科生活质量和症状评估技术——记忆症状评估量表进行监测，不仅提升了护士对症状变化的敏感度，还提高了评估流程的时效性[11]。以患者为中心的骨髓瘤患者预后量表（Myeloma Patient Outcome Scale，MyPOS）的推出，进一步丰富了症状管理与支持性照护的评估手段。该量表不仅便于在常规医疗实践中应用，还实现了德语版本的翻译，为国际治疗反应评估搭建了桥梁[12]。一项针对白血病和MDS患者的随机对照试验，其系统综述的发表不仅验证了患者相关结果收集的可行性，还揭示了这些信息在指导治疗决策中的独特价值[13]。因此，肿瘤学家在日常实践中应将症状评估工具视为不可或缺的一部分，其重要性应与依据RECIST标准进行的肿瘤测量、血细胞计数、骨髓瘤轻链水平监测及白血病骨髓和细胞遗传学分析等量齐观，共同构成全面、细致的患者管理策略。

本章将深入探讨恶性肿瘤领域内一系列常见与罕见的非疼痛性症状表现。其中，疲劳和恶病质作为两种较为普遍的症状，其发生既可能是恶性肿瘤本身的直接后果，也可能是癌症治疗过程中的伴随现象。针对恶心和呕吐，尤其是化疗诱导的恶心和呕吐（chemotherapy-induced nausea and Vomiting，CINV），当前医疗界已建立起一系列成熟有效的管理策略与指南。尽管如此，本章将特别聚焦于恶性血液病患者群体中CINV的独特表现，同时拓宽视野，着重探讨那些非治疗直接引发的恶心症状，以求更全面地理解并应对这一挑战。此外，虽然诸如黏膜炎、呃逆和瘙痒等症状并未被传统评估工具如ESAS所涵盖，但它们在临床实践中却是不容忽视的重要症状，一旦出现，需及时采取有效措施加以管理。呼吸困难、谵妄和抑郁等复杂症状，不仅影响着患者的日常QoL，还与其预后状况紧密相关[14-17]。

## 第二节 疲劳

疲劳是一个多维度交织的复杂概念，涉及身体、认知、情感、精神、心理-社会和环境等多个层面。因此，对疲劳的描述需要更为精细和全面。在临床上，癌症相关疲劳（cancer-related Fatigue，CRF）是一种特殊类型的疲劳，其定义为一种与体力活动水平变化不成正比的主观感受，其严重程度足以显著干扰癌症患者的日常功能活动及整体生活质量。值得注意的是，无论癌症的具体类型如何，CRF在癌症患者群体中的发生率极高，有70%～100%的患者在治疗过程中会经历这一症状[18]。

目前，针对癌症相关疲劳（CRF）的研究多聚焦于非血液恶性肿瘤患者中，而对于血液恶性肿瘤患者所经历的CRF，我们的认知尚显不足。值得注意的是，与晚期实体瘤患者相比，血液恶性肿瘤患者不仅普遍经历CRF，而且其症状可能更严重[19]。这种疲劳感从诊断之初便如影随形，贯穿整个治疗周期（包括治疗期间及HCT后的康复阶段），构成了患者康复道路上的一大障碍。CRF的存在不仅可能迫使医师调整癌症治疗的剂量与频率，还可能影响患者的治疗依从性，进而对生存率构成潜在威胁[20-21]。更为深远的是，它还可能侵蚀血液恶性肿瘤患者及幸存者的工作能力，严重损害其社会功能与生活质量。尽管CRF在血液恶性肿瘤患者中具有如此高的发病率和显著的不良影响，遗憾的是，这部分患者却较少有机会获得针对CRF的缓和医疗服务[19]。

癌症相关疲劳（CRF）是一个复杂的综合征，其发生与晚期癌症阶段、手术干预、化疗、放疗、生物制剂、激素疗法及伴随的疼痛、抑郁和睡眠障碍等多种因素紧密相关[22]。在血液恶性肿瘤患者中，贫血与疲劳及活动能力的关联呈现出不同程度的差异性，但这种联系并不直接涉及肌肉质量的改变[23-24]。这种贫血与疲劳之间的相关性在临终患者中往往不再显著[25]。通过多变量分析深入探究，我们发现，在晚期血液恶性肿瘤患者中，预后不良更多地与低功能状态、低血小板计数、阿片类止痛药的使用、高LDH水平和低白蛋白血症相关，而与贫血的严重程度无关[26]。相反，恶病质（如下所述）与CRF及肌肉力量的减弱紧密相关[27]。在骨髓增殖性肿瘤患者（涵盖原发性血小板减少症、真性红细胞增多症和骨髓纤维化等）和接受HCT的患者中，CRF的触发因素更为广泛，包括但不限于体力劳动的负担、心理压力、运动量的变化、性行为的频率及抑郁症等心理状态[28-29]。对于骨髓增生性疾病（如骨髓纤维化）接受治疗的患者而言，通过功能性癌症治疗评估（the Functional Assessment of Cancer Therapy，FACT）—贫血领域的评分，那些对治疗有反应的贫血患者展现了多方面的改善，包括身体状况的回升、功能能力的恢复及试验结果指数评分的提升[30]。

## 一、发生机制

癌症相关疲劳（CRF）的分子机制至今仍不明确。科学界提出了多种可能的解释，包括促炎细胞因子的过度表达、生长因子的异常调控、昼夜节律的失调、下丘脑–垂体–肾上腺轴的功能紊乱、5-羟色胺系统的失衡、迷走神经–传入信号的过度激活、贫血状态及三磷腺苷（adenosine triphosphate，ATP）生成途径的异常等复杂机制[31]。由于疲劳这一概念缺乏统一的定义标准，且其评估高度依赖于患者主观感受的量表工具，这极大地限制了我们对CRF及其深层次原因的理解和精准识别能力。为了突破这一局限，迫切需要将CRF的研究从单一的主观评估维度拓展至更为客观、多维度的评价体系。具体而言，将CRF与运动功能测试、影像学观察及生物标志物检测等客观测量指标相结合，构建综合性的评估模型，有望更准确地刻画CRF的表型特征，揭示其背后的病理生理机制[32-33]。

癌症相关疲劳（CRF）患者所经历的疲惫感，往往是多种复杂机制交织作用的结果，且这些内在机制还深受个体差异及所处环境的影响。例如，放疗可能加剧炎症反应，而化疗则可能产生相反的抑制效应[34]。在实体瘤患者的研究中，CRF的触发因素尤为复杂，不仅包括持续性的体力消耗，也涉及间歇性的运动负担[35-36]。此外，疲劳还可细分为外周性与中枢性两种类型：外周性疲劳直接关联于肌肉力量的减弱、运动速度的下降或力量的耗竭；中枢性疲劳则更深层次地涉及中枢神经系统或外周神经系统的功能障碍，表现为中枢激活的衰退现象[37-39]。鉴于血液恶性肿瘤患者的特殊性，其CRF的表现及影响因素可能更加多样化。根据癌症的具体类型、所采用的治疗手段等特征，对患者群体进行细致的亚组划分并开展针对性的疲劳调查，无疑将有助于我们更全面地理解这一群体的CRF状况。遗憾的是，目前针对血液恶性肿瘤患者的此类专项研究尚显匮乏，特别是关于贫血等特定因素在CRF中可能扮演的更关键角色仍待进一步探索与证实。

## 二、管理策略

癌症相关疲劳（CRF）的管理策略应当高度个性化，紧密围绕患者的具体病情、治疗进展、个人意愿及康复目标来制定。在此过程中，识别并评估导致或加剧疲劳的潜在因素至关重要，这些因素可能包括体力衰退、疼痛控制不佳、贫血、抑郁/焦虑情绪、睡眠障碍及恶病质等。为明确这些干预措施在缓解CRF方面的实际疗效，亟待开展更为深入和广泛的研究。然而，当前领域内面临的一大挑战是，缺乏以机制为导向的临床试验来深入探索并验证药物治疗CRF的有效性，这在一定程度上制约了CRF管理的效率与效果[22]。关于药物治疗CRF的证据尚不充分，虽然偶有安慰剂效应的报道，但不足以作为临床决策的坚实依据，进一步的研究探索显得尤为迫切[40-41]。美国国立综合癌症网络（NCCN）积极倡导通过非药物手段来辅助管理CRF，包括向患者普及CRF的自然病程知识，提供个性化的体育活动建议、节能技巧指导以及注意力分散策略等咨询服务。值得注意的是，目前这些非药物干预措施的支持性证据尚显不足，其长期效果及适用性有待更多高质量研究的验证[18]。

有证据表明，相较于药物干预，运动与心理干预在缓解癌症相关疲劳（CRF）方面展现出更为显著的优势[42]。一项涵盖113项研究、涉及11 525例患者的荟萃分析深入探讨了药物、心理及运动干预对CRF的影响，结果明确指出，单独或联合应用运动与心理干预策略，均能有效改善癌症患者在治疗期间及治疗后的CRF状况[42]。当前尚缺乏统一的标准来明确推荐最适宜的运动量或运动强度。对于特定患者群体，如存在骨转移、血小板减少、贫血、发热、活动性感染，或因其他疾病导致的活动受限，以及面临跌倒或意外风险的患者，在鼓励其参与运动时应持谨慎态度。

遗憾的是，既往多数研究聚焦于乳腺癌患者群体，限制了我们对血液恶性肿瘤患者疲劳管理策略的全面认知与应用。一项针对接受清髓性HCT的患者的开创性初步研究显示，与常规照护相比，每周5天、每次20分钟的多模式运动训练可以改善患者的体能表现并有效缓解其疲劳症状[43]。此外，另一项研究显示，为接受化疗的血液恶性肿瘤患者量身定制的每日耐力训练计划，能够显著减轻治疗过程中不可避免的体能衰退现象[44]。

在癌症患者中，采用中西医结合治疗癌症相关疲劳已成为一种普遍实践。根据近期一项针对随机对照试验的系统性回顾与综述[45]，对正处于积极癌症治疗阶段的患者而言，结合认知行为疗法与催眠术，以及辅助使用西洋参，展现出“潜在的有益效果”；而对于已完成癌症治疗的患者，穴位按摩、正念认知疗法及气功/太极等疗法则显示出“可能的有益性”。由于当前研究在试验设计的严谨性、结果的可重复性方面尚存不足，尚无法对任何一种疗法做出确切的推荐。

（1）精神兴奋剂：一项荟萃分析呈现了复杂而多样的结论，对哌甲酯等精神兴奋剂而言，其对治疗癌症相关疲劳的益处有限[46]。且该分析并未提出明确的剂量指导建议。此外，使用这些药物时患者常报告出现头痛和恶心等不良反应[47]。莫达非尼在特定情境下，如针对伴有严重嗜睡和抑郁症状的CRF患者，展现出了改善疲劳症状的潜力。然而，其疗效并非普遍一致，对于轻度至中度疲劳的患者而言效果并不显著。更值得关注的是，莫达非尼的使用还可能加剧恶心和呕吐等毒性反应[48]。尽管总体上被认为是安全的，但对于特定患者群体，如患有阻塞性睡眠呼吸暂停低通气综合征且曾有中风病史的个体，使用莫达非尼时需格外谨慎。研究表明，这类患者使用莫达非尼后，发生中风的风险显著增加，其调整风险比高达1.96（95% *CI*：1.02～3.76）[49]。

（2）西洋参：在持续服用每日摄入量为2.0 mg西洋参至少8周后，在多项研究中展现出相较于安慰剂的显著疗效优势[50]。尤为值得一提的是，西洋参的使用并未引发严重的不良反应。对正在接受华法林治疗的患者而言，建议在服用西洋参期间定期进行凝血酶原时间（PT）和国际标准化比值（INR）的监测。

（3）促红细胞生成剂：促红细胞生成剂的应用需谨慎，因其与血栓栓塞事件风险的上升及患者死亡率的增加存在关联。这类药物主要推荐用于接受化疗后出现继发性贫血，且血红蛋白浓度低于10 g/dL的患者群体[51]。对于非化疗所致贫血的大多数患者，特别是排除MDS的情况，促红细胞生成素的使用并不被推荐[51]。对于骨髓瘤、NHL或慢性白血病患者，临床医师应先评估癌症治疗本身引起的贫血程度，然后再考虑是否启用促红细胞生成素治疗[51]。现行的美国临床肿瘤学会/美国血液学会指南并未将疲劳作为使用促红细胞生成素的直接指征，无论是疲劳的存在还是其严重程度均未纳入考量范畴。如某项研究[52]所示，即使使用促红细胞生成素，患者疲劳状况的改善也可能有限，且其临床意义可能并不显著。

（4）输注红细胞：一项观察性研究表明，对贫血及晚期癌症患者而言，输注红细胞能够显著缓解其疲劳症状，但关于其疗效的持久性及最佳输注时机的确定（尤其是在患者生命末期）仍存在一定的不确定性[53]。

（5）抗抑郁药：针对非抑郁症癌症相关疲劳的治疗，现有证据表明，抗抑郁药的应用并未带来预期的疲劳改善效果[54]。

（6）皮质类固醇：在针对癌症相关疲劳的治疗中，一项研究显示，地塞米松在治疗的第8天和第15天均展现出相较于安慰剂显著的疗效优势[55]。在决定是否采用皮质类固醇治疗时，必须全面权衡其潜在的益处与已知的风险，包括但不限于骨质减少/骨质疏松症、肌病及出血倾向等。对于预期生存期相对较短，如不超过几周或几个月的癌症患者而言，当评估认为皮质类固醇的益处能够明显超越其可能带来的风险时，可以考虑将其作为治疗方案的一部分。

癌症相关疲劳在血液恶性肿瘤患者中很常见，但人们对其了解甚少。与现有的药物治疗相比，心理干预和运动疗法及两者结合的综合疗法正逐步展现出更为卓越的治疗效果。因此，深入且全面地描绘癌症相关疲劳的复杂特征，对于优化临床评估流程、提升治疗试验设计的精准度及加速探索更为有效的治疗手段而言，显得尤为迫切与重要。

## 第三节　恶病质

恶病质（源自希腊语“Kakos”和“Hexis”，意为“糟糕的状况”）是一种复杂的多器官综合征，由全身性炎症引发。其主要特征是体重显著下降，具体表现为在6个月内体重减轻至少5%。这一过程通常伴随着肌肉和脂肪组织的快速消耗、食欲减退（厌食）、贫血及整体身体机能的明显下降[56]。对于体重指数（body mass index，BMI）超过20 kg/m²的个体，上述6个月内非自愿性体重减少5%或以上的标准被严格界定为恶病质；而对于BMI低于20 kg/m²的瘦弱人群，即便是体重减少2%也足以构成恶病质的诊断依据[56]。即便在肥胖个体中，若伴随有肌肉质量显著下降（肌肉量减少），同样预示着不良的生存预后及对癌症治疗反应的低效性[57]。癌症患者中恶病质的发病率介于50%～80%。据估计，约20%的癌症患者最终直接因恶病质而离世[58-61]。恶病质在特定类型的癌症中尤为常见，如胰腺癌与非小细胞肺癌，而在乳腺癌及血液恶性肿瘤中则出现得相对较晚[56,62]。

恶病质常伴随一系列复杂的厌食症状，包括但不限于食欲显著减退、味觉功能异常、饮食摄入模式出现昼夜颠倒、进食少量即感早饱、嗅觉感知的微妙变化，以及进食乐趣丧失[63-65]。为了准确区分恶病质与单纯的饥饿状态，需综合考虑其特有的厌食表现（如早饱与味觉障碍）、体内炎症反应的存在及其标志物水平（如C-反应蛋白升高或低白蛋白血症）的差异[66-67]。恶病质还需与多种非恶性疾病状态明确区分，如年龄增长相关的肌肉萎缩、原发性抑郁症引发的体重下降及甲状腺功能亢进症导致的代谢亢进等。此外，吸收不良综合征因其临床表现与恶病质存在相似性，同样需纳入鉴别诊断的考量范畴。化疗作为癌症治疗的重要手段之一，其不良反应如厌食、肌肉质量减少及全身性疲劳，这些症状在临床表现上可能与癌症恶病质高度重叠，从而增加误诊的风险[60]。

在一项针对145例骨髓瘤及淋巴瘤患者的临床试验中，高达38%的患者被确诊患有恶病质[68]。在接受异基因HCT的亚组中，患者在术后最初3周内普遍存在症状急剧恶化的现象，其中以食欲锐减、恶心呕吐、腹泻及疲劳为典型表现。接受清髓性移植患者的生活质量最差，具体表现为持续性的食欲缺乏、睡眠障碍加剧和难以忍受的疼痛。GVHD的出现进一步削弱了患者的生活质量，还加剧了厌食症状[69]。在探讨体重因素对异基因HCT预后的影响时发现，无论是移植时体重过轻还是肥胖的患者，其非复发死亡率均有所上升。通常情况下，体重过轻的患者会优先考虑肠内营养支持以改善营养状况；对肥胖患者而言，体重减轻与死亡率之间的具体关联尚待进一步阐明[70]。尽管在移植期间提供营养支持能够一定程度上促进患者的口服摄入量，但这些措施并未有效缓解由胃肠道GVHD所带来的负面影响[71]。在儿童患者中，营养不良现象被确认为急性GVHD及移植相关死亡率的一个风险因素[72]。

在探讨HCT过程中的身体成分变化时发现，无论是自体移植还是同种异体移植，患者的脂肪含量均呈现上升趋势，而同种异体移植患者则面临肌肉量减少的挑战[73]。如果仅仅将体重作为评估指标，在骨髓移植期间及之后，临床医师可能会忽视更为复杂的身体成分转变。在接受同种异体移植的范科尼贫血患者中，约半数患者经历了显著的肌肉量减少[74]。当前关于营养干预和阻力运动在移植期间对肌肉维护益处的数据仍显匮乏，且部分现有研究较为陈旧，回溯到了几十年前[75-76]。

## 一、发生机制

恶病质，作为一种复杂的代谢综合征，其复杂性难以用简单的言语详尽描述。多种细胞因子，包括白介素-1α（IL-1α）、肿瘤坏死因子（TNF）和白介素-6，以及前列腺素等分子，在癌症激活的转录因子的介导下，通过NF-κB信号通路实现上调表达[77]。半胱氨酸蛋白酶、蛋白酶体和相关的E3（泛素连接酶）会加速肌肉蛋白质的降解过程[78]。半胱氨酸蛋白酶与钙蛋白酶更是在肌纤维泛素化之前便介入其分解，两者在肌肉萎缩的病理进程中均扮演了关键角色。肿瘤抑制因子衍生的毒素激素L-多肽，以其独特的食欲抑制作用，进一步加剧了恶病质患者的营养困境[79]。至于癌症患者体内蛋白质合成速率的调控机制，目前尚存诸多未解之谜。此外，癌症引发的静息能量消耗激增，很可能源自产热机制的深刻变化[80]。这一过程中，棕色脂肪组织与骨骼肌作为核心参与者，通过表达高水平的解偶联蛋白，显著提升了机体的非耦合呼吸作用，进而导致能量以热能的形式散失，伴随而来的是线粒体氧化能力的削弱与生物合成的减少[80]。恶病质还悄然侵袭着心脏。研究发现，恶病质患者的心脏重量减轻，这一现象或许正是晚期癌症患者普遍经历的疲劳与呼吸困难的幕后推手之一[81]。横膈膜这一呼吸运动的关键肌肉也未能幸免，在动物模型实验中，横膈膜萎缩直接导致应激状态下呼吸频率、潮气量及分钟通气量的无力提升[82]。这不仅解释了为何部分胸部X线检查正常的患者会出现呼吸困难，也预示着晚期癌症患者面临呼吸衰竭的潜在风险。

近期，一篇聚焦于自体干细胞移植后恶病质现象的综述文章得以发表，该研究深入探讨了骨髓瘤与淋巴瘤患者在移植后所面临的挑战。移植完成后30天的评估结果显示，患者的携氧能力出现了显著的下滑。归因于移植期间及之后30天内患者体重的波动与类固醇治疗的暴露，而非直接关联于白介素-1β、白介素-6、肿瘤坏死因子α或生物可利用睾酮水平的变化[83]。尽管细胞因子并未展现出作为恶病质预测因子的潜力，但炎症反应在血液病诱发的恶病质过程中可能扮演了不容忽视的角色。C-反应蛋白（CRP）＞54 mg/L是恶病质的一个危险因素，优势比为5.94（95%*CI*：1.55～39.14）[68]。血液中白介素与肿瘤坏死因子水平存在局限性，它们可能无法准确反映组织内部的真实状况，且体内波动较大，与C-反应蛋白之间亦未必存在直接关联[84]。值得重申的是，呼吸肌功能亦受到了恶病质状态的深刻影响。研究指出，呼气流速峰值与一氧化碳弥散量能够作为独立的预测因子，来评估骨髓瘤患者的生存前景。肺功能减退很可能是治疗进程中呼吸肌逐渐丧失功能的直接体现，同时可能暗示了合并存在的慢性阻塞性肺疾病的影响[85]。

## 二、管理策略

主观整体评估（Subjective Global Assessment，SGA）及其患者版（Patient Generated Subjective Global Assessment，PG-SGA）是癌症患者首选的营养评估问卷。PG-SGA的灵敏度、特异度、阳性预测值和阴性预测值分别高达98%、82%、95%和93%[86]。格拉斯哥预后指数（Glasgow Prognostic Index，GPI）巧妙地将白蛋白与C-反应蛋白作为3级预后评估的关键炎症指标[87]。CT扫描技术在对腰椎第三区骨骼肌的量化分析中——包括骨骼肌指数与骨骼肌密度的测量，揭示了密度（作为骨质疏松的反向指标）在评估中可能具有与骨骼肌面积同等甚至更为关键的作用[88]。此外，生物电阻抗分析中的相位角测量，作为一种便捷、无创的技术手段，不仅能够有效反映细胞健康状态与肌肉质量，还为癌症患者的营养状况及整体健康评估提供了新的视角，具有预测预后的作用[89-90]。

癌症恶病质的最佳治疗策略无疑是癌症本身的缓解，然而，鉴于当前尚无直接针对恶病质获得官方批准的药物，单纯依赖营养支持措施显得力不从心[91]。在探索性的小型随机临床试验中，一个综合干预方案——结合了运动疗法、强化营养支持、食欲刺激药物（如醋酸甲地孕酮、奥氮平）及抗炎策略（如使用塞来昔布或ω-3脂肪酸）展现出了提升治疗效果的潜力[92-97]。生长激素释放肽类似物阿那莫林与非甾体选择性雄激素受体调节剂依诺波沙在临床试验中显示出能增加患者的总体重和去脂体重并提升生活质量，但由于它们未能显著改善患者的身体功能状态，这一关键指标的缺失导致它们未能获得美国食品和药物管理局（FDA）的批准，用于癌症恶病质的针对性治疗[98-99]。FDA在审批抗恶病质药物时，要求候选药物必须能够同时展现出主观感受、客观指标及功能状态的全面改善。

## 第四节 黏膜炎

口腔黏膜是一个复杂而精细的防御系统，它不断地遭受热、机械和化学等外部刺激的挑战。上皮组织和唾液在其中扮演了至关重要的保护角色。口腔黏膜上皮由多层紧密排列的鳞状细胞构成，形成了一道坚固的防线。这种复层鳞状上皮结构不仅增强了黏膜的韧性，还通过基底层细胞的持续分裂与增殖，实现了上层细胞的自然更新与替换，这一过程大约需要4～8天的时间[100]。复层鳞状上皮下方的固有层主要由结缔组织构成，黏膜是抗炎细胞因子与生长因子的重要来源，这些因子能够抵御黏膜炎、促进组织再生及有序地替换衰老细胞[100]。

颌下腺产生的上皮细胞生长因子能够促进细胞增殖和复层鳞状上皮的维持。生长因子的缺乏可能导致黏膜萎缩和黏膜炎[101-103]。神经生长因子（nerve growth factor，NGF）与原肌球蛋白受体激酶A结合，可以防止上皮细胞凋亡，并促进口腔伤口的愈合[104]。NGF的前体形式在唾液腺和黏膜上皮中广泛存在。唾液中还含有丰富的成纤维细胞生长因子，尽管其含量会随着年龄的增长而减少，但其对微血管网络的稳定和维护作用不容小觑。辐射唾液腺会降低成纤维细胞生长因子的含量，导致微血管网络受损，从而延迟伤口愈合，降低黏膜的健康水平[105]。

唾液中含有的消化酶有助于食物分解，并维持口腔的酸碱平衡，以保持最佳的健康状态，同时有助于形成易于吞咽的食物团。唾液的润滑特性就像天然的润滑剂，可以有效减少食物和口腔运动对底层黏膜的机械性刺激和损伤。当唾液分泌不足或流失时，口腔容易受到损伤，炎症频发，伤口愈合过程也会显著延缓，甚至可能增加牙齿松动和脱落的风险。化疗和放疗会减少唾液的产生和分泌，导致口腔创伤风险增加和牙齿健康状况下降[100]。

由化疗和放疗诱发的黏膜炎不仅给患者带来难以忍受的痛苦，还深刻影响了患者的营养吸收能力，与全身性感染和多重并发症紧密相关，无形中延长了住院时间并增加了治疗成本[106-109]。接受强化化疗的恶性血液肿瘤患者，或是选择同种异体/自体HCT并经历大剂量化疗的患者，他们面临着极高的黏膜炎发生风险。具体来说，接受清髓性HCT的患者中，有高达60%～100%的比例会不幸罹患此症[110]。以一组骨髓移植的病例为例，在20例接受移植的患者中，经历了全身照射或白消安联合环磷酰胺、依托泊苷等预处理方案的患者，其黏膜变化往往在移植前2天开始显现，并在移植后约8天时达到症状高峰[109]。化疗或放疗引起的黏膜炎通常具有时限性，但GVHD作为另一种潜在并发症，其表现也可能包括黏膜炎和口腔疼痛，且其病程可能更为持久。这类口腔问题的严重性不容忽视，它们可能极大地削弱患者的体能状况，甚至对生命构成直接威胁。

### 一、发生机制

化疗和放疗可能会损伤基底细胞，导致内源性损伤相关分子模式分子（damage-associated molecular patterns molecules，DAMPs）的释放，进而激活关键的转录因子NF-κB，上调炎症细胞因子，启动炎症反应[111-113]。这些治疗手段直接损伤DNA，引发氧化应激，并产生活性氧。活性氧的产生、先天性免疫反应及DAMPs与受体的结合进一步破坏黏膜细胞，并激活多条转录途径。成纤维细胞和内皮细胞产生的IL-1、TNF-α、IL-6和环氧合酶-2（COX-2）等细胞因子调节剂会引发细胞凋亡。随着凋亡途径在黏膜下层及基底层上皮细胞的激活，黏膜溃疡逐渐形成。此时，口腔内的微生态环境也会发生显著变化，菌群失调成为另一重挑战，即自然微生物群落的平衡被打破[114]。在愈合阶段，上皮细胞在细胞外基质的精心调控下，展现出强大的增殖、迁移与分化能力，逐步修复受损组织。同时，局部微生物群落也逐步恢复至健康状态，共同促进口腔环境的恢复与再生[115]。黏膜炎的病程可以分为4个阶段，包括起始阶段、信号放大的初级损伤反应阶段、溃疡形成阶段和愈合阶段[116]。

### 二、管理策略

根据WHO口腔黏膜炎分级标准，口腔黏膜炎分为0～4级：0级无变化；1级为疼痛和红斑；2级为疼痛、红斑和溃疡，但患者可以进食固体食物；3级为疼痛、红斑和溃疡，只能进食流质食物；4级为剧烈的疼痛、广泛的红斑和溃疡，无法进食或饮水[117]。在开始放疗和（或）化疗之前，应采取预防措施。应在开始治疗前1～2周进行专业的牙科护理，并建议同时保持良好的口腔卫生习惯。证据主要基于专家共识，风险较低[118]。在治疗过程中，用生理盐水或碳酸氢钠注射液漱口可以帮助保持口腔卫生，提高患者在治疗期间的舒适度。不推荐使用氯己定预防性漱口水[118]。帕利夫明不能减轻标准化疗引起的黏膜炎，而且在所有治疗方法中，帕利夫明产生的味觉障碍最大[119]。骨髓移植期间预防黏膜炎的指南很少，但推荐使用低强度激光疗法（光生物调节）和帕利夫明来预防口腔黏膜炎[120]。

治疗黏膜炎的证据很少。苄达明是唯一一种对接受头颈部癌症治疗的患者有一定预防和治疗作用的抗炎药物，但在美国无法买到[121]。口服冷冻疗法可以减轻5-氟尿嘧啶引起的黏膜炎[122]。这对接受大剂量美法仑治疗的HCT患者也很有效[123]。

在缓解黏膜炎所致疼痛的策略中，表面麻醉剂扮演着重要角色，各医疗机构纷纷研发出各具特色的“神奇漱口水”，这些漱口水通常是融合了苯海拉明、利多卡因及液体抗酸剂的独特配方[124]。丁哌卡因含片或达克罗宁的止痛效果比利多卡因更持久[125]。加巴喷丁已被用于治疗黏膜炎，但效果不一[126-129]。阿片类药物常用于治疗与黏膜炎相关的疼痛。在两种止痛方案对接受化疗的头颈部癌症患者的安全性和有效性的比较中，大剂量预防性加巴喷丁增加了在治疗期间不需要阿片类药物的患者比例。与短效阿片类药物和芬太尼方案相比，美沙酮似乎可以改善患者的生活质量[130]。

中西医结合疗法已被用于治疗黏膜炎。据报告，芦荟汁、姜黄素漱口水和洋甘菊提取物可以减轻黏膜炎所致的疼痛[131-132]。在一项研究中，芦荟漱口水与苄达明漱口水一样有助于减轻放射性黏膜炎的严重程度，且无不良反应[133]。蜂蜜作为一种天然的保健品与药物，其在黏膜炎的预防与治疗方面的价值也得到了广泛认可。通过对涵盖1276例患者的19项随机试验进行综合分析，结果显示蜂蜜不仅具有显著的预防作用，能够减少黏膜炎的发生风险（相对风险为0.18，95%*CI*：0.09～0.41），而且作为治疗手段，其在治疗初期即可有效减轻疼痛，其加权平均差为-3.25（95%*CI*：−4.41～−2.09），体现了蜂蜜在黏膜炎管理中的全面效用[134]。

最后，有证据支持低强度激光疗法（最近被称为光生物调节疗法）在治疗头颈部癌症放疗患者黏膜炎方面的疗效[135-136]。多国癌症支持护理协会已将光生物调节（低强度激光）纳入其指南[137]。建议对接受以下治疗之一的癌症患者进行治疗，以预防黏膜炎和相关疼痛：HCT、头颈部放疗（不含化疗）和放疗联合化疗[138]。

## 第五节　瘙痒症

瘙痒症这一症状显著地激发了抓挠的冲动，其伴随行为还涵盖了使用工具摩擦或过度挤压受损皮肤以图缓解的强烈欲望。在一部分患者身上抓挠可能会导致瘙痒症加重，称为人工荨麻疹（由抓挠引起的继发性瘙痒）。慢性瘙痒症是指持续6周或更长时间的日常瘙痒，出现慢性瘙痒症时应进行诊断性检查以明确病因[139]。慢性瘙痒症可分为皮肤性、系统性、神经性、躯体性或心理性、混合性或其他（特发性）[139]。通过细致的皮肤科检查，能初步辨识出三种不同类别的患者群体：部分患者瘙痒源于特定的疾病或皮肤炎症；另有一些患者，即便在外观正常的皮肤上，也会体验到难以名状的瘙痒感，这可能与长期抓挠导致的继发性皮肤损害（如慢性结节性瘙痒症）紧密相关；还有一类患者，其瘙痒症状与特定的身体条件或健康状况密切相关。普通人群中约有14%的人患有慢性瘙痒症，22%的人有终生患病的风险[140]。相关临床特征包括但不限于湿疹、皮肤干燥、哮喘、肝病、体重指数增加和焦虑情绪等[140]。在初级卫生保健机构求诊的患者中，有20%的人的瘙痒症起因不明。某些恶性肿瘤与瘙痒症高发有关。30%以上的霍奇金淋巴瘤患者和15%～50%的NHL患者会出现瘙痒[141-143]。皮肤T细胞淋巴瘤患者经常伴有瘙痒，据报道，米氮平和小剂量的皮肤电子束治疗对此类瘙痒具有显著疗效[144-146]。肝周淋巴结病引起的胆道梗阻、肝脏恶性肿瘤引起的肝内胆道梗阻或原发性胆道肿瘤引起的胆道梗阻患者出现瘙痒的概率＞50%[140,147-149]。骨髓瘤及其化疗过程中的不良反应常导致慢性肾病，其瘙痒的患病率在25%～75%[150]。

皮肤GVHD有两种临床表现形式：苔藓样皮肤GVHD在移植后3个月或更长时间内发病，可引起剧烈瘙痒，其特征是通常从四肢开始出现紫罗兰色的苔藓样丘疹，逐渐蔓延至其他部位；硬皮样皮肤GVHD以类似硬斑病的真皮硬化斑块为特征，最终发展为全身性硬皮病[151]。免疫检查点抑制剂（译者注：一种单克隆抗体，可对抗称为检查点的免疫抑制途径）与白癜风、瘙痒难耐的症状和麻疹样皮疹的发作有关[152]。6%的癌症患者会出现副肿瘤性瘙痒，通常是全身性的，最常见的是与胃肠道或血液系统恶性肿瘤相关[142,153]。

在非恶性血液病患者中，15%～40%的真性红细胞增多症患者会出现瘙痒，通常发生在热水淋浴之后（水源性瘙痒）。缺铁和铁过载与慢性瘙痒症有关，慢性瘙痒症通常是全身性的。某些内分泌疾病（如甲状腺功能亢进症或糖尿病）会引发特定区域的瘙痒，尤其是生殖器区域的瘙痒[141,154-156]。

与精神健康状态紧密相关的瘙痒现象，在抑郁症患者中尤为显著，且抑郁症在恶性血液病患者群体中的发病率相对较高[157]。近1/3的抑郁症患者会在患病期间的某个时刻出现瘙痒。头皮瘙痒通常是典型表现，也可能是精神疾病的前兆。瘙痒是寄生虫妄想症的一个主要症状[158]。在伴有或不伴有皮损的瘙痒病例中，约有5%可归因于药物作用。如药物引起的肝损伤或胆汁淤积性中毒等，均可能导致瘙痒症状的出现[159-160]。

## 一、发生机制

癌症中瘙痒症的发病机制尚不清楚。有一部分患者会因压迫性神经病变而出现神经源性瘙痒（肱桡肌区域的瘙痒、感觉异常性背痛）。在血液系统恶性肿瘤中，T细胞淋巴瘤的异常增殖被证实会释放IL-31[161]。IL-31还被认为在吗啡治疗诱发的瘙痒中扮演了潜在角色[162]。嗜碱性粒细胞数量增多后释放的组胺会引起真性红细胞增多症患者的瘙痒[154,163]。胆汁淤积性瘙痒的核心机制是血浆中致瘙痒的胆汁酸水平升高和在皮肤组织中蓄积。溶血磷脂酸已成为胆汁淤积性瘙痒的重要介质。虽然疼痛和瘙痒通常被认为是两种独立的感觉体验，但两者是相互关联的。脊髓背角内的一系列抑制性中间神经元构成了这两条感觉通路之间的桥梁。瘙痒的感知强度受到阿片类受体亚型活性的精细调节。阿片μ受体的激活会引起瘙痒感，而阿片κ受体的激活则会抑制瘙痒感[164]。

## 二、管理策略

明确皮肤损害（如有）与瘙痒症状出现的时间顺序对于区分原发性皮肤病和瘙痒引起的继发性皮肤损害至关重要。非炎症性皮肤局部（皮节）瘙痒，特别是伴有麻木、烧灼感或异物感时，提示神经源性瘙痒[165]。慢性肾病患者常遭受背部及腿部瘙痒的困扰，而肝病患者则会出现足底和手掌部位的瘙痒。外阴局部瘙痒可能是缺铁的征兆。尽管皮肤正常的全身性瘙痒可能提示全身性疾病，但也可能出现在神经性或精神性疾病中[165]。通常，与间歇性瘙痒症相比，持续性瘙痒症与全身性疾病的关系更为密切。夜间瘙痒伴有发热、盗汗和体重减轻等症状，可能预示着潜在癌症的风险[165]。

瘙痒的强度可以通过科学严谨的测量方法进行量化，数字评分量表与视觉模拟评分量表是两种常用且有效的方法。可以使用“瘙痒患者生活质量量表”（Itchy Quality of Life Scale，ItchyQoL）全面评估瘙痒对患者生活质量的影响[166]。关键在于识别是否存在由原发性皮肤病或外伤引起的继发性皮肤改变，如擦伤、溃疡、结痂、丘疹、苔藓斑块、丘疹囊肿、色素沉着异常或色素减退等。临床检查应包括头皮、指甲、口腔和肛门生殖器部位的检查。皮肤科会诊可帮助鉴别，皮肤活检可能为诊断提供关键性的证据支持。放射学和实验室检查应以病史和体格检查为基础。

基础皮肤护理是维护肌肤健康不可或缺的一环，特别是对于易发生皮肤干燥症的老年人群而言。通过一系列基本而有效的护理措施，可以显著改善皮肤状况。保持居住环境的适宜温度，定期涂抹高质量的润肤剂，能够强化皮肤屏障功能，有效锁住水分，从而缓解因干燥引起的瘙痒。为了促进皮肤屏障的进一步恢复，可以尝试使用含有胶体燕麦片的沐浴产品。使用尿素（5%～10%浓度）、甘油（20%）、丙二醇（20%）和乳酸（1.5%～5%）可保湿皮肤。最好在洗澡或淋浴后使用[165,167]。外用0.3%棕榈酰乙醇胺是一种酰基乙醇胺。这种酰基乙醇胺既能改善皮肤屏障，又能减轻瘙痒[168]。

对基础病的治疗也可缓解瘙痒症。针对淋巴瘤的治疗可迅速缓解与霍奇金淋巴瘤及NHL相关的瘙痒症状。为阻塞的胆总管安装支架可迅速缓解瘙痒和黄疸。皮肤GVHD的免疫抑制治疗也可以缓解与之相关的瘙痒。

对症治疗策略的选择，其核心在于精准把握病因。在系统性肥大细胞增多症的治疗领域，第二代非镇静类抗组胺药物（如氯雷他定、西替利嗪）可作为首选的初始治疗方案。面对由淋巴瘤或皮肤T细胞淋巴瘤诱发的顽固性副肿瘤性瘙痒，短期内应用糖皮质激素（如泼尼松30～40 mg/d或地塞米松4～8 mg/d）可作为一种有效的过渡性治疗手段[169]。阿片μ受体拮抗剂纳曲酮50～100 mg/d的剂量可以减轻胆汁淤积性肝病引起的瘙痒、慢性肾病及免疫检查点抑制剂治疗引起的瘙痒[170-171]。纳曲酮在熊去氧胆酸、多代抗组胺药及利福平等传统疗法失效的情况下仍能发挥作用[172]。纳曲酮与阿片κ受体激动剂如纳呋拉啡和纳布啡一样，可以减轻尿毒症瘙痒[173-174]。

加巴喷丁和普瑞巴林可缓解尿毒症引起的瘙痒。由于加巴喷丁会被肾脏清除，需要减少剂量[175-176]。加巴喷丁100～300 mg，每周3次，或普瑞巴林50 mg，每周3次，如果患者正在进行血液透析，应在透析后服用[177]。选择性5-羟色胺再摄取抑制剂（selective serotonin reuptake inhibitors，SSRIs）可以减轻精神性瘙痒、胆汁淤积性瘙痒、真性红细胞增多症引起的水源性瘙痒症和副肿瘤性瘙痒症[178-181]。米氮平是SSRI的替代品[178,182-186]。昂丹司琼可减轻阿片类药物治疗和肝病继发的瘙痒[187-189]。

紫外线光疗可减轻许多全身性疾病的瘙痒症状，包括系统性肥大细胞增多症、水源性瘙痒症、胆汁淤积性肝病、慢性肾病和副肿瘤性瘙痒症[165,190-191]。对至少两种不同药物试验无效的患者应考虑采用紫外线光疗。瘙痒症是阿片类药物的一种非典型不良反应，轮换使用阿片类药物可能会有效果。在吗啡中加入低剂量的纳布啡（一种κ受体激动剂）也会减轻瘙痒症状[192-194]。

## 第六节　呃逆

早在1627年，Lupton便首次提及了“Hickop”一词，用以描述呃逆这一现象[195]。起初，呃逆的症状往往被归咎于胃与肝脏的功能异常。1833年，Shortt首次提出呃逆与膈神经之间的潜在联系[195]。呃逆主要依据其持续时间的长短进行分类。每分钟内发生4～60次，会影响呼吸、进食和睡眠，并会加剧疼痛、疲劳、体重下降和呼吸困难，显著降低患者的生活质量[196]。具体而言，呃逆可进一步细分为急性、持续性与慢性三种类型。急性呃逆会在48小时内自行缓解；持续性呃逆会持续48小时以上但不足1个月；慢性呃逆会持续1个月以上，且往往与某些潜在疾病有关[196]。

## 一、发生机制

呃逆的产生源于肋间肌与横膈膜之间巧妙的协调收缩，随后声门会在极短的时间内不由自主地关闭，发出那标志性的“嗝”声。呃逆的反射弧起始于迷走神经、膈神经和交感神经纤维的传入信号，这些信号沿着脊髓的$T_6 \sim T_{12}$节段上传至脑干。在脑干内，延髓呼吸中枢、孤束核、疑核、网状结构及下丘脑等关键区域共同参与调控，而这一过程还受到大脑皮层的精细调节[196-197]。传出信号则通过膈神经、肋间神经及迷走神经的喉返支传递[197]。对于大多数良性、自限性的呃逆，通过刺激悬雍垂、咽部或干扰横膈膜（呼吸）的正常节律等方法，通常能够有效终止其发作。然而，这些方法在应对持续性呃逆时效果有限。对于更为顽固的呃逆病例，则可能需要依赖药物治疗来实现缓解[195]。呃逆在胎儿期是一种常见现象，它似乎扮演着为胎儿进行呼吸准备、防止羊水吸入的重要角色[198]。出生之后，呃逆的具体功能尚不明确，至少目前尚未发现其明确的生理意义或已知的用途。

## 二、管理策略

周围性呃逆的病因可归结为两大类，即胃肠道因素与非胃肠道因素。其中，胃肠道因素占据主导地位，涵盖了反流性疾病、食道疝、恶性肿瘤的侵袭、消化性溃疡的并发症及胃动力障碍（如胃瘫）。非胃肠道因素则较为广泛，涉及中耳炎、心血管系统病变如心肌梗死与心包炎、呼吸系统感染如肺炎、胸腔积液及支气管炎等。中枢性呃逆的病因包括帕金森等神经退行性疾病、脑血管意外、脑外伤、颅内肿瘤和脑炎[197,199]。电解质失衡如低钠血症、低钙血症、低钾血症，代谢性疾病如糖尿病，进行性肾功能衰竭，以及酸碱平衡紊乱如低碳酸血症和酒精戒断也会导致呃逆。多种药物的使用与呃逆的发生存在关联，包括酒精、皮质类固醇、苯二氮䓬类药物、多巴胺受体激动剂及化疗药物如顺铂、紫杉醇和多西他赛[200-202]。有病例报告，氟达拉滨、阿糖胞苷和伊达比星等化疗药物的使用与持续性呃逆有关[203]。这种情况很少见，因为平均只有0.39%的化疗患者（范围为0.08%～6.03%）在治疗过程中出现呃逆[204]。

在评估持续性呃逆患者时，首要步骤是详尽的病史采集，旨在探明患者近期是否有发热、感染迹象，既往病史详情，以及近期是否经历了胃肠道手术或罹患过中枢神经系统疾病。此外，对患者用药情况的全面审查同样至关重要，特别是非处方药物的使用情况。厌食、吞咽困难、不明原因的体重减轻和疼痛等症状可能是胸腔内癌症或淋巴瘤等严重疾病的预警信号。体格检查重点应放在呼吸道、心血管系统、胃肠道和神经系统。基本的实验室检查包括电解质和肾功能，如果病史和体格检查提示有心脏方面的病因，还应进行心电图和（或）超声心动图检查。如果神经系统检查异常，应考虑进行脑成像检查[197]。

在治疗持续性呃逆的初期阶段，首要任务是聚焦于其潜在的根本原因（基础疾病），尽管这些根本原因往往难以逆转。同时，也存在一系列被俗称为“民间疗法”的方法，旨在迅速打断呃逆的反复发作，尽管这些方法尚未经过严谨的随机对照试验验证其确切疗效。鉴于这些方法通常具有较低的风险性，它们常被作为急性呃逆发作时的初步治疗策略。这些方法包括对着纸袋进行深呼吸、尝试摄入一勺糖或在杯子的一侧边缘喝水[199,205]。Valsalva动作或胸膝卧位有时可以打破呃逆的循环[199]。

药物治疗在控制呃逆症状方面，主要聚焦于多巴胺、γ-氨基丁酸（GABA）及5-羟色胺受体的调节机制[206]。尽管早期有静脉注射氯丙嗪（剂量范围为25～50 mg，相当于口服100～200 mg）基于小规模前瞻性研究获得批准，但其后因严重的不良反应而被撤回[200]。一项针对34例癌症、中风或脑肿瘤患者的甲氧氯普胺与安慰剂的随机对照试验显示，每8小时服用10 mg甲氧氯普胺的患者有改善（1周内没有呃逆）[207]。在一项针对30例中风和持续性呃逆患者的巴氯芬与安慰剂的随机对照试验中，15例患者接受了每8小时服用巴氯芬10 mg的治疗，其中14例患者持续1周的呃逆症状得到缓解，而安慰剂组的15例患者中只有2例有反应[208]。提示巴氯芬作为GABAb受体激动剂，可能通过中枢作用机制有效缓解呃逆；然而，巴氯芬虽能改善对质子泵抑制剂无效的呃逆，但其不良反应包括肌无力、意识模糊及镇静状态，且可能减少食管下端松弛，影响胃酸反流控制，故在肾功能衰竭患者中需减量至每8小时2.5 mg[197,209-211]。相比之下，多项前瞻性研究和病例系列报道了加巴喷丁用于治疗呃逆，剂量（相对较低）从每天200 mg到1200 mg不等。普瑞巴林每天300～450mg的剂量也进行了评估。目前还没有关于加巴喷丁治疗呃逆的随机试验，但有多个病例报告发表[212-214]。与巴氯芬相比，加巴喷丁的不良反应较少[215]，需要根据肾功能调整剂量[197]。其他药物也被用作二线疗法，包括硝苯地平、尼莫地平、丙戊酸、奥氮平、奥芬那君和咪达唑仑[197,199,216]。联合用药策略，如加巴喷丁联合巴氯芬，或质子泵抑制剂、加巴喷丁与巴氯芬的三联疗法，被探索用于顽固性呃逆的治疗，以期获得更佳疗效[197]。

鉴于上述讨论，甲氧氯普胺与巴氯芬可被视为治疗持续性呃逆的首选药物。在出现反流症状时，建议联合使用质子泵抑制剂以加强疗效。尽管甲氧氯普胺通常被认为对周围性呃逆具有显著疗效，巴氯芬则在中枢性呃逆的治疗中表现突出，但现有的随机对照试验均纳入了同时遭受中枢性和周围性呃逆困扰的患者群体，且在这两种治疗策略下，患者群体均展现出了积极的治疗反应[197,207]。消化科医师可能会选择甲氧氯普胺或抗精神病药物，而神经科医师更有可能使用巴氯芬或加巴喷丁。经验性地使用这两种药物中的任何一种，并轮流使用替代药物似乎是最合理的方法。加巴喷丁是二线药物，而钙通道阻滞剂、丙戊酸、奥氮平或苯二氮䓬类药物将是三线药物[199,217-218]。

如果经过至少两次药物治疗仍未见效，则应考虑采取介入治疗方法。治疗呃逆的介入方法包括针灸、颈神经或膈神经的射频消融、电刺激膈神经和迷走神经[197]。

## 第七节　呼吸困难

呼吸困难是某种包括不同强度、不同性质的呼吸不适感的主观体验[219]。另一种定义是“意识到呼吸困难”。患者报告了几种不同的描述，如“空气饥饿感”“无效呼吸”“气喘”“气促”[220]。患者可能会说他们“无法吸入空气”，或者他们感觉“呼吸不到足够的空气”，或者他们感觉“窒息”[220]。有些人对这种症状感到非常害怕，感觉自己快要死了。另一些人则使用诸如“一头大象压在我的胸口”或“就像我在赛跑，当突然停下来，感觉自己就要倒下了”这样的比喻[220]。6%～10%的儿童癌症幸存者和50%～70%的晚期癌症患者会出现劳力性呼吸困难。当使用“呼吸困难”一词来评估时，往往会遗漏该症状，因为患者并没有静息性呼吸困难。呼吸困难往往在癌症晚期和生命末期最为严重[221]。

呼吸困难是一个以患者为中心的术语，在癌症患者中很常见。造成呼吸困难的原因有很多，包括肺部基础疾病的恶化、淋巴系统的转移侵袭、胸腔积液、液体超负荷及感染并发症等。患有镰状细胞病的患者从童年就开始出现肺功能的进行性下降。哮喘、睡眠呼吸障碍和慢性低氧血症很常见，并与死亡率增加有关。肺动脉高压在成人镰状细胞病患者中比在儿童镰状细胞病患者中更常见。尽管镰状细胞病患者的呼吸管理日益受到重视，但有关这种疾病的儿童肺部问题的预后意义和最佳治疗方法的证据却很有限[222]。41%患有镰状细胞病的成年人在静息状态下即能感受到轻度呼吸困难，在进行6分钟步行测试后，这一比例上升到61%[223]。特定亚群如异基因HCT的受者，在移植后的日常生活中也常遭受呼吸困难的困扰，无论是日常活动、运动还是体力劳动均不例外[224]。放疗和（或）化疗或检查点抑制剂导致的与治疗相关的肺血管损伤会加重呼吸困难。肺栓塞等癌症并发症可能会导致呼吸困难突然恶化。全身化疗会引起肌肉萎缩和肌病，导致呼吸肌功能下降[60,225-229]。败血症会导致横膈膜迅速萎缩[230]。同时，与癌症相关的疲劳常伴有肌肉中枢激活障碍、食欲不振和胸壁疼痛，导致骨骼呼吸肌衰竭和萎缩，严重限制患者的活动能力[231]。

癌症患者经常合并有肺部和心脏疾病，这使他们呼吸困难的原因复杂化。例如，呼吸困难是冠状动脉疾病的常见症状，在冠状动脉搭桥术后显著改善[232]。呼吸困难的频率和严重程度标志着慢性肺部疾病的病程，并与死亡率直接相关[225,233]。

### 一、发生机制

从生理学的视角出发，呼吸困难本质上为吸

气神经驱动力显著增强与机械反应效能不足之间的一种不匹配状态[233]。这一现象可细分为中枢性与外周性两类成因，对于其核心影响因素的探究尚显不足。低氧血症与高碳酸血症作为关键的病理生理过程，能够显著强化中枢呼吸驱动力。在一组接受吸气闭塞的慢性阻塞性肺疾病患者中，与健康人相比，肺病患者呼吸困难的难受程度和强度更大。脑电图跟踪显示，情绪相关脑区的呼吸诱发电位增加，这与中枢敏感性一致[234]。患有慢性肺病的患者对呼吸感觉的感知和神经处理能力更强，反映了呼吸困难具有高度厌恶性和注意力需求性的特征[234]。呼吸困难的感知与疼痛具有相同的特征，这两种感觉可能都与情感状态有关[235]。利用先进的多通道功能近红外光谱学技术，科学家们发现，在健康个体中，右侧前额叶皮层的氧合血红蛋白变化与呼吸困难的严重程度之间存在紧密的联系[236]。

癌症患者呼吸困难的外周性原因中，一个显著的因素是恶病质导致的膈肌功能衰退，这直接削弱了吸气能力，降低了吸气压力，进而加剧了呼吸困难的症状[231]。植入C-26结肠癌的小鼠模型出现了显著的膈肌萎缩现象，导致潮气量降低，无法在呼吸困难时增加呼吸频率、潮气量和每分通气量[82]。慢性阻塞性肺疾病患者的肺顺应性增加（“消失的肺”），储备量增加，吸气量减少，潮气量在呼吸困难时趋于平稳[233]。神经机械分离会导致呼吸无效感。随着动态肺过度膨胀的发生，呼吸频率的增加进一步加重了已经膨胀和衰竭的呼吸肌的负担。这导致肌肉中Ⅲ型和Ⅳ型感觉纤维的传入反馈增加，并上传到边缘和边缘旁系统，从而加剧了对空气不足的强烈感知，即所谓的“空气饥饿感”[235,237]。延髓内的呼吸控制中枢负责监测低氧血症和高碳酸血症，边缘区则负责提供呼吸困难的情绪维度，这两个区域发出的运动指令增加，通过中枢必然放电与躯体感觉皮层相关联，从而产生呼吸困难的感觉。事实上，在没有呼吸肌活动的情况下，刺激延髓脑桥中枢也会产生呼吸困难的感觉[238]。

## 二、管理策略

胸部X线检查和肺活量测定与呼吸困难的相关性很差[239]。呼吸频率、脉搏血氧饱和度、血红蛋白水平、电解质、血钙、血白蛋白和血镁水平也是如此，与呼吸困难或其严重程度无关。此外，焦虑与呼吸困难的相关性很弱（Pearson $r$=0.26）[239]。呼吸困难与疼痛、疲劳、抑郁、焦虑和嗜睡的相关性同样较弱[240]。

在评估患者时，应详细询问他们在休息及进行各种活动时的呼吸困难情况。大多数患者会通过减少活动量来控制呼吸困难的症状。慢性肺病患者往往在早晨活动和爬楼梯时呼吸困难更严重[241]。为了准确衡量患者在静息和活动时的呼吸困难程度，可以使用视觉模拟量表或数字评级表进行评估[242-243]。Borg量表是一种数字量表，也被广泛应用于测量呼吸困难的严重程度。对于无交流能力的重症监护病房患者，重症监护–呼吸窘迫观察量表（Intensive Care-Respiratory Distress Observational Scale，IC-RDOS）则是一个专门的设计选择[244]。该量表包含的变量有补充氧气、恐惧的面部表情、心率、辅助肌的使用及吸气时腹部的反常运动，这些变量与视觉模拟量表的结果呈现出良好的相关性[245]。呼吸困难也被纳入了几种多维量表中。如EORTC QLQ C-30 QoL 量表、记忆症状评定量表（MSAS-SF）和简明记忆症状评定量表（CMSAS）问卷中均包含呼吸困难评估项目[10,246]。医学研究委员会量表通常用于慢性阻塞性肺疾病（chronic obstructive pulmonary disease，COPD），COPD患者的梗阻、呼吸困难和运动能力（the Obstruction, Dyspnea and Exercise capacity，BODE）指数用于对病情严重程度进行分级[247]。纽约心脏协会对充血性心力衰竭严重程度的分类也包括呼吸困难[242,248]。

呼吸困难的鉴别诊断过程往往耗时较长，因为患者可能由多种原因引发此症状。病史采集和体格检查在正确诊断中的准确率仅为50% ~ 66%[249-250]。在完成体格检查后，医师通常会通过胸片、血氧饱和度检测、全血细胞计数及电解质检查来筛查呼吸困难的可能原因[251]。体格检查的重点应放在心肺上。哮鸣音、羊鸣音、肺部浊音、爆裂音、颈静脉压力升高、颈静脉怒张（严重的或腔静脉综合征）、心脏奔马律和杂音可能是有帮助的体征。辅助肌的使用和腹式呼吸的出现，也可以作为判断呼吸窘迫严重程度的参考。体格检查也有局限性。

一项系统综述指出，没有一个症状或体征敏感到足以排除心力衰竭、慢性阻塞性肺疾病、哮喘或肺栓塞。颈静脉压力升高、出现第三心音奔马律和肺捻发音有助于诊断心力衰竭[252]。脉搏血氧饱和度和呼吸频率正常不应被用来排除威胁生命的呼吸困难的原因。只有少数肺栓塞、慢性阻塞性肺疾病或心律失常患者的血氧饱和度低于90%和（或）呼吸频率高于25次/分[253]。

在必要时，额外的检测手段可能对诊断过程大有裨益。钠尿肽、B型利尿钠肽（brain natriuretic peptide，BNP）及N末端B型利尿钠肽原（N-terminal pro hormone brain natriuretic peptide，NT-ProBNP）的检测，有助于排除心力衰竭的可能性。心肌或心包存在癌浸润性病变的患者，其血浆中的NT-ProBNP水平会升高[254]。正常的D-二聚体检测结果可以排除肺栓塞的风险，尽管D-二聚体水平的升高往往是非特异性的表现。可考虑进行的其他检查包括12导联心电图、胸部CT扫描以检测肺栓塞和冠状动脉钙化情况，以及超声心动图和肺活量测定。肺部和心脏的床旁超声检查技术如今已成为临床现实，并有望在未来被更广泛地用作初步评估工具[255-257]。

呼吸困难的治疗策略需根据具体的病因和治疗目标来制定。对于那些并未处于濒危状态的患者，采用血管紧张素转换酶抑制剂配合β受体阻滞剂、利尿剂及螺内酯的治疗方案，有助于有效缓解收缩性心力衰竭的症状。对于阻塞性肺疾病患者，使用支气管扩张剂和皮质类固醇能够减少空气潴留，增加肺容量，并改善吸气储备，从而减轻呼吸困难。即便患者仅采取一些舒适性措施，利尿剂的应用也能带来一定的帮助。在治疗肺栓塞时，使用抗凝剂能够降低肺栓塞的复发风险，并有望最终改善呼吸困难的症状，但这一治疗过程可能会受到血小板减少的限制。针对上腔静脉综合征患者，采用上腔静脉支架植入术可以有效减轻呼吸困难的症状。而对于与胸腔积液相关的呼吸困难患者，胸腔闭式引流术则能提供有效的缓解。如果支气管闭塞，局部放射治疗或支架植入术可能会成为有益的治疗选择。最后，在怀疑患者患有肺炎的情况下，及时给予抗生素可能会带来积极的治疗效果。

闭塞性细支气管炎机化性肺炎是一种累及远端细支气管、呼吸细支气管、细支气管导管和肺泡的炎症性肺病。其病因尚不清楚，但有几种已知病因和相关的全身性疾病被识别。在接受异基因HCT的患者中有报告[258]。通过高分辨率胸部CT扫描，可以观察到该病的典型影像特征，包括双侧的磨玻璃样阴影，伴随空气支气管征及三角形胸膜样阴影的出现。在治疗方面，皮质类固醇被视为首选的治疗方案。在皮质类固醇治疗的基础上，加用阿奇霉素或红霉素可以带来进一步的疗效。在小型病例的报告中，这种联合治疗方案已经显示出病情的显著改善[259-261]。

一些呼吸困难和缺氧的患者将受益于氧疗和无创通气。重要的是要了解呼吸困难的程度与缺氧程度无关。氧疗在减轻血氧水平正常患者的呼吸困难方面并不比医用空气或简单的风扇更为有效[262]。实际上，吹向三叉神经区域的风可暂时缓解呼吸困难。在标准氧气治疗无法提升患者的舒适度、缓解呼吸困难或改善血氧水平的情况下，通过鼻塞或面罩提供高流量氧气（30 ~ 60 L/min）可减轻呼吸困难。高流量氧疗法在开始治疗后的1小时内，其缓解呼吸困难的效果要优于传统的氧疗方式[263]。高流量氧气不仅为患者带来更大的舒适性，减少黏膜的干燥感，还能提供更稳定、更可靠的吸入氧气比例。从生理机制上看，高流量氧气能够降低动脉血中的二氧化碳分压，增加呼气末量和潮气量，从而降低呼吸频率，进一步减少呼吸困难的感觉。对于那些无法耐受无创通气的患者来说，高流量氧气可以作为一个有效的替代方案[264-265]。高流量氧疗对患者呼气末正压（positive end-expiratory pressure，PEEP）有益处[266]。与无创通气相比，高流量氧气不会增加不愿插管患者的死亡率，反而降低了需要插管患者的实际插管率[267]。

使用阿片类药物治疗呼吸困难是有争议的。阿片类药物已被用于对其他措施无反应、估计存活期不超过2周患者的呼吸困难[268]。对于预后较长的患者，应根据其独特的临床状况、阿片类药物耐受性和治疗目标来考虑使用阿片类药物缓解呼吸困难的风险和益处[269]。在一项系统综述中，纳入了48项随机对照试验和两项回顾性队列研究（总样本量$n$=4029），结果显示实体瘤患者的呼吸困难基线水平的严重程度存在显著差异[270]。有几种非药物干预措施对呼吸困难有效，包括吹风扇、双水平通气、穴位按压/反射疗法和多成分非药物干预（行为/心理教育与活动/康复和综合医学相结合）。在药物干预方面，阿片类药物在改善呼吸困难或运动能力方面并不比安慰剂更有效；大多数研究都是关于劳力性呼吸困难。不同剂量或给药途径的阿片类药物对呼吸困难的疗效并无差异。抗焦虑药对呼吸困难的疗效并不比安慰剂好。其他药物干预的证据有限。

关于使用皮质类固醇来减轻晚期癌症患者呼吸困难的效果，评价褒贬不一。在一项定性综述的研究中，并未发现任何证据表明皮质类固醇能够改善呼吸困难[271]。然而，最近的一项随机实验却得出了不同的结论。该试验采用地塞米松进行治疗，剂量为前4天每天16 mg，后3天每天8 mg，结果显示患者的呼吸困难得到了显著的改善[272-273]。其他缓解症状的策略包括调整体位、呼吸再训练、学习放松和分散注意力的技巧、进行有节奏的活动和肺康复。

多种综合疗法可用于缓解呼吸困难。据报道，音乐疗法、穴位按压、瑜伽和打太极、放松、正念和引导意象都有帮助[274-276]。L-薄荷醇是一种瞬时受体电位M8激动剂，作为贴片用于刺激嗅觉神经，可减轻COPD患者的气短、疲劳和不适感[277]。呼吸困难通常发生在生命的最后阶段。建议总结如下：①初始治疗可以静脉注射吗啡，1 ~ 2 mg/15 min，持续给药直到呼吸困难减轻到轻度（0 ~ 10数值评分小于4）。阿片类药物耐受者可能需要更高的剂量。②使用里士满躁动-镇静量表（Richmond Agitation-Sedation Scale，RASS）监测呼吸困难程度、舒适度、呼吸频率和患者对镇静剂的反应。对于无语言能力的患者可以通过观察呼吸频率来进行评估，尽管呼吸频率与呼吸困难的相关性很差。在这种情况下，调整吗啡的剂量以使呼吸频率降至每分钟26次以下。③一旦呼吸困难得到控制，维持有效的基础输液速度。④如果患者出现恶心和呕吐、肌阵挛或进行性意识模糊等不良反应，则对症治疗，或按照5 mg静脉注射吗啡对1 mg静脉注射氢吗啡酮的转换比率，轮换使用氢吗啡酮。

## 第八节　谵妄

谵妄有多个名称，例如脑病、急性脑衰竭、全脑衰竭和重症精神病[278]。谵妄是住院患者中最常见的精神综合征。在普通内科病房，11% ~ 42%的患者会出现谵妄或因谵妄入院；而在重症监护病房，87%的患者会在住院期间的某个时间出现谵妄[279-280]。痴呆症患者的院内谵妄风险增加了5倍[281]。其他危险因素包括严重的医疗并发症、药物滥用和戒断、感觉障碍（视觉和听觉）、行动不便、睡眠障碍、脱水、电解质失衡及应用某些药物（如抗胆碱能药物、催眠药、阿片类药物和苯二氮䓬类药物）[280]。在一项包括大量恶性血液病患者的研究中，与谵妄相关的因素包括高龄、认知障碍、低白蛋白水平、骨转移及恶性血液病的存在[282]。在接受HCT的患者中有一半在治疗期间出现谵妄，移植前的危险因素包括认知功能低下、身体功能低下、肌酐水平升高、全身照射、年龄较大以及既往酗酒或滥用药物[283]。

谵妄的核心诊断标准来自*The Diagnostic and Statistical Manual of Mental Disorders Fourth Edition*（简称DSM-Ⅳ），包括意识障碍、丧失集中和转移注意力的能力。认知发生变化，可能包括定向障碍、记忆缺陷和（或）与原有疾病无关的感知障碍。这些障碍会在短时间内出现，通常持续数天，并且在一天中时好时坏。病史、体格检查和（或）实验室检查应该能证明谵妄是某种潜在疾病的后果[284-285]。然而临床医师经常忽视谵妄的诊断。在医院因疑诊为抑郁症而转诊到精神科的患者中，有40%实际上是谵妄患者[286]。在重症监护病房中，多达66%的谵妄患者未被识别[287]。诊断谵妄存在一些障碍和误解（表14-1）。谵妄症状起伏不定，因此在精神错乱的极端情况下很难进行认知测试。活动抑制型谵妄常常被忽视，或被认为是药物或疲劳引起的过度镇静。患有痴呆症的患者在基线认知测试中会出现异常[288]。除非了解认知障碍或痴呆症患者的基线认知功能，否则很难诊断这类人群的谵妄。

表14-1　对谵妄的误解[289]

| |
|---|
| 1. 定向测试并不能作为排除谵妄的依据，同时也不是一个有效的筛查方法 |
| 2. 谵妄并不总是可逆的，特别是在老年人和痴呆症患者中 |
| 3. 谵妄会加速痴呆症的进程，导致患者的认知功能难以恢复到基线水平 |
| 4. 体弱的老年患者出现意识模糊，即使只是一过性的，也不应视为正常现象（使正在服用镇痛药） |
| 5. 抗精神病药，尤其是氟哌啶醇，是逆转谵妄的有效药物 |

20%的谵妄患者表现为活动亢进型，80%的患者则是活动抑制型或混合型。特别是痴呆症患者，其中有一小部分人可能会出现持续性谵妄。为了进行诊断，至少需要评估患者的注意力（例如，要求患者倒着拼写“WORLD”或月份，或者画一个时钟）、方向性、记忆力和思维过程。理想情况下，这种评估应在医院的每个班次都进行，以便捕捉到谵妄的波动性[289]。患者可能能够识别个人、地点和时间，但处于神志不清的状态。有些患者则可能出现不符合完整谵妄诊断标准的“亚综合征”表型。这些患者可能会表现出性格改变、焦虑、易怒，并且在住院期间可能出现昼夜节律的改变，表现为睡眠障碍和日落综合征[280]。

老年人新出现的精神症状不太可能是精神病，而可能是谵妄。在睡眠临界点出现的除幻听外的幻觉（视觉或触觉）、入睡幻觉（睡眠开始时出现）和觉醒幻觉（醒来时出现）不是精神病症状，而是谵妄症状。奇怪或离奇的信念及对环境或人际关系的曲解应被视为谵妄的一种表现[289]。活动抑制型谵妄患者有发生褥疮、肺炎和营养不良的风险。患者不会仅仅因为住院就变得神志不清。简而言之，谵妄不应被视为一种“正常”的经历[289]。

## 一、发生机制

导致谵妄的机制是多元化的，涵盖了脑血流改变、脑灌注不足、血-脑屏障退化、白质完整性丧失、内皮功能障碍及神经炎症等多个方面。在谵妄状态下，神经递质也可能发生变化，具体表现为乙酰胆碱减少，以及谷氨酸和多巴胺增加，这为管理精神药物和停用抗胆碱能药物提供了理论依据[280,287]。控制昼夜节律的视交叉上核与前扣带回之间的功能连接增加。功能磁共振成像确定视交叉上核与后扣带回、海马旁回、小脑和丘脑之间的连接性降低。这会导致昼夜定向力丧失、注意力不集中、性格和情感改变。后扣带回负责保持对外界环境的意识，海马旁回负责记忆和检索，小脑负责运动协调，丘脑负责疼痛处理。后扣带回与背外侧前额叶皮层之间的连接也有所增加[290]。

## 二、管理策略

最近一项关于谵妄筛查工具的系统性综述发现，记忆谵妄评定量表、谵妄评定量表（包括DRS-R 98）和意识模糊评估测量简表是最常用的谵妄评估工具[291]。谵妄计量表和谵妄观察量表这两个量表都很简短，可在5分钟内完成。这两种工具都有助于对谵妄进行持续评估，且只需最低限度的培训即可使用[291]。4A测试（4A’s Test，4AT）的评估内容包括警觉性、简化的心理测试[4]、使用月份倒数作为注意力测试的项目及评估是否存在意识的急性改变或波动。该量表只需2分钟即可完成，无须特殊培训，灵敏度为83%～100%，特异性为70%～99%[292-293]。脑电图检查也有助于确诊谵妄。在极短的时间内，单通道脑电图检查会显示δ功率（1～6 Hz）增加，接收器操作特征的值为0.78（95%*CI*：0.72～0.84）[294]。

预防谵妄通常比治疗谵妄更为有效。预防策略主要关注6个关键因素：定向维持、活动促进、药物调节、睡眠管理、感觉障碍解决和脱水预防[295]。多成分干预谵妄的基本原理包括停用精神药物、解决视力和听力障碍、鼓励行走活动、制定睡眠方案、补充水分和营养等，这些是预防医院内谵妄最成功的方法[296]。治疗谵妄最有效的方法是针对其根本原因进行逆转。医疗环境中的可逆性原因包括药物毒性（通过停药逆转谵妄）、电解质异常及感染等[297]。谵妄的药物治疗主要针对谵妄的并发症（如躁动），但不能逆转谵妄。当患者的生存时间有限时，唯一的治疗目标就是控制与谵妄相关的严重症状。目前，美国食品及药物管理局尚未批准用于治疗谵妄的药物[298]。氟哌啶醇、利培酮、齐拉西酮和奥氮平对治疗谵妄无效[298-304]。限制抗胆碱能药物（包括具有抗胆碱能活性的药物）、限制苯二氮䓬类药物、尽可能减少皮质类固醇和阿片类药物的使用可能有助于减少或消除谵妄[305]。轮换使用阿片类药物可缓解阿片类药物引起的谵妄[306]。

在重症监护病房（ICU）中，右美托咪定与安慰剂相比可缩短谵妄的持续时间[304,307-308]。褪黑素的不良反应或药物相互作用风险很低。重症监护病房的患者服用褪黑素48小时可以减少谵妄的发生频率，但不能缩短谵妄的持续时间。在老年人中，与安慰剂相比，每晚服用0.5 mg褪黑素可降低谵妄的发生频率（12% *vs.* 31%）。夜间服用8 mg雷美替胺也能降低老年人谵妄的发生频率[309-313]。炎症是谵妄发病的重要机制。因此，ω-3脂肪酸的抗炎作用可能会减少谵妄的发生[314-315]。多项前瞻性研究和病例系列研究表明，750～1500 mg/d丙戊酸已被证明可以减少与高警觉性谵妄相关的躁动，并且在一项随机试验中比氟哌啶醇更有效[316-321]。关于强光疗法，存在着相互矛盾的研究结果。在重症监护病房上午9:00～11:00进行强光治疗（5000 Lux）可减少谵妄的发生频率，但也有一项关于重症监护病房强光治疗的负面试验结果[322-323]。

## 第九节　抑郁和焦虑

心理症状包括焦虑和抑郁，是肿瘤科常见的问题，这些症状对患者的生活质量有着显著的负面影响。研究显示，癌症患者中抑郁症的患病率介于8%～24%，而焦虑症的患病率至少为25%。这些心理症状与疼痛、疲劳和呼吸急促的发生率较高有关，进而影响患者对疾病或治疗的应对能力，导致生活质量下降，并增加住院和自杀的风险[324-325]。

抑郁症的典型症状包括情绪低落、对日常活动失去兴趣、感到绝望、内疚，或出现自杀倾向[326]。患者可能会经历睡眠或食欲的改变，但晚期恶性肿瘤患者也可能出现与抑郁症无关的睡眠或食欲改变。尽管在接受HCT的患者中，快感缺失与疲劳有关，但快感缺失仍然是癌症患者中诊断抑郁症的一个有价值的特征[327]。重要的和潜在的可改变的危险因素包括既往抑郁史、缺乏社会支持、晚期或进展期疾病、未满足的需求及高症状负担。美国预防服务工作组推荐的筛查工具包括患者健康问卷（Patient Health Questionnaire-2，PHQ-2），询问“在过去的2周内，您是否曾感到沮丧、抑郁或绝望？”和“在过去的2周里，您是否曾对做事感到没有兴趣或乐趣？”如果这两个问题中的任何一个是肯定的，就应该对抑郁症进行更全面的评估。抑郁症的诊断范围很广，从适应障碍和正常悲伤到轻度或中度抑郁，再到重度抑郁[328]。

在探讨抑郁症的治疗方案时，药物疗法与心理疗法均被证实为有效手段，尤其当两者联合使用时效果更佳。对于抑郁症或焦虑症的各个阶段，心理治疗均被推荐为重要的干预措施。在考虑药物治疗时，一个重要的考量因素是预后评估，因为许多抗抑郁药物需要大约4周的时间才能显现其治疗效果。对于那些表现出抑郁症状且预后评估显示不足1个月的患者，在充分权衡风险与益处之后，对于没有谵妄或心血管疾病的患者，可以考虑使用精神兴奋剂，如哌甲酯或右苯丙胺。另外，每周2次静脉注射0.5 mg/kg的氯胺酮也被证实能产生非常快速的抗抑郁效果，但会产生不良反应，包括精神分裂症状、幻觉及妄想[329-331]。

对于预后较长（1个月或以上）的患者，目前尚无最佳抗抑郁药物的共识，因此应根据患者的个体情况考虑各种选择，同时要考虑到药物的不良反应。常见的抗抑郁药物包括SSRIs或5-羟色胺-去甲肾上腺素再摄取抑制剂（serotonin-norepinephrine reuptake inhibitors，SNRIs）。在选择药物之前，重要的是要考虑并发症状，如焦虑、厌食、失眠或神经性疼痛，因为某些抗抑郁药物的不良反应会加重这些症状，其他药物则可能会治疗多种症状。在SSRIs类药物中，舍曲林（起始剂量为25 mg/d）、西酞普兰（20 mg/d）和艾司西酞普兰（10 mg/d）的不良反应和药物相互作用较小，应从小剂量开始服用，并根据耐受情况逐渐增加剂量。其他药物，如米氮平，具有组胺能特性，可帮助患者缓解失眠、厌食或频繁恶心；一般剂量为每晚7.5～15 mg。安非他酮被认为更能提神，毒副作用更少，但可能会降低癫痫发作阈值；起始剂量通常为75～150 mg/d。SNRIs有助于治疗神经性疼痛、以焦虑为主的抑郁症和血流动力学不稳定。为预防化疗引起的周围神经病变（chemotherapy-induced peripheral neuropathy，CIPN），通常使用文拉法辛（起始剂量为37.5 mg/d）。如果同时存在CIPN，度洛西汀通常是不错的选择（起始剂量为30 mg/d）[329,332]。

焦虑是一种普遍存在的症状，它通常作为其他诊断的一部分出现，这些诊断包括但不限于适应障碍、惊恐障碍及抑郁。此外，焦虑还可能伴随多动、失眠、躁动或烦躁等症状。皮质类固醇的使用常常是导致焦虑的一个原因，而戒酒、苯二氮䓬类药物或阿片类药物的戒断状态同样可能引发焦虑。在筛查焦虑症状时，常用的工具包括医院焦虑和抑郁量表（the Hospital Anxiety and Depression Scale，HADS）及鹿特丹症状检查表[332-333]。

在处理急性焦虑症时，短效抗焦虑药如劳拉西泮、替马西泮或奥西泮相较于长效药物更为安全，这主要得益于它们能避免有毒物质在肝脏中蓄积。若短效药物无效，抗精神病药物如氟哌啶醇或氯丙嗪亦可作为有效选择，并且在呼吸系统受损的情况下可能更为安全。虽然SSRIs类药物能改善焦虑症状，但其效果可能需要3～4周才能显现。对于所有表现出急性焦虑或其他心理症状的患者，应评估其是否存在自杀倾向。若筛查结果呈阳性，则应及时将患者转诊至精神科、心理治疗科或缓和医疗中心进行进一步的专业干预。

焦虑和抑郁会对患者的生活质量产生显著影响，尤其是对癌症患者。重要的是要早期识别症状并提供治疗，无论是心理治疗还是药物治疗，或者两者兼用，如果有需要，请转诊至精神科或缓和医疗中心。

## 第十节　恶心和呕吐

大约60%的晚期癌症成人患者[334]和80%频繁接受化疗的患者会出现恶心和呕吐[335]。新开发的治疗恶性血液病的药物同样可能带来恶心和呕吐的不良反应。相较于未采用维布妥昔单抗方案的患者，淋巴瘤患者在使用维布妥昔单抗后，恶心的发生率有所上升（相对风险 RR 1.51，95%*CI*：1.05～2.18），呕吐的发生率也有所增加（相对风险 RR 1.54，95%*CI*：1.08～2.19）[336]。接受HCT的患者面临恶心和呕吐的风险较高，这与接受高致吐性化疗的实体瘤或恶性血液病患者相似，因此需要进行预防性治疗[337-338]。在急性白血病诱导治疗的患者中，约有50%的人会出现中度或严重的恶心症状[339]。免疫球蛋白轻链型淀粉样变性是一种罕见且通常致命的疾病，目前采用治疗MM的药物进行治疗。在治疗过程中，约有一半的患者会经历恶心症状[340]。尽管预防和治疗方案已经有所进步，但由化疗引起的恶心和呕吐（CINV）仍然是癌症相关治疗中最令人痛苦的不良反应之一[341]。如果恶心和呕吐未能得到妥善控制，可能会导致严重的后果，包括代谢紊乱、营养状况恶化、功能受损以及频繁的住院治疗。因此，在治疗恶心和呕吐时，关键是要识别并解决恶心的根本原因，并针对激活的神经受体进行最优化的治疗。

### 一、发生机制

对大多数肿瘤患者而言，恶心和呕吐的症状是由多种因素共同作用的结果，其中最主要的是通过位于延髓的呕吐中枢来介导的。大脑皮层、边缘系统、前庭系统、胃肠道以及迷走神经或脊髓交感神经会对化学和物理刺激作出反应，并通过化学感受器触发区将这些冲动传递至呕吐中枢，从而导致恶心和呕吐的发生（表14–2）。

表14–2　恶心和呕吐的原因和机制[288]

| | 恶心的原因 | 激活的途径 | 激活的受体 |
|---|---|---|---|
| A | 焦虑/预期 | “巴甫洛夫条件反射”，大脑皮层 | 胆碱能、组胺、NK1、5-HT3 |
| V | 前庭 | 前庭系统、视觉刺激 | 胆碱能、组胺 |
| O | 梗阻/运动障碍 | 胃肠道 | 胆碱能、组胺、5-HT3 |
| M | 代谢 | 大脑皮层 | 胆碱能、组胺、NK-1、5-HT4 |
| M | 药物 | CTZ | 多巴胺-2、5-HT3 |
| I | 感染/炎症 | 大脑皮层和肠轴/脑轴 | 胆碱能、组胺、NK-1、5 -HT3 |
| T | 毒素 | CTZ | 多巴胺-2、5-HT3 |

注：CTZ：化学感受器触发区；5-HT3：5-羟色胺受体-3；5-HT4：5-羟色胺受体-4；NK-1：神经激肽-1受体。

化学感受器触发区位于延髓，对脑脊液和血液中的化学刺激作出反应。它主要由化疗药物、食物毒素和代谢产物（如尿毒症）激活。该区域包含多种类型的受体，包括5-羟色胺、多巴胺、组胺和神经激肽-1受体。

大脑皮层易受感官刺激和学习联想的影响。由颅内压增高、中枢神经感染及预期性恶心和呕吐等因素引发的恶心和呕吐症状，主要由大脑皮层介导。预期性恶心和呕吐，也被称作条件性或习得性恶心和呕吐，据估计约有25%的患者在第四个化疗周期时会出现这些症状。预期性恶心和呕吐的危险因素主要包括年龄小于50岁、上一次化疗后出现恶心、呕吐或出汗的情况，以及对预期治疗后可能出现的恶心和焦虑情绪的担忧[342]。

前庭系统包括内耳部分，而恶心和呕吐的症状通常由内耳和视觉系统中的痛觉感受器触发。如上文所述[343]，一些研究发现，经历运动相关恶心和呕吐的患者，其预期恶心和呕吐的发生率相对较高。此外，阿片类药物、化疗药物及阿司匹林等药物也可能刺激这一系统。

胃肠道的平滑肌壁或腹膜中分布着神经递质和机械感受器。这些感受器通过交感神经系统或迷走神经将恶心刺激信号传递到化学感受器触发区或呕吐中枢。其他诱发恶心和呕吐的因素还包括非甾体类消炎药、抗生素、铁补充剂等药物对胃黏膜的刺激，以及梗阻或便秘等状况。

恶心的原因可以使用“AVOMMIT”缩写来记忆，具体见表14–2。

## 二、管理策略

恶心和呕吐的评估过程应包括详尽的病史采集，涵盖症状的强度、频率、潜在的周期性、是否伴有呕吐、呕吐物的特征（例如胆汁或胃内容物）、与进食时间的关联性、相关的运动、气味、味道或心理联想等因素[344]。在照护患者期间，应定期对恶心和呕吐进行评估。经修订的埃德蒙顿症状评估系统（revised Edmonton Symptom Assessment System，ESAS-r）是一种评估工具，已在多种文化背景下得到验证，具有多种语言版本，且易于患者理解[345]。使用ESAS-r等工具可以对症状管理进行时间跟踪，还能有效监测综合征的变化。

如前所述，恶心和呕吐的原因多种多样。在恶性血液病患者中，疾病本身可能是主要的诱因。原发性肠道淋巴瘤或肠系膜淋巴结肿大引起的肠梗阻可能是导致这些症状的原因之一[346-348]。胃淀粉样蛋白的沉积可能导致胃瘫、顽固性恶心和呕吐[349]。化疗（下文将讨论）或放疗等癌症治疗同样可能引起恶心和呕吐。在恶性血液病患者中，CINV（化疗诱导的恶心和呕吐）仍然是一个重要的关注点。恶心和呕吐按性质可分为急性（化疗后24小时内）和延迟性（治疗后2～5天）。突破性CINV指的是在化疗后5天内，尽管使用了指南规定的预防性药物，仍然发生的CINV。

众所周知，疼痛、焦虑和便秘等身体症状都可能诱发恶心和呕吐。骨髓瘤患者的疼痛尤其显著，由于治疗引起的骨痛和神经性疼痛，使用阿片类药物往往难以控制[350]。此外，镇痛药的不良反应会降低骨髓瘤患者的生活质量[351]。用于治疗症状的药物，如阿片类药物，通常会导致恶心和呕吐。据观察，在接受慢性癌痛治疗的患者中，恶心和呕吐的发生率分别为25%和17%[352]。大多数恶心症状会在数天内缓解。然而，部分患者可能需要采取减轻这种不良反应的策略，包括更换阿片类药物、改变给药途径和使用止吐药[353]。

根据疑似病因调整止吐方案至关重要；但临床医师应留意，大多数恶心是多因素的，并且可能会激活多种受体。表14–3列出了受体的位置及激动剂和拮抗剂，以帮助确定患者恶心的原因和可能有助于治疗多种病因的方法。表14–3中明显省略的药物是皮质类固醇（例如地塞米松、泼尼松等）。虽然它们是许多指南中的主要药物，在某些情况下可能有帮助，如术后恶心/呕吐，但它们的确切止吐作用机制尚不明确。

## 三、化疗引起的恶心和呕吐

针对特定治疗方案、给药策略及其持续时间的指南，为接受不同治疗方案的患者群体提供了宝贵的指导[354]。在某些恶性血液病的治疗中，明确禁止使用皮质类固醇。鉴于抗癌疗法的多样性和复杂性，这些药物传统上被划分为四类，以区分其催吐风险，并据此确定所需的预防强度[355]。这些疗法包括高度致吐风险化疗（highly emetogenic Chemotherapy，HEC）、中度致吐风险化疗

表14–3 恶心和呕吐的受体位置和药物

| 受体类型 | 受体位置 | 受体激动剂 | 受体拮抗剂 |
|---|---|---|---|
| 多巴胺-2 | 化学感受器触发区（CTZ）<br>胃肠道 | 胃刺激物、吗啡、地高辛、高钙血症和尿毒症 | 氯丙嗪、多潘立酮、氟哌啶醇、左美丙嗪、甲氧氯普胺、普鲁氯嗪 |
| 组胺-1 | 前庭系统、呕吐中枢、消化道 | 运动 | 氯丙嗪、赛克力嗪、苯海拉明、羟嗪、左美丙嗪、美克洛嗪、普鲁氯嗪 |
| 乙酰胆碱 | 呕吐中枢、消化道 | 运动 | 赛克力嗪、氯丙嗪、东莨菪碱、左美丙嗪 |
| 5-HT2 | 呕吐中枢 | 颅内压增高、低钠血症 | 左美丙嗪 |
| 5-HT3 | 肠壁、大脑皮层 | 腹胀、放疗、化疗 | 格雷司琼、甲氧氯普胺、恩丹西酮、帕洛诺司琼 |
| 5-HT4 | 肠壁、大脑皮层 | 替加色罗 | 西沙必利、甲氧氯普胺 |
| $\alpha_2$ | 大脑皮层、小脑、脑干 | 可乐定 | 米氮平、非典型抗精神病药物 |
| GABA | 大脑边缘系统 | 恐惧、低钠血症、颅内压增高 | 氟马西尼 |
| 神经激肽-1受体 | CTZ、后区、消化道 | | 阿瑞匹坦、福沙匹坦、罗拉匹坦 |
| 大麻素 | 脑干、基底神经节、杏仁核和皮层区域 | 屈大麻酚、大麻隆 | 利莫那班 |

（moderately emetogenic chemotherapy，MEC）、低致吐风险化疗和最小致吐风险化疗。需要注意的是，这些分类仅基于急性化疗相关呕吐的发生率，而非延迟或整体CINV的发生率，因此可能无法准确预测延迟期CINV的实际负担[356]。

急性CINV主要由肠道中的5-HT3受体介导。预防性使用5-HT3受体拮抗剂可以显著改善大多数患者的急性CINV症状。然而，这些药物对延迟性CINV的疗效有限[357]。CINV的延迟期症状在很大程度上是由于化疗后神经递质P物质的释放所致。P物质与后极区和孤束核中的神经激肽-1（NK-1）受体结合，可诱发呕吐反应[358]。NK-1受体拮抗剂的疗效进一步证实了P物质在延迟性CINV中的作用，尽管其在控制呕吐方面效果显著，但在控制恶心方面效果相对较弱。奥氮平是延迟性恶心的首选止吐剂，预防性使用同样有效[359]。

历史上，关于CINV在多天化疗方案中血液恶性病患者的研究相对较少。因此，多日疗法中CINV预防的一般方法是根据最高催吐风险药物进行止吐治疗[360-362]。最近，2016年癌症支持治疗多国协会（2016 Multinational Association of Supportive Care in Cancer，MASCC）和欧洲临床肿瘤学会（European Society of Medical Oncology，ESMO）CINV共识指南纳入了多日化疗方案的预防和管理建议[363]。

## 四、与晚期恶性肿瘤相关的恶心和呕吐

尽管基于病因和指南指导的治疗策略可能迅速见效，但一项针对晚期癌症患者与抗癌治疗无关的恶心症状的随机试验结果显示，该策略与72小时的氟哌啶醇单药治疗之间并未显示出显著差异[364]。其他有效的药物包括甲氧氯普胺和奥氮平[365-366]。尽管大麻类药物颇受欢迎，但缺乏高质量的研究数据支持其对晚期癌症患者具有止吐效果[367]。

## 五、非药物疗法

在术后照护和急诊环境中，芳香疗法已被证实能有效减轻恶心症状[368-373]。通过鼻腔内给药异丙醇，可以在短短10分钟内缓解恶心感，其效果甚至超过了安慰剂[374]。异丙醇的止吐效果等同或优于昂丹司琼，并且起效速度比口服止吐药物更快[368,371-373]。然而，在目前的试验中，异丙醇与5-HT3拮抗剂联合使用似乎并未带来额外益处[372]。行为干预在预防预期性恶心和呕吐方面可能非常有效，因为这是一种习得性反应，且被MASCC所推荐[375]。催眠疗法已被证明可以预防化疗患者的预期性恶心及治疗后的恶心，特别是在儿童患者中效果显著[376]。针灸和

穴位按压在减少化疗相关恶心和呕吐方面也显示出其有效性[377]。在与患者讨论这些治疗选项时，重要的是要意识到，这些方法通常不在保险覆盖范围内，患者可能会面临较大的经济压力。

（尹泽西 译　曾敏慧 校对）

参考文献

# 第十五章
# 康复医学

Jack B. Fu，George J. Francis，
Shinichiro Morishita，Julie K. Silver

## 第一节　概述

虽然癌症康复领域的历史可回溯至20世纪60—70年代，却仍被视为一个较为新兴的研究与实践领域[1]。过去10年间，随着癌症幸存者数量的显著增长，与之相伴的肿瘤相关功能损伤及其对日常生活质量的严重冲击也日益凸显[2]，这一现实极大地激发了人们对癌症康复领域的关注与兴趣。癌症幸存者往往面临着多重与癌症及其治疗相关的健康挑战，如癌症相关疲劳、化疗诱发的周围神经病变、淋巴水肿、肩关节功能障碍及肌肉失衡等，而这正是癌症康复领域所致力于解决的核心问题。近年来，运动作为一种癌症治疗手段（如预康复和高级别恢复期的运动），对提高患者的生存率发挥了积极作用，为癌症康复领域注入了新的活力，引领其进入一个充满希望与挑战的新纪元。

康复医学是一门综合性极强的学科，其核心在于全方位改善患者的功能状况。该领域汇集了众多专家，包括物理治疗师、职业治疗师、言语治疗师、娱乐治疗师、音乐治疗师、神经心理学家、社会工作者、病案管理师、物理医学和康复（physical medicine and rehabilitation，PMR）专家（我们熟知的理疗师）。不仅如此，其他多个科室的医师也积极参与到这一领域中。物理治疗着重于增强患者的耐力、力量和行动能力，通过专业的训练手段，帮助患者恢复或提升身体机能。职业治疗则聚焦于改善患者的日常生活活动（activities of daily living，ADLs），如洗澡、穿衣等，以及工具性ADLs（instrumental ADLs，IADLs），如做家务、工作和参与社区活动，为患者推荐并适配合适的辅助设备，如耐用医疗设备和轮椅。言语治疗师致力于解决患者因疾病或治疗导致的吞咽、语言交流和认知障碍，如头颈部癌症治疗后的吞咽困难、构音障碍和失语症等。娱乐治疗师则根据患者的身体和心理状况，为他们策划并安排合适的爱好和活动，以增进他们的幸福感和生活的意义。神经心理学家通过专业的认知测试，协助治疗师和医师评估患者是否具备恢复日常生活活动及更高层次活动能力的潜力，如重返工作岗位。而癌症理疗师在患者的康复过程中扮演着尤为关键的角色，他们通过处方治疗、功能测试、电诊断测试等手段监督患者的住院治疗，协助患者重返工作岗位，减轻残疾症状，并通过开具处方药、注射药物等方式减轻患者的痛苦，提升功能。整个团队协同合作，致力于为患者提供最全面、最个性化的康复方案[3-4]。

1980年，J.Herbert Dietz博士（纪念斯隆–凯特琳癌症中心的杰出理疗师和外科医师）发表了一篇在癌症康复领域具有深远影响的综述文章。在这篇文章中，Dietz博士详细描述了癌症康复的4个阶段，并对每个阶段所需的干预措施进行了详尽的阐述（表15–1）。这些阶段涵盖了预防性、恢复性、支持性和缓和性的癌症康复。其中，缓和性癌症康复在最初被Dietz博士定义为：“面向病情已进入晚期且病情难以逆转直至离世的患者，旨在通过提高功能独立性和提供情感支持，以减轻患者的不适与痛苦”。然而，在实际操作中，缓和性癌症康复不

表15–1　Dietz癌症康复阶段[5]

| 阶段 | 定　义 | 举　　例 |
| --- | --- | --- |
| 预防性 | 重大癌症干预（如手术、HCT、CAR-T治疗）前的康复和教育，以尽量减少对疗效的担忧及功能恶化 | Whipple手术或异基因干细胞移植前的预康复<br>在直肠切除术前行神经源性膀胱/直肠教育<br>在乳房切除术或放疗前行肩关节活动度训练 |
| 恢复性 | 在预期为无疾病状态或疾病终将进展的干预后进行康复 | 颅骨切除术和低复发风险的Ⅰ级脑膜瘤神经外科切除术后的住院神经康复，康复重点是恢复力量、平衡和轻微认知障碍 |
| 支持性 | 在预期癌症持续存在或持续进展的抗癌治疗期间进行康复 | 患有多形性胶质母细胞瘤（GBM）的患者在完成放化疗后出现放射性坏死、肿瘤复发，然后转为贝伐珠单抗治疗，此时进行门诊康复。该患者预期将出现永久性和可能进展的神经功能障碍 |
| 缓和性 | 临终关怀。重点在于家庭训练和让患者回家 | 如果患者近期出现功能下降，肿瘤科团队不会提供额外的癌症治疗 |

仅关注患者功能的改善，同时受到患者预期预后和剩余生存时间的影响。到了2017年，Cheville等对缓和性癌症康复进行了更为精确的界定，将其描述为："一种与其他学科紧密合作的、以功能为导向的医疗方式，它基于患有严重且通常无法治愈疾病患者的个人意愿和价值观，在症状剧烈、病情动态变化、心理压力巨大及并发症频发的背景下，努力实现可能具有时间限制的治疗目标"[6]。

## 第二节 血液恶性肿瘤患者康复所面临的挑战

晚期癌症伴随的严重并发症对缓和性康复治疗构成了严峻的挑战。多项研究揭示，癌症患者，特别是血液恶性肿瘤患者，面临较高的治疗相关并发症风险，这无疑为康复工作的推进设置了重重障碍。患者从急性住院康复科转向急症医疗服务的主要原因，往往是反复发作的感染。除此之外，原发疾病进展、需要进一步的化疗及极度的疲劳或呼吸困难等因素也屡见不鲜[7-12]。

全血细胞减少，作为癌症康复患者常见的症状之一，其诱因多样，可能源于癌症本身、慢性疾病的影响、化疗/放疗引起的骨髓抑制，或是HCT后的植入期。鉴于这一现象的普遍性，已经逐步出台了针对全血细胞减少症锻炼的预防性指导方针[13]。整体而言，这一领域的研究仍显不足。MD安德森癌症中心针对癌症相关的全血细胞减少的治疗指导方针见表15-2。

白细胞和中性粒细胞的减少无疑为患者带来了感染风险。通过实施针对性的中性粒细胞减少预防措施，我们能够显著降低这些处于严重免疫抑制状态的患者发生潜在严重感染的可能性。同时，贫血问题亦不容忽视，它可能引发晕厥、濒临晕厥，并增加心脏的负担。因此，对于骨髓抑制的患者，定期进行血红蛋白检查显得尤为重要，这有助于我们及时调整患者的体力活动强度，并在必要时安排输血治疗。另一方面，血小板减少症所带来的运动相关出血风险，如肌肉内血肿、颅内出血及创伤/跌倒后的出血，更是令人担忧。但值得庆幸的是，最新研究显示，遵循MD安德森癌症中心的指导方针能够有效降低严重血小板减少的急性住院康复患者在体力活动中发生出血并发症的风险[15]。这一发现无疑为患者的康复之路增添了一份安心与保障。

在多种专业场所提供住院康复治疗服务，包括急诊医疗肿瘤服务机构、急诊住院患者康复机构（inpatient rehabilitation facility，IRF）、专业护理机构（skilled nursing facility，SNF）及长期强化照护机构（long-term acute care facility，LTAC）。这些康复场所根据患者的康复需求、医疗稳定性、参与康复治疗的能力及所需的医疗照护强度精心设计。例如，急诊住院患者康复环境，如IRF，以其高强度的康复服务而闻名。周一至周五，患者需

表15-2 MD安德森癌症中心癌症相关全血细胞减少症患者锻炼注意事项[14]

| 预防 | 定义 | MD 安德森预防措施 |
|---|---|---|
| 中性粒细胞减少 | 中性粒细胞绝对值＜500/μL | （1）治疗师在室内佩戴口罩/手套<br>（2）患者在室外佩戴口罩/手套<br>（3）清洁设备<br>（4）避免团体治疗或接近其他患者 |
| 贫血 | 男性血红蛋白＜13.5 g/100 mL<br>女性血红蛋白＜12.0 g/100 mL | （1）血红蛋白＜8，输血<br>（2）血红蛋白＜7，停止治疗<br>（3）如果正在进行输血，则可以考虑进行治疗 |
| 血小板减少 | 血小板计数＜150 000/μL | （1）20 000/μL：无额外限制<br>（2）10 000～20 000/μL：不进行抗阻运动。如果跌倒的风险较高，请避免站立/行走<br>（3）5000～10 000/μL：不进行抗阻运动和只做最低活动（限制在床上或椅子上）<br>（4）＜5000/μL：与医疗团队讨论或考虑推迟治疗 |

接受为期3小时的综合治疗，包括理疗、职业治疗及语言病理学等多个领域。这些患者需要展现出对医疗与肉体双重挑战的耐受能力，以应对密集的康复日程。同时，为了确保康复进展顺利，患者还需接受医师或高级执业医师的频繁评估，通常每周至少5次；在病情更为复杂的病例中，评估次数甚至可能增加至每日1次。相比之下，亚急性住院患者康复环境，如SNF与LTAC，则提供了更为细致入微的照护服务。LTAC以其每日医师探视及高强度照护为特色，涵盖了机械通气、伤口护理、静脉抗生素注射、透析及全肠外营养等复杂的治疗需求。尽管治疗时长根据机构不同有所差异，但通常保证每日至少1小时的专业治疗时间（某些机构可达3小时）。而在SNF，患者虽享受24小时不间断的照护关怀，但治疗强度相对较为温和，每日治疗时长多为1～2小时，同时医师或高级执业医师的评估频率也调整为每周1～2次。值得注意的是，由于地区间医疗资源配置的差异，IRF与SNF的存在状态可能对患者的康复路径产生影响。在某些情况下，患者可能需在急诊医疗服务机构或LTAC中接受过渡性康复服务，直至目标康复机构或中心得以建立。

针对部分癌症患者在完成急诊住院康复治疗后转回基层急诊医疗服务的情况，研究显示，相较于非癌症患者，这一群体面临更高的医疗并发症风险[7-8]。特别值得关注的是，在针对HCT患者的专项研究中，高达41%的患者因并发症问题不得不转回基层接受急诊医疗服务，且其中38%的患者在转回后不久即在医院离世[12]。此外，其他血液恶性肿瘤患者的转回基层服务率也居高不下，介于26%～37%[9-11]，进一步凸显了癌症患者康复过程中医疗管理的严峻挑战。

鉴于肿瘤患者的医疗状况错综复杂，临床医师在住院康复阶段需采取创造性策略以有效管理并发症的风险。理想状态下，内科医师或肿瘤团队应持续跟进患者的康复进展，然而，现实中受急诊医院距离、医师医院特权及时间等因素制约，这一方案往往难以全面实施。为此，探索并实践由专业理疗师监督的增强型康复治疗模式成为一种可行的替代方案。这种模式不仅能够在住院急诊医疗服务中为患者提供更加密集且专业的康复支持，还能够在一定程度上减轻内科医师的工作负担。值得一提的是，梅奥诊所长期以来一直秉持这一理念，并取得了显著成效，密歇根大学也紧随其后，成功引入了这一创新模式[16-17]。

在美国，癌症康复服务展现出高度的灵活性与可及性，患者可根据自身情况选择多种康复路径。家庭康复成为越来越多患者的首选，通过个人家庭健康治疗访问或远程医疗技术，患者即便在家中也能享受到专业的康复服务。此外，门诊移动治疗设施也为患者提供了便捷的治疗选项，满足了不同患者的康复需求。值得注意的是，在美国，保险支付体系对癌症康复服务的覆盖设定了一定的限制。大多数情况下，每个学科每周的康复服务承保频率上限为3次，同时，每年覆盖的门诊治疗总数也可能受到一定限制。然而，这些限制并未阻碍家庭健康治疗的普及，对于那些因医疗或交通原因无法前往门诊机构接受治疗的患者而言，家庭健康治疗成为他们获取康复服务的重要途径。随着科技的进步，远程医疗正逐渐成为癌症康复领域的一股新兴力量。患者只需通过虚拟平台，即可与内科医师、康复治疗师及心理健康临床医师等专家进行实时交流，享受高质量的医疗服务。尽管虚拟就诊在某些方面仍存在局限性，但多项研究表明，其对于肿瘤患者的康复干预具有显著的可行性与有效性。特别是在新型冠状病毒感染流行期间，远程医疗的广泛应用为患者提供了更加安全、便捷的康复途径[18]。

## 第三节　缓和医疗和癌症康复：治疗一个常见的患者群体

康复治疗和缓和医疗，这两个学科虽各有侧重，却共享着诸多核心理念。它们都秉持着多学科团队协作的精神，致力于提升患者的生活质量，而非单纯追求生存期的延长[19]。康复团队以其包容性而闻名，能够无缝整合医学物理学、理疗、职业治疗、语言病理学、神经心理学、社会工作及病例管理等多领域专家，共同为患者打造全方位、个性化的康复方案。

在美国，理疗师作为缓和医疗领域的重要成员，拥有加入缓和医疗协会并获得缓和医疗委员会认证的特殊资格。鉴于癌症相关症状与功能状态之间的复杂互动，许多癌症理疗师都积极寻求双重认证，以更全面地满足患者的多样化需求。

面对晚期癌症患者所承受的沉重症状负担，康复治疗和缓和医疗常常并肩作战，共同应对挑战。随着患者身体功能的逐渐衰退，康复咨询成为缓解这一困境的关键途径。癌症相关的疲劳、疼痛、恶心、厌食及恶病质等症状，无一不在侵蚀着患者的生活质量。因此，康复治疗与缓和医疗领域已发展出多种合作模式[6,19-21]，旨在通过跨学科协作，为患者提供更为精准、有效的支持。以MD安德森癌症中心为范例，缓和医疗与医学物理学作为同一科室内的两个部门，共享资源、紧密协作，为患者提供从评估到治疗的一站式服务。这种跨学科咨询的模式不仅促进了专业知识的交流与融合，也极大地提升了患者的康复体验。医学物理学家在缓和医疗中扮演的角色尤为关键，他们不仅负责评估患者接受住院或门诊康复治疗的适宜性，还积极参与节能策略的制定（包括照护者培训和适当的设备选择）及疼痛管理等关键环节，确保患者的生活质量得到保障。

癌症康复在晚期癌症患者的综合治疗中占据着不可或缺的地位。在住院患者的急性治疗期间，康复咨询已成为一项常规流程，旨在为患者顺利出院并做好居家护理准备奠定坚实的基础。对于那些因功能受限或存在安全隐患而无法直接回家休养的患者，及时转诊至急性后期住院患者康复机构（如急性住院患者康复中心、SNF或LTAC）显得尤为重要，以确保他们能够在更加专业、安全的环境中继续康复进程。值得注意的是，缓和医疗的早期介入已被多项研究证实能够显著提升患者及其照护者的生活质量与应对能力[22]。通过整合缓和医疗与癌症康复的理念与实践，我们能够为患者提供更加连贯、目标一致的照护服务，不仅有助于改善患者的身心状况，还能在一定程度上降低整体医疗保健成本，实现医疗资源的优化配置。

在晚期癌症患者的治疗过程中，改善身体机能状态以承受进一步治疗的需求尤为迫切。肿瘤医师往往会设定特定的活动能力标准（如ECOG评分[23]或KPS评分[24]），要求患者暂停当前的治疗，集中精力恢复体力，以便能够参与临床试验或接受额外的化疗周期。这一过程不仅关乎患者生命的延长，更对康复团队提出了严峻的挑战。若康复措施未能奏效，患者可能错失接受生命延长治疗的机会，这无疑为患者及其康复团队带来了巨大的心理压力[25]。因此，越来越多的临床医师倡导在肿瘤治疗初期即引入癌症康复策略[19,26]，以期为患者争取更多的治疗机会与更好的生活质量。

运动干预在这一背景下显得尤为重要。对晚期癌症患者而言，适度的运动不仅是安全的，更是提升生活质量与功能状态的有效途径（当然，谨慎与临床判断始终不可或缺）。针对转移性癌症患者的研究表明，有氧运动能够显著改善患者的6分钟步行测试结果，直观反映其体能水平的提升[27]。此外，多项随机对照试验还揭示了体力活动与锻炼在减少癌症相关症状方面的显著效果，如提高生活质量、缓解癌症相关疲劳、减轻失眠与呼吸困难等[28]。更重要的是，体力活动的增加还可能帮助患者减少药物依赖及其相关不良反应，为综合治疗增添助力。综上所述，运动干预以其独特的疗效无疑成为肿瘤临床医师手中一把治疗癌症相关症状的有力武器。通过精心设计、科学合理的运动方案，我们不仅能够显著改善晚期癌症患者的生活质量，更为他们开启了一扇通往更长生存期的希望之门。

为了更精准地指导患者进行运动锻炼，许多临床医师倾向于参考美国运动医学会最新发布的癌症幸存者锻炼指南（2019年版）。该指南不仅强调了个性化锻炼处方的重要性，还明确提出了每周至少进行3次中等强度锻炼及2～3次阻力锻炼的建议，每次锻炼时长应不少于30分钟，并专注于大肌肉群的训练，通过分组练习以优化效果[29]。在这一过程中，医学物理学发挥着不可或缺的作用。通过专业的评估与指导，医学物理学家能够准确判断缓和医疗患者的体能状况与锻炼能力，为其量身定制既安全又高效的锻炼计划。同时，他们还会充分考虑时间、强度等关键因素，并适时引入固定式测力计、步行计划等辅助设备，以全方位支持患者的康复进程，确保运动干预的科学性与有效性。

癌症理疗师的核心使命在于最大限度地恢复并提升患者的身体功能。面对癌症相关症状如过度疲劳、恶心、呕吐及恶病质等对患者功能的侵蚀，这些症状不仅直接影响了患者的日常活动，也给康复治疗带来了诸多挑战，成为理疗师工作中不可忽视的重要环节。在急性住院康复治疗期间，患者需每日承受长达3小时的高强度治疗，这对他们的身心都是一次极大的考验。而正是凭借丰富的经验与精湛的技能，许多癌症理疗师成功地帮助患者克服了这些障碍，实现了功能的有效恢复。MD安德森医院急性住院康复科的两项权威研究更是证实了这一点，研究显示，从入院至出院，患者的埃德蒙顿症状评估量表（ESAS）评分均实现了显著的改善[30-31]。这一积极变化不仅得益于体力活动的增加与急性病症的缓解，更离不开理疗师在治疗癌症相关症状方面所采取的综合性干预措施，包括药物治疗与注射疗法等。

此外，疼痛管理作为医学物理学领域的一个重要分支，也是癌症理疗师不可或缺的技能之一。他们熟悉全身镇痛药物及注射疗法的应用，能够轻松应对癌症患者的伤害性疼痛与神经性疼痛。更值得一提的是，理疗师在神经和肌肉骨骼解剖学方面的深厚造诣，使他们在治疗非癌症相关疼痛时也游刃有余。例如，通过局部注射疗法减轻疼痛，有效降低了患者对阿片类药物的依赖及其相关不良反应[3-4]。更进一步地，理疗师还能运用神经肌肉知识与电诊断测试技术，精准识别疼痛的共病来源，如压迫性神经病、神经丛病、神经根病及化疗引起的周围神经病等，从而为患者提供更加精准、有效的治疗方案[32]。

临终患者的康复目标与那些预期寿命较长的患者存在显著的差异。在这一特殊阶段，康复干预的核心应聚焦于患者生命剩余时间内的意义与质量，而非单纯的功能恢复。因此，必须优先考虑患者未来可能参与的重要且充满情感价值的事件，如见证孩子的婚礼、亲戚的毕业典礼或是期待已久的家庭团聚。在生命即将走到尽头的时刻，时间变得尤为宝贵且有限，成为制订康复计划时不可或缺的考量因素。面对生命仅剩数周的患者，任何康复措施都需要审慎评估其时效性与必要性。若患者短期内无法安全返家，那么将宝贵时间投入漫长的急性住院康复可能并非明智之举，反而可能被视为对生命资源的浪费。此时，应优先考虑以最快且最安全的方式协助患者回归家庭环境，让其在剩余的日子里尽可能多地与家人、朋友共度时光。为了实现这一目标，可能需要对照护者进行专业培训，并提供额外的设备（例如，Hoyer升降机），以确保他们能够提供必要的日常照护支持，如协助患者转移、处理肠道与膀胱功能问题，以及操作轮椅等辅助设备。对晚期癌症患者而言，尤其是那些因新发脊髓压迫导致截瘫的患者，许多原本应由患者自行完成的生活任务可能需转移至照护者或居家照护团队来执行，或通过门诊服务进行辅助管理。尽管门诊或家庭环境在物理条件上可能不如专业康复机构完善，但让患者在生命的最后阶段能够亲近所爱之人，享受家的温暖与安宁，无疑是最为重要且迫切的需求。

准确预测癌症患者的生存时间，对医师而言无疑是一项艰巨的任务，其中充满了不确定性。多项研究表明，相较于医师的主观判断，客观预测因子[如缓和预后评分（PAP）]在预测准确性上展现出显著优势[33-35]。以一项针对2700例脑转移病变患者的深入研究为例，其结果显示，高达45%的患者其预期生存时间与实际情况存在6个月以上的偏差，更令人惊讶的是，其中有18%的偏差竟超过了1年[36]。这一发现深刻揭示了肿瘤进展的复杂性与不可预测性，使得在缓和医疗背景下，就康复干预的适当性展开讨论时，医师面临着前所未有的挑战。面对晚期癌症患者及其有限的预后，医师与患者及其照护者之间的沟通变得尤为关键。我们倡导一种开放、诚实的对话方式，明确阐述康复干预的目标与期望，帮助患者及其家庭在有限的居家时间内做出最符合其意愿与需求的选择。这一过程中，我们力求在居家时间的最大化利用与康复干预的实际效果之间找到最佳的平衡点，旨在提升患者独立性的同时减轻照护者的负担。

从心理层面深入剖析，处于缓和医疗阶段的患者往往怀揣着双重渴望：一方面，他们致力于维持身体功能，力求保持最大限度的独立性；另一方面，对疾病的现状与预后亦保持着深切的关注[37]。在晚期癌症的阴霾下，患者对于能够自主完成日常生活活动有着迫切的需求，这却是他们中许多人难以达成的愿望之一[38-39]。日益加剧的依赖性，如同生命的倒计时，给患者带来巨大的痛苦[40-42]。然而，康复计划的介入为这一困境带来了转机。研究表明，参与康复项目的缓和医疗患者，其被遗弃感、焦虑情绪及失控感均得到了显著的缓解[43]。以日本的一项住院临终关怀康复研究为例，患者通过康复干预实现了功能的显著提升，平均Barthel活动指数从12.4跃升至19.9[44]。同时，患者及其照护者对照护服务的满意度也随之提升，康复被纳入住院临终关怀照护体系后，46例原本需住院临终关怀的患者因功能改善而成功转至家庭临终关怀，享受到了更为温馨的家庭氛围[45]。值得注意的是，该研究中有高达68%的家庭成员积极参与了患者的康复过程。另一项针对临终关怀患者的随机对照试验进一步证实了康复治疗的积极效应。与仅接受常规护理的患者相比，每日接受多学科康复治疗的患者在临终时表现出更少的未满足需求，同时医疗资源的消耗也更为经济高效[46]。

癌症康复转诊率低的问题，长期以来一直是该亚专科领域内一个不容忽视的难题。Movsas等的研究表明，尽管高达87%的肿瘤住院患者存在明确的运动与功能需求，但遗憾的是，仅有18%的患者能够获得理疗咨询服务[47]。Cheville等的研究则进一步揭示了门诊转移性乳腺癌患者面临的类似困境。他们发现，在92%的此类患者中，至少存在一种身体损伤（累计损伤种类高达530种），然而仅有30%的患者能够获得必要的康复治疗[48]。更为令人担忧的是，尽管癌症患者普遍从康复治疗中获益匪浅，但他们自身往往对这一领域的潜在好处知之甚少。在一项针对晚期癌症患者的研究中，仅有31.8%的患者表示对康复服务感兴趣[49]。

在缓和医疗领域，尽管康复工作有望显著改善患者的功能状态，并得到患者及照护者的广泛认可，但针对这一特定人群的高质量研究却严重匮乏。值得注意的是，医师群体，尤其是肿瘤学家，对缓和性康复干预的态度可能也是制约因素之一。一项对比调查显示，仅有8%的肿瘤内科医师和35%的理疗师会建议晚期癌症患者接受住院康复治疗[50]。此外，对缓和医疗医师而言，他们中的许多人担忧康复治疗可能会给患者带来“虚假的希望”，因为当前的缓和医疗服务体系往往难以提供高质量的康复支持[51-52]。

## 第四节　推动癌症康复治疗

尽管癌症康复与缓和医疗在发展历程中均遭遇了转诊率低及肿瘤科医师认可度不足的挑战，但值得庆幸的是，过去10年间缓和医疗已显著跨越障碍，成为肿瘤学标准医疗不可或缺的一部分，其进步轨迹为癌症康复领域树立了典范，激励后者加速前行[53]。

审视癌症康复的现状，不难发现，高质量研究的匮乏是其发展道路上的显著障碍，特别是在生存获益与成本效益分析方面。医学物理学作为支撑康复研究的重要学科之一，尽管其研究产出正稳步增长，但仍难以满足当前的需求，显示出该领域研究深度的不足[54]。预康复等新兴项目揭示了体力活动与锻炼在癌症生存与预后改善中的潜力，这些发现虽已初露曙光，但功能提升与生活质量改善的成果尚未能充分触动部分转诊临床医师的心弦。然而，体育活动对于延长患者生命的积极影响或许能成为打破这一僵局的关键。此外，癌症康复的综合效益，尤其是在成本控制方面的潜力，亟待通过更深入的研究加以揭示。例如，探索癌症康复干预是否能减少患者对阿片类药物的依赖，进而降低医疗成本并减轻药物不良反应，最终减少住院频率与治疗负担。同时，强化住院患者的癌症康复干预措施，通过提升其身体机能与减少不良事件（如跌倒），或能有效降低30天再入院率，这一假设同样值得通过高影响力的随机对照试验加以验证[53]。

尽管癌症康复的需求庞大且日益迫切，但其重要性却未能得到充分的认识与重视。这一现状直接导致了治疗肿瘤患者经验丰富或具备专业资格的癌症康复临床医师供不应求，而且针对癌症康复的专项医疗培训资源严重匮乏。以医学物理学为例，住院实习期间，学生能够接触并深入了解癌症康复实践的机会极为有限。研究生医学教育认证委员会所制定的医学物理学住院医师指南中，对于“肿瘤学”的提及也仅是一笔带过，未能充分体现出癌症康复在医学物理学教育中的重要地位[53,55]。这一现状迫切需要我们采取行动，从多个层面入手，以推动癌症康复领域的发展。在引导公众舆论方面，我们需要加大对癌症康复理念的宣传力度，提高社会各界对其重要性的认识。同时，影响公共政策制定，推动政府加大对癌症康复服务的投入。此外，加强癌症康复与临床实践指南的整合也是至关重要的一步。

## 第五节　总结

癌症康复与缓和医疗作为晚期癌症患者治疗体系中的宝贵补充服务，正日益展现出其不可或缺的价值。针对这一特殊患者群体，康复干预措施不仅通常安全无虞，更在改善癌症相关症状、提升身体功能及生活质量方面展现出显著成效。同时，通过有效的康复干预，我们有望减少患者的入院频率、缩短住院时间，并降低医疗并发症的发生风险。展望未来，癌症康复领域的发展前景广阔，机遇与挑战并存。首先，我们需致力于转变转诊医师的知识结构与态度观念，加深他们对癌症康复重要性的理解与认同。其次，提高患者对癌症康复潜在益处的认识同样重要。最后，针对当前高质量研究相对匮乏的现状，我们应加大科研投入，开展更多设计严谨、结果可信的临床研究。

（陈可可　译　贺晶　校对）

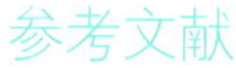

# 第十六章

# 血液恶性肿瘤和严重血液病患者社会－心理因素的考虑和评估

Kristin Drouin，Nicholas Purol，Sarah J. Tarquini，
Darcy E. Burgers，Kristen Uhl

## 第一节 概述

长久以来，人们普遍认同，每个人本质上都与一个由家庭、社会、文化和社区构成的网络紧密相连[1]。个体从不孤立存在。临床医师必须铭记，患者首先是具有独特身份的人，而不仅仅是一系列需要治疗的病症。一个人的身份直接关联到他如何应对那些具有挑战性、可能改变生活的诊断，并影响其在疾病过程中目标的形成、界定和演变。

马斯洛的需求层次理论[2]是一个经典范例，用以阐释人与环境之间的关系。经过数十年的讨论、总结、修订和改进，该理论提供了一个框架，指导人们按照优先级顺序满足特定的需求：生理需求、安全需求、爱与归属需求、尊重需求、自我实现需求及自我超越需求（图16–1，文后彩图16–1）。严重的疾病几乎破坏了这一人类基本需求概念框架的各个层面。在面对恶性或严重血液病患者时，治疗及对患者、照护者、家庭的支持可能涉及众多社会–心理需求或因素。一个全面的照护计划，旨在解决这些需求及它们如何受到严重疾病影响，是治愈一个人而不仅仅是治疗其疾病的关键组成部分。社会–心理评估是全面理解一个人需求的基础。

此外，社会–心理评估具备多方面的作用，能够促进患者与医务人员之间建立良好的关系，识别疾病复发的预警信号和潜在指标，并为制定干预策略提供指导。

本章概述了社会–心理评估的目标和可行性，涵盖了评估的最佳时机、参与评估的人员；评估的关键领域及可用于整个评估过程的经验工具；社会–心理评估如何指导特定的干预措施或治疗模式，以提升患者及其家庭的功能。无论临床医师在患者治疗中扮演何种角色，社会–心理评估的整合将有助于他们更深入地理解患者及其家庭在整个治疗过程中的特殊需求。

## 第二节 评估的准备工作：铺垫

### 一、时机

尽管在诊断对话中，医疗团队应考虑邀请社会–心理临床医师以提供支持，但全面的社会–心理评估可能需待与患者及其家属分享诊断和治疗方案之后，且至少在一定程度上得到他们的接受后方可进行。将评估推迟至此类会面之后，可能会提高患者和照护者参与评估的可能性，并为临床医师提供了解患者及其家属如何解读和应对诊断和治疗信息的机会。然而，在诊断长期不确定的情况下，评估时间应重新评估，因为患者和家庭在这一脆弱时期可能需要社会–心理支持。无论初始评估时间如何，社会–心理评估最好是一个持续的过程，以适应患者和家庭不断变化的需求。

### 二、缓和医疗整合

鉴于血液学疾病相关的强度、持续时间及预后的不确定性，建议在治疗的任何阶段早期整合缓和医疗。多学科缓和医疗专家的参与，能够为患者、照护者、家属、初级肿瘤学团队成员、重症治疗同

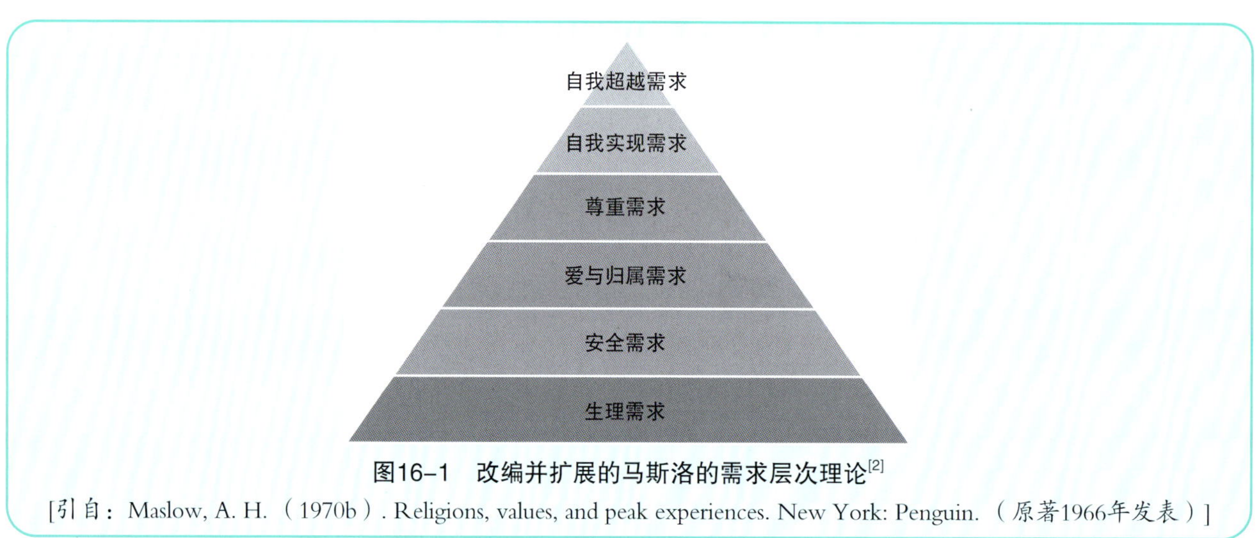


图16–1 改编并扩展的马斯洛的需求层次理论[2]

[引自：Maslow, A. H.（1970b）. Religions, values, and peak experiences. New York: Penguin.（原著1966年发表）]

事及其他临床医师提供最大限度的支持。缓和治疗的早期整合使我们能够持续评估患者及其家庭的价值观和治疗目标，特别是在疾病进展和（或）预后不确定性增加时，这些目标具有高度的动态性。在这种情况下，患者和家属可以在一个安全和充满共情的环境中探索决策过程，这些决策过程考虑了舒适度、疼痛控制和症状管理的优先级。由于亚专科缓和医疗团队与主要团队共同协作，同时保持独立性，他们能够提供这种支持，并随着患者病情的变化，参与界定和实现不断变化的治疗目标。

## 三、初级社会－心理咨询合作

在本章中，初级社会–心理临床医师是指肿瘤或移植社会工作者、心理学家、治疗师等，他们很可能是患者及其家属最先认识的作为初期治疗的关键成员。许多医院和诊所还有专门从事缓和医疗的社会工作者，他们主要作为跨学科缓和医疗咨询小组的一部分参与工作。在多数情况下，这些临床医师可能是同一个人，因为初级和缓和医疗的社会–心理临床医师具备许多相同的技能。然而，在培训和方法上还是存在一些差异，这突出了在可能的情况下，初级和缓和医疗的社会–心理临床医师之间参与和合作的好处。

例如，初级的社会–心理临床医师通常是患者和家庭的第一联系人和支持者，有助于双方建立独特的、长期的和深厚的关系。主要的社会–心理临床医师可能专注于评估、发展融洽关系、建立概念框架，以及为整个治疗患者的复杂应对和具体需求提供直接支持和干预措施。

在缓和医疗的咨询中，缓和医疗的社会–心理临床医师经常与疾病进展到特定阶段的患者及其家属进行会面。在介入治疗的特定时刻，这些医师致力于关注患者及其家庭的具体治疗目标，探讨他们对疾病预后的理解，并与现有的社会–心理临床医师协作，在悲伤和丧亲之痛的长期概念框架内，致力于提升生活质量及寻找生命意义的资源。

初级和咨询角色的划分可能是复杂和微妙的，并受到机构资源的影响，通常需要逐案进行社会–心理角色的界定。对持续评估的协调、频繁的沟通及对该界定的共同理解可以减少患者、照护者和医疗团队的困惑，并避免重复的干预措施，从而提供更深入、更全面的社会–心理照护。

## 四、利益相关者

根据患者的年龄、发展水平、功能状况及主要照护者的可用性，社会–心理评估的参与患者可能会有所不同。此外，社会–心理临床医师的实践方式也会影响评估的范围。如果评估作为缓和医疗咨询的一部分进行，医师和（或）执业护士可能会在场。通常，社会–心理临床医师无论是缓和医疗团队的成员还是初级医疗团队中的社会–心理临床医师，将与患者和（或）家属再次会面，以进一步讨论在初次会议中未涉及的评估方面的问题。实际上，初次会面可能是分享诊断的时刻，这是一个艰难的时刻，要求患者和（或）照护者在处理刚刚接收到的令人沮丧的消息之外，思考其他事项。

在确定出席的利益相关者人数时，应考虑保密性和患者隐私权。社会–心理临床医师可以发挥关键作用，确保只与更广泛的团队共享医疗或安全目的所需的最少信息。创建一个更安全、更私密的空间来讨论对更广泛团队不是“必须知道”的话题，有助于建立融洽、信任和更紧密的治疗关系。

社会–心理评估本身也可以揭示哪些领域可能需要转诊或其他心理临床医师的参与。例如，通过认证的儿童医疗辅助专家（Certifed Child Life Specialist，CCLS）的参与，可以减轻儿童患者在理解自己的诊断或处理与兄弟姐妹的关系方面的困扰。CCLS在儿童发展、程序支持和医疗游戏/心理教育方面的专业培训，可以提供更专业的干预。同样，在初始社会–心理评估中表现出显著精神困扰的患者，可能需要牧师或教牧护理人员的参与，他们中的许多人接受过神学、信仰传统及在面临生命威胁或慢性疾病环境下的悲伤、失落和信仰危机相互作用的培训。

所有参与患者案例的社会–心理提供者都有责任向其心理社会同事更新其参与的水平和角色。一个主要的社会–心理“联系人”可能是经常与患者和（或）照护者接触的临床医师，可以在需要额外社会–心理咨询时提醒照护团队的其他成员，并确保整个社会–心理照护团队了解治疗中的重大进展或通过持续评估流程认为必要的支持水平的变化。在照护中，所有社会–心理临床医师之间的一致、清晰的交流，确保了照护团队的成员继续相辅相成地工作，并以协调的方式适应患者和家庭的需求，这通常像疾病本身一样是动态变化的。

### 五、基于优势资源的方法

不论具体的社会–心理评估模式和内容怎样，对那些正与严重疾病做斗争的患者来说，评估的核心应当始终专注于整合患者、家庭成员及照护人员的优势资源和保护性因素。“基于优势资源”的评估和干预长期以来一直是社会工作理论的关键组成部分，并且在为患者和家庭提供全面支持的任何环境下，它仍然占据着核心地位[3]。这种方法努力在应对严重疾病、痛苦和悲伤的复杂性及其往往具有的破坏性现实的同时，寻求在患者理解与管理疾病过程中所表现出的能力、资源、适应性应对、赋权和恢复力之间取得平衡（图16–2）。

了解并构建患者的物质、情感、系统性、家庭、自我叙述和精神优势，为解决未来的需求领域和量身定制特定干预措施提供了一个框架。只有通过收集优势清单，医疗团队才能在疾病和治疗过程中最好地支持患者，同时加强对治疗关系的支持，这对于患者及其照护者的长期健康和幸福至关重要。

## 第三节　评估的关键领域

社会–心理评估涵盖人口统计学信息、内外部资源、应对策略、人际关系及精神信仰等多个方面，旨在深入理解并为患者及其家庭在面对严重疾病时提供支持与帮助[4]。对儿童群体而言，评估其资源状况、家庭支持系统、应激经历、家庭功能和家庭结构尤为关键，这是因为儿童与其照护者之间存在着深刻的相互依赖关系[5]。在以优势资源为基础的评估框架中，详尽收集患者的生理/社会经济资源、情绪/行为健康背景、社会支持网络、社会及个人身份认同，以及精神信仰或价值观等信息，对于实现全面治疗和关怀同样重要。

### 一、实体／物质资源

确诊为严重血液病会对家庭的经济状况产生显著影响，进而深刻地改变他们的生活轨迹和治疗结果。例如，社会经济地位较低的患者，即便在控制了其他人口统计学和治疗因素后，其癌症相关疾病（如MM）的发病率仍然较高[6]。此外，多项研究揭示了血液病患者及其家庭所面临的直接经济负担，以及由此导致的收入损失[7-8]。例如，一些未被保险覆盖的疗法，如某些细胞疗法，可能会给患者带来沉重的经济压力。

其他因素也可能进一步加剧患者及其家庭的财务困境。例如，成年患者可能是家庭的主要或唯一经济支柱。健康的配偶可能不得不从全职照顾家庭转为加入劳动力市场，而寻找托育服务的费用可能对家庭构成重大负担，甚至难以承受。接受HCT、细胞疗法、实验性疗法或需要特殊技能的治疗，还需承担与旅行或搬迁相关的费用。患者及其家庭可能还需承担与家庭护理和支持性照护相关的新增费用，尤其是在越来越多的口服药物可以在家中治疗患者的情况下。表16–1列出了患者及其家属可以利用的一些资源，以应对这些变化和挑战。

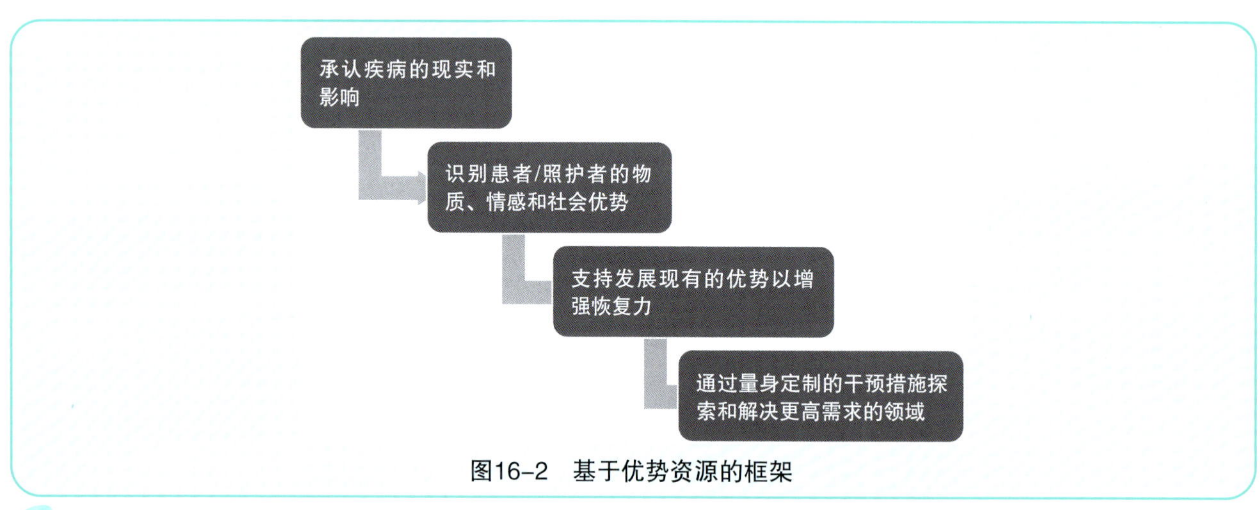


图16–2　基于优势资源的框架

表16-1　为患者、家庭和照护者提供HCT的经济和教育资源

| 机　构 | 网址 | 目标人群 |
| --- | --- | --- |
| Be the Match | https://bethematch.org | 患者、照护者和家属，在血液或骨髓移植（BMT）前、中、后；医务人员；研究人员 |
| 骨髓移植信息网络（BMT InfoNet） | https://www.bmtinfonet.org/ | 美国骨髓移植患者、幸存者及其照护者 |
| 儿童白血病研究协会（Children's Leukemia Research Association，CLRA） | https://www.childrensleukemia.org/ | 美国白血病儿童和成人患者；医疗专业人员和研究人员 |
| 儿童器官移植协会（Children's Organ Transplant Association，COTA） | https://cota.org | 需要挽救生命的器官、骨髓、脐带血或干细胞移植的21岁及以下患者（美国） |
| 脐带血库（Cord Blood Registry，CBR） | https://cordblood.com/ | 患者、家属、照护者 |
| 家庭基金会（Family Reach） | https://familyreach.org/ | 肿瘤患者及其家属 |
| 帮助希望（HelpHOPELive） | https://helphopelive.org/ | 需要资金支持的干细胞移植患者 |
| Icla da Silva 基金会（Icla da Silva Foundation） | https://icla.org | 需要干细胞移植的人或者任何想成为骨髓捐赠者的人 |
| 像贝拉一样生活儿童癌症基金会（Live Like Bella Childhood Cancer Foundation） | https://livelikebella.org/ | 21岁以下的孩子在18岁前被诊断为癌症的家庭 |
| 国家移植基金会（National Foundation for Transplants，NFT） | https://transplants.org/ | 需要组织、骨髓或其他移植的患者及其亲属（美国） |
| The Andrew McDonough B+ 基金会（The Andrew McDonough B+ Foundation） | https://bepositive.org | 肿瘤患儿家庭（美国） |
| 骨髓和肿瘤基金会（The Bone Marrow and Cancer Foundation） | https://bonemarrow.org | 移植患者及其家属、照护者、幸存者（美国） |

资料来源：Leukemia and Lymphoma Society:https://www.lls.org/support/other-helpful-organizations/fnancial-resources/blood-and-marrow-transplantation-fnances。

获取经济资源、确保安全稳定的住所、可靠的交通方式、充足的营养以及医疗照护，对患者的照护能力、应对能力及对治疗的遵从性与治疗结果具有根本性的影响。因此，在进行全面的社会-心理评估时，探索这些方面是很重要的。了解患者及其家庭的社会经济背景，有助于预测潜在的需求领域，并为在更广阔的家庭和社会系统中对患者进行全面评估和提供照护奠定基础。

## 二、行为健康／安全

全面的社会-心理评估必须综合考虑患者的心理和行为健康历史及社会支持状况。尽管晚期癌症患者的精神疾病发病率与普通人群相近，但他们接受情感和行为健康干预的机会却很少，甚至很少得到照护团队的评估[9]。此外，在HCT等治疗期间，未经治疗的精神疾病可能会对治疗效果产生负面影响，并可能导致住院时间延长[10]。

这些证据强调了识别现有行为健康问题和病史的重要性。这将帮助临床医师在个体适应严重或晚期疾病时提供更有效的支持。例如，一旦识别出有药物滥用障碍病史的患者，医疗团队可以与患者合作，制定围绕疼痛管理的安全计划，并确保患者及（或）照护者能够获得卫生系统和社区内的适当支持。

实际上，早期识别和预测患者在医疗过程中可能遭遇的精神或行为健康挑战，可以最大限度地减少诊断或治疗过程中可能累积的医疗创伤。在特别脆弱的儿童患者群体中，临床试验显示，量身定制的干预措施在减轻儿童及其照护者创伤后应激症状方面具有显著益处[11-12]。

最终，早期且全面的社会-心理评估对于提升患者的复原力和改善治疗结果至关重要。因为临床医师可以在疾病进程的早期阶段实施必要的支持和干预措施，从而预防未来可能出现的并发症。

## 三、照护者和家庭支持系统

在面对严重疾病时，患者的健康状况与他们的照护者健康状况紧密相连[14]。因此，在提供非正式照护和正式支持的同时，必须优先考虑理解和支持个人需求。

要深入理解患者疾病体验的关键部分，可以从了解他们的直接和间接照护者、家庭成员及社交网络开始。评估这些网络中谁提供了最多的支持，或增加了照护者的复杂性。评估可以包括直接或间接评估照护者的功能性应对和行为健康需求。了解特定治疗过程可能带来的挑战，有助于调查的进行。例如，在接受HCT患者的照护者中，负面经济影响、社会隔离增加和较高的抑郁症发生率都是常见的[13]。认识到这些共性，并希望了解照护者的独特需求和挑战，可能会促使进行更全面的评估。

与许多评估领域一样，照护者和家庭的应对和需求与患者自身的应对和需求存在共生关系。Wadhwa等发现，晚期癌症患者的症状管理、应对方式和QoL与照护者的QoL和心理健康密切相关[14]。同样地，来自肿瘤/血液病患儿及其父母/照护者的数据表明，患者经历的疼痛与照护者的情绪困扰和感知负担之间存在相关性[15]。患者和照护者/家庭的关联强调了对患者和照护者的社会支持系统的理解及持续的、相互关联评估的重要性。

将照护者和家庭系统纳入初始和持续的社会–心理评估，特别是在预后不良的情况下，提供了一个机会，以间接探索有更高需求的领域或可能影响预期性悲伤和丧亲的潜在危险因素。获得这一初步认识，并在整个治疗过程中根据需要进行修订，可以在患者突然死亡的情况下更迅速地实施丧亲干预措施。

如果患者的照护者、兄弟姐妹或家庭成员是患者的干细胞移植供者，那么让他们参与持续的社会–心理评估可能尤为重要。研究表明，与干细胞移植受体类似，供者在捐赠和移植过程中会经历一系列的情绪。应特别考虑未成年供者（例如，儿童同胞供者），他们可能报告说，由于家庭系统的期望，他们认为自己在捐献方面没有选择。因此，在植入失败或移植后复发的情况下，也应特别注意供体的应对和支持，因为供者可能会出现自责或被指责感，特别是在患者不幸离世的情况下，这种压力尤为严重[16-17]。

## 四、身份

与人们生活的系统紧密相连且同样重要的，是他们所继承和塑造的身份。年龄、性别、种族、族群和性取向不仅从外部，也从内部塑造着个人在医疗保健系统中的行为。例如，种族少数群体常常必须面对历史和现实的双重挑战，即在癌症治疗、症状管理及干预措施方面存在的不平等[18-20]。这些基于人口统计数据的身份影响着生活的方方面面，从对医疗团队成员的个人信任和期待，到整个治疗期间的生活体验，乃至医疗系统如何与个人或家庭互动。

除人口统计学特征之外，患者所认同的主观角色同样重要。母亲、父亲、孩子、“供养者”、“养育者”、“和平者”、“战士”这些角色对患者而言，可能与他们的种族或年龄一样，是他们身份的重要组成部分。严重疾病的出现、复杂的治疗过程及对自我死亡的深刻认知可能会直接挑战这些自我形象或角色，并可能使患者生活中各种（有时是相互竞争的）身份的整合变得更加复杂。

在社会–心理评估的背景下，探讨患者和照护者的人口统计学和主观身份，有助于我们更深入地理解他们所持有的价值观。对这些价值观的深入剖析可以揭示患者对QoL的看法，什么使生活变得有意义，这些观点是如何被他们的优先事项和决策所塑造的。无论是面对新诊断、复杂的症状、长期或具有挑战性的治疗、预期性悲伤，还是对家人和朋友的影响，一个人的身份及在维持或重新定义身份过程中的斗争，仍然是社会–心理评估和治疗的一个关键部分。深入了解患者是如何定义自己的，有助于预见治疗过程中可能遇到的障碍，并为最大化支持他们最看重的事物提供潜在的机会。

## 五、精神寄托和意义追寻

尽管患者可能不认同某一特定的信仰或宗教教义，但一场严重的疾病往往是患者对宇宙的理解及其在宇宙中的位置构成重大挑战。将精神寄托和意义追寻的构建纳入社会-心理评估，可以为患者提供一个空间，让他们开始导航，并将先前对信仰和灵性的理解与意外发现的医学现实相结合。实际上，在患有严重血液病的患者群体中寻找意义，是适应性应对的一个关键组成部分[21]。即便是儿童患者，也表现出以与他们的社会情绪发展相对应的方式寻找理解和意义的愿望，特别是在他们面临癌症晚期或其他限制生命的疾病时[22-23]。

努力理解患者经历中的这些方面，可以帮助与他们建立良好的关系，并提供洞察力和背景，以更好地理解他们如何将意义构建融入日常生活。探索和了解患者的精神和（或）宗教支柱及从这种探索中可能发现的问题，也可以提示主要的社会-心理照护者，何时应将患者转诊给牧师或精神关怀提供者。

与患者的主要照护者或家庭系统一起深入探讨精神寄托、信仰和意义构建，可以为促进丧亲期间的支持、复原力和康复提供途径。考虑死后的意义，即照护者或家属对患者的患病经历及他们自身的体验所赋予的意义，提供了一个定义患者遗念的途径。这种体验，反过来，可以成为适应一个逝者不再存在于世界的重要组成部分[24]。

## 第四节　评估的模式和工具

通过运用社会-心理模型对全面评估所获得的信息进行分析，我们的目标是为患者及其家庭提供最佳的支持，并确定所需的干预程度。此外，标准化的筛查和评估工具能够提供一种结构化的方法，将收集到的信息转化为具体的干预措施，或者指示何时需要重新评估。

### 一、儿童群体

根据Bronfenbrenner的研究[1]，社会生态模型对于理解和评估儿童群体的社会-心理风险与复原力至关重要[25-26]。社会生态学将儿童置于同心圆的中心，这些同心圆代表众多微系统（例如，家庭、医疗状况、社会网络、学校、文化、宗教），这些微系统相互作用，影响儿童的幸福感[25-26]。对患有严重疾病的儿童而言，周围的同心圆提供了一种具体化评估影响儿童适应和应对疾病及治疗能力因素的方法[27]。结合与患者及其家属的交流，社会生态模型有助于确定社会-心理干预的潜在靶点。

Kazak的儿童社会-心理预防健康模型（Pediatric Psychological Prevention Health Model，PPPHM）借鉴了公共卫生体系，明确了三种不同的社会-心理风险级别，并为儿童患者及其家庭提供了相应的社会-心理干预措施[5,26]。在PPPHM的金字塔结构中，大多数儿童和家庭处于基础或普遍级别。这一层级表明，在儿童患病的情况下，家庭的暂时性痛苦经历可以通过最小的风险因素、充足的资源和使他们能够适应当前情况的能力得到缓解。因此，在普遍级别中，除基本的预防性支持之外的社会-心理干预似乎是不必要的[25]。

若家庭具有某些特定的风险因素和（或）中度资源需求，可能会从有针对性的社会-心理干预中获益，这些家庭位于PPPHM的中间层，即目标级别。当先前存在心理疾病或慢性、复杂的社会-心理问题时，家庭就位于金字塔的顶点（临床级别），很可能需要及时且强化的社会-心理支持。

社会生态模型和PPPHM都考虑了在儿童世界中相互作用的无数背景和系统。如前所述，评估这些领域对于充分了解患者和家庭当前的社会-心理功能，以及可能影响患者和家庭随时间推移的运作情况的潜在风险和保护性因素来说是必要的。

除了这些模型，还制定了针对儿童的筛查措施，以了解患者和家庭在某一时刻的社会-心理功能。Kazak的社会-心理评估工具（Psychosocial Assessment Tool，PAT）借鉴了PPPHM，作为一种简单的照护者筛选工具，用于识别PPPHM金字塔中家庭的风险分层[26,28]。其他筛查工具，如PROMIS评估，可直接用于儿童患者及其照护者，以评估父母和儿童报告的医学症状、功能、行为和情绪[29]。痛苦评估表（Distress Thermometer，DT）[30-31]也是一种简明的筛选工具，用于对痛苦程度的单一项目评分。

对患者和家庭的社会-心理功能进行评估，可以结合筛查工具和临床评估，为制定潜在的干预措施提供指导。

## 二、成人群体

成年患者群体的社会-心理评估和照护模型可以借鉴Kazak的PPPHM分级方法。Watson、Dunn和Holland[32]对英国国家卫生与临床优化研究所早期创建的模型[33]进行了修改，提出了一个包含4个层级的模型，其中每个层级的社会-心理需求随着级别的提升而增加。第一级指出所有工作人员需要提供的一般支持水平。第四级则反映了对社会-心理临床医师的需求，这些医师需要接受专业培训，以支持那些面临中度至重度行为和精神健康挑战的个体[32-33]。

在后续版本的模型[34]中，笔者利用金字塔形象地展示了5级分层方法，并明确了每个层级中最有效的社会-心理临床医师的角色。这种阶梯式的社会-心理照护模式以“最小化心理困扰”为基础，建议采取“普遍照护”的方法，即任何医疗团队成员都可以提供“简短的情感支持”和社区资源。随后的层级包括建议从同伴、社会工作者和其他社会-心理临床医师那里获得“支持性照护”，以应对轻度到中度的困扰；“扩展照护”，包括由心理学家或社会工作者提供的心理咨询和有限疗程的治疗，以应对中度困扰；“专业照护”，通过心理医师或精神科医师进行的针对性治疗，以解决中度到重度困扰。与Kazak的模型相似，金字塔的顶点代表了最大的困扰或干预需求水平；在这个严重困扰的顶峰，笔者建议采用一种“急性照护”方法，由精神科医师或精神卫生服务团队提供强化、全面的治疗干预。

与儿童患者群体一样，目前已有许多基于证据的筛查工具被开发出来，用于指导评估和干预措施。通常，在疾病发展过程中有规律地使用这种筛查工具，表明需要进行更深入和全面的重新评估。例如，美国国家综合癌症网络（NCCN）的痛苦评估表包含了一系列症状、社会-心理压力、关系问题、情绪问题和精神关注，以确定患者痛苦的程度及进一步评估和干预的需求。NCCN建议在每次就诊时及在预期可能增加困扰的时间间隔内（例如，与疾病进展相关的治疗计划变化）都应使用痛苦评估表[35]。由于该工具问题的标准化，患者团队的任何成员，包括护士或医疗助理，都可以使用该工具，但结果分析和后续干预措施的制定应由社会-心理临床医师完成。

正如本章先前所强调的，患者与照护者健康之间的相互影响，突显了对照护者应对策略进行持续评估的重要性。多种评估工具可用于此目的，例如感知支持量表（Perceived Support Measure）[36]，该量表评估了实质性、情感和信息支持，以及对支持的满意度和消极的社会互动。照护者文化合理性量表（Cultural Justification for Caregiving Scale）[37]则要求照护者评价他们提供照护的理由和期望。表16-2概述了这些筛查工具，它们可能有助于对成年患者和照护者进行初步和持续的社会-心理评估。

# 第五节　将评估转化为干预

社会-心理评估有助于识别那些需要进一步干预的社会-心理领域，这些领域涉及与医疗环境中照护者和患者功能相关的各个方面。目前存在许多基于经验支持的干预措施，它们能够应对患者及其家庭所面临的普遍社会-心理需求。

严重血液肿瘤患者可能遭遇一系列独特的挑战，这些挑战需要专门的干预措施。例如，接受HCT的患者在长期住院期间，由于必须频繁前往移植中心，可能会产生额外的具体需求，包括经济负担和社会情感支持。然而，这些挑战的根源也可能孕育新的机遇，因为更长时间的住院为更频繁的治疗监测和干预提供了可能。为了解决社会性隔离的问题，社会-心理临床医师可以创新性地考虑引入基于同伴的支持系统，比如利用机构资源或社区组织，例如白血病和淋巴瘤协会、伊默曼天使，将患者和照护者与其他患者或照护者联系起来，这些患者或照护者可以在社会-心理临床医师的支持之外，建立更深层次的联系。

无论每位患者和（或）家庭的具体情况如何，社会工作者、心理学家、精神科医师、精神关怀提供者、儿童生活专家以及其他社会-心理临床医师在多学科团队管理中扮演着至关重要的角色。他们负责在住院和门诊医疗环境中评估和处理患者及其照护者的情感和行为功能。

表16–2　选择筛查工具纳入评估

| 评估工具 | 评估范围 | 领　域 |
| --- | --- | --- |
| 疾病影响资料（Sickness Impact Profle，SIP）[38] | 身体功能和社会–心理功能 | 睡眠和休息、饮食、工作、家庭管理、娱乐和消遣、步行、身体活动、身体照护和运动、社会互动、警觉性行为、情绪行为、沟通 |
| 诺丁汉健康调查表（Nottingham Health Profle，NHP）[39] | 身体功能和社会–心理功能 | 身体活动，社会隔离，情绪反应，疼痛，睡眠，精力 |
| EQ-5D[40] | 身体功能和社会–心理功能 | 流动性，自我照顾，日常活动，疼痛/不适，焦虑/抑郁 |
| QLQ-C30[41] | 功能，症状，整体健康，生活质量 | 功能（身体、角色、认知、情感和社会）；症状（疲劳、疼痛、恶心和呕吐） |
| 医院焦虑和抑郁量表（HADS）[42] | 社会–心理健康 | 快感缺乏，精力充沛，精神应对 |
| 癌症心理适应（Mental Adjustment to Cancer，MAC）[43] | 诊断后的社会–心理功能和应对 | "战斗精神""无助/无望""焦虑""宿命论""回避" |
| 亲密关系体验量表（Experiences in Close Relationships Scale，ECR-M16）[44] | 社会–心理功能和依恋类型 | 自尊，社会支持，抑郁症状 |
| FICA精神评估（FICA Spirituality Assessment）[45] | 社会–心理功能和精神健康 | 信念和信仰，精神的重要性，宗教或精神团体，评估 |
| 照护者/家庭 | | |
| 照护者反应（Caregiver Reaction Scale）[46] | 照护者的社会–心理健康和家庭系统的功能 | 角色束缚、超负荷、关系剥夺、能力、个人利益、家庭信仰和冲突、工作冲突、财务混乱 |
| Picot 照护者奖励量表（Picot Caregiver Rewards Scale，PCRS）[47] | 照护者的社会–心理健康 | 照护者需求、应对、负担以及抑郁 |
| 领悟支持量表（Perceived Support Scale）[36] | 照护者的社会–心理功能和应对方式 | 有形的、情感的和信息的支持，对支持的满意度，消极的社会互动 |
| 照护者文化正当性量表（Cultural Justifcation for Caregiving Scale，CJCS）[37] | 照护者的健康和家庭系统的功能 | 提供照护的原因和期望 |
| 父母压力指数（儿童患者群体）（Parenting Stress Index）[40] | 照护者的健康和家庭系统的功能 | 儿童特征，父母特征，情境压力 |
| 家庭影响量表（儿童患者群体）（Impact on Family Scale）[49] | 家庭系统的功能 | 经济影响，家庭–社会影响，个人应变，掌控 |

表16–3　经验支持的慢性病社会–心理干预

| 领　域 | 干预目标 | 社会 – 心理干预 |
| --- | --- | --- |
| | 儿童 | |
| 儿童身体功能[50-51] | 疼痛<br>呕吐<br>睡眠 | 认知行为疗法（CBT）<br>催眠<br>行为干预 |
| 儿童行为功能[52] | 治疗依从性 | 行为管理<br>联合行为管理/心理教育 |
| 儿童情绪功能[53-54] | 心理适应<br>焦虑/抑郁<br>执行上的痛苦 | 认知行为疗法（CBT）<br>正念干预措施 |

续表

| 领　域 | 干预目标 | 社会－心理干预 |
| --- | --- | --- |
| | | **成人** |
| 成人身体功能[55-56] | 疼痛<br>呕吐<br>睡眠 | 认知行为疗法（CBT）<br>催眠 |
| 成人行为功能[57] | 治疗依从性 | 动机性谈话（motivational interviewing，MI）<br>心理教育 |
| 成人情绪功能[58] | 心理适应<br>焦虑/抑郁 | 认知行为疗法（CBT）<br>接纳承诺疗法（acceptance and commitment therapy，ACT）<br>正念癌症康复（mindfulness-based cancer recovery，MBCR） |
| | | **照护者** |
| 父母/儿童照护者的功能[59] | 情绪困扰<br>不适应养育行为 | 认知行为疗法（CBT）<br>解决问题疗法 |
| 成人照护者的功能[60-61] | 倦怠<br>情绪困扰 | 认知行为疗法（CBT）<br>辩证行为疗法（dialectical behavior therapy，DBT） |

## 第六节　评估患者—医疗服务提供者—主要照护者的关系

正如先前所述，掌握患者的病史、价值观、优势、劣势及个人经历对于理解诊断和相关治疗如何影响患者的功能和整体幸福感至关重要。全面的评估同样有助于指导医疗团队如何支持患者、照护者及患者家庭或支持系统中的其他关键成员。通过基于临床专业知识、同情心及对疾病进程的关注所进行的沟通，可以利用患者、照护者和医疗服务提供者之间的关系，进而提升三者的幸福感。

### 一、交流

对于所有临床医师、照护者以及他们的家庭成员来说，掌握有效的沟通技巧是尤为重要。这些技巧不仅能够提升医疗服务的整体满意度，还能增强患者对治疗方案的遵从性，并为复杂的决策过程营造一个开放的沟通环境[62-63]。临床医师可以通过分享他们的医学知识和专业技能来实现有效沟通，同时也要积极倾听、认可患者的情绪，并尽可能地以同理心作出回应。为了在与患者及其家庭的互动中始终保持以患者为中心的视角，临床医师应当将对患者目标和价值观的理解融入每一次临床交流中，从而有效地建立起一种以诚实、尊重和非评判性沟通为特点的联系。

SPIKES模型[64]为临床医师提供了一种建立和维护这种关系的方法。该模型的步骤包括：建立对话、评估患者的观点、获得患者参与对话的同意、与患者分享知识和信息、表达他们的情绪，以及提供对话的总结和后续策略（表16–4）。

该模式的核心要素之一是促进患者主动参与沟通，并在其他沟通方式受限时，征得患者同意分享具体信息。临床医师可以向患者提供他们希望了解的信息（“如果我向您详细说明手术过程中的预期情况，您是否觉得有帮助，或者您更愿意等到下次就诊时再讨论？”）。此外，对于青少年患者及其父母/监护人，医师可以询问他们希望如何接收这些信息（“您是希望我向在场的所有人一起说明这些信息，还是先与您单独交流？”）。这类问题不仅委婉地表达了患者的偏好，而且明确地肯定了患者的情感。这种方法为临床医师提供了一个标准化的流程和确认情感体验的机会，这对于构建和维护患者与医师之间的信任关系很重要。

### 二、纵向医疗

与患者及其照护者建立并保持积极的工作关系，是一种主动的策略，它能够通过增强对医疗团队的信任和信心来提升幸福感。临床医师可以通过展现对患者的深刻理解来赢得这种信任，这包括认识到患者不仅是一个独立的个体，而且是家庭和社

表16-4　告知坏消息的SPIKES模型

| | 描　述 | 提问的例句 |
|---|---|---|
| 设定沟通场景 | 准备一个隐秘舒适的环境，让所有参与者坐下来，并在手边准备一些物品（如纸巾盒） | “你想让谁来参加这次谈话？”根据患者的要求，邀请家属、主要照护者和其他社会支持者 |
| 评估患者的认知 | 先通过提出开放式问题，了解患者（及其家人/照护者）对疾病的认识以及本次谈话的目的 | “你对自己的病了解多少？”“医师都跟你说了些什么？”“你知道我们今天为什么要谈话吗？” |
| 获得患者的许可 | 引出患者/家属想知道哪些信息，不想知道哪些信息。获得他们的允许继续谈话 | “你想以怎样的方式接受坏消息？”<br>“你是了解疾病的细节，还是整体情况？”<br>“我现在可以把你的检查结果告诉你吗？” |
| 医学专业信息告知 | 提供具有挑战性的信息，与上述确定的沟通偏好保持一致。确认是否理解 | “我知道现在有很多信息需要消化。你有什么问题吗？” |
| 共情 | 说出你正在观察和感同身受的情绪 | “我可以想象到你的感受。”<br>“告诉我你现在在想什么。” |
| 策略与总结 | 总结要点。为下一步制订计划，包括未来的决策点和可利用的额外支持 | “我们正在等待接下来这些检查结果。我们能再谈一次话吗？”<br>“你提到过信仰对你是多么重要。根据我们今天的谈话，与我们的精神照护者见面是否有帮助？” |

料资来源：改编自 Baile 等[64]。

会系统中不可或缺的一部分。在诊断前及整个疾病过程中，熟悉患者的故事和需求，使临床医师能够更加灵活地应对复杂的对话和情绪反应。了解患者的偏好和价值观，有助于临床医师以减轻患者焦虑和痛苦的方式进行沟通。

## 三、生命末期照护

当患者的病情在治疗过程中持续恶化，尽管照护者和医护团队已竭尽全力，康复的可能性却微乎其微时，患者及其照护者必须开始更积极地权衡疾病导向干预的目标与负担，同时考虑疾病之外的希望、价值观和社会–心理因素。了解患者的社会–心理背景，有助于初级和缓和医疗团队在为患者及其家属确定优先事项时，提出基于目标的建议。当面对较高的死亡风险时，患者有哪些希望或担忧？对于患者而言，与家人共度时光或参与某些活动的能力是否与延长生命同等重要？患者是否对临终前的地点或环境有特别的偏好？患者的去世将对其家庭系统产生哪些影响（情感、经济、精神）？如果患者意识到生命即将走到尽头，他们有哪些目标？

这些问题的答案，在很大程度上，可以从患者所掌握的知识和他们通过现有关系网收集的心理–社会现实中获得。这进一步说明，社会–心理评估过程远不止于最初的诊断，它持续在生命的晚期及家人或照护者的丧亲照护中展开，并形成干预措施和推荐。最终，随着治疗目标从治愈性治疗转向最大化提高QoL和（或）最小化疼痛和痛苦，初级社会–心理医师和缓和医疗团队积极合作，整合相关的社会–心理、实用和价值观导向信息，为患者及其家属提供必要的情感、心理和后勤支持。

## 四、丧亲

这种支持甚至超越了患者离世。从生命末期的照护到经济因素，各种因素都可能影响家庭长期的丧亲过程[65-66]。有证据显示，家属迫切希望在患者去世后与医疗团队保持联系，这对家庭而言是有益的，应当被视为医疗团队提供照护的一部分[67]。对接受血液病和HCT治疗的家庭进行的持续评估，提供了对优势、挑战和需求的深刻理解，这有助确定和提供最佳的丧亲支持。对于社会–心理临床医师和缓和医疗临床医师来说，与家属和照护者早期建立良好的关系，为在急性丧亲期提供支持和资源创造了更自然的途径。在患者去世后继续提供支持，真正体现了以家庭为中心的照护。

## 第七节　总结

除了诊断和治疗严重的血液病和肿瘤，患者作为一个复杂的个体，其社会关系、个人身份以及物质资源或需求与他们紧密相连。患者的社会–心理环境、他们与他人和世界的关系、他们的自我意识和价值观，都会影响他们对严重疾病的理解，并进一步影响他们的决策、应对方式及对各种支持的利用。因此，医疗、社会–心理和缓和医疗的临床医师必须通过有效的沟通和深思熟虑的协作参与，共同努力，以支持患者在身体、物质、情感、社会和精神等多方面的需求。无论疾病的病程如何，整个医疗团队都有必要认识到患者不仅仅是疾病的诊断对象，而是具有独立人格和需求的个体，以便与患者的优先事项保持最佳一致，提出与目标一致的建议，并确定何时可能需要专业的社会–心理支持治疗。只有通过对患者、照护者和家属进行这种有意的、基于优势的、反复的社会–心理评估，才能真正实现对患者的全面照护。

（钱玉洁 译　杨良春 校对）

参考文献

# 第十七章
# 多元文化和精神因素

Allison Kestenbaum，Portia Howard，
Yuko Abbott

## 第一节　概述

血液恶性肿瘤和血液疾病以多种方式影响患者的生理、情绪以及精神健康[1]。跨学科的缓和医疗帮助临床医师识别并应对疾病状态对患者各个层面的影响，同时适当考虑精神和多元文化因素的作用。本章着重探讨了文化和精神信仰实践如何为患者提供舒适感，进而提升其整体健康状况[2]。

## 第二节　多元文化与精神照护的重叠

全面医疗的临床治疗不仅关注满足患者的生理需求，还包括对患者多元文化和精神需求的关照，以减轻其身心痛苦。这种综合性的医疗方式有助于缓解患有严重疾病的患者及其家庭成员在情绪、心理、生理、社会和精神层面的痛苦，与缓和医疗中注重提升患者生活质量的理念相契合[3]。

适应患者文化的临床治疗始于对其多元文化和精神背景的深入理解。多元文化治疗是一种以患者为中心的方法，要求临床医师从患者的角度出发，帮助他们在疾病过程中作出更合适的医疗选择。多元文化治疗鼓励患者以积极的态度面对新诊断的疾病或不良的预后[4]。患者可能认为自己是老年人或年轻人，男性、女性或非二元性别者，属于某个种族群体，或信仰某个宗教或精神信仰团体。这些文化认同因素对医师提供全面的、以人为本的治疗至关重要。例如，一位年轻、非二元性别者的欧裔美国人，无宗教信仰但有精神信仰，在基督教医院坚持让伴侣成为医疗决策者，尽管家人反对。又如，一位女性临床医师向一位阿拉伯穆斯林中年男性患者伸出手打招呼，患者因宗教习俗未与之握手。由于其多元文化身份未被理解和尊重，患者感到焦虑加剧，要求转院。这两个案例凸显了对患者多元文化身份的深入理解是提供文化适应性临床治疗的关键。

在宗教与精神信仰认同方面，27%的美国人不再将自己归类为有宗教信仰偏好，而是更倾向于精神信仰偏好；因此，明确两者的区别很重要[5]。宗教信仰通常指特定的、有组织的信仰和实践，通常由一个社区或团体共享。而精神信仰则更倾向于个人的精神生活实践，与个人追求的内心平和与使命感相关[5]。在健康医疗领域，一个常用模型将精神信仰分为7条途径，这些途径在人们遭受痛苦时，可以为他们带来尊严和意义[6]（表17-1）。

表17-1　精神信仰途径

| 精神信仰的 7 条途径 | 示例 |
| --- | --- |
| 与灵魂和更深层的自我连接 | 冥想和祈祷 |
| 通过身体进行连接 | 运动、按摩和人际交往 |
| 与另外的个体建立连接 | 至少被一个人完全地了解和爱 |
| 与社区建立联系并为社区做出贡献 | 被一群人完全地了解和爱 |
| 与大地/大自然连接 | 宠物和自然景观 |
| 通过艺术/音乐进行交流 | 解读什么可以促进积极地应对困难 |
| 与上帝或更高的力量建立连接 | 可选择的个体化的意义构建方式 |

多元文化和精神照护的融合有助于临床医师更深入地理解新诊断疾病或功能衰退的患者。在以患者为中心的医疗框架下，缓和医疗团队必须整合患者在遭受痛苦时作为个体最深层的需求，把患者当作一个只是恰巧患有癌症和（或）其他血液病的鲜活生命来对待。临床医师应考虑哪一类需求更能代表患者最深层的需求：医疗的、存在性的、精神的、情感的或文化的实践需求，以及患者的需求是否能通过精神信仰得到满足。另一个关键的考量是临床医疗或社会-心理治疗对患者及其家属生活质量的影响。临床医师可以通过与患者、家属和跨学科团队建立治疗联盟，探讨如何满足患者最深层的需求，以提升他们的文化敏感性。当常规系统治疗对患者不再有益时，跨学科团队应如何维持治疗？文化和精神因素与临床实践中的治疗目标、预立医疗计划、生命意义构建、向跨学科团队成员（如社会工作者和精神照护临床医师/牧师）适时转诊的整体医疗计划紧密相关，因此所有跨学科团队成员都应在缓和医疗实践中重视患者的多元文化和精神因素。

## 第三节　恶性和严重血液病的跨学科整合缓和医疗

为了确保有复杂医疗需求的患者能够达到最佳的临床结果，跨学科的整合医疗显得尤为重要。虽然患者处于医疗服务的核心位置，但同样不可忽视的是，参与患者治疗的每一位医疗人员都将对患者的治疗结果产生影响。本节将采用“跨学科”这一术语，来描述由不同专业领域的医疗人员提供的、以患者为中心、协调一致的医疗服务，旨在实现最佳的临床效果。本节特别关注临床治疗中的精神和文化方面[7]。

本节旨在探讨社会工作者和牧师在评估和满足严重血液病患者精神和文化需求方面的潜力与适用性。例如，配备充足的缓和医疗咨询或嵌入式团队的跨学科治疗团队，能够满足患者的心理-社会需求[8]。社会工作者和牧师分别评估和处理患者的文化和精神问题，他们的角色既独立又相互补充。因此，社会工作者和牧师之间的紧密沟通与协商，将对患者的临床治疗产生积极的影响[9]。牧师在解决新诊断疾病患者的精神性困扰方面具有专业能力[10-11]。社会工作者则从初步的专业评估开始，与患者及其家属建立关系，这有助于在随后的持续照护中，指导患者应对不断变化和新出现的生物—心理—社会—精神问题。例如，经过专业认证的肿瘤学社会工作者通常需要具备这些技能，因为他们与面临癌症的患者及其家属的任何对话和互动，都可能涉及更深入和更私人的关于文化和精神信仰的交流[12]（图17-1）。

在现实情况中，大多数血液恶性肿瘤和血液病的临床治疗团队缺少精神咨询师或专业牧师。相反，精神照护的责任通常由一线的社会工作者承担。社会工作者通过筛选和评估，明确患者的宗教/精神信仰和文化需求[13]。这样的社会工作者可能是专业医疗/基层医疗团队或缓和医疗团队的一部分，他们协助处理患者的症状、提高患者的生活质量和整体治疗效果。社会工作者提倡在跨学科团队中加入专业的牧师，当现实条件不允许时，可以与社区牧师合作。虽然牧师和接受过缓和医疗培训的社会工作者同时帮助患有严重血液病患者的情况较为罕见（尽管这是最佳选择），但与跨学科治疗团队中的社会-心理工作者合作，对于患者的整体医疗至关重要[14]。

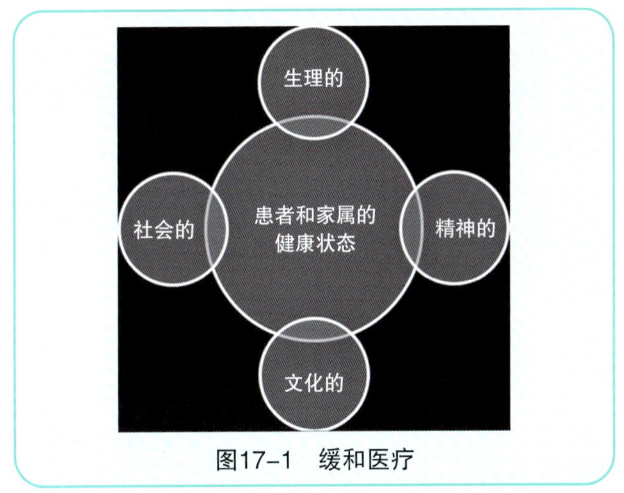

图17-1　缓和医疗

## 第四节　精神和文化的筛选评估

临床指南着重指出，评估血液恶性肿瘤及其他血液病患者的痛苦和心理-社会需求至关重要，这是提供高质量医疗服务的关键起始步骤[15]。痛苦被定义为一种不舒适的体验，它可能影响患者的思维和行为[16]。早期识别和处理患者的痛苦对于整体医疗很重要。针对患者心理-社会痛苦的筛查方案已被认证机构和监管机构纳入优质医疗的评价标准。肿瘤学的标准临床实践指南项目，包括联合委员会、美国国立综合癌症网络（NCCN）、高质量肿瘤学实践倡议（Quality Oncology Practice Initiative，QOPI）和癌症委员会（Commission on Cancer，CoC），都已更新其内容，将患者心理-社会痛苦的筛查纳入其中。患者痛苦状态的筛选和评估需要通过识别其生理、心理、社会、精神和经济支持需求，并根据需要适当转诊。临床护士和社会工作专业人员（无论是否使用筛查工具）通常在一线进行针对患者的常规筛查、评估、处理和（或）转诊。为了避免冗长的问卷对临床产生负面影响，临床工作者通常使用简便的筛选工具。例如，NCCN痛苦温度计通常被用作肿瘤患者就诊登记过程的一部分。这是一个仅一页的筛选工具，以温度计的视觉图形提示患者痛苦程度为1～10。该工具包含生理的、实际的、家庭的、情感的和精神/宗教问题的列表。为了确保此筛查问卷工具的实用性和可及性，此筛查不要求获得患者的许可，同时允许筛查者根据需要调整问卷内容。

在整体医疗过程中，对患者进行正式或非正式的痛苦状态筛查仅是评估患者对疾病的应对和需求、对疾病和治疗理解的第一步。临床医师还必须识别和评估其他方面对患者的影响，尤其是文化和精神方面的影响。重要的是，需要考虑血液病的诊断和治疗如何影响患者（作为一个完整的人）及其家庭，此目标属于一个更大的社会体系的框架性目标。一个人观察世界的视角基于他/她的经历和观点，而这些经历和观点是通过如社会经济地位、教育和专业背景、民族和种族背景、宗教和精神倾向及家庭和社区的传统和习俗等多种因素习得和塑造的。临床医师要保持谦虚，在沟通过程中停下来向患者或家属询问、澄清和（或）确认他们如何理解自己的诊断。2017年美国人口普查的数据显示，40%的美国人认为自己是少数族裔[17]。临床医师与患者的每次互动都可能是一种跨文化的互动，可能导致无意的误解、错误的假设和对医疗决策的过早判断。医疗人员了解历史、文化和传统如何影响患者有助于临床实践，但更重要的是，医疗专业人员是否意识到自己的偏见，并以尊重和非评判的方式倾听患者并向患者学习[18]。

跨学科的缓和医疗临床实践，结合社会工作和精神照护的标准，进一步突显了对患者及其支持系统进行筛查和评估在制订基于证据的医疗计划中的关键性[12]。此外，确定患者的优先事项和目标是医疗计划的基础。相关评估是一个持续的过程，也是一个医疗人员重新审视既定的问题和目标，并对患者和家属不断变化和新出现的问题和需求作出反应的机会。生物-心理-社会-精神评估（图17-2）是经常被精神照护人员、社会工作者和医疗机构的其他心理健康临床医师用于评估患者的一种模型，它有助于医疗人员了解患者生活的各个方面如何影响患者当前的功能。

精神和宗教的支持，以及对这些领域的关注，构成了文化需求的一个重要部分[19]。这类支持通常由社会工作者、精神照护人员或跨学科团队的其他成员提供。生物-心理-社会-精神筛查是一种评估工具，用于确定患者的精神需求、精神支持的来

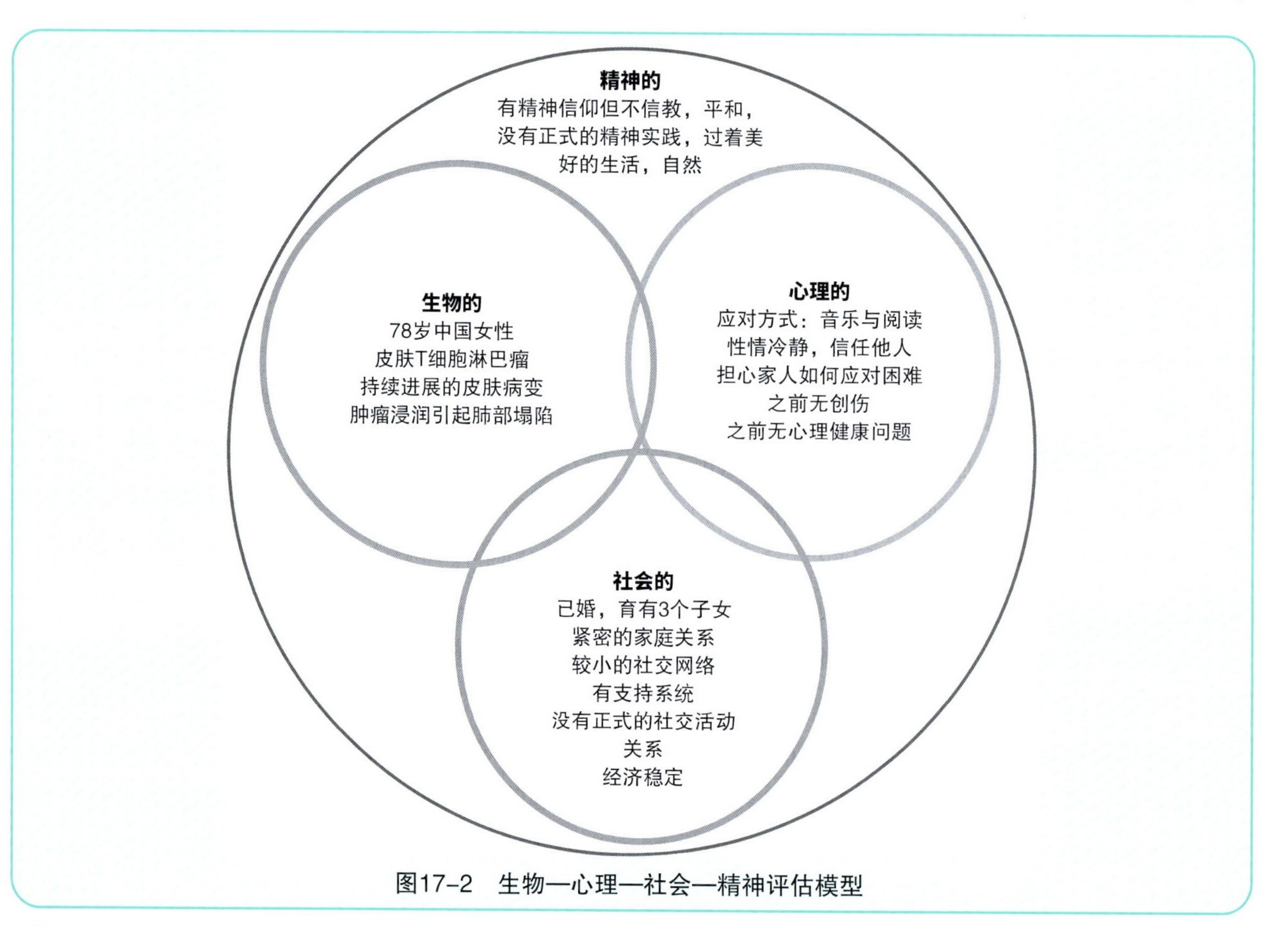


图17-2　生物—心理—社会—精神评估模型

源及目标，包括识别精神问题[20-21]。“精神”这一概念是主观的，它基于对患者及其家属的个人解释和理解。然而，在缓和医疗领域，对精神有一个共识性的定义，即“精神是人性的一个方面，涉及个人寻求和表达意义与目的的方式，他们体验与当下、自我、他人、自然、重要或神圣存在之间的联系”[22]。精神筛查的首要目标是了解患者如何看待和重视其宗教/精神生活，以及患者期望临床医师如何应对其精神上的困扰和痛苦。对患者的精神评估包括牧师评估患者的自我意识、意义感、目的及重要的人际关系，同时要考虑患者的价值观基础、宗教生活及精神文化需求在其医疗决策中的作用[20,23]。

精神因素是患者面对挑战时力量、希望及内心平静的宝贵源泉，同时也是他们表达或展示困扰、痛苦和消极情绪的途径[23-24]。临床医师在患者的精神信仰中扮演的角色应当是开明和尊重的，鼓励患者寻求精神支持和资源。临床医师对患者的信念、精神信仰、宗教信仰、坚韧和价值观的早期识别，通常有助于在血液肿瘤/血液病治疗的各个阶段促进医患之间的开放和持续对话[25]。临床医师可以咨询保健牧师，并对患者进行更深入的精神评估和干预计划[26]。临床医师与社区牧师的合作也有助于患者在他们的治疗目标、价值观和整体信仰之间找到一致性。在某些情况下，非牧师的临床医师询问患者的精神信仰及其含义，可能像尝试使用一种不熟悉的语言提问——你可能无法完全理解你所得到的答案，也不知道如何有效地回应，因此建议临床医师对患者精神需求的后续跟进准备一个计划[27]。

在理想情况下，任何临床医师对患者的精神性筛查都应涵盖精神和宗教方面的内容，因为精神筛查可以帮助或阻碍患者应对血液病或慢性病的新诊断。对于血液肿瘤患者，精神和宗教基础有助于他们寻求意义、慰藉和祈祷，有助于提升患者的舒适感及健康地应对挑战[28]。患者可能会感到矛盾，仿佛他们的疾病是对信仰的考验。他们可能因为没有与信仰一致地生活而感到内疚甚至自责。然而重要的是，临床医师要从患者的角度理解精神在他们的生活中是如何起作用的，避免做出主观假设。当患者通过反思和内省来接受诊断疾病的现实时，会产生意义的构建。意义的构建和目的的寻求是帮助患者以一种对他们有意义的方式理解诊断疾病这一事件的重要过程。他们将基于迄今为止的生活方式，将诊断疾病这一事件置于他们理解的环境中，并看到其与他们的信仰和价值观之间的联系[29]。有些患者会认为诊断疾病使他们的身份认同受到质疑，那么患者重新进行意义的构建将是一个令人担忧和痛苦的过程，但所有医疗人员的同理心和心理-社会精神专业人员的熟练指导均可使患者受益。

文化因素也会影响患者如何从健康角度来看待疾病，影响他们对症状的体验和表达。文化影响着医疗决策，对如何接收和理解医疗相关信息也有影响。临床医师在面对不同非美国本土患者及其家属时将采用不同的医疗指导和管理方式[30]。家庭发言人和决策者可能并不总是患者本人。患者情绪痛苦的表达可能非常戏剧化或隐忍。在一个非美国本土家庭体系中，我们经常可以看到对美国文化不同程度的适应和同化。这些差异是基于在美国度过的时间、代际差异和其他人口因素，如在美国的教育水平、社会经济地位和就业状况等[18]。有时，若一个家庭系统中存在文化和信仰的冲突，患者的治疗很可能会复杂化。关于患者如何看待自己的癌症，或者如何根据文化和信仰做出决定，年轻一代的家庭发言人可能会简单地总结为“她（患者）来自上一代”。

临床医师在提供治疗时必须认识和承认多样性，尊重患者和家属的文化偏好和实践。文化敏感的干预措施可以很简单，例如，鼓励患者讨论并将精神、宗教、文化和健康实践融入临床治疗计划[18]。

## 第五节 潜在情感/精神上的痛苦对医疗的影响

初步筛查对临床医师来说是发现患者生理或心理痛苦的重要手段。尽管疾病诊断揭示了患者正遭受身体上的痛苦、不适和情感上的困扰，但这些可能只是问题的表面。血液病患者不仅要面对过去和现在的种种问题，还要处理对未来的希望与恐惧。这些心理因素在治疗过程中可能会以出人意料的方式显现。然而，患者的生物心理-社会和精神因素都可能成为临床治疗的助力或障碍，因此临床医师必须对这些精神因素进行深入理解和妥善处理[31]。患者表现出的顽固性疼痛、错过预约或逃避行为，可能源自过去的创伤性或暴力性的临床检查经历。这些记忆可能激起患者强烈的悲伤情绪，或使他们回忆起因相同疾病去世的亲人。一些患者担心自己在肉体消亡后会彻底消失——被遗忘，死后坠入黑暗与虚无。只有当临床医师本着尊重和无评判的态度，与患者进行深入的交流和探讨时，才能揭示影响患者参与治疗时痛苦感受的真正潜在原因。无论这些原因是现实存在的还是患者想象的，临床医师都必须认真对待患者的实际情况。

## 第六节　缓和医疗的精神照护

针对血液病或其他疾病的缓和医疗应包括精神照护。一直以来，缓和医疗和精神照护是相辅相成的，它们都强调患者的整体照护（例如，支持患者及其家属的精神、社会-心理、生理和生存需求）。因此，在所有缓和医疗中纳入精神照护对血液病患者的重要性不言而喻。过去10年来，临床医师对缓和医疗本身的认识和理解呈指数级增长。本节旨在说明一直以来公认的缓和医疗在血液学领域的治疗潜力的必要性[32-33]。同样地，由受过充分教育和临床训练的、有资格的牧师或精神咨询师提供专业精神照护在临床医疗中的作用也越来越突出[5]，这种理念的内涵和重要性仍在不断传播。

缓和医疗临床实践指南国家共识项目第四版代表了缓和医疗的多专业、多学科层面的标准。它明确提出了精神、宗教、存在主义和文化方面的治疗（例如，指南第五和第六部分）。该指南指定经过专业训练的牧师为处理患者精神文化因素方面的专家，特别是如上所述的精神评估方面。文化因素与宗教/精神需求重叠，往往是理解患者和家属的价值观和信仰的关键。对这些方面的认识也可以帮助临床医师承认和解决自身的文化偏见，如种族、民族、性别、移民、难民身份、宗教和精神信仰等。

尽管患者的精神需求在所有健康危机和慢性病中普遍存在，但对恶性和严重血液病患者而言存在一些特殊的考虑。患者的挑战、不服从、愤怒等行为可能掩盖其精神痛苦的症状，临床医师有意识地甄别有助于发现患者的真实症状[34-37]。在解决血液肿瘤患者的精神需求时，特别需要考虑的一件事是，患者需要了解大量的关于其所患疾病的信息。神秘和不确定性往往是患者核心的精神考量[38-39]。患者思考意义的构建，寻求理解他们所患疾病诊断的手段，理解疾病诊断将如何在当下和未来影响他们和家庭。意义的构建有助于培养患者的希望感和目标感。被确诊疾病并带病生活是一种创伤性的经历，没有人能对此做好充分的准备。

罹患血液肿瘤对患者的意义感提出了特别的挑战，因为实体瘤存在于患者身体的一个更“具体”的部位，这为患者理解疾病提供了一个更清晰的目标，而血液肿瘤并非如此。关于血液肿瘤还有很多需要了解的内容，包括短期和长期治疗的种类和复杂性[35]。我们的社会提供了包括支持项目和社区在内的庞大的支持网络。患者最初可能会周期性地感到不堪重负，产生孤立感，这本身便是一种精神困扰。如果医疗工作者可以识别患者的精神和情感问题，并通过跨学科缓和医疗干预积极解决这些问题，患者的健康状态将得到整体改善。例如，患者可能会经历创伤后的成长，即一个人在经历癌症等重大生活事件后对正向变化的主观感知[40]。患者更强的意义感也与更低的焦虑和抑郁水平、更高的生活满意度和更好的健康功能相关[41]。经历过创伤后成长的癌症患者对生活的欣赏能力增强，对各种生活可能性持开放态度，他们有能力重新评估生活中的优先事项和目标，感受到个人力量，与亲人关系变得亲密，精神信仰也将发生积极的变化。这些成长对血液肿瘤患者尤为重要，因为这类患者可能通过治疗获得疾病的长期缓解，而寻求情感和精神上的健康（如此一个人才不会被治疗的创伤和对疾病缓解的恐惧所淹没）是高质量生活的关键[42]。应对这一挑战的方法之一是，具备缓和医疗专业能力和技术的社会工作者和牧师通过与患者进行有意义的对话交流，讨论基于疾病的不确定性所带来的希望和恐惧。

许多正在接受积极的缓和医疗疼痛管理的血液肿瘤患者，特别是接受长期治疗的患者，可能有药物成瘾的担忧。与此相反的是，由于临床医师担心止痛药的滥用和误用，患者的疼痛症状反而得不到充分的治疗[43]。这些担忧出现时，通过跨学科的生物—心理—社会—精神方法，临床医师可以定期讨论并对患者提出建议，消除他们的用药耻辱感，预防和解决患者的药物成瘾问题。这样的缓和干预手段培养了医患间的信任关系，改善了患者的预后，减少了临床医师的挫折感。文化因素在治疗疼痛方面也起着作用。有研究表明，由于无意识的偏见，来自某些文化背景的患者相对不愿意接受止痛药治疗[44]。另一种情况是，非美国本地人或非英语母语者误解了医务人员的症状管理，从而出现孤立感、无力感和绝望感，因而在临床实践中适当使用专业医疗口语尤为重要。

由于患者血液病存在一定的遗传背景，所以，要对精神和多元文化因素保持敏感。患者的特定文化、种族和宗教背景对他们可产生出乎意料的影响。患者从逻辑上可以理解疾病过程与他们个人无关，然而感受到自己属于疾病影响群体中比例不均衡的那部分，可能会引发患者的一些精神困扰。一些患者的自我价值感可能会受到负面影响，导致他们不倾向于优先考虑自己的幸福，变得孤立[20,24,45]。对另一些患者而言，这种不公平可能会引发隐藏在愤怒之下的悲伤，并导致人际关系的挑战和破裂。文化因素可以影响患者表现悲伤的方式。血液恶性肿瘤和血液病患者虽然不需要面对迫在眉睫的死亡，但患者遭受了巨大的损失，他们体验到自身和既往的健康状态的差距，这又进一步加剧了患者的负面体验。即使是受过培训的临床医师，也可能在应对自身的精神和道德伤害上感到无助或自觉缺乏应对的临床技能。缓和医疗中相应的心理–社会和精神方面的干预可以帮助患者和医务人员实质性地解决这些问题。

针对患者因慢性病本身和（或）治疗带来的相关痛苦，在缓和医疗中用来减轻其痛苦的重要方法包括：积极熟练地探索临床实践，定期回顾患者的治疗目标，明确哪些信仰可提高生活质量。信仰、精神和文化传统也为患者应对痛苦提供了丰富的智慧。当临床医师积极地将这些因素纳入患者的治疗计划时，患者的恢复能力和尊严都将得到提升。慢性疼痛（例如，镰状细胞贫血）或伴随HCT或系统治疗（例如，放疗或化疗）的急性疼痛都将引发患者对生存和生活质量的极大关注。尽管在血液病的经典医学论述中有着“不惜一切代价与疾病作斗争”的观念，临床医师在医疗实践中询问患者关于疾病的愿望可能会帮助他们减轻痛苦。例如，当一位老年患者在内心暗自权衡积极治疗血液肿瘤的成本和获益时，临床医师与患者讨论他的愿望和目标很可能会减轻患者现有的痛苦。

## 第七节 案例研究

以下场景展示了与血液病和恶性肿瘤治疗相关的医疗情况，提供了缓和医疗指导解决文化和精神因素重叠的案例。

**案例 1：文化因素和医疗决策**

一位78岁皮肤T细胞淋巴瘤中国女性患者，转介至社会工作部，转诊目的是协助患者沟通其治疗目标。患者的淋巴瘤在治疗过程中出现了疾病进展，现在由于右肺的肿瘤浸润，她出现了呼吸衰竭的症状。肿瘤学社会工作者使用生物–心理–社会–精神模型完成了评估。患者的心理状态稳定，具备有效的应对技巧。她性情冷静，信任他人，没有创伤史或精神健康问题。她有强大的家庭关系和支持体系。她的丈夫和三个成年子女都很积极地照顾她，关心她的健康状况。虽然患者已经好几个星期没有出门参加社交活动了，但她似乎对自己目前的社交水平非常满意。精神因素筛查发现她有精神信仰但无宗教信仰。患者和她的精神信仰通过自然和音乐来联结，这给她带来了平静和内心的安宁。她觉得自己过得很好、很平静，并接受自己的生命正在步入尾声，她将这看成生命周期的一部分。尽管她的病情逐渐恶化，但她似乎接受了每况愈下的健康状况，表现得很平静。然而，她担心的是她的丈夫每天持久地陪在她的床边，以及她的成年子女为了她而把自己的生活搁置已久。肿瘤学社会工作者观察到，尽管她的生理健康状况不断恶化，但由于她的精神基础强大，她的心理和社会健康状况良好。

尽管患者对即将到来的死亡表示接受，但在她失去自己做决策的能力后，她的丈夫和成年子女最初不同意将她转科到安宁疗护病房。患者的成年子女在美国接受了良好的教育，能够理解患者病情的严重性。由于某次肿瘤科医师的转诊，患者及其家属进行了肿瘤科缓和医疗门诊治疗，了解了接受安宁疗护的意义。然而，患者的丈夫坚持为她做一切可能的干预，而非“放弃她”。他认为照顾妻子和确保她的需求是其责任和义务。患者的成年子女采取了温和的方式，来促进患者的丈夫与肿瘤学缓和医疗临床医师的对话，从而帮助他明白没有方法可以治疗妻子的癌症这一现实。通过讨论并重新定义患者对生活质量的需求，患者的丈夫更加明确了自己的角色和责任，从而确保患者能得到她所需要的舒适感。

在这个案例中，患者没有事先与家人明确讨论她的愿望，也没有预立指示表达自己的意愿。这种情况在亚洲家庭中很典型，医疗决策往往是由整个家庭而非患者个人做出的[13]。沟通不足导致家庭成员对患者的照顾方式的理解存在分歧。临床医师可以将患者的丈夫作为她的近亲和代理决策者来做医疗决策。从文化因素方面而言，这应当是整个家庭的决策。

履行责任和避免因放弃治疗引起群体性的反对，往往是推动中国家庭做出医疗决策的主因。这个案例显示了不同文化适应和同化水平的家庭成员如何为患者做出了不同的决策，并造成了（至少暂时性的）家庭内部关系的紧张。通过理解家庭成员的责任感，肿瘤科医师和缓和医疗团队可以让他们在履行对患者责任的同时，重新制定提供安宁疗护的框架。生物–心理–社会–精神评估能在复杂的情况下识别冲突，确定如何弥合差距，以实现共同目标（图17–2）。

家庭会议谈话是有价值的工具，文化、宗教和精神问题常常使家庭决策变得复杂化。临床医师的作用是帮助家庭成员理解和接受临床病情的不断变化、新的问题可能出现。因此，患者的希望和愿望随病情变化相应地发生改变是正常的。此模型不仅适用于患者的生命末期，也适用于任何新诊断的疾病状态（无论预期死亡率或发病率如何）。家庭会议谈话可以培养患者及其家属心理上的灵活性和弹性。跨学科的缓和医疗的主要作用在于支持性的咨询和协商，以促进两种看似矛盾的观点同时存在——想要否认但接受疾病诊断。这个概念类似于“抱最好的希望，做最坏的打算”。

### 案例 2：文化和精神痛苦以及与医疗团队的合作

一位28岁的非裔基督徒女性患者，出生时患有镰状细胞贫血，随后她的一生都在经历反复住院治疗。患者的文化背景和身份认同是本案例研究的关键，这帮助了临床医师明确患者痛苦的内容，并有利于将其整合到医疗服务中。该患者对自己的症状和疼痛管理非常了解，因此对自己的生理痛苦的管理感到很有信心。但是当与无法提供富有同理心的临床治疗（换言之，具备文化适应性的临床态度）的医师进行沟通时，患者出现了情绪和精神上的痛苦。患者从她小时候开始便一直积极地为她接触的医疗工作者祈祷智慧和健康，她能敏锐地感知自己与临床医师之间的人际关系变化。

在与一位接受过缓和医疗培训的牧师交谈时，这位患者承认她与临床医师互动时产生的情绪痛苦可归因于“我们”对比于“他们”的方式。她看到“有权利的人”（“他们”）告诉她应该如何治疗，例如，医师将疼痛和症状管理从她个人的整体情况中孤立出来，这种方式逐渐增加了她的痛苦。她变得愤怒、言语好斗，不再积极地应对治疗，最终导致临床医师终止了患者的住院治疗，并在镰状细胞病的疼痛危机期间为其办理了出院。这个案例提出了几个问题：一个临床医师怎样才能在不遭受患者粗暴对待的情况下全身心地对待患者？患者最深切的需求是什么？患者希望充分地被看到和被听到，如果这种沟通未实现，临床治疗计划是无法实现的。相反地，在急性病情下如何联合治疗是可行的？临床医师的需求是什么？

部分地通过牧师角色表达的跨学科缓和医疗支持，使得医疗协作得以实现其独特特征。牧师角色的重要性在于帮助患者面对他们罹患的血液病，鼓励患者依靠精神因素应对疾病相关的困扰。在这种情况下，一名护士邀请了一名牧师和医疗团队同时来到患者床边。牧师的参与促进了医疗团队对患者的更积极的倾听，建立了疗效依赖，并帮助患者将疼痛恢复到基线水平。

对镰状细胞病患者来说，疼痛是不可避免的，但牧师可以帮助患者思考如何通过基督教信仰来缓解疼痛。这位患者认为她的精神信仰多于宗教信仰。医院批准了她使用浓缩精油扩散器等仪式的请求，这些仪式帮助她控制自己的悲伤和愤怒，反过来对医疗团队也有益处。当这位患者会见能从各个层面认识到她的痛苦的缓和医疗团队时，她说："我感谢上帝，有一个团队在我的临床治疗之外照顾我。通过他们与医院的医师沟通，我觉得我具备了让自己不再完全依赖于他人或依赖于医疗干预的新的解决办法。"

作为临床医师，关键之处在于明确现有治疗何时增加了患者生理上的痛苦，或者何时应该以非生理的方式为患者提供治疗。这个案例提出了以下问题：临床医师以何种方式改变一个处于疼痛危机中的镰状细胞病患者的症状，以及如何促使患者与临床团队成员建立融洽的关系。一旦患者了解到自身的脆弱和恐惧，她就可以将信任延伸到那些通过静脉注射或者PCA镇痛以减轻她痛苦的人（改善她的痛苦症状的医务人员）身上。由于疼痛并不总能从生命体征或其他临床指标中明确显示出来，患者担心她会被医疗团队视为"过度需求止痛药"而被驳回请求，担心医疗团队会由此认为她有精神衰退的迹象。正如患者所表达的那样，她最深切的需求是："如果医师能坐下来陪我，便能减轻我的焦虑。我只想被当作一个人来对待。"牧师和社会工作者都有能力引导患者和临床医师重新建立关系，从而促进积极的相互交流。

**案例 3：参与精神因素的斗争**

一位70多岁的犹太教徒于20世纪70年代从伊朗移民到美国。他有MM病史3年。患者最初主诉慢性疲劳和疼痛，进而被诊断为与他的症状相符的MM，并伴有压缩性骨折和脊柱病变。患者疾病的发生可以追溯到更早的时候，但由于他的文化背景中对诊断癌症的耻辱感，在症状开始出现时他并不愿就医。最初，患者对家人和朋友隐瞒了自己的症状。

患者最终在两年前接受了HCT治疗，并在一个癌症中心持续地接受抗肿瘤治疗。在确诊疾病和HCT治疗住院期间，患者被转诊至缓和医疗门诊以改善其症状管理、治疗目标和情感/精神支持。转诊的主要原因是患者通过线上交流门户与基层保健医师和肿瘤科医师进行了频繁的和长时间的在线交流，表达了他的疼痛和焦虑。在患病期间，他接受了缓和医疗门诊的干预，医师控制了他的疼痛症状，持续评估了他的文化和宗教信仰需求。例如，妻子在患者疾病治疗和缓解期间的支持和陪伴是患者对自己的症状和担忧保持开放和诚实的关键因素。在BMT期间，患者与一位牧师建立了积极的关系，直言不讳地与其沟通他在神学上的希望和问题。由于病情得到缓解，患者感到振奋和备受鼓舞，他也更愿意与他的拉比和信仰团体分享他的疾病信息，这再次打破了患者的耻辱感，使他得到了更好的支持。

在HCT期间，一名专门研究癌症患者心理健康的心理学家与他的基层保健医师和缓和医疗临床医师合作，解决了患者的焦虑和心理健康问题。患者向缓和医疗团队和牧师讲述了他的精神需求和文化信仰等方面的情况。患者最初隐瞒了自己的担忧，但他在医院经历最严重的HCT治疗相关临床症状的时候，他和妻子允许了牧师的来访并敞开了自己的内心，讲述他的信仰和精神上的痛苦："我一直觉得我的生命掌握在上帝仁慈的手中，而且我很珍惜我的幸福。但我不知道我能不能挺过这次治疗。我对家人很好，工作也很努力，现在上帝在哪里呢？仁慈的上帝怎么能看着我这样受苦呢？"通过精神照护干预，牧师建立了与患者之间的信任，患者可以表达他的悲伤、信仰及痛苦挣扎。牧师允许他把这一切都表达出来，既不打断他，也不做过度的评价。牧师告诉他，鉴于他目前的处境，他的这些精神痛苦是很普遍的，他并不是唯一一个有这些疑问的人。在摒弃羞愧感并完全地表达自己之后，患者在治疗中找到了精神上的疗愈。在住院治疗1/3进程时，他告诉牧师，"我一直在做梦，我的父母来到了我身边。他们告诉我，我并不孤单，他们把上帝带到了我身边。这些梦对我来说意味着一切——我父亲是个虔诚的教徒，他在我10岁的时候去世了。不知怎么的，他现在又回到了我的身边。”在患者的文化背景之下，家人的存在和支持减轻了罹患癌症的耻辱感，这是患者得到治愈的关键。通过表达其精神需求和智性需求，患者为自己创造了精神支持。

疾病缓解两年后，患者仍在有资格参加各种临床试验的候补名单中（预计将在未来6个月内开放）。然而，由于患者越来越虚弱，疾病缓解期的维持也有限，肿瘤科医师已向患者表示不建议行第二次BMT治疗。治疗带来的预期缓解时间获益并不超过治疗将带来的风险。这次患者的情况有所不同，因为他面临着疾病进展的可能性和治疗方案选择的减少。由于肿瘤科医师和跨学科缓和医疗执业护士、社会工作者、牧师和心理学家之间的合作，患者表达出了信心，因为他最痛苦的症状——疼痛、焦虑、精神和社会性孤立正在得到解决。他现在也表达出了对自己的日益虚弱和有限的治疗选择这种现状的悲伤，并真诚地感激他与家人共度的美好时光。

## 第八节　总结

妥善处理宗教/精神信仰和文化因素有助于避免患者、家属和临床医师遭受进一步的痛苦，有助于促进患者积极地应对、维持健康状态和创伤后的成长。在血液肿瘤和血液病患者的治疗中，将跨学科的、关注患者整体的医疗与缓和医疗相结合，可以减少患者的痛苦。

（秦维 译　李璨 校对）

参考文献

# 第十八章
# 缓和医疗的伦理考虑

Jonathan M. Marron，Melissa K. Uveges

## 第一节　概述

美国国立癌症研究所将缓和医疗定义为“关注患者整体而非仅关注疾病本身的医疗”[1]。缓和医疗旨在治疗疾病或者预防疾病诊疗过程中可能出现的生理、心理和社会等方面的症状和不良反应。美国临床肿瘤学会（ASCO）提倡尽早将缓和医疗纳入晚期癌症患者的治疗之中[2]。美国血液学会也确定了国家优质缓和医疗共识项目所制定的缓和医疗实践指南[3]。我们将在下文中对缓和医疗的伦理因素进行讨论。显然，伦理因素和缓和医疗是密切相关的。许多医院有综合伦理和缓和医疗的医疗服务，专家们常常会同时担任其所在机构的缓和医疗专家和伦理学专家。然而，缓和医疗有着独特的伦理因素的考量，这值得我们特别关注。在本章的下一节中，我们将介绍缓和医疗相关的常用伦理分析方法。在本章的后续内容中，我们将概述恶性和严重血液病患者缓和医疗的独特伦理因素，包括不确定性相关的伦理、健康医疗决策和症状管理相关的伦理、停止/撤除治疗（后者常用“终止”一词以表明未剥夺患者接受治疗的权利）相关的伦理以及安乐死相关的伦理问题。同时，我们将简要探讨弱势群体患者缓和医疗的独特伦理因素。此外，我们提供了简短的案例以进一步阐释本章的内容。这些案例包含了重要但具有挑战性的问题，其中许多问题没有直接的答案，或者答案会根据具体情况而变化。然而，思考这些问题将有助于读者理解这些复杂的伦理因素的临床应用。

## 第二节　伦理分析

为了识别临床实践中的伦理问题及分析可能发生歧义的伦理原则，伦理学领域提出了许多不同的伦理理论或伦理框架。最著名的伦理框架之一是原则主义，即通过基本原则来审查伦理问题[4]。原则主义的基本目标包括患者利益最大化（有利）、伤害最小化（不伤害）、尊重个体对其治疗做出决定的权利（自主）、确保人人获得平等的诊疗（公平）。这些基本目标与缓和医疗的目标有很大的重叠。缓和医疗的目标主要是最佳地平衡干预措施的风险和获益、协助患者/代理人做出决策及关注患者的寿命和生活质量。然而，在伦理上我们往往面临有挑战性的尖锐的问题，比如，我们应该如何做出健康医疗决策、谁应该来做出这些决策及如何处理决策时的冲突。基于以上四项原则，原则主义这一伦理框架为如何解决这些冲突提供了指导，但也给我们留下了相当大的自主判断空间以考量如何判断哪些道德行为应该被优先考虑。

伦理理论/框架是处理伦理问题的基础。随着时间的推移，除原则主义之外的一些伦理理论/框架逐渐出现。此外，一些研究者提出了伦理分析模式，这为帮助临床医师分析复杂的伦理病例提供了实用的工具。表18-1中列出了一些著名的伦理理论/框架和伦理分析模式。

## 第三节　伦理和不确定性

健康医疗的一个基本挑战是患者临床结局的不确定性，即我们很少确切地知道什么时候会发生什么[13-14]。许多疾病的预后都存在很大的不确定性，而这一问题在缓和医疗中尤为重要。例如，面对一名新诊断为镰状细胞病的儿童，我们无法判断其最终会有轻微的还是严重的疾病相关后遗症。同样，对一位晚期白血病患者而言，他可能只剩下几天的生命，也可能存活好几个月。这些不确定性对于预立医疗照护计划的确定和治疗目标的讨论具有重要意义，而这两者均在本章的其他地方进行了更为详细的阐述。

重要的一点是，晚期疾病的知情决策需要准确的（或者至少是最佳的）疾病相关信息。除极少数特殊情况外，临床医师的标准做法是对患者/代理人进行完整和全面的疾病信息告知[4,15]。只有在全面告知（包括但不限于）疾病诊断和临床预后以后，患者/代理人才能开始对其治疗方案做出明智的决策。临床医师有时担心告知患者其临床预后可能会产生意料之外的后果，如打击患者的信心、破坏医患关系或者增加患者不必要的压力或焦虑[16-17]。然而该领域的研究表明，对临床预后的沟

表18-1　代表性的伦理理论/框架和伦理分析模式

| 代表性伦理理论和框架 | |
|---|---|
| **理论或框架** | **特征** |
| 原则主义[4] | 使用基本的“初步认定的”原则（可能也会产生冲突）来处理伦理问题/分歧 |
| 判例法[5] | 利用既往案例的结果进行比较和类比，从而在新的案例中得出伦理结论 |
| 美德伦理学[4,6] | 提倡通过积极的性格特征和美德（例如，同情、尊重和值得信赖）来促进对患者的关怀和照顾。这种伦理方法为临床医师的行为提供了理想的、持久的基础 |
| 叙事伦理学[7-8] | 侧重于通过展开和理解故事来实现个人价值和意义以及做出伦理决策 |
| 女性主义伦理学[9] | 旨在揭示健康医疗领域人际关系中权利相关的假设。这种伦理学方法最初关注的是女性过去遭受压迫和统治的经历，现在已经扩展到种族、阶级、残疾和性取向相关的问题 |
| **代表性伦理分析模式** | |
| **分析模式** | **描述** |
| 四盒子理论[10] | 一种基于病例的决策方法，通过分析患者的临床指征、个人意愿、生活质量和环境特征等因素来区分类似的病例 |
| CASES[11] | 适用于伦理咨询，通过明确咨询诉求、收集相关信息、综合信息、解释信息、支持咨询等，从而对涉及伦理内容或困境的临床病例做出分析 |
| 休息框架[12] | 一种关注情感和认知的相互作用的道德行为方法，通过分析个体如何解释情况、如何判断行为是否符合道德、如何决定行为方式以及如何坚持执行行为等问题来实现具体的道德决策 |

通实际上可以增加患者的希望、信任感和内心的平静，并且促进儿童和成人患者与临床医师之间的医患关系[18-20]。虽然对于如何最佳地告知预后尚无定论（特别是在面临较大的不确定性的情况下）[21]，但目前已有各种策略来帮助临床医师引导患者关于预后的对话并促进知情决策[2,22-25]。

近年来，医疗技术的进步使得患者的临床预后变得更为复杂。例如，免疫疗法、靶向药物和其他新型治疗为许多患者带来了新的希望，但同时也增加了预后的不确定性[26-27]。患者的临床结局呈现出多样化，可能是对治疗“无反应”，也可能是治疗“反应特别好”。因此，对可能的临床结局进行清晰全面的沟通特别重要（专栏18.1）。此外，新抗生素、体外膜肺氧合（extracorporeal membrane oxygenation，ECMO）和二代测序等支持治疗技术上的进步，给提供精确可靠的预后判断也带来了挑战。未来，基因治疗、蛋白质组学和其他方面的创新可能会进一步改善部分（不是全部）血液病患者的生活质量和延长寿命。同时，诸如此类的技术进步会使得对临床预后的沟通及对潜在的不确定性的讨论变得更为重要。

> A先生是一名45岁的AML患者，其临床预后很差。他的临床医师与他讨论了各种治疗方案，其中包括一种靶向药物的早期临床试验。临床医师解释说，似乎有些人对这种研究药物有特别的治疗反应，但许多人根本没有反应。
>
> 1. 关于这种研究药物，A先生应该询问什么问题？
>
> 2. 在这种情况下，知情同意的标准是什么？

专栏18.1　A先生

## 第四节　健康医疗决策的伦理考虑

### 一、确定合适的决策者

伦理和缓和医疗的核心交叉问题是谁有权代表患者做出健康医疗决策。在现代医疗时代，人们普遍认为任何精神健全的个体都有自主决定的权利，包括自主决定个人的健康医疗[4]。然而，当患者无法为自己做出决定或者在健康医疗决策上出现分歧时，情况就变得相对复杂了。

为了支持能够自主做出决策的患者及保护不能自主做出决策的患者，确定患者是否在法律和道德上（这里所说的“法律”和“道德”是密不可分的）有能力自主做出健康医疗决策是必要的。通常，患者对个人健康医疗做出决策的能力被称为决策能力或者胜任力。虽然，法律和医学文献中对这两个术语有所区分，但本章节中将互换使用这两个术语（主要指的是能力）。本书的第九章、第十章及本章节的其他地方对这一内容做了更为详细的阐述。一个具备决策能力的患者需要能够：①理解传达给他们的疾病信息和治疗方案；②了解其疾病处境和治疗方案带来的潜在后果；③能够权衡治疗方案的风险/获益，并做出符合其价值观/偏好的决策；④正确表达他们所选择的治疗方案[28]。重要的是，临床医师要结合具体的医疗情况来评估患者的决策能力。最常用的一个评估方法是“滑动标尺法”，即健康医疗决策越复杂、风险性越大，患者所需的决策能力就越强[28-29]。此外，还有许多评估工具可用于帮助临床医师对患者进行决策能力评估。临床医师还可以运用各种理论框架来识别潜在的决策能力差的患者，并根据其决策能力的评估结果来采取针对性措施[30]。

在某些情况下，我们认为患者不能对其治疗做出具体的决策，这可能由于年龄（大多数情况下未成年人不具有法律行为能力[31]）、原发疾病（例如，中枢神经系统大出血患者）、并发症（例如，老年淋巴瘤患者、认知功能下降的患者）、治疗相关的后遗症（例如，CAR-T细胞治疗后，严重的细胞因子释放综合征导致其精神状态下降的患者），等等。在这种情况下，我们有必要确定谁来代表患者做出决策。

如何确定患者的代理人不在本章的讨论范围之内。但是，对于未成年人（美国大多数司法管辖区的定义为未满18岁）而言，患儿的父母/监护人通常是指定的代理人[31]。对成年人而言，在没有预立指示的情况下如何考虑可能的代理决策者，不同司法管辖区的法律法规有所不同[32]。代理人不应做出他们个人想要的或者他们所希望患者做出的健康医疗决策。相反的是，大多数情况下，代理人的任务是根据“替代判断”来做出决策，即根据患者既往陈述的价值观和偏好而做出健康医疗决策[33]。

## 二、应对决策分歧

患者的利益相关者们偶尔会对健康医疗决策的最佳方式产生分歧，这可能会使决策的伦理变得更加复杂。在理想情况下，如果时间、临床和社会-心理相关条件允许，我们可以通过接触、沟通和协商来解决这种分歧。通常可取的做法是在患者的利益相关者之间达成共识，或者至少制订一个被所有利益相关者认为可以接受的计划（即便不是最理想的计划）。不顾患者及其利益相关者的强烈反对而执意进行的做法是不可取的。对医疗工作者而言，参与共同决策并探索患者/代理人的目标、价值观和偏好是解决几乎所有决策冲突的重要一步。同时，临床医师需要告知利益相关者所有可及的临床治疗方案，从而最大限度地支持其知情决策[34]。

患者/代理人和临床医疗团队之间也常出现决策分歧。如前文所述，在充分知情的情况下，有决策能力的患者或正式授权的代理人有权接受或拒绝某一医疗干预措施，甚至是能挽救生命或者延长生命的干预措施[4]。但是，医疗工作者应注意确保患者或其代理人是充分知情的。另一种可能的决策分歧的情况是，患者/代理人要求采取某种不被临床医疗团队所建议的医疗干预措施。在考虑潜在的风险和获益及替代方案后，临床医师可能会选择同意这样的要求。然而，这并不意味着临床医师有义务提供任何患者/代理人所提出的治疗。例如，临床医师没有义务提供临床上无效的医疗干预措施[35]，即“徒劳”的医疗干预措施（尽管“徒劳”这一术语已经过时）[36]（专栏18.2）。我们将在下文中进一步讨论这种特殊类型的决策分歧。

患者和其代理人之间也可能产生决策分歧。如何应对这类分歧，一定程度上取决于患者是否有决策能力。如果患者被认为无决策能力，他们的代理人则有权代表患者做出健康医疗决策。尽管无决策能力的患者没有法律上的决策权，但这并不意味着患者在其健康医疗决策中没有发言权。相反，无决策能力的患者应该最大限度地参与到他们的健康医疗决策中。例如，儿科医师应鼓励患儿积极地参与

B女士患有复发性淋巴瘤，最近被诊断出现了肺栓塞。B女士的临床团队建议她进行抗凝治疗，但B女士拒绝了并说这意味着“她的时候到了”。对此，她的临床医师非常苦恼。

1. B女士是否有权利拒绝这种能够挽救生命的医疗干预措施？

2. B女士的临床医师如何确定B女士是否有能力做出这个医疗决策？

专栏18.2　B女士

他们的健康医疗决策[31]。同样，对于无决策能力的成年患者而言，医师应尽可能将他们的想法和偏好纳入医疗决策制定之中。解决无决策能力的患者和其代理人之间的分歧的最好的方式是利益相关者之间的讨论。代理人应选择的是他们认为患者个人也会支持的健康医疗决策。然而，当无决策能力的患者表现出与其丧失行为能力之前不同的偏好时，此时的健康医疗决策尤其具有挑战性（专栏18.3）[37]。这种情况下，医疗工作者所面临的挑战将超出本章的讨论范围，建议医疗工作者可以向伦理和（或）法律专家寻求咨询。

在为缺乏决策能力的患者制定健康医疗决策时，家庭成员间可能会产生意见不合。这种情形下，依据相关法律法规[32]，被指定为患者健康医疗代理人或授权决策者，拥有作出最终决策的法律权力。然而，积极推动所有利益相关者进行深入讨论，以帮助解决分歧是至关重要的，并且是应当采取的措施。心理-社会方面的临床医师及具备沟通和解决分歧的专业知识的专家的支持，也可能提供帮助。

C先生是一名85岁的晚期痴呆症患者。他的生活质量很好，也很快乐。他此前曾表示，他不想“被插满管子和机器”。他现在出现了败血症，需要插管和呼吸支持治疗。

1. C先生目前的临床状态（和偏好）与他之前表达意愿时所想象的有很大的不同，那么在目前的状态下，C先生之前的意愿是否仍然适用？

2. 目前C先生无法自己做医疗决策，谁应该来做医疗决策？

专栏18.3　C先生

最后，值得我们关注的决策分歧类型是患者或家属提出的医疗团队认为不适当的治疗要求。对于患有慢性病和（或）威胁生命的疾病的患者来说，这种分歧尤其重要。过去，这种不适当的治疗干预被称为“徒劳的”，但现在许多人认为这一术语定义模糊且过于主观[36]。最近的研究建议，应将其描述为“可能不适当的”或“可能无益的”，而“徒劳”一词仅适用于生理上无法实现治疗目标的干预措施[38-39]。尽管这些术语的变化可能更多地关注语义上的差异，但如何解决可能不适当的治疗分歧仍极具争议。不过，大多数人同意程序性方法在解决这类复杂分歧中的重要性[36,38]。例如，是否应该不顾患者预立复苏意愿，在患者病历中放置不尝试复苏（DNAR）指令，就属于可能不适当的（甚至可能“徒劳的”）干预措施的分歧（专栏18.4）。有些人认为，未经患者/代理人同意而单方面放置的DNAR指令大多不适当[40-41]。然而，在临床实践中，这种做法的差异很大[42]。在重症监护、心肺复苏等治疗相关的分歧中，医疗工作者可以参考其机构的伦理政策和当地的法律政策，并在机构伦理服务的帮助下协商解决方案。

D女士是一名44岁的镰状细胞病患者。此次她因严重的中风被收治在重症监护病房。医疗团队认为，如果她发生心搏骤停，心肺复苏将不是最好的选择。因此，医疗团队鼓励D女士的丈夫（医疗代理人）签署DNAR指令。然而，D女士的丈夫希望医师能继续尽一切努力挽救她。

1. 这种情况下，D女士的丈夫有权拒绝签署DNAR指令吗？

2. 医疗团队下一步该怎么做？

专栏18.4　D女士

## 第五节　症状管理的伦理考虑

### 一、症状管理分歧

通常，关于症状管理的争议与其他治疗和照护方面的争议相似。患者、照护者和医疗团队成员可能在治疗目标、治疗计划的益处，针对疼痛等症状的特定药物/治疗方法上存在不同意见。有趣的是，大多数分歧可以通过进一步的沟通和时间投入来解决。但是，有些情况下的分歧较为复杂，且沟通时间有限。在这种情况下，拥有沟通和解决分歧专业知识的专家，以及法律和（或）伦理团队可能提供帮助。鉴于当前阿片类药物滥用的问题，使用吗啡和类似止痛药的问题尤其具有争议性（专栏18.5）。正如之前提到的拒绝其他治疗的情况，如果具有决策能力的患者拒绝阿片类药物治疗，医疗工作者应尊重患者的意愿，并通过共同决策来探究患者拒绝阿片类药物治疗的原因。如果患者具有决策能力和充分的信息，在法律和伦理上，他们拥有拒绝阿片类药物治疗的权利。然而，对于无决策能力的成年患者[43]和未成年患者[44]的代理人拒绝使用阿片类药物的情况，目前尚无明确的处理方法。当出现分歧时，医疗工作者可以向伦理和（或）法律专家寻求咨询。

> E先生是一名29岁的镰状细胞病患者。他因严重疼痛来到急诊就诊，临床医师建议使用一剂吗啡。然而，E先生拒绝使用吗啡，因为他担心可能会上瘾。
>
> 1. E先生可以拒绝临床医师建议的吗啡治疗吗？
>
> 2. 如果E先生代替他的孩子拒绝使用吗啡，情况会有所不同吗？

专栏18.5　E先生

### 二、缓和镇静

缓和镇静（详见第二十四章的深入探讨）是一个尤其值得重视的伦理相关症状管理议题。在临床上，缓和镇静的应用并不频繁，仅当患者在最大强度的支持治疗下症状依旧无法得到妥善控制时，才会考虑采用。缓和镇静旨在缓解临终患者的痛苦，即便这可能无意中加快了患者的死亡进程[45]。最早由中世纪的一位天主教神父托马斯·阿奎纳提出的双重效应原则（doctrine of double effect，DDE），为儿童和成人的缓和镇静提供了理论支持[46-47]。如果满足DDE原则的4个条件，缓和镇静等医疗干预措施在伦理上则被认为是可行的（表18–2）。

重要的是，缓和镇静不仅有伦理上的支持，还有法律上的许可。1997年，美国最高法院援引DDE的说法提出，为濒死患者提供减轻痛苦的药物“即便达到使人失去意识和加速死亡的地步”也是合法的[48]。值得注意的是，加速死亡并不是缓和镇静的必然结果。据报道，部分接受缓和镇静患者的生存与未接受缓和镇静患者的生存率相似甚至更好[49]。因此，尽管DDE原则中强调缓和镇静可能会加速死亡，但临床实践中并不尽然。

表18–2　双重效应原则及其在缓和镇静中的应用

| 双重效应原则的要素 | 在缓和镇静中的应用 |
| --- | --- |
| 行为必须是善意的（或者至少是道德中立的） | 在缓和镇静中，给予患者苯二氮䓬类等镇静药物是一种道德中立的行为 |
| 医师的目的是干预措施相关的“好”效应，而不是可能的“坏”效应（尽管后者是可以预见的） | 在缓和镇静中，好的（目的）效应是减轻患者的疼痛/痛苦。坏的（非目的）效应是可能加速死亡 |
| “坏”效应一定不是“好”效应的手段 | 在缓和镇静中，患者的疼痛等症状缓解不是死亡造成的，而是由于镇静药物在起作用 |
| “好”效应带来的益处必须大于“坏”效应带来的危害 | 普遍认为，缓解顽固性疼痛/痛苦比可能加速死亡更为重要。然而，这种看法相对主观，仍存在一些争议 |

## 第六节 停止和撤除/终止治疗的伦理考虑

缓和医疗中最复杂的伦理问题是停止和撤除/终止治疗。值得注意的是“撤除”和“终止”这两个术语。缓和医疗中常使用“终止”一词来描述“停止治疗或干预措施”，而临床伦理学中这通常被称为“撤除”。本节将使用“终止”这个术语。在临床中，我们有时需要决定停止或终止某种特定的治疗，如机械通气、透析、抗菌治疗或者输血。然而，无论哪种特定治疗被停止或终止，治疗本身从未被停止[50]。

美国著名的卡伦·安·昆兰案（1976）和南希·克鲁珊案（1990）提出，患者（或其代理人）有权拒绝治疗，包括可能延长生命的治疗[51-52]。同时，包括1990年的《患者自主决定法案》在内的相关法律明确指出，医疗机构应向患者提供书面材料来说明预立指示及患者接受或拒绝维持生命治疗的权利[53]。预立指示具有重要的法律和伦理意义，这在第十章中有更全面的讨论。预立指示具有一定的局限性，例如，患者的偏好会随着时间的推移而发生变化[54]，而代理人经常无法准确预测患者在临终时的偏好。然而，它仍然有助于提供患者所需的医疗干预措施及避免不需要的医疗干预措施[55]。

生命维持治疗的医嘱（physician orders for life-sustaining treatment，POLST，也称为MOLST、MOST等）是预立指示的补充。POLST是一个标准化的指令，通过患者/代理人与临床医师之间的沟通来确定患者的临终治疗偏好[56-57]，包括各种潜在的医疗干预措施。与POLST不同，DNAR指令只涉及患者临终时是否希望接受心肺复苏。目前，美国大多数州的医疗机构都有开展POLST指令，但具体的应用需结合当地司法管辖区的法律[57]。

许多人认为，“停止”（不开启治疗）和“撤除”（终止治疗）在伦理上是等同的[4,58-59]。任何微小的差异均可能导致患者接受不同的治疗。而不论是否开始治疗，患者均有权拒绝不想要的治疗。因此，撤除/终止已经开始的治疗或者停止尚未开始的治疗是等同的。然而许多临床医师反映，与不开始治疗相比，终止治疗带来了更多的心理压力和伦理负担[60-61]。虽然对这一问题的全面综述不在本章的讨论范围内，但我们需要认识到患者和医师可能对这两者存在区分。同时，一些宗教教派承认“停止”和“撤除/终止”之间的区别，有些宗教教派则认为两者是等同的[4,61]。

拒绝营养治疗和补液构成了一个特别复杂的伦理困境。通常情况下，医疗从业者认为患者可能会拒绝一些“非典型”的医疗干预，如机械通气和透析[62]。但是，当患者拒绝接受更为“常规”的医疗干预，例如肠外营养治疗或通过鼻胃管/胃管进行的营养补充和补液时，许多医疗从业者在伦理上对患者的此类决定的可接受性感到犹豫[63]。大多数专业医疗机构均认为，在生命终末期，成年患者或其代理人[35,62,64-65]及在某些特定情况下患儿[66]要求停止或终止营养治疗和补液的行为是伦理允许的（专栏18.6）。自愿停止饮食（voluntarily stopping eating and drinking，VSED）指的是患者故意停止进食和饮水以加速自身死亡。这在临床上比较罕见，但具有特殊的伦理考虑[67]。值得注意的是，VSED在伦理和法律上均不同于医疗辅助死亡（medical aid in dying，MAiD）。VSED指的是患者拒绝干预措施，而MAiD指的是患者主动要求致命的药物[67]。

F女士是一名76岁的复发性再生障碍性贫血患者，既往接受了多线治疗和异基因HCT。虽然她目前没有生命危险，但她的病情无法治愈。她目前通过胃造口接受肠内营养，但她表示希望停止肠内营养以加速死亡。她的医师不确定这一要求的合法性。

1. 如果医师停止F女士的肠内营养，这是否合乎法律和伦理？

2. 如果医师不确定，他们应该如何确定是否可以满足患者的这一要求？

专栏18.6　F女士

## 第七节　医疗辅助死亡相关的伦理考虑

关于缓和医疗的一个争论点是，它是否总能解决患者的痛苦和折磨。有些人对此持否定态度，并支持医疗辅助死亡（MAiD）。MAiD又被称为医师辅助死亡、医师辅助自杀、患者管理的加速死亡和有尊严的死亡，本节将统一使用MAiD[68-69]。即便是在MAiD合法化的地区，MAiD仍然是一个有争议的话题。支持者认为，患者有权根据个人的信仰、价值观和选择来自主决定包括MAiD在内的健康医疗[68]。而且，MAiD可以减轻患者无法忍受的痛苦和折磨，满足临终患者控制死亡细节的愿望，以及避免给患者家庭带来不必要的负担[70]。而反对者认为，MAiD消除了患者自主行为的可能性，从而破坏了个体的自主性[71-72]。也有反对者认为MAiD侵犯了人类生命的神圣性[73]。此外，MAiD的合法化可能会引发滑坡效应，导致自愿安乐死被允许[68-69,72]。还有一些反对者表示，MAiD的合法化可能会引起医疗的不公平，弱势或边缘患者会更多地选择MAiD。不过，目前的文献数据未发现这种趋势[74]。

关于MAiD的另一个伦理上的问题是MAiD与职业的核心价值相冲突[75-76]。最近，美国护士协会和美国医学会均修改了与辅助死亡相关的政策，并均对临床医师参与MAiD表示谴责[77-78]。然而在撰写本章时，美国医学会医学伦理准则提出了两种不同的声明，一种对MAiD持反对意见，而另一种表达了支持MAiD的立场[79]。近年来，美国的一些州和国家医疗机构逐渐对MAiD转为中立态度，例如，美国安宁疗护与缓和医学协会[80]。

在撰写本章时，美国已有7个州及华盛顿特区制定了MAiD合法化的法规。此外，蒙大拿州和加利福尼亚州法院均裁决MAiD是被允许的[81]。然而在美国，即便在MAiD合法化的州，患者也经常无法获得MAiD。这便引发了与司法公正相关的问题。例如，2019年，科罗拉多州的一位医师因计划帮助一名绝症患者在家中结束生命而被一家宗教相关医院解雇。医院表示，这位医师被解雇是因为她鼓励了一种她明知“在道德上不能被雇主接受”的行为[82]。另外，医疗工作者自愿拒绝提供MAiD以及所用药物的高额成本（可能不在保险范围内）等因素，也进一步导致了MAiD的难以获得[83]。

## 第八节　特殊人群缓和医疗的伦理考虑

患有慢性疾病和（或）严重疾病的患者本身很脆弱，但某些情况可能会进一步加剧患者的脆弱。在本节中，我们将讨论某些特殊人群缓和医疗的特殊伦理考虑。我们将简要介绍这个重要并具有挑战性的话题，而不是全面讨论所有类别的弱势群体。

### 一、身体／智力残疾患者

残疾人是缓和医疗中的弱势群体之一。在美国，每4个成年人中就有1个患有某种残疾；14%的美国人受到身体残疾的影响，10%受到智力残疾的影响[84]。残疾人平均每年经历4～13次继发性疾病，而且其中一些是危及生命的[85]。智力残疾者的健康问题数量是一般人群的2倍，许多人的健康状态从出生起就比较脆弱，因此有着很大的缓和医疗需求[86]。同时，他们可能无法及时识别身体健康的变化，而沟通障碍进一步使智力残疾者的症状识别变得更加复杂[87]。由于诸如此类原因，残疾人经常无法及时获得适当的缓和医疗[88]。此外，诊治智力残疾者的医师可能在这类特殊群体的治疗上缺乏知识和信心，这进一步加剧了这一问题。最近一项调查显示，82%的美国医师认为残疾人的生活质量不如非残疾人[89]。然而，此前一项研究显示，包括临床医师在内的外部观察者通常主观上会低估残疾人的生活质量[90]。总之，这些研究均指出了如何为这类群体提供公平的以患者为中心的治疗的重要问题。医师可以通过了解隐性和（或）显性偏见如何影响他们对残疾人的看法而从中获益。医师还应熟悉使用标志、符号或图形等辅助交流工具，从而帮助识别身体和（或）智力残疾以及感觉障碍患者的沟通信息[89,91]。此外，医师还可以与专家合作，以确保满足残疾人的缓和医疗需求[87-88]。

### 二、精神疾病患者

对患有精神疾病特别是严重精神疾病的患者

而言，躯体疾病的检测与治疗不足，以及缓和医疗干预的不及时是很常见的现象[92]。这可能由于患有严重精神疾病的患者社交网络较小，其精神症状不利于病情沟通，从而导致躯体症状的报告减少和健康医疗干预的延迟。同时，不幸的是，组织机构因素往往会阻碍及时的缓和医疗干预。例如，许多医学领域均缺乏针对精神疾病患者躯体问题的缓和医疗专业知识，住院患者的精神卫生治疗和一般医疗干预之间常存在明显的分离，医师之间的合作不足，等等[92]。此外，精神卫生治疗不一定属于某个临床专科的范畴，因此很难确定由谁来负责这类患者的需求[93]。促进这一弱势群体缓和医疗的发展是一个重要的伦理及司法问题，这需要各专科医师合作推动。另外，如本章前文所述，精神疾病患者（特别是严重精神疾病患者）可能没有完全的决策能力，因此这类群体的健康医疗决策是值得特别关注的。

### 三、无行为能力、无代理人的患者

“无朋友的”或无代理人患者的缓和医疗有着特殊的伦理考虑。这类患者群体缺乏为特定的医疗干预措施提供知情同意的能力，缺乏代理人或其他代表，而且也没有预立指示来指导健康医疗决策[94-96]。此外，许多无代理人的患者合并有精神疾病、药物滥用、创伤和（或）无家可归的情况[97]。同时，无代理人的老年人经常住在养老院，并往往患有痴呆症等认知功能障碍及多种慢性病[95,98]。鉴于无代理人的患者容易受到治疗过度、治疗不足或不符合其价值观的治疗的影响，因此无代理人患者的治疗有着特殊的治疗义务和程序公平[94-96,98]。美国老年医学会建议临床医师通过团队协作来系统综合所有可用的信息，从而确定无代理人患者的健康医疗干预计划[94,96]。

### 四、儿童

儿童死亡率的持续下降在一定程度上反映了技术的进步有效地延长了患有复杂疾病和（或）慢性病的儿童患者的生命[99-100]。与此同时，儿童对缓和医疗的需求也在日益增加。如上所述，父母通常是儿童最合适的决策代理人[31]。与之密切相关的是，以家庭为中心的治疗在儿科缓和医疗中占据核心地位。以家庭为中心的治疗，即家庭是儿童患者的临床问题决策的力量、支持、信息和观点的主要来源。这一内容在第十九章和第二十章中有更详细的描述[100]。然而，正如前文“决策分歧”中所述，有时父母和医师会对儿童的缓和医疗持有不同的看法。这时，父母是否适当地考虑了孩子的利益而不是他们个人的利益这一问题便显露出来[31]。

例如，医师有时会基于父母的宗教价值观来考虑儿童的缓和医疗干预，这可能提示的是父母希望儿童所接受的干预类型[101]。如果父母拒绝医师所推荐的挽救生命的治疗，例如，信仰耶和华见证会的父母拒绝为他们的孩子进行挽救生命的输血时[101-102]，法院通常会介入进来。在普林斯诉马萨诸塞州案中，美国最高法院裁决父母的权利不是绝对的，在某些情况下可以受到限制[103]。1952年，莫里森诉州案进一步明确了信仰耶和华见证会的父母的孩子的输血问题。该案件裁决如果父母的宗教信仰使孩子的生命处于危险之中，州政府可以实施干预以保护孩子的权利[104-105]。然而，不顾父母的宗教信仰而给孩子进行输血的做法并不普遍，也具有一定的争议[106]。对这类宗教信仰者而言，输血不仅影响他们的个人精神，而且可能导致教会团体中其他人的分离和回避[106]。因此，医师应充分理解这一点，并通过维护与儿童父母之间的关系来克服其拒绝输血的偏好。

父母和医师之间另一个可能的分歧发生在儿童的生命末期。心肺复苏（CPR）在罹患不可治愈的绝症的儿童中的使用是一种特别具有挑战性的情况（专栏18.7）[40]。一些医疗机构制定了“单边DNAR”政策，从而允许医师在他们认为心肺复苏不是适当的干预措施的情况时下达DNAR指令。有些人认为，这一政策适用于医疗工作者认为心肺复苏不符合儿童的最大利益的情况。然而，也有人认为，只有当父母存在明显的恶意或当心肺复苏显然会破坏儿童利益的情况下，才应该使用这一政策[40]。

### 五、孕妇

缓和医疗/缓和医学中一个少见但重要的群体是即将死亡的孕妇。和其他的临终患者一样，孕妇盖尔是一个患有反复复发的白血病的7岁女孩。她目前没有任何其他的治疗选择，并且正在接受缓和医疗干预。她的医师建议她放置DNAR指令，以备出现心脏停搏的情况。盖尔的父母拒绝放置DNAR指令，并表示如果出现心脏停搏，他们希望进行心肺复苏。

1. 在这种情况下，盖尔的父母有权拒绝DNAR指令吗？

2. 医疗团队下一步该怎么做？

专栏18.7 盖尔

可能有预立指示或者确定的代理人。然而，在美国的许多司法管辖区，为了在胎儿和母亲利益发生冲突时保护胎儿的权利，孕妇个人的意愿或者代理人想要尊重孕妇意愿的努力可能被忽视[107]。因此，医师可能会面临如何处理这类孕妇治疗的困境。例如，临床医师可能被迫在遵循预立指示的法律限制和维护患者意愿的道德义务之间做出选择[107]。熟悉所在司法管辖区对于孕妇的预立指示的限制，并在预立治疗计划中早期识别潜在的突发事件，可以帮助医师更好地对这类弱势群体进行治疗。在最近关于堕胎的法律裁决之后，这变得更为重要并更具挑战性，而对这一复杂问题的全面论述不在本章的讨论范围内。

### 六、罪犯

越来越多的人认为，罪犯也属于弱势群体。全世界范围内，患有多种复杂疾病的罪犯的人数不断增加，其中以美国最多[108]。罪犯面临着许多不利于健康的因素，包括活动水平下降、卫生条件不达标、营养状况欠佳、压力、社会孤立和暴力[109]。此外，罪犯还面临着社会公众对他们的负面看法或态度。因此，他们有着加速衰老的风险，通常在社区医院去世，而临终前仅能接受有限的缓和医疗干预。据统计，其死亡率处于历史最高水平[110]。考虑到这些因素，我们应尽可能让家属参与到罪犯的健康医疗决策，从而为这类弱势群体提供最佳的治疗、提高其生活质量并且减轻其痛苦[108-109]。

## 第九节 缓和医疗的道德压力和良心上的反对

缓和医疗专业人员在为患者及其家属提供治疗时可能会面临内部/外部冲突，进而导致道德压力。道德压力一词最初源于19世纪80年代，指个体在特定情况下被阻止实施某种他们认为在道德上是正确的行为时所产生的负面情绪[111]。虽然最初道德压力被归因于外部（或制度）的约束，但现在人们认为它与外部和内部（个人）的约束均有关[112]。道德压力的常见原因包括目睹患者的痛苦和折磨、人员不足及制度或政策上的限制[113]。持续和（或）反复出现的道德压力可能与道德身份的丧失和其他的负面反应相关[112]。道德压力在某些情况下更为常见，如延长治疗或做出EoL决定时[112]。

医师可以采取一些策略来解决或者尽量最小化道德压力，包括与道德压力相关的跨学科交流合作、允许道德压力倾诉和表达的专业支持网络的建立、关注引起道德压力的制度变革及开展教育活动来普及道德压力的影响和应对方法。此外，在道德压力发生较频繁的单位定期召开伦理委员会或提供咨询服务等方法可以有效地预防道德压力[112,114]。同时，医师还可以通过符合职业道德守则的个人实践来进一步地促进个人的身心健康[35,115]。

道德压力是一种约束感，即无法实施个人所认为的恰当的行为时所产生的感觉。道德压力出现于大众和专业上所认为的道德规范被违背时。与之不同的另一种反应类型为良心上的反对（或良心反对），指医疗工作者拒绝实施或参与与个人职业角色相关的某种行为，因为这种行为会违反他们的个人道德良知[113,116]。临床上医师可能会基于各种理由拒绝提供治疗，但是只有医师基于个人道德良知而拒绝提供治疗的情形才被称为良心上的反对。良心上的反对可以源于宗教或世俗的原则、信仰或信念[113]。缓和医疗中，心脏死亡或脑死亡患者的缓和镇静和器官捐赠可能会引起一些缓和医疗临床医师的良心上的反对[113]。然而，重要的是，良心上的反对针对的是某项活动（例如，缓和镇静），而不是某个人或某个群体（例如，具有特定背景的个体或群体）[116]。美国的州法律和联邦法律很早就提出了“道德条款”来保护医疗专业人员拒绝提供特定服务的权利。然而，由于缺乏对患者获得治疗的同等重视，这些道德条款有时被称为被过度保护的权利[117]。

## 第十节　缓和医学研究的伦理考虑

缓和医学研究中多数的伦理考虑与其他类型的临床研究相似，比如，知情同意、治疗误解和保护弱势受试者等问题[118-122]。如前文所述，对患者是否决定参与某个缓和医学研究而言，高质量的沟通至关重要。医师应充分告知患者或其代理人研究的风险和益处，并应明确研究干预（如果适用）与临床标准治疗之间是否不同及有何不同之处[118]。同时，缓和医学研究人员应确定该研究是否符合伦理要求：符合伦理的研究必须具备社会科学价值及科学有效性、公平的受试者选择、有利的风险–收益比、经过独立审查、为潜在的受试者提供知情同意并确保尊重所有潜在的和入组的受试者[121]。

（秦维 译　李璨 校对）

参考文献

# 第十九章

# 通过研究推进缓和医疗领域发展

Oreofe O. Odejide

## 第一节　概述

早在1990年，WHO就已将缓和医疗认定为一门独立的专科，但是关注恶性血液病患者的缓和医疗研究直到最近仍旧不多，关注严重血液病患者的研究更少。2016年之前发表的整合缓和医疗和肿瘤特异性治疗的随机对照试验中包含了上千名研究对象，其中恶性血液病患者只有10名[1-4]。此外，早期的回顾性分析表明，缓和医疗在恶性和严重血液病这个群体的临床应用不足，这些患者接受专科缓和医疗的概率低，临终时接受重症医疗的概率高（例如，在逝世前的最后2周进行化疗，逝世前的最后1个月入住重症监护病房，以及在住院期间死亡）[5-6]。因此，在2012年Epstein及其同事呼吁缓和医疗和血液肿瘤治疗要有效合作[7]。

在过去10年中，血液肿瘤学领域的缓和医疗研究稳步增长。单从数字上看，2023年该领域的原始研究仅一项，到2019年增加到了十多项。促成这种进步的主要原因可能是接受过血液肿瘤学和缓和医疗培训的研究者们之间的合作。合作有助于双方互相学习重要的知识理念和经验教训。缓和医疗专家可以深入地了解血液肿瘤患者的独特挑战；血液肿瘤学领域的研究者对缓和医疗也有了更多的认识、理解和接纳。美国血液学会聚集了世界各地数千名血液肿瘤学专家，而缓和医疗的教育和研究研讨会目前被列为大会的特色内容，这种情况充分体现了不同领域的专家在缓和医疗领域进行着相互交流。另一方面，针对非恶性的严重血液病患者（如镰状细胞贫血）的缓和医疗研究凤毛麟角。最近一项对镰状细胞贫血患者进行的回顾性队列研究表明，患者临终时普遍接受了较高强度的临床治疗，这突显了在这一人群中整合缓和医疗并开展相关研究的必要性[8]。

本章节将讨论血液肿瘤患者缓和医疗研究的进展，并重点介绍研究人员在该领域应用的研究方法。我们还将回顾过去10年的主要研究课题。最后，我们将重点介绍未来的研究方向，以促进该领域的持续发展并进一步减少血液学/肿瘤学与最佳缓和医疗之间的隔阂。

## 第二节　血液肿瘤缓和医疗研究的进展

随着血液肿瘤学缓和医疗研究的不断进步，研究者关注的问题也在持续演变。他们从最初询问“是什么”（血液肿瘤学缓和医疗的现状），转向探究“为什么”（缓和医疗面临障碍的根本原因），最终聚焦于“怎么办”（如何改善恶性血液病患者的缓和医疗体验）。随着研究焦点的转变，研究方法也变得日益复杂多样。早期的研究多为定性研究或基于单一中心的研究，但在过去3～4年中，多中心和全国性的研究变得更加普遍。此外，2016年首次发表了针对该人群的缓和医疗随机对照试验。本节将探讨一些有助于推动该领域发展的研究设计，包括回顾性队列研究、定性研究与混合方法研究、调查研究及随机对照试验（表19–1）。

### 一、回顾性队列研究

回顾性队列研究已被广泛应用于描述恶性血液病患者接受缓和医疗的状况[6,9-22]。回顾性队列研究有助于量化缓和医疗，例如，临终关怀的使用率以及临终期照护的强度。早期的回顾性研究通常依赖于单中心数据。例如，Hui及其同事的大型单中心回顾性研究提供了重要而详细的数据，表明血液肿瘤患者的专科缓和医疗咨询率低，而临终医疗的强度较高[6,19]。而且，本研究和其他研究具有设置了对照组的优势，并提供了能表明缓和医疗与EoL结果之间有关联性的关键数据[6,22]；然而，仍需前瞻性随机对照试验来证明因果关系。虽然单中心研究能够提供从电子病历中获取粒状数据，但它们的通用性有限。令人庆幸的是Hui及其同事的研究发现已在其他回顾性队列研究中得到重复[9,15,20]。

在过去的4年里，该领域的回顾性研究已经从基于单一中心的数据分析发展到基于大型理赔数据库的二次分析，如监测流行病学和最终结果（SEER）——医疗保险数据集[12-13,16-18]。这一进展带来了许多益处。首先，此类分析通常由具有全国代表性的大型队列组成，这提高了结果的通用性。其次，这些数据库中可用的大规模队列提供了单独研究某一种血液病（例如，淋巴瘤、白血病、

表19-1　血液 肿瘤使用的缓和医疗研究设计

| 研究类型 | 应　用 | 好处 | 挑战 |
|---|---|---|---|
| 回顾性队列研究 | （1）描述使用缓和医疗的频率和预测因素<br>（2）描述缓和医疗与临终关怀质量的关系<br>（3）描述安宁照护使用率和预测因素<br>（4）描述临终关怀期间使用的医疗保障的强度<br>（5）描述照护讨论记录目标的比率和预测因素 | （1）可以从电子病历中获取详尽的数据<br>（2）基于索赔的大数据集（如SEER-Medicare）由具有代表性的大型癌症数据集组成，提高了泛化能力<br>（3）基于大量索赔数据集，实现稳健的多变量分析 | （1）无法捕捉患者偏好<br>（2）变量仅限于数据集中已收集的变量<br>（3）因果关系难以确定 |
| 定性研究和混合研究 | （1）描述血液 肿瘤专家对缓和医疗、临终关怀和安宁照护的看法<br>（2）描述血液 肿瘤患者对生活质量的看法<br>（3）描述血液 肿瘤患者对安宁照护护理的看法 | （1）生成综合数据<br>（2）适合建立初步证据库，以指导缺乏经验数据领域的进一步研究 | （1）时间密集型<br>（2）招募症状严重且需要多次就诊的重症患者可能较为困难 |
| 调查研究 | （1）描述血液 肿瘤专家对缓和医疗方面的观点和实践<br>（2）描述血液 肿瘤专家对临终关怀相关的观点和实践<br>（3）描述血液 肿瘤学专家对临终关怀的看法 | （1）邮寄或电子调查允许覆盖大范围目标人群<br>（2）如果调查样本广泛，则普遍性较高 | （1）基于自我报告，可能并不总是与真实情况一致<br>（2）易受社会期望偏见的影响<br>（3）与其他人群相比，针对医学专家的调查回复率可能较低 |
| 随机对照试验 | （1）测试综合缓和医疗对接受HCT患者生活质量的影响<br>（2）测试综合缓和医疗对AML患者生活质量的影响 | （1）随机化原则消除了研究者选择干预组和对照组参与者时可能产生的偏差<br>（2）允许建立关于缓和医疗效果的因果关系 | （1）招募和留住志愿者可能较为困难<br>（2）通常需要大量资源 |

MDS、MM）的机会，而不是将这些异质性疾病合并为一个单一的分析类别。再次，大样本量能够让我们有机会建立稳定的多变量模型，可以描述那些对临终安养院利用或临终关怀有影响的患者和疾病相关因素。例如，大型数据库的使用表明，输血依赖性是血液肿瘤患者入住临终安养院的重要预测因素[12,16]。最后，对大型纵向数据库的二次分析能够对缓和医疗随时间的变化趋势进行深入分析[13,16,18]。

尽管使用大型数据库具有很多优势，但需要注意的是，理赔数据代表的是治疗，并不是反映照护质量的理想指标。缺乏粒状数据（如沟通模式）以及无法解释临床医师或患者的偏好也是其重要的缺陷。此外，无论是单中心还是基于理赔数据库的缓和医疗回顾性队列研究，对于死亡时间的判定都基于一个基本假设，那就是认为提供医疗照护的临床医师能意识到患者正在死亡。这种前提设定是有问题的，因为对患者死亡进行前瞻性预测的困难较大，并且一些患者在接受治愈性治疗的情况下可能发生意外死亡。为了解决这些问题，研究人员尝试仅纳入预后不良的患者，例如，复发/难治性患者，或者在分析时把在诊断后几个月内死亡的患者排除。

## 二、定性研究和混合方法研究

在分析为血液肿瘤人群提供缓和医疗的观点和态度方面，定性研究和混合方法研究一直发挥着非常重要的作用，并建立了丰富的证据基础[23-28]。早期采用这些设计的研究侧重于描述血液肿瘤学专家的观点和态度[23-24]。研究人员采用了包括小组访谈和深入访谈在内的各种数据收集方式。这些研究使人们对临床医师在初级缓和医疗、专科缓和医疗和临终关怀方面所起到的反作用有了详细的了解。此外，他们还发现了血液肿瘤学专家对缓和医疗的误解及他们对临终安养院的担忧。在过去的1年里，研究人员开始拓展定性研究工作，与血液肿瘤患者及其照护者进行了直接接触[25-26]。研究方法取得进展后，重要的研究数据也逐步呈现，比如，患者如何看待缓和医疗和临终关怀服务，他们在定义身患重病时的生活质量时会考虑哪些因素。

定性和混合方法研究具有所提供的数据丰富且全面的优势。鉴于许多血液肿瘤学的缓和医疗主题在数年前基本上完全缺乏经验数据，在过渡到定量研究之前，这些研究是建立初步证据基础的理想选择。想着手做这些研究的研究人员必须注意到此类研究通常非常耗时，尤其是在数据收集和分析方面。此外，招募身体虚弱、需要多次就诊的血液肿瘤患者参加访谈或小组访谈也具有挑战性。例如，在一项对预期寿命为6个月或更短的血液肿瘤患者的小组访谈研究中，大部分最初同意参与研究的患者后期由于病情过重而无法参与[25]。采用灵活的数据收集模式（电话沟通和面对面沟通）或将线下的访谈安排在预约面诊的当天，可以最大限度地减少旅途往返的时间负担，可能有助于解决患者招募困难的问题。

### 三、调查研究

调查研究对于理解血液肿瘤学专家在缓和医疗和临终关怀方面的观点和实践是不可或缺的[29-35]。事实上，很多关于血液肿瘤学专家看法的经验性证据在很大程度上来自调查研究，例如，他们在照护目标讨论和临终关怀转诊方面的实践，以及他们对缓和医疗、临终关怀和临终生活质量评估方面的认识。对血液肿瘤学专家进行调查的研究人员既从单中心抽样，也从全国性专业组织（如美国血液学会和美国移植与细胞治疗学会）抽样。由于样本包含了具有不同特征的参与者，因此调查研究具有广泛的通用性。

要成功开展或解释此类研究，就非常有必要了解调查研究面临的挑战。首先，调查研究基于自我报告，但自我报告里的做法与实际做法可能并不一致。其次，社会期望偏差可能导致受访者高估他们在照护目标讨论等实践中的参与率（参与者会选择一种他们认为社会上更认可的回复）。另一个挑战是在对医学专家的调查中如何获得高回复率。事实上，医学专家的回复率估计比非医师群体低14%[36]。有一些方法可以提高全国医学专家调查回复率，包括创建简短的调查、在调查管理中增加激励措施（而不是在调查完）、发送纸质调查（而不是网络或电子邮件）及对医学专家的电话随访[36]。

### 四、随机对照试验

尽管随机对照试验会提供最强有力的证据，但在血液肿瘤学领域中很少有缓和医疗研究采用这种设计。关于这个人群的随机对照研究仅有一项，该研究包含了160例接受自体或异体HCT住院的患者队列，研究对比了整合缓和医疗与常规治疗之间的效果[37-38]。该研究证实，整合缓和医疗后这一患者群体的生活质量和情绪得到改善，这种改善既具有统计学意义，也具有临床意义。需要更多的随机对照试验来进一步丰富血液恶性肿瘤缓和医疗的证据基础。然而，为了设计严密且可行的研究，必须仔细考虑可能的挑战。例如，对缓和医疗试验来说，招募并留住受试者可能特别困难。这一挑战可能来自临床医师或照护者，他们会因为担心参与研究增加的较重负担或者会引起患者沮丧，从而阻碍患者入组（把关）。请相关人员（如血液肿瘤学专家、血液科护士）早期参与研究有助于获得支持，这是招募成功的关键[39]。入组标准避免过于严格也很重要，因为这会阻碍招募并限制研究结果的推广。

## 第三节　血液肿瘤中的缓和医疗研究主题

过去10年，缓和医疗研究出现了4个主题：①恶性血液病患者的缓和医疗需求；②恶性血液病患者的缓和医疗措施；③实现最佳缓和医疗的障碍；④恶性血液病患者的缓和医疗模式。下面详细讨论每个主题。

### 主题1：恶性血液病患者的缓和医疗需求

血液肿瘤患者在其疾病发展过程中会经历很重的身体和心理症状负担，对其整体生活质量产生负面影响[40-44]。身体症状包括但不限于疲劳、呼吸困难、嗜睡、睡眠困难、谵妄、食欲缺乏、厌食和疼痛。多项研究表明，疲劳是血液肿瘤患者最常见的身体症状[40-42]。例如，在一项单机构研究中，180例处于不同疾病阶段（诊断、治疗、缓解、复发）的癌症患者中，69%的患者报告了疲劳[40]。此外，在一项多中心研究中，51%的恶性血液病患者报告了具有显著临床意义的疲劳[41]。随着患者临近死亡，疲劳的严重程度也会升级[42]。

恶性血液病患者也面临沉重的心理负担。超过75%的患者有紧张、易怒、悲伤或焦虑等心理症状[40]。这种心理疾病的发病率在治疗过程中往往会升高。例如，在一项对90例因HCT住院的恶性血液病患者进行的纵向研究中，入组时符合重度抑郁症或其他抑郁综合征诊断标准的患者只有8%，移植后第8天增加了4倍多，达到了37%[43]。此外，HCT患者的生活质量急剧下降，同时其照护者的生活质量也下降[43]。不幸的是，受影响的患者更有可能在移植后6个月时仍然被抑郁症和创伤后应激障碍困扰[45]，这说明移植住院早期的心理症状和生活质量下降有长期影响。

就一般症状负担而言，恶性血液病患者在很大程度上与实体恶性肿瘤患者类似，但是一些数据表明，恶性血液病患者的疲劳、谵妄和嗜睡患病率更高，严重程度也更重[10,41,44]。在一项针对1235例癌症患者的多中心研究中，恶性血液病患者的疲劳率（51% *vs.* 42%；$P$=0.03）高于实体瘤患者，且具有统计学显著性和临床意义；在多因素模型中，嗜睡的发生风险显著高于实体瘤患者。据推测，恶性血液病患者发生疾病和治疗相关性贫血的概率较高，可能是导致疲劳和嗜睡发生率增加的原因。此外，在登记使用临终安养院时，恶性血液病患者的功能状况明显要比其他癌症患者差[10]。去条件化（译者注：医学术语，常表示因卧床、失重或失用等原因引起体能和器官功能下降的状态）是产生疲劳的一个已知危险因素[46]。

总之，恶性血液病患者的症状多种多样，而且比较严重，这就要求我们要重视患者在整个疾病过程中对最佳缓和医疗的迫切需要。

### 主题 2：恶性血液病患者的缓和医疗措施

尽管恶性血液病患者迫切需要缓和医疗，但有几项研究表明，这个人群的缓和医疗和临终安养院的使用率较低[6,9-12,16-17,19,47]。死于血液恶性肿瘤患者的缓和医疗咨询率在16%～33%[6,9,19]。除了缓和医疗咨询率低，患者寻求咨询时通常已处于疾病晚期，从咨询到死亡的中位时间只有7～12天，这让情况更加不容乐观[6,9]。这种缓和医疗咨询率低、咨询偏晚的情况让患者不容易体验到由此带来的生活质量和情绪的改善，而且也减少了患者为EoL做好合适准备的机会，而这些问题在缓和医疗早期介入时可能更容易解决[2-3]。

专科缓和医疗参与度低和参与时间晚的现状在临终安养院的使用方面也有体现。基于单中心和大样本理赔数据的研究一再表明，恶性血液病患者的临终安养院的使用率在所有肿瘤患者中是最低的[5,9,17,47]。在一项包括209例死于恶性血液病患者的回顾性队列研究中，只有25%的患者进入了临终安养院[47]。此外，相当一部分参与者在生命的最后3天才入住，因此并没有从中获益[5,10-11]。例如，有一项大型研究纳入了12家美国临终安养院共64 264例初诊为癌症的患者，与恶性实体瘤患者相比，恶性血液病患者在生命的最后3天才入住临终安养院的比例高出52%[11]。尽管最近的研究表明恶性血液病患者的临终安养院使用率呈上升趋势[12-13,16-18]，但晚期登记率也显著上升[13,16-17]。

与恶性血液病患者较低的缓和医疗和临终关怀率相反的是，这类个体在接近生命末期时接受重症监护治疗的发生率很高。与实体恶性肿瘤患者相比，血液肿瘤患者更有可能在生命的最后2周接受化疗，在死亡前的1个月入住重症监护病房，并于院内死亡[5-6]。在816名癌症死者的队列中，恶性血液病患者在生命的最后1个月入住ICU的比例（39% *vs.* 8%，$P<0.001$）或住院死亡的比例（47% *vs.* 16%，$P<001$）超过了实体恶性肿瘤患者的2倍[6]。此外，一项基于大规模人群的研究显示，在1999—2012年死于AML的老年人群体中，临近死亡时接受化疗和进入ICU的人数呈显著上升趋势[13]。通常认为如此高的重症医疗使用率反映出临终关怀照护并不理想。发现缓和医疗和临终安养院使用不足和重症医疗利用率较高的这些研究为继续调查奠定了基础，有助于确定并克服在为血液肿瘤患者提供缓和医疗道路上的障碍。

## 主题3：实现最佳缓和医疗的障碍

已有资料显示恶性血液病患者对缓和医疗有迫切需求，但接受缓和医疗和临终关怀的比例却很低，因此，识别阻碍最佳缓和医疗的因素就显得十分重要。多项研究表明，缓和医疗面临的障碍是多方面的，涉及从早期缓和医疗到安宁疗护和临终关怀的整个缓和医疗领域。这些障碍可分为四大类：①疾病来源；②患者来源；③临床医师来源；④体制机制来源（表19-2）。

表19-2　恶性血液病患者最佳缓和医疗的障碍

| 疾病因素 |
|---|
| （1）预后的高不确定性 |
| （2）不可预知的病程 |
| （3）需要输血支持的细胞减少症 |
| **患者因素** |
| （1）对预后的误解 |
| （2）对缓和医疗的误解 |
| （3）认为安宁照护无法满足患者需求的观点 |
| **临床医师因素** |
| （1）对缓和医疗的误解 |
| （2）不合时宜的照护目标讨论 |
| （3）认为安宁照护无法满足患者需求的观点 |
| **系统因素** |
| （1）缺乏普遍标准化的缓和医疗培训 |
| （2）缓和医疗专业人员不够满足需要 |
| （3）安宁照护缺乏输血条件 |

### （一）源于疾病的障碍

血液恶性肿瘤是一组具有不同特征的异质性疾病，这种异质性是导致缓和医疗和临终关怀参与率低的原因之一。血液恶性肿瘤的一个显著特征是预后的不确定性要比实体恶性肿瘤高。对大多数实体恶性肿瘤来说，分期达Ⅳ期是不可治愈的同义词，但许多血液恶性肿瘤（如侵袭性淋巴瘤）却与此不同，即使在晚期也可能被治愈。更重要的是，复发/难治性疾病患者仍有可能通过HCT或其他新型疗法治愈，如嵌合抗原受体T细胞疗法[48-49]。另一方面，无法治愈的血液恶性肿瘤，如滤泡性淋巴瘤或骨髓瘤，可以接受多种治疗手段，患者的缓解期可能长达几年。在预后具有高度不确定性的情况下，如果仅依靠基于预后的启动因素来确定专科缓和医疗介入的时间，则往往会导致转诊延迟或不转诊。事实上，在纳入英国20名缓和医疗专家的一项定性研究中，参与者认为缓和医疗的最大障碍是血液恶性肿瘤的预后具有不可预测性[28]。预后的高度不确定性也导致了向临终安养院转诊延迟和偏向临终关怀，有超过50%的血液肿瘤学专家认为这是高质量临终关怀的障碍[23,30]。

血液恶性肿瘤引起的死亡通常发生迅速，尤其是侵袭性疾病（如急性白血病、侵袭性淋巴瘤），这也导致这一人群难以及时接受缓和医疗[23,27-28]。许多血液肿瘤学专家小组访谈报告称，虽然有时候一些方式能提前数月预测某些实体恶性肿瘤患者的死亡，但往往不适用于血液肿瘤。参与者描述了急性白血病患者的情况，许多患者被认为已经治愈，但复发后迅速恶化，并在几天到几周内死亡[23]。这种濒死期的快速恶化使得向安宁照护过渡的时间非常受限，并可能使及时使用临终安养院的患者比例降低。

恶性血液病患者血细胞数容易偏低，常需要输血支持，这是及时实施安宁照护的另一个重要的障碍。恶性血液病患者通常出现与治疗相关的贫血和血小板减少，因此出现呼吸困难、疲劳和出血。尽管红细胞和血小板输注可能有助于缓解这些症状，但许多患者无法在临终安养院获得这些救治，因此导致患者不去临终安养院登记或较晚的时间才进行登记[12,16,18]。

### （二）源于患者的障碍

影响最佳缓和医疗患者来源的关键因素包括他们对治疗结果的期望及对专业缓和医疗和临终关怀设施的看法。通常，恶性血液病患者对治疗结果持有过于乐观的态度。例如，在一项针对老年AML患者的研究中，90%的患者表示他们相信疾病有“一定的可能性”或“很可能”被治愈，相比之下，只有31%的血液 肿瘤学专家认同这种乐观预期[50]。患者和血液，肿瘤学专家对预后的判断并不一致，这种情况在其他类型的血液恶性肿瘤中也存在，并被认为是一个需要解决的问题[51-52]。对预后的误判可能会影响患者对缓和医疗和临终关怀的选择，并可能导致缓和医疗参与率降低和濒死时医疗资源利用率升高。

尽管在缓和医疗方面直接评估血液肿瘤患者的研究很少，但血液肿瘤学专家的调查研究表明，一些患者可能对临终安养院存在误解[34-35]。例如，在一项针对HCT医师的调查中，近2/3的受访者表示，他们觉得如果建议转诊缓和医疗，患者会认为他们对疾病无能为力。此外，82%的移植医师报告说，当癌症患者听到“缓和医疗”这个词时，他们会感到害怕[35]。这些发现表明，缓和医疗可能与临终关怀混为一谈，导致人们不愿意接受缓和医疗服务。

在家中接受临终关怀照护并死去通常被看作“好死”；然而，最近的数据表明，超过1/4的恶性血液病患者可能更接受在医院死亡[53]。恶性血液病患者，特别是急性白血病患者，大部分治疗是在医院进行的，在接受全天候支持的同时也与血液科团队建立了牢固的关系。这种医院照护给予的安慰，加上认为临终安养院的条件和水平可能无法达到所需，这可能导致临终安养院的使用率偏低。在一个由死于恶性血液病患者的亲属组成的焦点小组（译者注：也称小组访谈，是社会科学研究中常用的质性研究方法）中，许多人认为在医院死亡是合适的，也是可接受的，因为有专业的照护，症状可以得到缓解，以及在熟悉的环境中与他们认识且信任的人在一起更有安全感[26]。

### （三）源于临床医师的障碍

通常，血液肿瘤学专家负责启动缓和医疗转诊，因此他们对缓和医疗的态度对于恶性血液病患者能否接受到最佳的缓和医疗至关重要。定性研究和基于调查的研究已经表明血液肿瘤学专家对缓和医疗存在严重误解[24,32,34-35]。在一项多中心混合方法研究中，大多数血液肿瘤学专家认为持续的癌症针对性治疗与缓和医疗是矛盾的。此外，与实体瘤专家相比，他们更有可能将缓和医疗视为临终关怀的同义词（61% *vs.* 16%，$P<0.001$）[24]。对血液学专家和移植临床医师的调查研究也证实了这些发现，超过50%的人认为“缓和医疗”一词与“安宁照护和临终关怀”同义[34-35]。将缓和医疗与临终关怀等同起来，大大降低了血液肿瘤学专家将患者及时转诊至专业缓和医疗的动力。

对照护目标进行讨论的做法引起了血液肿瘤学专家的担忧，这种状况也显著影响了癌症患者的照护质量。根据一项针对血液肿瘤学专家的调查报告，临床医师最常遇到的障碍是他们担心讨论照护目标可能会让患者丧失希望（71.3%）[30]。与实体瘤专家相比，血液肿瘤学专家在患者的疾病进展时更有可能感到失败，而且在讨论死亡时更会感觉不舒服[32]。对患者失去希望、自我失败感和不适感的顾虑，妨碍了血液学专家及时参与讨论照护目标。实际上，超过半数的血液肿瘤学专家反映，关于照护目标的讨论往往“为时已晚”。

临床医师对于安养院所提供的临终关怀服务是否能满足患者需求持有保留态度，这种观点同样会影响他们推荐或转诊患者的行为。在一次由20名血液肿瘤学专家参与的焦点小组讨论中，大多数成员承认了安宁照护的重要性；然而，也有相当一部分人认为现行的安宁照护模式无法实施输血治疗，因此无法满足血液肿瘤患者的具体需求[23]。对349例血液肿瘤学专家的调查也得出了类似的结论。尽管超过90%的人同意，甚至强烈同意安宁照护对患者有帮助，但46%的人认为家庭安宁照护不足以满足患者的需求[31]。对安宁照护是否能满足该患者群体需求的顾虑，可能使得血液学专家们在讨论安宁照护时感到犹豫，或者仅在患者临终前才开始进行此类对话[15,29]。

### （四）源于体制和机制的障碍

当前的医疗体系中存在若干关键因素，这些因素阻碍了血液肿瘤学专家在提供初级缓和医疗、专科缓和医疗以及安养院服务方面的能力。主要障碍之一是缺乏统一和标准化的缓和医疗能力培训体系。不足一半的血液肿瘤学培训人员完成了缓和医疗的轮岗培训，而且仅有约1/4的受训者认为自己接受了足够的培训，能够适时地转向安宁照护或开展家庭会议[54-55]。大多数血液肿瘤学专家还报告说，他们是通过临床实践中的反复试验才学会了如何提供临终关怀[23]，只有19%～30%的受训者报告自己接受了正式的缓和医疗服务轮转[23,35]。此外，超过50%的血液肿瘤学专家说照护目标讨论的一个障碍是“不知道该说什么”[30]。初级缓和医疗相关培训和缓和医疗技能有限，这降低了提供高质量初级缓和医疗的可能性，并降低了转入专科缓和医疗的可能性[33,35]。

尽管在过去10年中，专业缓和医疗项目有所增长，但仍有相当多的医院没有开展任何缓和医疗服务。在最近对美国医院的一项调查中，拥有50张以上床位的医院中近1/3没有提供任何缓和医疗服务[56]。这种短缺限制了许多恶性血液病患者获得专业缓和医疗服务的机会。对在农村或社区接受治疗的血液肿瘤患者来说，这一障碍尤其严重，因为专业缓和医疗服务在这些地区的普及率更低。

最近的研究表明，使用临终安养院的一个重大障碍是临终关怀机构中输血机会有限[12-13,16,18,31]。虽然输血可以缓解呼吸困难、疲劳和出血，但由于报销限制，大多数临终关怀机构不提供这项服务。这一障碍影响了临终安养院的使用和住院时间。在一项针对死于MDS的老年人的大型SEER-Medicare研究中，输血依赖患者进入临终安养院的可能性明显降低[12]。另一项白血病死亡者的研究表明，输血依赖患者在临终安养院住院的时间明显短于非输血依赖者，前者住院中位时间为6天，后者为11天[16]。此外，在退出临终安养院的白血病死者中，大多数（62%）都是为了接受输血而退出的[13]。这些研究综合表明，输血机会对安养院的入住、逗留时间以及退出各环节都有影响。

**主题 4：恶性血液病患者的缓和医疗模式**

尽管血液肿瘤患者的缓和医疗面临多重挑战，但数据显示，优化这一人群的缓和医疗是可行的，并具有显著的益处[37-38,57-61]。已发表的数据介绍了两种主要的专业缓和医疗模式（咨询与综合），这两种模式可用于多种场景（住院患者与门诊患者）。在一项针对计划接受异基因HCT患者的移植前缓和医疗门诊咨询研究中，69%的患者参与了该研究，82%的参与者表示他们对早期缓和医疗非常满意[57]。另一项研究分析了作为质量改进项目而在HCT病区建立的住院患者缓和医疗咨询模式，结果显示临终关怀转诊率从项目实施前的5%大幅增加到项目期间的41%。这些研究说明了缓和医疗咨询模式具有可行性并能产生益处。

将舒缓医疗与血液病治疗相结合，已成为一种成功的医疗模式。例如，在某综合癌症治疗中心，缓和医疗专科与血液科携手建立了门诊舒缓医疗诊所。接受联合照护的MM患者，其疼痛感显著减轻，生理和心理状况也得到了显著改善[59]。值得注意的是，舒缓医疗诊所是物理性地嵌入到血液科门诊中的，这促进了无缝连接模式的实现。此外，一项针对接受HCT患者的随机对照试验，也证实了综合舒缓医疗模式的有效性[37]。研究参与者被随机分配接受住院综合缓和医疗（每周2次就诊）或标准移植治疗。与接受常规移植治疗的患者相比，增加缓和医疗的患者在移植后2周的生活质量、症状负担和情绪症状显著改善[37]。尽管干预措施仅限于移植住院的早期阶段，但相较于接受标准治疗的患者群体，在6个月的随访期间，他们的抑郁症状和创伤后应激障碍症状持续得到改善[38]。这些发现证明综合缓和医疗可让癌症患者获益，这种益处具有临床意义和持久性。

## 第四节　未来发展方向

尽管在恶性血液病患者的缓和医疗研究方面取得了显著进展，但该领域仍有巨大的发展潜力。目前，大多数基于血液肿瘤学的缓和医疗证据揭示了未得到满足的缓和医疗需求及为这一特殊人群提供最佳照护所面临的障碍。为了推动该领域进入下一步发展阶段，迫切需要开展设计周密的干预性研究，以优化缓和医疗的实施。我们特别需要研究从初级缓和医疗到临终关怀的全过程缓和医疗（图19–1，文后彩图19–1）。

我们需要研究促进血液肿瘤学专家更好实施预后及照护目标讨论的缓和医疗干预措施。现有数据显示，血液肿瘤学专家及时参与照护目标讨论的比率很低，而且往往在疾病晚期才参与，从第一次有记录的讨论到死亡之间的中位数只有15天[15]。同时，第一次照护目标讨论有血液肿瘤学专家参与的话（而非其他临床医师），可以显著提高血液肿瘤患者及时使用安养院的比率，并降低临终时癌症导向的重症监护比例[15]。这表明非常有必要让血液肿瘤学专家参与照护目标干预。在发展缓和医疗干预措施时，有两点需要考虑，即在干预早期阶段就要

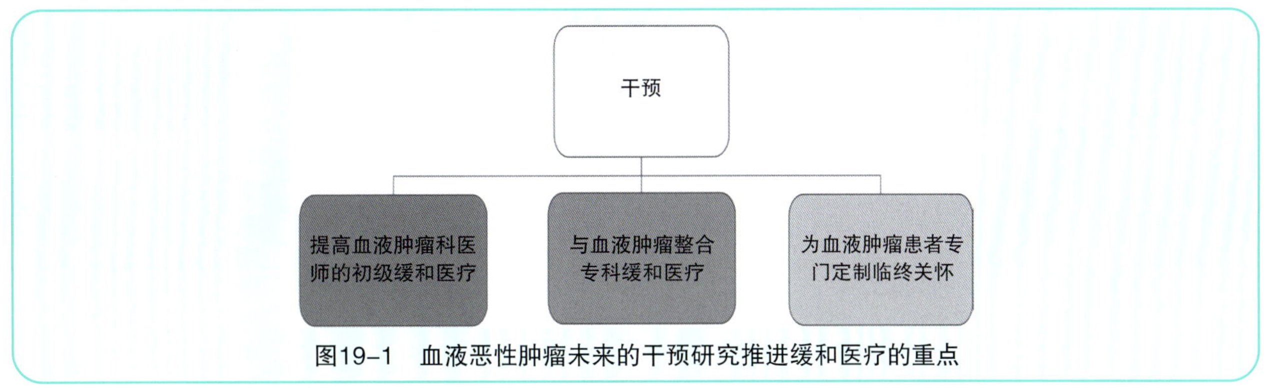

图19-1 血液恶性肿瘤未来的干预研究推进缓和医疗的重点

血液肿瘤学专家参与，也要把应对高度不确定性的策略纳入干预措施。

对推进该领域的发展而言，非常关键的是设计严谨的随机对照试验来检验各种专科缓和医疗模式。该领域唯一发表的关于专科缓和医疗的随机对照试验选择的是接受自体或同种异体HCT的患者。在此基础上，我们需要恶性血液病患者在除移植以外的其他时间点参与到缓和医疗的研究中来。整合专科缓和医疗干预措施的理想时间可能因疾病而异。初诊时就开始专科缓和医疗的模式可能让AML等疾病负担和死亡率高的疾病患者获益最大。另一方面，这种策略不太可能适用于滤泡淋巴瘤等惰性疾病，因为这些患者的症状负担和死亡率较低，可能多年不需要癌症特异性治疗。对于这种惰性疾病，在高危人群（如早期疾病进展、难治性疾病）中检验专业缓和医疗干预措施可能更合适。此外，为了扩大获得缓和医疗的机会并减轻交通负担，对实施缓和医疗的不同方式（如远程医疗）进行研究是另一个关键领域。最后，鉴于血液肿瘤具有很大的异质性和预后不确定性，寻找整合专业缓和医疗的启动时机（不仅仅是基于预后的）对干预研究来说至关重要。

推进血液肿瘤缓和医疗的另一个关键方面是研究提高临终安养院使用的干预措施。虽然有效的初级和专科缓和医疗干预措施可能会增强血液肿瘤患者对临终安养院的使用，但它们并不能解决许多临终关怀机构缺乏输血通道的困难。因此，我们需要那些积极吸引临终关怀组织和捐助人参与的干预性研究，以检验临终关怀的提供模式和创新的支付模式，使患者在临终安养院能够获得对症输血治疗。

在过去10年里，血液肿瘤学领域的缓和医疗研究获得蓬勃发展；然而在新的10年里，这个领域的研究会有更大的增长潜力。多项随机对照试验正在美国和欧洲招募参与者以检验各种专科缓和医疗的整合模式（NCT03743480、NCT03800095、NCT03641378）。大型血液学协会的领导者强调了进行最佳缓和医疗研究及以此为目标参与研究的必要性[35,51,57]。随着研究的进展，我们希望看到“缓和医疗和血液肿瘤学之间合作的希望”得到充分实现。

（刘薇 译 付斌 校对）

参考文献

# 第四部分

## 血液恶性肿瘤和严重血液病缓和医疗中的特殊人群

# 第二十章

# 针对特殊人群的缓和医疗：儿童

Danielle Faye Jonas，Angela Steineck，Joshua A. Johnson，Mallory Fossa，Julienne Brackett，Erica Carmen Kaye，Deena R. Levine

儿科学治疗领域广泛，涵盖了从新生儿期至成年早期的各种病理生理学问题。在儿科实践中提供缓和医疗服务，要求充满活力、富有创造力并具备坚韧不拔的精神，以确保针对不同年龄、不同发育阶段及不同疾病进程的患儿，都能实现医疗优化的目标。对于那些在儿童时期就被诊断出共病，尤其是发育迟缓的个体，他们往往会在儿科中心持续接受治疗，直至成年早期[1]。鉴于许多严重儿科疾病的预后存在不确定性，儿童患者通常需要由专业的缓和医疗团队进行长期随访，这一特点将儿科缓和医疗与成人缓和医疗明显区分开来。

值得注意的是，儿童血液恶性肿瘤占所有癌症的1/3以上，其中许多患者的病情相当危重，因此亟须加强干预和支持措施[2-3]。青少年和年轻的成年人（AYAs）的血液恶性肿瘤在基础生物学上与儿童肿瘤更为相近，而与老年患者的肿瘤差异较大；因此，年轻的成年人通常会被转诊至儿科中心进行评估和治疗。即使疾病复发，这些年轻的成年患者也往往选择在最初接受治疗的儿科中心继续接受治疗，而不是转移到成人治疗中心，特别是在预期预后不佳的情况下，保持治疗的连续性显得尤为重要。

儿科血液与癌症团队还为大量良性血液病患者提供治疗服务。儿童时期出现的严重乃至危及生命的良性血液病，通常需要密切的慢性病管理，这包括镰状细胞病、地中海贫血、骨髓衰竭综合征、血友病以及其他出血和凝血障碍。尽管这些疾病被归类为“良性”，但它们及其治疗过程可能导致显著的症状和增加死亡风险。因此，缓和医疗和其他支持服务是提供最佳的、以患者和家庭为中心的整体医疗服务的重要组成部分。更具体地说，在镰状细胞病等疾病中，症状的严重程度往往会波动，此时缓和医疗服务可能发挥重要作用。对于具有进展或复发趋势的疾病，如血友病或骨髓衰竭疾病，通常需要加大治疗强度，并且预后具有更大的不确定性，因此需要更密切的缓和医疗参与。鉴于许多严重良性血液病的不可预测性，应考虑早期整合缓和医疗服务，为患者和家庭提供额外的支持，以帮助他们应对紧张和不确定的疾病过程[4]。

将缓和医疗整合到患有血液恶性肿瘤和严重血液病的儿童管理中，需要跨学科的方法作为标准实践[5-6]。优化患有恶性肿瘤和严重非恶性血液病的儿童的福祉，需要多方面的医疗：疼痛和其他症状的评估与管理、心理困扰的缓解、照护者和兄弟姐妹的支持、社会文化和财务问题的应对、精神痛苦的抚慰。总之，儿科缓和医疗整合的主要目标是提供全面的支持和减少患者的痛苦[7]。跨学科临床医师的合作努力对于满足每个患者和家庭独特的身体、心理和社会精神需求至关重要[5]。重要的利益相关者包括但不限于初级医疗团队、专业的儿科缓和医疗临床医师、心理–社会支持服务（如心理学、社会工作、牧师）及联合卫生专业人员（如物理和职业治疗师、儿童生活治疗师、艺术和音乐治疗师、疼痛专科医师）[8-9]。

在儿科缓和医疗与血液病的交汇领域，实现专业缓和医疗服务的理想时机依然是一个动态变化的目标[10-11]。部分血液恶性肿瘤和严重的良性血液病可能展现出“良好”的预后，这往往导致初级临床医师不愿让缓和医疗专家介入。然而，在免疫疗法、分子靶向疗法及基因疗法日新月异的当下，预后的判断变得越发复杂且具有挑战性[12]。尽管如此，面对预后不确定性和疾病负担沉重的情况，早期将儿科缓和医疗服务融入儿科癌症治疗之中，能够显著帮助患者及其家庭应对压力重重且错综复杂的决策过程，这一点不容忽视[13]。某些关键转折点，如疾病复发或难治性迹象的出现，自然地为引入专业缓和医疗团队提供了契机[11,14]。

或许在儿科领域，缓和医疗与严重血液病最为独特的交汇点，在于其对患者—父母—临床医师这一“三位一体”医疗模式的关注。以家庭为中心的医疗模式强调患者及其家庭作为医疗团队的合作伙伴积极参与治疗过程，并在医疗决策中充分尊重他们的意愿和文化价值观[15-16]。致力于实现以家庭为中心的医疗，被视为儿科医学与缓和医疗实践的核心要义[6,16-17]。在决策过程中平衡患者与照护者的意见，需要基于对患者发育状况、患者–家庭关系、社会文化因素及与临床医师配合程度的全面评估。缓和医疗的介入，能够帮助青少年及年轻的成年人（AYAs）患者发出自己的声音，或者依据个人主义和文化偏好，使父母或照护者能够接收信息并做出决策[18-19]。缓和医疗专家还能协助基层医疗团队，探索特定患者及其家庭对于沟通和决策支持的独特偏好[20]。

## 第一节　缓和医疗整合的模式

对罹患严重疾病的儿童患者而言，缓和医疗的整合应当在治疗过程中尽早启动。初级缓和医疗的核心要素，包括全面的症状评估与管理、开放的沟通机制及以优化生活质量为目标导向的照护，均可由初级治疗临床医师来提供。而二级亚专科缓和医疗服务，则能进一步惠及众多患者及其家庭，尤其是那些面临复杂或难治性症状、心理-社会层面的复杂问题及高危疾病状况的患者和家庭。尽管儿科血液肿瘤临床医师时常对引入缓和医疗服务持有顾虑，但患者及其家庭却表示，他们自诊断之初便愿意接受缓和医疗的整合服务[21]。缓和医疗的整合模式涵盖了初级团队根据需要的咨询、触发式咨询及普及化的缓和医疗咨询。此外，还存在一种后期整合模式的子集，它采用分级提供服务的方法，旨在最大限度地利用资源，并为患者提供最佳的个性化照护[22]。

图20-1展示了针对儿童HCT患者的多种缓和医疗整合模式[22]。鉴于许多患有血液恶性肿瘤和严重血液病的儿童患者可能会考虑或接受HCT及（或）细胞疗法，所提出的缓和医疗整合模式有望为这一患者群体带来显著的益处。同理，通过为每个诊所和患者的特定需求量身定制时间点、触发因素以及干预措施，将这些模式应用于其他严重疾病患儿的医疗环境，同样有望取得成功[23]。

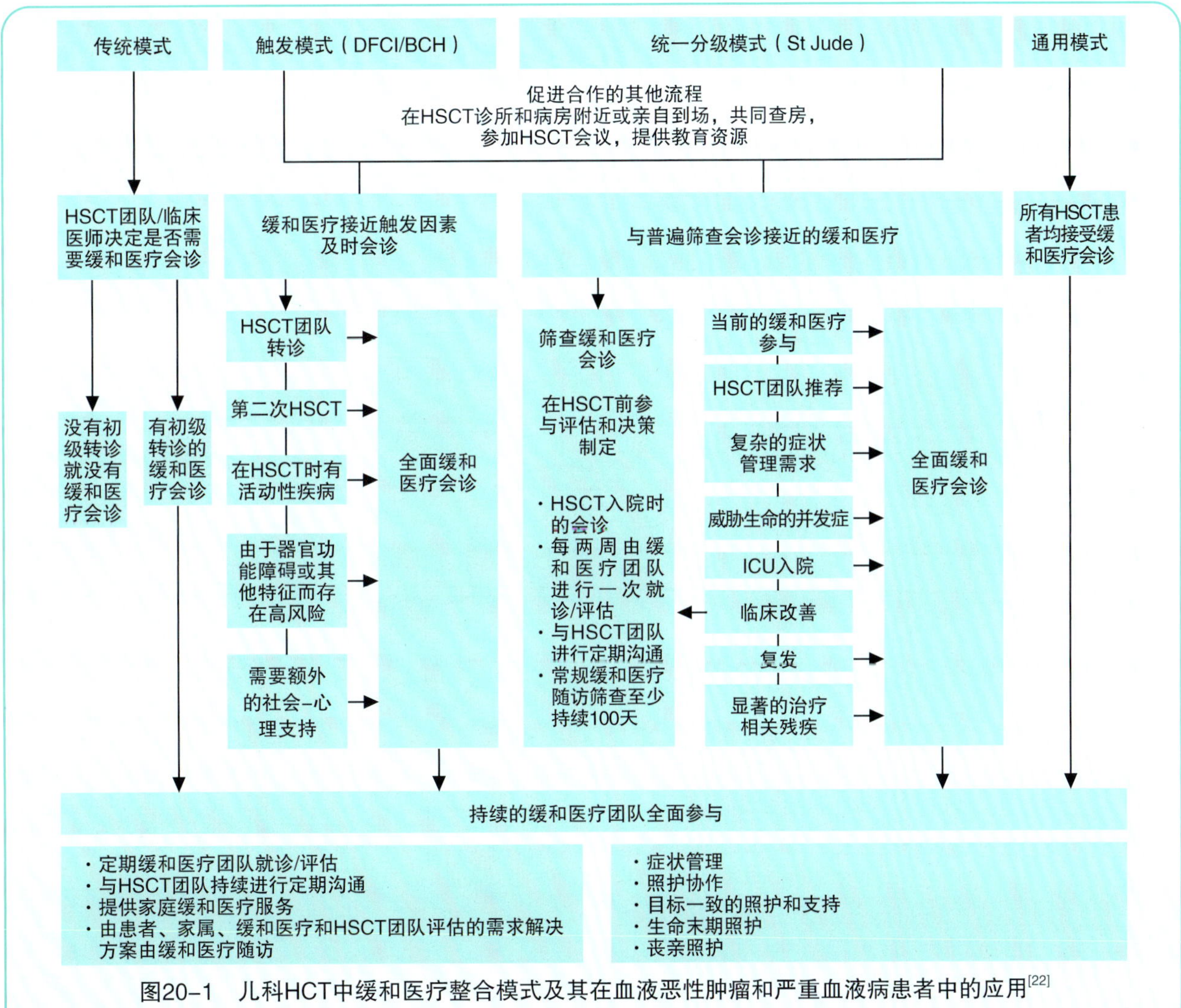


图20-1　儿科HCT中缓和医疗整合模式及其在血液恶性肿瘤和严重血液病患者中的应用[22]

[引自：Levine D et al. J Oncol Pract 13（9），2017:569－577.经许可转载。©2017 American Society of Clinical Oncology. 保留所有权利]

多学科协作是确保儿童患者获得全面医疗服务的核心所在，这一协作机制涵盖了初级医疗团队、缓和医疗团队、儿童生活专家、社会工作者、精神护理专家以及其他相关领域的专业人员[24]（图20-2，文后彩图20-2）。为了维持门诊、住院及家庭环境之间的连续性，医疗协作必须跨越多个场景，这一点至关重要[24]。家庭临终关怀计划不仅能为社区中的儿童患者提供基础服务，还能确保患者接受针对并发症的相关治疗[25]。然而，在多学科团队协作的背景下，角色和责任的混淆可能成为实现最佳医疗服务的障碍。为此，跨学科团队会议显得尤为重要，它应邀请尽可能多的具有代表性的临床医师参与，以促进清晰有效的沟通、明确各自的角色并描述具体任务。针对儿科血液学和肿瘤患者，家庭环境中医疗服务的常见挑战之一是血液制品输注的可用性和可及性。为了克服这一挑战，我们可以将创新性的照护协作模式与并行照护规定相结合，从而最大限度地利用和支持家庭资源，同时确保患者能够获得必要的补充服务。

## 第二节 症状管理

患有血液恶性肿瘤和其他严重血液疾病的儿童，在其疾病过程中可能会经历显著的症状负担。遗憾的是，尽管他们面临高痛苦风险，但在疾病早期却未能定期接受专门的缓和医疗服务[26-27]。即便在生命终末期症状负担极重的情况下，儿童血液恶性肿瘤患者也未能持续获得临终关怀或舒适照护[26,28-31]。对这一患者群体而言，症状管理尤为重要；然而，儿童患者的症状负担越重，其痛苦程度越高，QoL也就越差[32-33]。此外，父母在孩子生命终末期察觉到其承受更大的痛苦，也会增加他们的焦虑情绪，进而导致QoL下降，这进一步凸显了优化症状管理的紧迫性[34-37]。因此，将专门的缓和医疗服务早期整合进儿童血液肿瘤综合家庭中心照护中，成为缓解患者症状的重要策略[5]。

患有严重血液病的儿童，其常见症状与成人颇为相似，涵盖了疼痛、呼吸困难、恶心、呕吐、腹

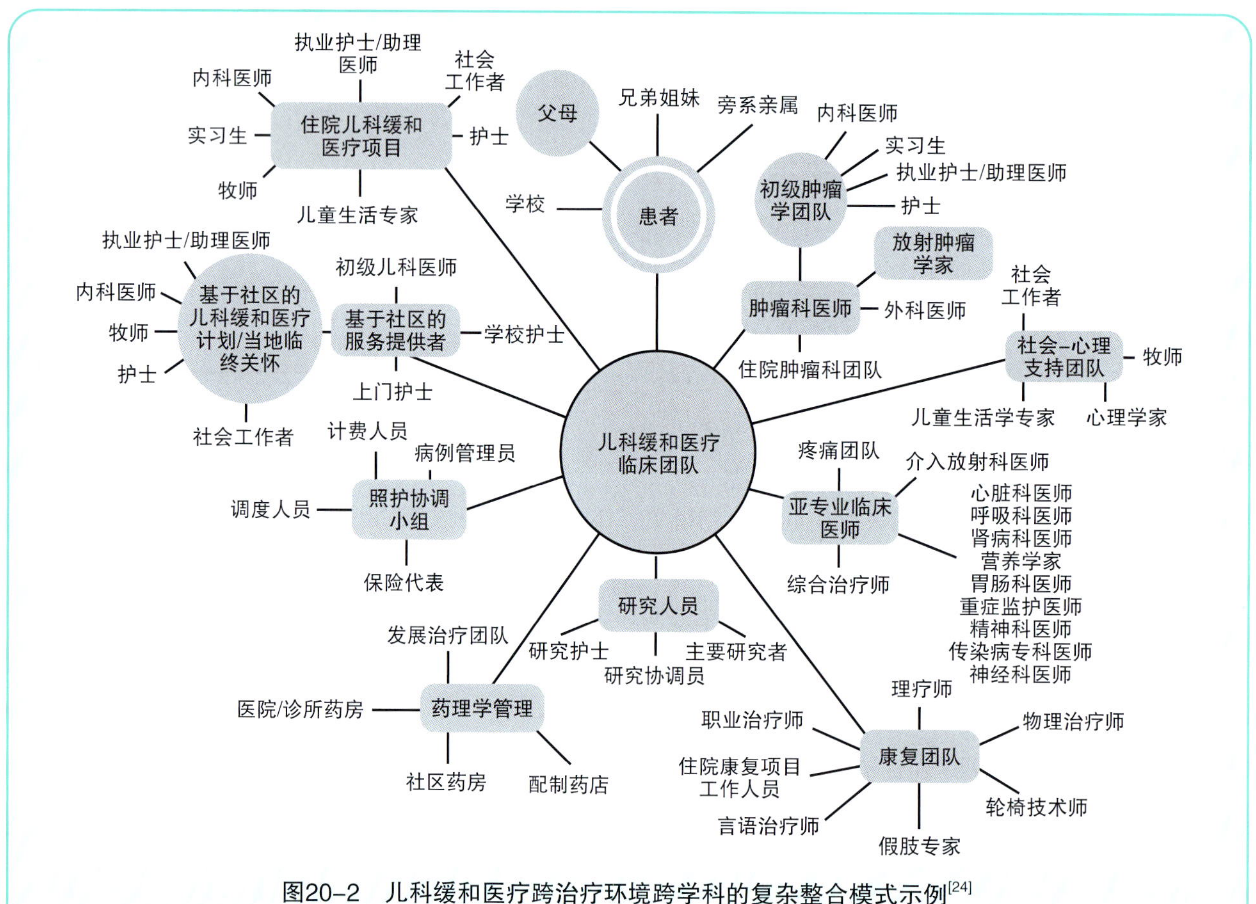


图20-2 儿科缓和医疗跨治疗环境跨学科的复杂整合模式示例[24]

[引自：Brock et al. JCO Oncol Pract 15（9），2019:476－487.经许可转载。© 2019 American Society of Clinical Oncology。保留所有权利]

部不适、腹泻、便秘、瘙痒症、疲劳、精神状态变化、焦虑及抑郁等[21,38-39]。然而，在儿童患者的照护过程中，发育因素对症状评估与管理的实践具有至关重要的影响。具体而言，个体表达症状存在及（或）严重程度的能力，是依赖于其发育阶段和认知能力的[40]。对于那些无法或不愿描述症状的儿童，不适的生理和行为体征（例如，心动过速、高血压、呼吸急促、痛苦表情、哭泣、焦躁不安）对于指导症状管理而言显得尤为关键[9]。此外，父母或照护者往往对孩子的症状感受有着深刻的理解，因此医疗专业人员在制定症状管理策略时，应当高度重视并优先考虑父母或照护者的见解和关注点[6,9]。在尊重父母报告的同时，也应尽可能根据患者发育的程度，提升其报告症状体验的能力。为此，应将患者报告结果工具纳入常规的临床照护实践中，以帮助患有恶性或非恶性血液病的儿童、青少年及年轻成年人进行的症状管理[12,41-47]。

为了有效地管理儿科症状，我们必须综合考虑其他发育因素，其中包括治疗的机制和模式。年幼的儿童常常无法自行口服药片，这种情况下，我们需要采取富有创造性和灵活多变的方法，同时制订一个跨学科计划，强调儿童生活和心理服务的重要性，以辅助行为干预的实施[9]。对于无法直接吞咽药片的儿童，我们可以考虑将药物研磨成粉末或将之配制成悬浮液，以便于服用重要的是要注意，这种方法可能不适用于缓释制剂。因此，在这种情况下，可能需要与当地药店合作，进行药物的个性化定制。在儿科实践中，依据儿童体重进行药物剂量计算已成为一种标准流程。为了确保药物剂量的精确性和用药的安全性，强烈建议与儿科药学专家保持紧密合作。这种合作有助于充分考虑不同年龄阶段儿童在药物代谢上的差异。特别是对于那些接受化疗治疗或患有可能引起器官功能障碍的疾病（例如镰状细胞病）的儿童，这种合作尤为重要，因为这些疾病可能会加剧与疾病相关的肝或肾功能障碍[48]。

对疾病复发或进展的儿童患者而言，获取社区的缓和医疗服务和资源具有极大的助益。现行的法律法规，如《患者保护和平价医疗法案》（Patient Protection and Affordable Care Act，PPACA），明确规定，参加医疗补助计划或儿童健康保险计划（the Children's Health Insurance Program，CHIP）的儿童，有权在接受针对疾病治疗的同时，获得临终关怀服务[6,49]。依据PPACA中的并行照护条款，21岁以下的儿童患者在享受缓和医疗和临终关怀资源及服务的同时，亦可继续接受疾病导向的化疗、放疗及血液制品输注。具体可用资源会根据个别情况而有所不同，但总体而言，儿童患者在获取并行照护方面的机会相较于成人来说更为广泛[50]。尽管并行照护条款确实为部分儿童提供了更多进入临终关怀体系的机会，但挑战依然存在。例如，该条款仅适用于参加医疗补助计划或儿童健康保险计划（CHIP）的儿童。此外，一些临终关怀机构可能不接受儿童患者，而其他一些机构则可能缺乏儿科专业知识，这凸显了临终关怀机构与初级儿科血液肿瘤专家及专业缓和医疗临床医师之间合作的必要性[51]。

儿童和青少年能够接受的临终关怀和并行照护服务，会因地理位置、服务覆盖范围、年龄差异以及疾病诊断的不同而存在差异。例如，某项研究的发现表明，居住在儿科临终关怀中心附近，且患有多种并发症、健康状况较为严重的较大儿童，更有可能接受到临终关怀服务[52]。此外，据估算，全国范围内仅约10%患有严重/终身疾病的儿童接受了临终关怀服务[53]。因此，在与家庭共同商讨照护计划之前，临床医师应当充分考虑其所在地区临终关怀与并行照护服务的可获得性与质量，避免提供在实际操作中不可行的方案。

对于处于生命末期的儿童血液恶性肿瘤患者，当治疗的潜在益处超过风险时，可以考虑使用血液制品来缓解贫血引起的疲劳症状，或治疗血小板减少导致的出血问题。同时，应向患者家属明确说明，在疾病进展的情况下，放疗和化疗的主要目标将转变为缓解疼痛或其他症状，患者仍可从临终关怀服务中获得益处。如果这与他们的治疗目标相符，即便孩子正在接受临终关怀服务，他们也可能参与早期临床试验，并从中受益。然而，在这些特殊情况下，建议仔细讨论治疗目标，以避免采取可能对患者的QoL产生负面影响，而无实际治疗效果的干预措施[54]。

## 第三节 沟通

开放性沟通在儿童患者及其家庭的照护中扮演着重要的角色。基于相互尊重的治疗关系，建立在清晰、准确的信息交流之上。临床医师通过提出开放式问题，能够与儿童患者及其照护者共同探讨治疗目标、偏好、信仰和价值观。直接以适合患者发展水平的方式与儿童患者沟通，有助于构建治疗伙伴关系并增强信任。临床医师可以通过回应情感线索、注重情况的正常化、在临床沟通中提供安慰等方法来支持患者家庭。鉴于儿童患者及其父母的信息需求、治疗目标和价值观可能会发生变化，保持沟通渠道的开放性，并定期重新评估患者的偏好及其理解水平，显得尤为关键。图20-3展示了在儿科肿瘤学中，沟通与决策过程如何贯穿整个潜在病程（文后彩图20-3）。

对遭受恶性血液病和严重血液病困扰的儿童患者来说，直接而富有同情心的沟通是医疗服务的关键。在这些疾病的治疗过程中，治疗方案往往从以治愈为目标或以控制疾病为目标的治疗开始；但随着病情的发展，治疗目标也可能需要相应调整。在这种情况下，高质量的沟通对于帮助患者及其家庭应对新的压力和挑战至关重要。儿童恶性血液病和良性血液病患者的治疗方案可能包括HCT、细胞治疗及参与多个研究阶段的试验性药物治疗，无论是作为常规疗法还是作为实验性疗法。在治疗的每个阶段，临床医师都有机会向儿童患者及其照护者提供清晰的信息、教育、建议和支持[55]。

通过深入探究每位患者及其家庭对QoL的个人定义及其支持系统，临床医师能够为患者和家庭量身打造一套全面的照护计划。同时，了解父母对“优秀父母”这一概念的理解，也能为我们提供深刻的洞见，帮助我们更好地理解并推动他们设定目标、确定优先级及采取相应行动的动因[56]。此外，采用“如果……怎么办”的对话方式，可以作为构建预立医疗计划的一个宝贵工具，并有助于实现以目标为导向的决策[57]。

目标导向的沟通与决策，建立在对儿童患者及其家庭的治疗操作与优先级的共同理解之上。对于那些以治愈为目标的患者和家长，他们可能更愿意

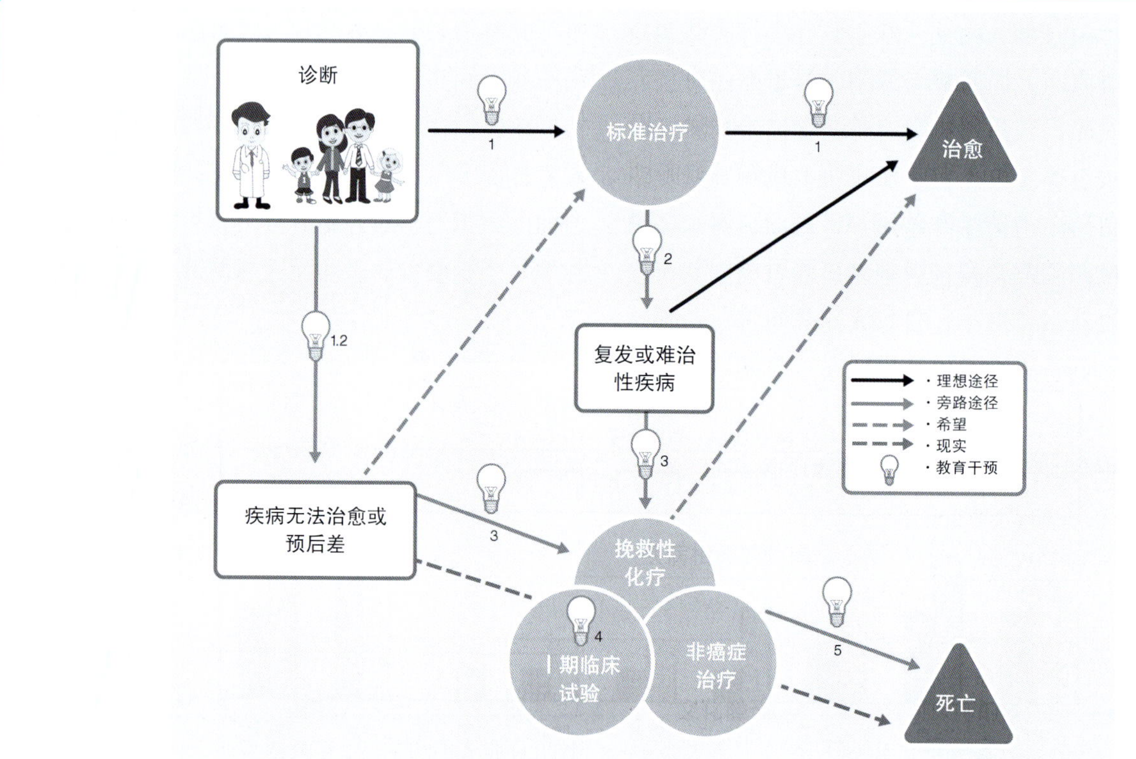


图20-3 沟通模式示例模型：一种增强患者及其家属的理解以便在病程中知情决策的策略[55]

[引自：Baker J et al. Practical communication guidance to improve phase I informed consent conversations and decisionmaking in pediatric oncology. Cancer 121（14），2015]

接受更高程度的治疗风险与症状负担，以期彻底根治疾病。与此同时，癌症儿童及其家庭在追求治愈导向治疗的过程中，也会将生活质量视为一个重要的优先考虑因素[21]。实际上，患者和家庭的目标往往是相互交织的，高质量的沟通则有助于他们认识到，这些目标并非相互排斥[58]。对于那些以延长生命为目标的治疗，其核心在于实现疾病的稳定。在此过程中，有效的沟通应聚焦于权衡生命质量与生命数量之间的风险与收益。而当患者和家庭逐渐过渡到以舒适为主要目标时，沟通的重点则应转变为强调缓解症状的价值，而非仅仅关注疾病的控制。此时，通过各种可能的方式来改善患者的QoL成为沟通的核心内容。

希望是贯穿患者和家庭不断变化目标进行沟通的共同主线。不同的患者和家庭所抱有的希望差异显著，而儿童患者及其父母通常同时怀揣着多种希望[59]。对于那些面临严重疾病压力的患者和家庭而言，保持并培养希望是一种极具价值且规范的应对机制。因此，临床医师应当积极探索并支持患者及其家庭独特的希望，同时鼓励他们做出以现实目标为导向的决策[60]。通过开放式的沟通，提供明确的预后和治疗信息，为探索希望和目标奠定必要的基础[61]。希望往往与疾病的进程并行发展，因此，在整个病程中，一旦出现新的信息或转变，临床医师应当温和地重新评估患者及其家庭的希望、恐惧和具体目标，以确保为他们提供最大限度的支持与帮助[62]。

## 第四节　决策

在为儿童和AYAs（青少年及年轻的成年人）患者做出医疗决策时，我们经常遇到一系列独特的挑战。法律因素是其中一个重要考量，因为18岁以下的患者被认定为未成年人，其法律监护权通常归属于父母或法定监护人。鉴于儿童和青少年是疾病及其治疗的直接承受者，向他们提供与其年龄相符的、诚实的信息，并获得他们的知情同意，对于确保医疗服务的高质量至关重要[63]。在处理儿童患者案例时，临床医师不应假定自己了解患者的偏好；特别是在照顾AYAs患者时，医师应始终询问患者，他们希望获得多少以及何种类型的医疗更新、预后和决策信息。询问患者的偏好，有助于在医疗团队与患者之间建立信任和治疗联盟，并为AYAs患者提供一种控制感和人格尊严的保障[64]。

AYAs患者在医疗决策中的参与程度各异，有的可能较为被动或疏远，而有的则表现出高度的主动性和自主性，全心投入决策过程。赋予患者选择权，让他们能够决定何时及以何种程度参与医疗决策，有助于促进治疗联盟中的尊重与信任。临床医师应为AYAs患者提供多种选择，例如："你希望独自听取医疗信息吗？""在我们下一步的谈话中，你希望你的父母在场吗？"或者"你更愿意让你的父母先听取所有信息，并在你准备好时与你分享吗？"

一旦确定了患者的偏好，临床医师应更深入地与患者探讨，以理解他们如何及为何做出某些决定。例如，AYAs患者是否被视为家庭中的"最终"决策者，还是家庭中存在一种共享决策的模式？此外，还应定期重新审视患者的偏好，因为随着病情的发展，患者的愿望和需求往往也会发生变化。

对于患有血液恶性肿瘤或严重血液病的儿童患者来说，他们通常与临床医师之间建立了长期的合作关系，这种伙伴关系显得尤为关键[65]。为了实现共同决策并建立信任，关键策略在于始终如一地向患者提供有关预后、治疗选择、风险和收益及替代方案的诚实、透明的信息。同时，有意创造空间，让患者有机会权衡各种选择，并通过分享个人的价值观和生活经验来表达他们的意见和愿望[19]。对患者所陈述的偏好进行清晰一致的记录和支持，有助于促进患者、家庭和临床医师之间的理解、沟通和共同决策[65]。

在儿童患者临终计划的背景下，"我的愿望""表达我的选择"及"5个愿望"等工具可能为临床医师和家庭在驾驭艰难对话时提供帮助[66]。值得注意的是，当被正确记录时，"5个愿望"工具对于18岁以上的患者而言，具有法律文件的效力[66]。每个州都有不同的工具和政策来完成其他决策指南，包括预立意愿。因此，了解自己所在地区的法律法规显得尤为重要。

## 第五节　预后不确定性：复发或难治性血液恶性肿瘤的治疗选择

在过去的几十年中，儿童恶性血液病的预后有了显著改善，特别是急性淋巴细胞白血病（ALL），作为儿童中最常见的恶性血液病[2,67-68]。然而，复发或难治性疾病的治疗和预后仍面临挑战[68]。尽管各种治疗方案的成功率各异，但HCT和免疫治疗等方法的出现，为患者和家属在疾病进展时提供了继续追求治愈导向治疗的可能。即使在恶性血液病治愈机会渺茫的情况下，对于复发或难治性疾病，通常仍会尝试所有可用的治疗方法。在预后不确定的情况下，患者可能会多次尝试能够实现疾病缓解的治疗，他们主要关注的是治愈导向的治疗，而不是QoL。与其他儿童恶性肿瘤相比，这些治疗模式和目标可能导致亚专科缓和医疗的转诊出现延迟[27,69]。

在过去的10年里，嵌合抗原受体（CAR）T细胞免疫疗法和其他免疫疗法的出现，进一步增加了复发或难治性血液恶性肿瘤患者的预后不确定性[12,68]。这些疗法利用患者自身的免疫系统特异性地靶向并攻击癌细胞，与传统化疗相比，通常产生的毒性较低。特别是CAR-T细胞疗法，已经彻底改变了复发或难治性白血病患者的治疗格局，为一些以前被认为无法治愈的患者提供了治愈的可能性[68,70-71]。目前的研究表明，这种疗法具有一定的疗效；然而，并非所有患者都适合接受CAR-T细胞疗法，且这些新疗法并非对所有患者都有效[67,72-73]。

包括CAR-T细胞疗法和其他实验药物在内的新疗法，通常仅在数量有限的医疗机构中提供，这要求患者和家属必须愿意并有能力前往这些机构接受这些干预措施。当患者寻求实验性治疗时，家庭成员可能会在儿童疾病进程的关键时刻出现地域上的分离，这使得患者和家庭变得特别脆弱，因此他们特别需要社会–心理方面的支持。此外，患者和家庭还必须适应新的医疗团队，此时沟通变得尤为关键，它有助于实现持续的照护并为家属提供支持。缓和医疗团队不仅作为转诊中心，还作为治疗中心，在患者和家庭过渡到不同的治疗阶段时，为他们提供必要的支持[12]。

尽管与传统化疗或HCT相比，CAR-T细胞疗法的传统毒性反应发生率较低，但免疫调节疗法仍可能引发严重的毒性反应，且其发生和严重程度更难以预测。目前，尚不清楚哪些因素使某些患者易出现并发症（如神经毒性或严重炎症反应）。因此，对于家庭而言，了解这些潜在毒性的预期指导至关重要，这有助于他们做好应对所有可能结果的准备。

由于CAR-T细胞疗法本身存在预后不确定性，治疗后复发的患者可能会选择使用之前收集的细胞来制造新的CAR-T细胞产品，或者使用剩余的CAR-T细胞进行再次输注。这些选择为患者和家属提供了持续的治愈希望，这在历史上是前所未有的[68]。在这种情况下，对免疫疗法的治疗潜力不太熟悉的临床医师可能无法理解预后仍可能保持乐观，这可能导致临床医师之间在治疗建议方面产生冲突，并使家庭感到困惑。此外，由于CAR-T细胞疗法是一种相对较新的实践，用于预后预测的基础数据有限，这进一步复杂化了预后预测工作。

在预后不确定的背景下，肿瘤科、HCT和重症监护等各个科室的临床医师对于什么是合理的服务往往存在分歧[74]。此时，缓和医疗团队的参与显得尤为重要，他们可以帮助患者和家属讨论“如果……怎么办”的情况，并确保医疗团队之间及与患者和家属之间的对话保持清晰透明[14]。

当HCT或CAR-T细胞疗法等治疗性疗法成为一种选择时，探索Ⅰ期研究的机会可能会在疾病稳定或症状控制方面提供一些好处。然而，需要明确的是，Ⅰ期试验的主要目标是研究药物的毒性并确定新药的最大耐受剂量。尽管一些Ⅰ期研究已经证明了与疾病相关的疗效和延长生存期，但这并不常见[75]。在靶向治疗和免疫治疗日益增多的时代，某些血液恶性肿瘤的Ⅰ期试验显示了比以往更高的反应率，这使得准确判断预后变得困难。尽管Ⅰ期研究的知情同意书已经明确了试验的目标，但在知情同意讨论期间，初级肿瘤团队仍需酌情提供详细信息，因为他们可能不会直接参与Ⅰ期研究。即使在参与了知情同意讨论后，家属也可能会高估Ⅰ期试验的潜在疗效或低估参与的风险[76]。与CAR-T细胞疗法和HCT一样，Ⅰ期研究仅限于专门的转诊中心，因此患者家属必须决定是否前往其他研究中心符合他们的治疗目标，特别是如果治疗需要与家人分离、失去支持系统和同伴或带来过度的经济负担。对于探索这些实验选项的患者和家属来说，缓和医疗团队的参与可以帮助他们确定治疗目标、了解治疗选项、管理症状，并在疾病进展过程中重塑希望[77]。

在疾病进展的过程中，患者和父母可能对治疗目标和治疗选项产生不同的看法。对于未成年患者（17岁或更年轻）而言，当他们的意见和目标与父母的不一致时，会出现特殊的挑战。即使患者是法定未成年人，他们本人对治疗的同意仍然是很重要的，因此，医疗和社会–心理团队的合作与参与显得尤为重要。患者的成熟度水平、发育阶段和以前的经历可能会影响他们对治疗的看法及他们对其决策后果的理解。患者可能会对自己的病情形成一种叙述，这种叙述可能准确，也可能不准确。因此，探究患者和父母的看法对于提供目标一致的医疗至关重要[78]。研究表明，与孩子讨论预后的父母很少后悔自己的决定，而隐瞒孩子即将死亡信息的父母则经常后悔他们的决定[79]。缓和医疗团队可以帮助父母确定如何及何时与孩子讨论预后和治疗方案，并共同决定未来的行动方案[20]。

## 第六节　儿童的社会–心理照护

以家庭为中心的照护模式显著提升了儿童患者及其家庭的照护体验，社会–心理临床医师在这一模式的实现中扮演着至关重要的角色。经过专业培训的社会–心理临床医师能够对每个孩子及其家庭进行详尽的社会–心理评估。基于患者的年龄、发育水平、个性特征、具体需求以及家庭环境，我们能够制定并执行个性化的社会–心理照护计划[80]。在制定个性化照护计划时，必须充分考虑每位患者的发育情况，并结合父母偏好采用的方法与孩子分享信息，以优化沟通效果和决策过程。鉴于社会–心理临床医师往往会长期治疗患者，因此，临床医师应随着患者发展和处理需求的变化，持续重新评估社会–心理照护计划和沟通需求，以确保照护方案的有效性和适应性。

社会–心理临床医师通过综合运用发育水平评估和与患者的有效沟通技巧，能够根据患者的个人需求和理解能力，直接为儿童患者的管理计划做出贡献[81]。特别是在制定症状管理照护计划时，必须充分考虑患者的发育因素。例如，在评估3岁和15岁镰状细胞病患者的急性血管闭塞性疼痛发作时，方法会有所不同；当幼儿缺乏必要的语言和沟通技能来表达他们的身体体验和需求时，社会–心理临床医师可以提供相应的策略和工具，以帮助他们表达自己的需求。

儿科特定的社会–心理照护还涉及如何及何时将患者和（或）其兄弟姐妹纳入诊断、治疗方案、遗念构建和预后的讨论中。鉴于该人群预后的不确定性及疾病的长期性，需要细致的沟通和整个家庭的参与，以达到孩子和家庭成员所期望的程度。社会–心理临床医师可以协助评估患者和（或）其兄弟姐妹的需求，确保每个孩子都能获得必要的心理和社会支持[82]。正如儿童患者应被纳入关于疾病进展的讨论一样，他们的兄弟姐妹也应被邀请加入对话，并有机会接受社会–心理临床医师的跟进和支持[81]。此外，社会–心理临床医师还可以通过参与各种基于社区的支持系统（如学校、宗教社区和其他社区–家庭伙伴关系），来加强对儿童和家庭的支持。

社会–心理临床医师在支持儿童患者的父母和其他照护者的过程中扮演着重要的角色。临床医师应评估父母更愿意如何、在哪里和何时接收关于他们孩子的照护信息。在制定医疗决策时，临床医师应考虑儿童患者父母的教育、社会、财务和文化需求，同时也要考虑照护者在身体和情感上的承受能力。社会–心理工作人员应随时准备回答父母的问题，并支持他们处理具有挑战性的信息和做出决定[81]。此外，患有严重和长期疾病的儿童的父母可以通过保持亲子关系和角色来获益[81]。特别是在儿童患者生命的最后阶段，社会–心理临床医师可以帮助照护者承担起父母的任务和责任，作为一种积极的策略，在充满挑战的时期与他们的孩子建立联系，共同保留珍贵的记忆并进行遗念构建。

儿童和成人医疗实践之间的过渡对于患有严重疾病的青年及其家庭来说是一个相当具有挑战性的过程。在这个过程中，缓和医疗团队中的社会–心理临床医师发挥着重要的作用，致力于减轻他们的压力[83]。为了更好地应对这一挑战，跨学科临床医师应熟悉各自机构特有的过渡流程，并尽早且经常地与患者及其家庭进行沟通。这样不仅可以为他们提供足够的时间和空间来应对复杂的医疗系统，还能在此过程中优化照护服务[83]。

最后，当孩子患有重病或生命即将结束时，他们的疾病经历可能会在整个社区产生深远的影响[84]。儿童和家庭通常是分层社区的一部分，这个社区由大家庭成员、朋友、邻居、宗教社区成员、学校系统、运动/活动社区及其他各种成员共同组成。作为社会-心理评估的一部分，临床医师应该关注患者和家庭可以获得的支持来源，以及社区中的各种成员。他们可能受益于额外的资源，以更好地应对这一挑战。例如，孩子的同龄人和老师可能会深受患者疾病的影响，并可能从关于孩子疾病和死亡的讨论资源中获益。此外，大家庭成员可能会深受丧亲之痛的影响，但他们往往无法获得适当的丧亲资源或适合年龄的心理教育工具。因此，儿科临床医师应该关注孩子生活和死亡所在的社区，并努力教育家庭了解当地可用的资源。

## 第七节 社会差异

在照顾患有严重疾病的儿童时，临床医师必须考虑社会差异如何影响整体的照护策略[85]。虽然已有研究涉及，但种族和民族对癌症儿童医疗照护的具体影响仍需进一步深入研究。关于种族/民族如何影响预先医疗照护计划、干预措施、缓和医疗和临终关怀服务的获取，以及生命末期照护的方式，目前仍存在诸多争议[26,86-88]。同时，与社会经济地位相关的差异也在血液恶性肿瘤和严重血液病儿童的管理中引起了广泛关注[89]。

除此之外，儿科缓和医疗服务的获取还可能受到其他社会因素的进一步影响，如文化价值观、宗教或精神信仰、环境及过去的家庭经历[90]。对于患者和家庭整体身份的认识，对于提供高质量的医疗保健服务至关重要[85]。临床医师应当意识到权利失衡和文化差异可能会如何影响共同决策过程，并可能进一步影响临床医师、患者和照护者之间的信任关系。越来越多的证据表明，少数民族/种族的患者和家庭可能会对临床医师产生不信任感，这种不信任感往往植根于他们过去个人或集体的医疗系统经历。因此，临床医师在面对这些家庭时，必须保持谦逊、尊重、耐心和同情心[91]。

文化谦逊的哲学倡导一种临床方法，它鼓励临床医师采纳一种由真正求知和开放性所引导的框架。这种框架旨在深入理解一个家庭的独特背景、文化、宗教信仰和生活经历，以及这些因素如何与他们的临床问题、价值观和需求相互交织[92]。文化谦逊要求临床医师成为善良、求知、体贴的倾听者，避免基于刻板印象、隐性偏见或过去的个人或职业经验做出假设[92]。采用文化谦逊的框架来处理临床医疗问题，可以帮助临床医师弥合由医学社会差异造成的医疗差距，增强信任，建立治疗联盟，并全面提升患者和家庭的医疗体验[93]。

## 第八节 护理注意事项

在与其他跨学科团队成员协作的过程中，护士对于为儿童患者提供全面照护起着重要的作用。特别是在儿童危重病期间，床旁护士常常扮演着父母倾听者的角色，为他们提供持续的机会，以探讨与临床医师进行困难对话和（或）做出决策后的想法和感受[94]。在医疗团队中，护士拥有独特的地位，能够评估和阐明家庭成员如何解释和处理由更大的医疗团队所分享的信息[95]。认识到护士和临床医师可能对患者持有自己的担忧，这一点对于在这些困难的对话中明确他们的角色至关重要[96]。

对于患有血液恶性肿瘤或严重血液病的患儿，护理过程中需要深入理解和熟悉“全面疼痛”管理的概念。护士在整体疼痛评估和干预中扮演着重要的角色，旨在提升患者的舒适度并提供家庭支持。在这一职责中，护士必须深刻理解“全面疼痛”的含义，它代表着来自身体、心理、情感、社会和精神层面的不适或悲伤的综合体现。例如，护理复发性白血病患儿的护士，可能需要通过给予针对伤害性和神经性疼痛的不同药物来管理患儿的骨痛症状。同时，护士还需具备识别其他可能导致或加剧患儿疼痛因素的能力，这些因素可能包括对无法探望的兄弟姐妹的渴望、对基于信仰的支持系统的持续质疑、对失去同龄人互动或学校参与的焦虑、对失去自我认同或自主权的抑郁，以及对离开悲痛的父母的内疚感。护士在确认和处理“全面疼痛”方面发挥着举足轻重的作用，这有助于防止疼痛管理仅局限于药物治疗方案，从而避免不适当和不完整的疼痛管理[97]。

儿科护士还有机会赋能患者和家庭，以滋养儿童患者的身心[98]。在众多文化中，食物和膳食往往与“关爱”紧密相连，承载着特定的传统和仪式的共同意义与象征。当生命即将走到尽头时，医疗团队可能会围绕停止或撤回人工营养的话题展开讨论。此时，护士在与家属的合作中扮演着至关重要的角色，帮助深入了解每位患者及其家属的独特情况。护士可以提供宝贵的见解，协助家庭理解生命末期食欲和营养需求的变化，并建议或引导家庭进行替代性护理和遗念构建活动[99]。

在恶性血液病儿童的生命尽头，护士的管理变得尤为关键，因为实时的症状管理和床边支持能够为患者促成善终。特别是随着死亡的临近，控制出血成为患有恶性血液病的儿童及其家庭越来越关注的问题[100]。护理干预可能有助于减轻压力，缓解生命尽头因出血而带来的冲击。这包括有意和战略性地放置深色毛巾或床单，以减少急性失血带来的视觉创伤。此外，服用肠道软化剂和类似的肠道疗法可能有助于减轻便秘，降低直肠出血的风险。对于住院患者，输注血小板可能有助于减少出血事件[95]。重要的是，即使患者希望留在家中，他们仍然可以在诊所输注血液制品。护士可以帮助协调与家庭照护或临终关怀机构的合作，以确保这些干预措施得到有效实施[101]。

总的来说，对于患有恶性血液病和严重血液病的儿童而言，在其整个病程中，尤其是在生命的尽头，护理始终是不可或缺的。护士的独特定位通常体现在与患者/家庭及医疗团队紧密合作，建立起沟通的桥梁，为进一步的处理创造空间。随着患儿疾病的进展，护士还经常在床边提供宝贵的支持，帮助管理全面疼痛和其他相关因素。

## 第九节　精神照护

“精神寄托”一词源自拉丁语词根spirare，意为“呼吸”。它涵盖了人类在与自我、亲人、社区、自然及超越我们理解范围的存在力量的关系中，探索、质疑和寻找意义的深层动力[102-103]。有组织的宗教通过仪式、传统和社区活动来展示信仰，并为精神寄托提供了规范的框架[104]。患有严重疾病的患者及其家属可能会发现，在紧张的医疗环境中，他们的宗教/精神信仰面临着挑战。人们往往倾向于通过个人宗教/精神信仰的视角来处理和解释疾病经历[105]。如果宗教/精神需求得不到满足，可能会对心理健康产生不利影响，导致持续的困扰[106-107]。当宗教/精神需求得到承认和尊重时，宗教/精神实践可以通过加强与支持网络的联系、提高自我效能感、增强适应力，甚至减轻症状，从而为重症儿童及其家庭带来积极的影响[108-109]。

精神照护临床医师接受专门培训，旨在评估患者和家庭的宗教/精神力量和需求，为最大限度地利用精神寄托作为恢复力的来源提供坚实基础[105]。儿童具有独特的精神需求，在儿科背景下，精神需求往往表现为经验性和直接性[106]。通常，对于婴儿和幼儿而言，最有效的精神照护方式是对他们的照护者提供有效支持。高质量地支持父母的宗教/精神需求可能间接地为所有年龄段的孩子带来益处。学龄前儿童的精神照护可以迎合他们对故事的迷恋和沉浸；对于学龄儿童来说，它可能涉及逻辑与想象之间的关系；对于青少年，它则往往以认同感和自我效能感为中心。

牧师提供深入的精神评估，并擅长探究如何将患者家庭的精神资源和需求与其他医疗保健需求相联系。他们能够帮助家庭适应医疗保健环境中的宗教实践，这对于经历长时间和（或）重复住院的儿童血液系统恶性肿瘤和严重血液病患者来说尤为重要。鉴于多个团队之间照护协调的复杂性，与牧师建立稳定和信任的关系可以促进患者/家庭和临床医师之间持续和有效的治疗沟通。牧师能够协助医疗保健专业人员更好地考虑和解释个人的宗教/精神信仰如何影响决策，从而为将家庭价值观深度融入照护过程提供进一步的机会[103]。在儿童死前、死时和死后，牧师还扮演着教育和授权社区神职人员照顾家庭的重要角色。从诊断到丧亲支持，精神对话为患者和家属在整个病程中寻找意义、体验舒适和寻找希望提供了至关重要的途径。

## 第十节　临终关怀

随着疾病的演进和治疗策略从治愈导向转变为舒适导向，患者及其家属往往能从与临床医师的交流中获益。在这些对话中，他们会探讨个人目标及对临终关怀地点的偏好。血液恶性肿瘤患者通常在疾病晚期仍接受治愈性治疗，这可能使他们比其他恶性肿瘤患者更有可能在医院中去世。此外，这些患者也更可能在重症监护病房离世，而与缓和医疗团队的协作可能会降低在重症监护病房去世的概率[3,31,110]。不幸的是，血液恶性肿瘤患者通常经历了高强度的治疗，伴随着显著的症状负担，这进一步增加了缓和医疗在临终关怀中的重要性。

对于复发或难治性血液恶性肿瘤患者来说，无论是否接受临终关怀，持续输血支持的需求可能会成为回家或接受缓和医疗的障碍。大多数情况下，家庭输血并不可行，患者需要前往医疗机构接受血液制品输注，以缓解贫血相关症状（如疲劳、呼吸困难、头痛）并预防出血。幸运的是，持续的输血支持、化疗或放疗并不会延迟或阻碍血液恶性肿瘤患者的临终关怀转诊。在并行照护立法的支持下，儿童患者有资格获得保险覆盖的疾病导向治疗和输血支持，并可与临终关怀服务相结合[49]。

血液恶性肿瘤的儿童患者通常需要长期治疗，并且由于严重的中性粒细胞减少及感染或治疗并发症的风险，他们需要长期住院治疗。因此，家庭往往会对孩子的医疗团队、护理人员及辅助人员产生强烈的依恋情感。这些关系可能为家庭带来安慰，并可能影响他们关于临终住院的决策。然而，住院患者探视的限制可能会削弱患者在医院接受大家庭和社区支持的程度。影响儿童患者首选死亡地点的因素多种多样，其中包括对支持治疗的需求强度，及对兄弟姐妹或其他家庭成员可能受到冲击的担忧。

作为临终关怀的一部分，初级肿瘤团队、缓和医疗团队及临终关怀团队的预期指导和支持至关重要，无论是在家中还是住院环境。通过讨论死亡过程的体征和症状，可以帮助家庭了解正在发生的事情及儿童的需求如何变化（例如，食欲减退或继续输液/输血可能带来的危害）。跨学科团队同样可以支持家庭成员应对儿童即将到来的死亡。社会工作者、牧师、心理学家、儿童生活专家和音乐治疗师等专业人士，通过帮助家庭应对预期的悲痛和保留珍贵记忆，作为临终关怀的一部分，在家庭支持方面发挥着重要作用[111-112]。

## 第十一节　丧亲

失去孩子对父母来说是人生中最具挑战性的事件之一[84]。在这样的时刻，家庭成员和亲人仍然需要专业的支持。因此，对缓和医疗临床医师进行培训，以便为这些人提供悲伤和丧亲照护，显得尤为重要[113-114]。此外，童年时期失去兄弟姐妹可能会对孩子的成长、情绪调节、成熟及个性产生终身的影响[84]。在评估孩子去世后家庭网络的丧亲需求时，应全面考虑心理、身体和精神等多方面的因素[84]。对于患有血液恶性肿瘤和严重血液病儿童的家庭来说，由于病程漫长、决策复杂及与医疗保健临床医师之间的长期紧密关系，丧亲过程可能会变得更加复杂和艰难[35,115]。

孩子离世后，父母所经历的悲痛是深刻且强烈的，它渗透到家庭生活的每一个方面，并可能导致丧亲过程变得漫长而艰难[114]。父母可能会遭遇各种心理和生理症状，其中包括但不限于焦虑、抑郁、社交孤立，以及食欲和睡眠的变化[114]。父母常常在孩子离世后感到内疚、羞耻、自责和后悔[84]。此外，他们还可能会感觉被孩子的医疗团队所抛弃，这种感受是导致社交孤立感的一个重要因素[116]。这样的经历进一步凸显了丧亲后续照护的重要性和必要性。

为了在孩子离世后为父母提供最佳的丧亲支持，儿科临床医师应当熟悉并掌握基本的支持性干预措施。这些干预可能包括在孩子离世后的几天或几周内，发送带有个人信息的丧亲卡或拨打丧亲电话。在与丧亲家庭成员联系时，临床医师应当了解当地的服务和转介资源，以及基本的安全协议，因为这些家庭成员更容易出现严重的悲伤反应。心理健康临床医师和牧师可以在悲伤过程中为他们提供额外的支持和教育[9]。跨学科的临床医师可能会发现，向家庭拨打联合丧亲电话是很有帮助的，特别是在新临床医师学习这一过程的情况下。此外，根据舒适度、可用性、临床关系和组织政策，临床医师在被父母邀请时也可以考虑参加死者的葬礼。考虑到这一人群的照护通常涉及与患者和家庭的长期、密切的关系，临床医师应当特别注意界限的设定，并留意他们个人的悲伤反应。同时，一些证据表明，失去亲人的家庭在孩子死亡后还会经历临床团队的额外损失，这进一步强调了对这些宝贵的团队成员进行丧亲随访的重要性[117]。

在儿科提供丧亲支持时，考虑兄弟姐妹和其他悲伤儿童的丧亲需求同样重要[114]。童年时期失去兄弟姐妹可能会对孩子的成长、情绪调节、成熟及个性产生深远的影响，这种影响甚至会伴随他们一生[84]。特别是，儿童患者的兄弟姐妹往往会经历一系列重大的长期影响，包括与父母和兄弟姐妹的长期分离、住房位置或照护者的不稳定，以及在生活中依赖其他成年人的支持[84]。儿科临床医师接受了专业的培训，使他们能够充分考虑并照顾到儿童的各种需求，其中包括情绪处理、发育的概念化及行为反应模式[84]。

支持丧亲儿童的干预措施可能包括与学校紧密合作，考虑利用社交媒体平台，鼓励他们参与同龄人支持网络，以及正式转介至支持团体、丧亲营和咨询服务等资源[84]。阅读疗法，即以一种治疗的方式使用书籍，也可以为儿童提供帮助和支持，协助他们处理悲伤情绪[118]。讲故事能够促进心灵治愈，增进情感联系，影响行为模式，并帮助儿童在强烈的悲伤中感受到不那么孤立[118]。在适当的情况下，一些孩子能够从看望并与他们病重的兄弟姐妹互动的机会中受益。儿童生活专家和其他社会-心理临床医师已经做好准备，他们与健康的兄弟姐妹互动，并共同保留这些珍贵时刻的记忆[119-120]。

## 第十二节 儿科缓和医疗中的自我照护

照顾血液恶性肿瘤和严重血液病患儿的临床医师通常会与患者和家庭建立起长期的关系。这些经历虽然意义非凡，但也可能带来压力和悲伤。对照顾患有限制性生命疾病儿童的医疗保健专业人员而言，职业倦怠和同情疲劳是被公认的附带损害[121]。在提供儿科缓和医疗服务时，有意识地进行自我照护对于维持职业寿命和满意度同样重要。自我意识和自我同情是保持该领域从业者心理健康的关键支柱，它们与团队文化协同作用，共同示范并促进临床医师心理健康的优化实践[121]。

对于忙碌的临床医师来说，实践自我照护可能显得难以承受且不切实际。然而，一个既实际又简单的起点是为自我意识创造空间。自我意识可以被定义为一个人对周围环境和生活经历的主观感知及反应。我们可以通过定期的反思和小组讨论来提升自我意识。处于领导地位的临床医师可以通过营造一种透明的文化，围绕挑战性临床经验的情感反应来促进自我意识。实践证明，提升自我意识能够提高工作满意度，增强自我照护和同情心，从而改善患者照护体验和满意度[121]。

自我同情是提升自我关怀和有效减轻倦怠感的关键要素之一。它涉及将我们通常愿意给予他人的同情心转化为内心的关怀，对自己施以同样的善意和宽容[122]。实践自我同情可能包括积极的自我对话、自我宽恕、自我关爱，以及定期提醒自己，哪些是自己能够控制的患者照护方面，哪些则超出了个人的控制范围。这可能意味着承认，尽管已经竭尽全力，但某些侵袭性疾病依旧无法被治愈。允许自己体验悲伤也是自我同情的重要组成部分，无论是面对特定患者的逝世，还是微小的失落、个人的损失，或是医疗团队变动带来的累积效应。在照顾患有血液恶性肿瘤或严重血液疾病的儿童时，临床医师往往会与患者及其家庭建立深厚而有意义的联系。因此，对于那些与孩子和家庭长期紧密互动的临床医师来说，他们可能会经历更为复杂的情感和丧亲反应。跨学科团队在这方面可以发挥关键作用，通过实时分享艰难的对话或经历，以及在压力情境下相互分担责任，来提醒个人实践自我同情。

正如对待患有严重疾病的患者一样，临床医师的自我关怀也应从全面的角度出发，涵盖身体、情感/心理、精神/存在、社会及环境等多个维度。例如，临床医师应关注个人生活中的事件如何影响他们的工作体验，反之亦然。通常，自我意识和自我同情的实践需要时间来逐渐培养和精进，并且可能会随着时间和个人及团队需求的变化而发展。然而，一些具体的初步行动可以轻松融入日常生活中，如参与体育锻炼、进行正念/冥想练习、进行反思性写作/日记记录、与亲人建立有意义的联系，以及花时间在自然环境中。

## 第十三节　总结

患有血液恶性肿瘤和严重血液疾病的儿童、青少年及年轻的成年人（AYAs）患者，能够从早期缓和医疗中受益匪浅。对这一特定患者群体的全面照护包括了病程中的个性化沟通、症状管理、目标导向的照护及跨学科的支持，同时也会综合考虑患者的生理、发育、社会-心理和家庭动态。儿科缓和医疗服务扩展至整个照护环境，与初级医疗团队紧密合作，致力于为儿童患者及其家庭在整个疾病过程中提供全面的支持。

（贺晶 译　陈可可 校对）

参考文献

# 第二十一章

# 特殊人群的缓和医疗：青少年和年轻的成年人

Natalie Jewitt，Alisha Kassam

## 第一节 青少年和年轻的成年人恶性和严重血液病的流行病学

青少年和年轻的成年人（AYAs）构成了一个关键的人群，他们所面临的与年龄相关的挑战使得他们的疾病体验与更年轻或更年长的群体存在显著差异。尽管存在多种标准来界定AYAs，但目前国家癌症研究所采纳的AYAs年龄标准为15～39岁[1]。

AYAs群体中最常见的三种肿瘤类型包括甲状腺癌、乳腺癌及淋巴瘤[2]（图21–1，文后彩图21–1）。然而，在AYAs群体中，不同年龄段的血液肿瘤发病率存在显著差异。以白血病和淋巴瘤为例，在肿瘤诊断中，年轻的AYAs（15～19岁）的比例为36%，而年长的AYAs（30～39岁）的比例约为11%[2]。值得注意的是，血液 肿瘤也是AYAs的主要死亡原因之一，它占男性癌症死亡患者的18%以上，女性则约为11%[2]（图21–2）。

AYAs发生良性的、严重的血液病的确切患病率尚未明确。严重血液病涵盖了一系列多样化的疾病，包括骨髓衰竭综合征、再生障碍性贫血和镰状细胞病。骨髓衰竭性疾病在幼年时期因遗传因素达到发病高峰，而成年早期则因获得性后天因素再次

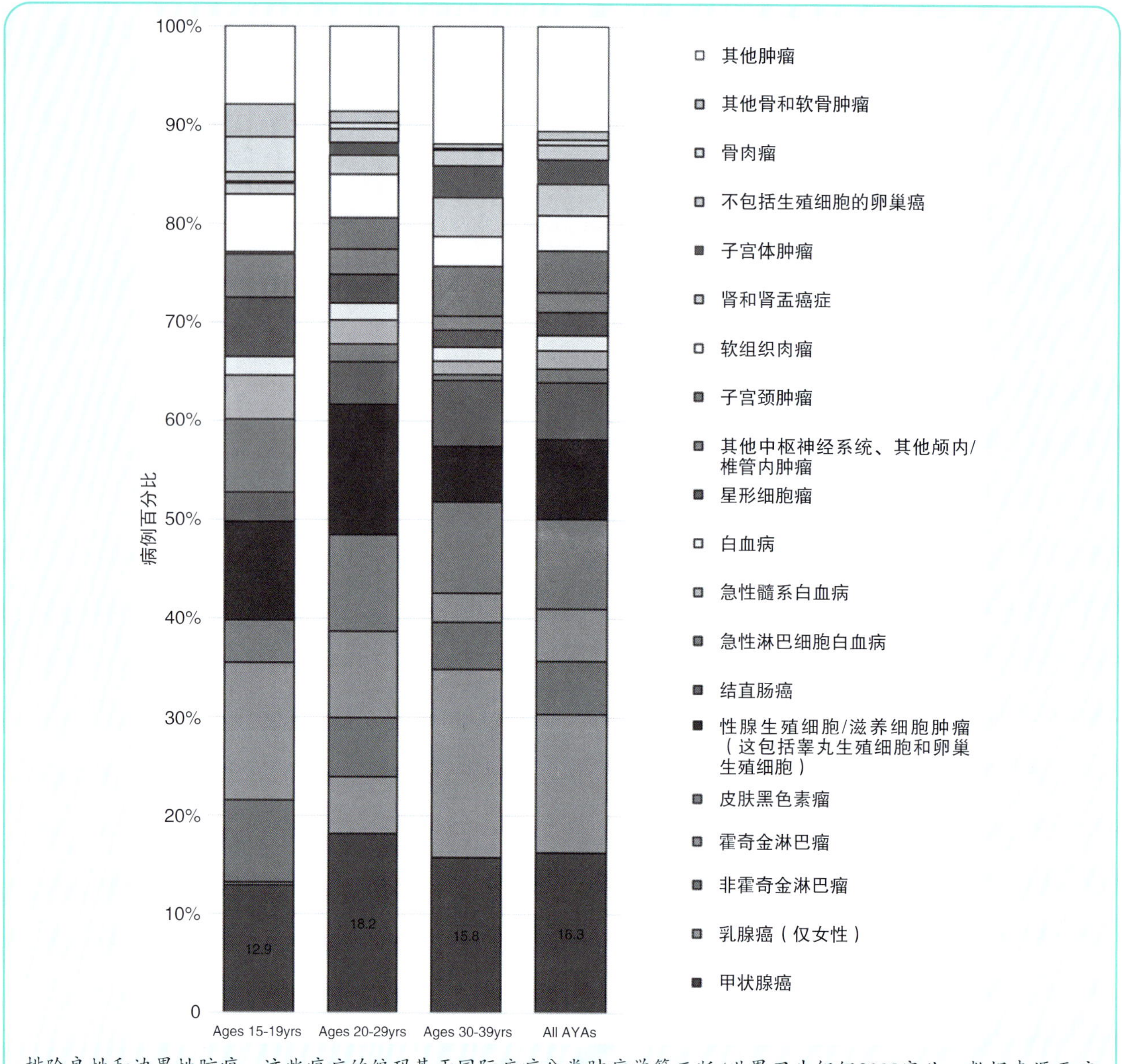


排除良性和边界性脑癌。这些癌症的编码基于国际疾病分类肿瘤学第三版/世界卫生组织2008定义。数据来源于病例监视系统、流行病学调查和最终结果站点。肾脏包括肾盂。

图21–1 2011—2015年根据年龄组选定的不同AYAs肿瘤的病例分布[2]

［来源：Case distribution, North American Association of Central Cancer Registries public use database, 2018；引自：Close A. Adolescent and young adult oncology—past, present, and future. CA cancer journal for clinicians 69 (6):2019］

| 癌症类型 | 癌症死亡 2012—2016，% | | AAPC 2007–2016，%[a] | |
|---|---|---|---|---|
| | 男性 | 女性 | 男性 | 女性 |
| 白血病 | | | | |
| 急性淋巴细胞白血病 | 5.0 | 2.4 | −0.8[b] | −2.0[b] |
| 急性髓系白血病 | 5.1 | 4.2 | −0.7[b] | −1.7[b] |
| 脑瘤和中枢神经系统肿瘤 | 13.8 | 8.4 | 0.6 | 1.0 |
| 结直肠肿瘤 | 11.0 | 8.1 | 1.1[b] | 0.6[b] |
| 淋巴瘤 | | | | |
| 非霍奇金淋巴瘤 | 6.0 | 3.2 | −4.1[b] | −4.9[b] |
| 霍奇金淋巴瘤 | 2.0 | 1.3 | −5.1[b] | −10.0[b] |
| 软组织肿瘤 | 6.1 | 4.1 | −0.3[b] | −0.7[b] |
| 骨及关节肿瘤 | 5.3 | 2.6 | 0.6[b] | 0.5[b] |
| 皮肤黑色素瘤 | 4.3 | 2.9 | −3.4[b] | −2.8[b] |
| 甲状腺肿瘤 | 0.3 | 0.3 | −0.6 | −1.0[b] |
| 肾脏及肾盂肿瘤 | 2.4 | —[c] | 2.2 | −1.4[b] |
| 睾丸肿瘤 | 4.1 | —[c] | 0.2 | |
| 乳腺肿瘤 | —[c] | 22.2 | | −0.2 |
| 卵巢肿瘤 | —[c] | 4.6 | | −1.5[b] |
| 子宫颈肿瘤 | —[c] | 9.5 | | −0.1 |
| 子宫体肿瘤 | —[c] | 2.3 | | 2.8[b] |

AAPC：平均年百分比变化。a：AAPC基于使用1970—2016年死亡数据的连接点模型，允许最多5个连接点。b：因数据稀少（2012—2016年<10次死亡），不显示百分比。c：AAPC与零假设有统计学差异（$P<0.05$）。

图21-2　2012—2016年15～39岁AYAs患者癌症死亡百分比[2]

[经Close等（2019）的许可转载]

达到高峰[3]。镰状细胞病影响着美国不同年龄组近100 000人[4]，随着医疗照护的改善，目前大多数镰状细胞病患者能够活到成年期[5]。因此，这个异质性群体代表了一个日益重要的、具有不同需求的AYAs群体。

众所周知，与儿童和成人相比，AYAs在过去几十年中并没有从生存率的提高中获得显著益处[6]。在过去的40年里，尽管镰状细胞贫血儿童患者的死亡率已经下降，AYAs患者的死亡率却有所上升[7]。在血液肿瘤方面，尽管治疗有所进步，但AYAs患者的生存率并未达到儿童患者的水平[8]。这些差异部分与独特的生物学因素有关，因为与患有相同疾病的儿童患者相比，AYAs患者可能具有更多预后不良的生物学特征[9]。影响最佳疗效的因素包括延迟就医[10]、治疗依从性差以及有限或缺乏医疗保险[8]。AYAs患者的不良结局还反映了儿科和成人护理独立医疗保健部门的历史演变[8]。对于患有镰状细胞病的AYAs来说，过渡到成人照护的这一时期与死亡率的增加密切相关[5]。由于AYAs处于儿科和成人群体的边缘地带，他们并不符合研究者特别关注的“典型”患者[8]。因此，他们也不太可能被转诊或参与临床试验[11]。此外，根据定义，AYAs处于一个发展过渡期，这导致患者出现社会–心理脆弱性，进而可能会影响治疗的成功[12]。

## 第二节　青少年和年轻的成年人面临血液肿瘤和严重血液病的挑战

AYAs阶段是人生中一个重要的过渡期，标志着个人成长的里程碑，通常涉及完成学业、追求职业目标和建立家庭。这一时期往往伴随着独立性的逐步增强，年轻人开始塑造自己的成人身份[13]和构建个人社交网络[14]。然而，患有慢性严重血液病的AYAs在迈向成年之际，不仅要面对成长的挑战，还要适应从儿科到成人医疗照护的转变。这些挑战包括父母与AYAs之间医疗照护责任的转移、寻找合适的成人医疗服务提供者、掌握急救护理的细节以及对药物和疾病症状的深入了解[15]。与此同时，新诊断为癌症的AYAs会发现他们的未来规划突然被打乱[16]。这些影响是多方面的，可能影响到同龄人关系、家庭结构、生育能力和教育规划[16]（图21–3，文后彩图21–3）。确诊为肿瘤的AYAs可能会发现自己无法继续学习或工作，这种非预期的依赖性增加可能会对他们的长期职业前景产生负面影响[17]。癌症患者AYAs的日常生活需求在经济和身体上可能需要依赖他人，这种回归依赖父母或亲人的状态可能会对个人的自我认同感产生重大影响[17]，并导致患者痛苦加剧和治疗依从性降低[18]。

青少年晚期和成年初期通常是建立亲密和浪漫关系的关键时期。尽管大多数AYAs能够在这一阶段确立自己的性别认同，但AYAs肿瘤患者由于疾病或治疗引起的生理变化，可能会遭受自尊心的打击[18]。这些身体上的差异可能会影响AYAs对性关系的兴趣以及建立浪漫关系的能力。大约一半的AYAs肿瘤患者认为他们的疾病损害了性功能[19]。性功能障碍是许多AYAs在疾病诊断后2年内持续面临的问题[20]。AYAs可能会觉得难以建立新的浪漫关系，并且在现有的两性关系中也会感到紧张[17]。在长期关系中，年轻人可能会质疑伴侣与他们在一起的动机，并怀疑伴侣是否会有内疚感和责任感[10]。

鉴于AYAs正处于人生的关键过渡期，他们面临着发展和维持浪漫关系的挑战，可能会选择与父母、配偶或两者的组合共同居住。这可能导致治疗选择受到个人或共同决策偏好的影响[21]。决策偏好通常是一个渐进的过程，并不会在青少年达到18岁时突然改变。许多AYAs希望在做出决策前考虑父母的意见，而其他人则更倾向于与配偶共同决定[21]。一些患者可能会带着他们的配偶和父母一同参加医疗咨询，以确保获得最佳的治疗方案。这些偏好可能会随着疾病进程而变化，因此，临床医师需要不断地与AYAs保持联系，反复确认他们的意愿。

AYAs阶段也是健康青年参与实验和药物使用的时期。AYAs对药物使用的先入为主的观念可能会对医疗照护产生负面影响。特别是AYAs镰状细胞病患者寻求药物的行为可能导致医疗照护者误以为患者已经接受了治疗，从而导致对患者的疼痛管理不足和紧急救护的延误[15]。人们担心，由于能够接触到合法的阿片类处方药，AYAs肿瘤患者药物

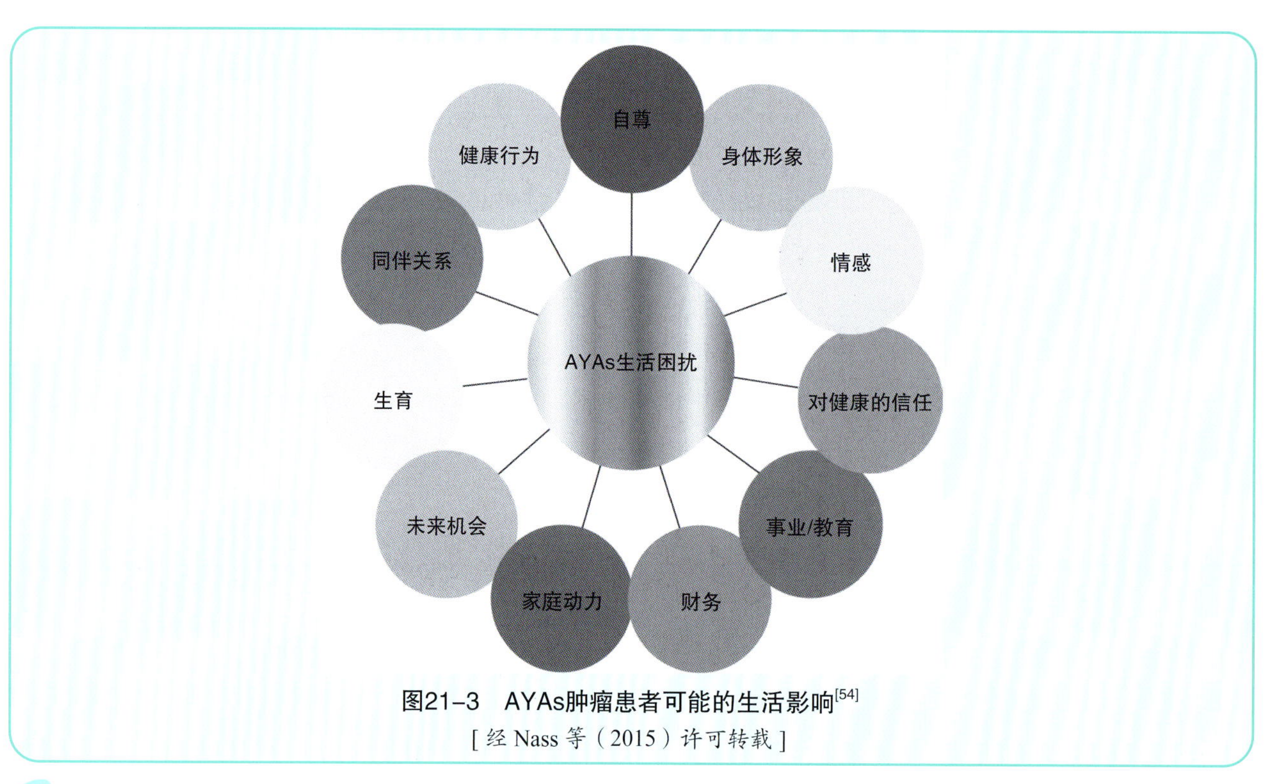


图21–3　AYAs肿瘤患者可能的生活影响[54]

［经 Nass 等（2015）许可转载］

滥用的风险会增加[22]。然而，有报告指出AYAs肿瘤患者在药物和非法药物的使用情况上与同龄人相似[22]。此外，AYAs肿瘤患者中的阿片类药物滥用率与成年肿瘤患者相似[23]。

AYAs与医疗照护系统的日常互动也存在差异。与儿童患者相比，AYAs患者更可能在出现症状后延迟寻求医疗照护[10]。这种延迟行为可能与自我感觉不可战胜、局促不安或拒绝相信有关[24]。AYAs也较少有明确固定的初级保健医师，导致常规健康检查的频率较低[10]。这导致了青少年和年轻的成年人年龄段的镰状细胞病患者对急诊室照护的依赖增加[25]。此外，AYAs在遵循医嘱方面也面临着重大挑战[26-27]。多达一半的AYAs可能不会坚持门诊治疗计划[26]。已有证据表明，认知情感因素、缺乏同伴和家庭支持，以及青年与医师的关系都会影响治疗依从性[27]。

## 第三节　青少年和年轻的成年人中恶性和严重血液病的症状困扰

AYAs在疾病进展过程中会遭遇生理、心理以及生存上的多重困境。尽管他们可能体验到与年轻或老年群体相似的身体症状，但独特的心理-社会因素可能对AYAs所承受的症状负担产生影响。

在那些接受临终关怀的AYAs肿瘤患者中，疼痛是最普遍的身体症状，有高达91%的患者报告了这一症状[28]。因此，大多数青少年肿瘤患者在生命的终末期（EoL）会使用止痛药物[29]。幸福感的丧失、疲劳和厌食也是常见的问题，分别有76%、75%和67%的患者报告了这些症状[28]。疼痛、疲劳和水肿是AYAs在接受HCT后最常出现的身体症状，据报告，在生命的最后1个月中，超过80%的患者经历了这些症状[30]（图21-4）。与中枢神经系统（CNS）肿瘤患者相比，患有白血病或淋巴瘤的青少年患者在生命的终末期更有可能使用氧气[29]。

AYAs镰状细胞病患者常常因病情突然恶化（如急性肺部或心血管事件）而导致死亡[31]。因此，特定事件的发生会引发相应的身体症状，例如，急性胸痛综合征中的呼吸困难，或与中风相关的神经症状。此外，猝死的现实风险会引发患者严重的恐惧感[32]。心理上的痛苦，如抑郁和焦虑症状，在青少年镰状细胞病患者中相当普遍[33]。有报告指出AYAs肿瘤患者比同龄人更易出现心理健康问题[19]。尽管焦虑、恐惧和悲伤在各个年龄段的生命终末期都很常见，但AYAs比年轻的同龄人更易体验到焦虑和抑郁[34]。研究显示，在生命终末期，晚期青少年（年龄18～21岁）的抗焦虑药物使用显著高于早期青少年（10～13岁）[29]。焦虑和谵妄是

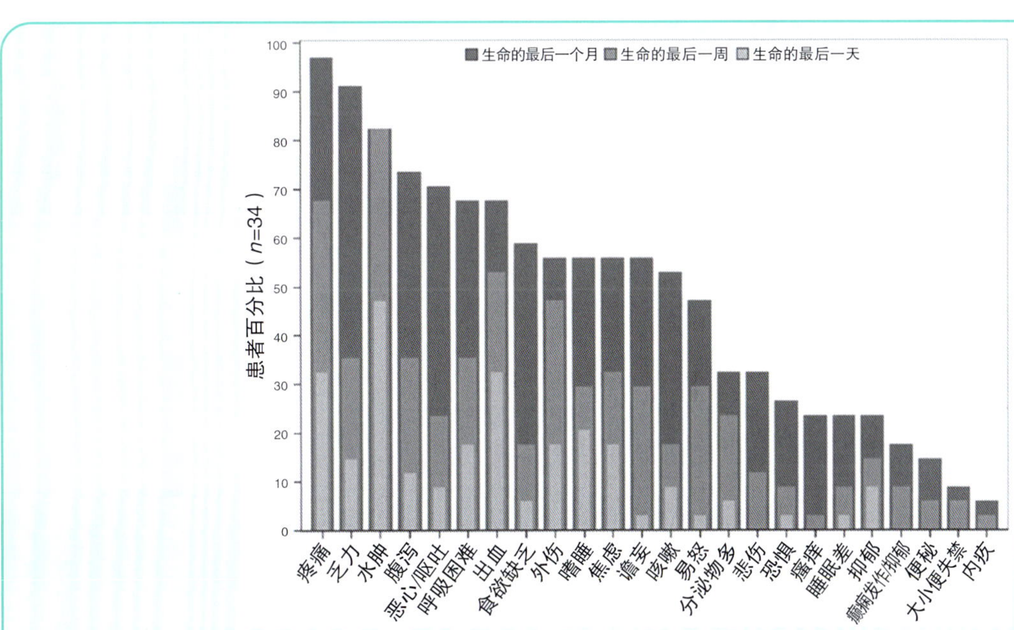


**图21-4　在生命的最后1个月、最后1周和最后1天接受异基因造血干细胞移植且在住院期间去世的AYAs患者（$n$=34）出现的症状[30]**

［经 Snaman（2017）许可转载］

AYAs患者HCT术后最常见的心理症状，超过50%的患者在生命的最后1个月入院[30]。与非HCT的AYAs肿瘤患者相比，这种心理症状的增加模式可能反映了更高的强化医疗干预率。因此，对这一高危人群进行频繁的心理症状评估和及时的管理至关重要。

面对晚期疾病和生命终末期，许多AYAs也面临生存困境。与他们健康的同龄人享有的不可战胜的感觉不同，有生命限制性疾病的AYAs有着过早的死亡意识[35]。许多青少年也担心成为家人的负担[36]。毫无疑问，对处于生命终末期的AYAs来说重要的事情与老年人不同[37]。AYAs面对死亡时有幼小子女，而不是成年子女，这会带来独特的焦虑[37]。面对生命终末期的年轻成年人，他们本身作为父母，常常担心自己成为子女的负担[38]。在疾病过程中处理这些复杂的情绪可能导致内省和寻求生命意义。对于一些认同宗教信仰的AYAs来说，信仰仍然是支持和意义的来源，其他人则质疑他们的信仰和信念[39]。无论宗教信仰程度如何，大多数AYAs都赞同精神上的关注，如对生命意义和传承的探索[39]。在生命终末期，拥有足够的疼痛控制、感到身体舒适，并寻求精神安宁，被认为是青少年最重要的事情[36]。

考虑到AYAs生命阶段的过渡性，社会支持同样重要。患有镰状细胞病等慢性血液病的AYAs，经常依靠现有同伴的支持来应对过渡期[15]。不幸的是，面临癌症的AYAs经常因医疗需求增加而与健康的同龄人隔离[40]。随着疾病的进展，AYAs可能会进一步与那些仍在寻求治疗的癌症AYAs隔离[40]。有趣的是，Geue等[14]的一项研究发现，AYAs血液肿瘤患者与老年肿瘤患者有相似的积极的社会支持。然而，据报告与年长的患者相比，AYAs患者更有可能出现有害的社会互动（例如，他们周围有人提出了他们认为无益或令他们沮丧的建议）[14]。这些互动可能与AYAs拥有的更大的社交网络或不太成熟的社会关系有关。或者，它可能反映了年轻同伴对于晚期疾病不太熟悉，并且不确定如何去支持他们的朋友。认识到AYAs的独特社交网络，并提供适当的帮助以协助他们管理这些关系在照护方面至关重要。具有心理-社会专业知识的临床医师（例如，社会工作者）是一个极好的资源。

在照护方面，大多数AYAs在生命终末期使用重症医疗照护[13]。在镰状细胞患者群中，与儿童和老年成人相比，年轻成年人（年龄在22～40岁）在急诊室死亡率最高，其中有20%在急诊室死亡[32]。在一项使用癌症登记数据的横断面研究中，Mack等[13]探讨了AYAs肿瘤患者的生命终末期照护。他们发现，大多数AYAs在生命的最后1个月中至少接受了一种高强度医疗照护[22%入住重症监护病房（ICU）；22%有多于1次急诊室就诊，62%住院][13]。在他们的队列中，在生命终末期，白血病患者比软组织肿瘤或胃肠癌患者接受高强度照护的比例更高[13]。Snaman等[30]同样发现，近80%的AYAs干细胞移植后在医院死亡，并且在生命的最后1个月中许多人接受了机械通气和透析等高强度照护。Bell等[29]观察了年龄在10～21岁的青少年的生命终末期体验。他们发现，在生命终末期继续接受积极的生命维持措施的青少年中，大多数是白血病或淋巴瘤患者[29]。与实体瘤或中枢神经系统肿瘤患者相比，更多白血病或淋巴瘤的青少年患者在ICU去世[29]。部分原因可能是AYAs血液肿瘤患者具有较高的治疗相关死亡率。此外，恶性或严重血液病的AYAs患者可能具有独特的疾病需求，作为门诊患者可能很难管理。例如，难治性白血病的AYAs患者可能会从频繁输血支持中获得症状上的缓解，而在某些社区环境中实际上是不太可行的。

尽管在AYAs中一直存在使用高强度照护的情况，但目前仍不清楚持续住院或进行医疗强化照护是否与接受该照护患者的照护目标相一致。这些研究强调了需要进一步探讨AYAs的愿望及缓解痛苦的最佳策略。

当你思考未来时，你希望什么，你担心什么，请分享你认为你的癌症经历可能会改变你的人生观。

## 第四节 缓解青少年和年轻的成年人恶性和严重血液病患者的痛苦

研究患晚期疾病的AYAs的照护目标对于减轻他们的痛苦和提供最佳照护同样重要。众多实践指南强调，对AYAs患者，临终关怀团队应在症状加剧或治愈性治疗停止之前尽早介入[41]。这种早期介入有助于讨论照护目标和建立良好的关系，同时减轻终末期对话的时间压力。对于那些患有严重血液病且面临早逝风险的AYAs，早期介入临终关怀同样不可或缺[32]。许多患者和临床医师可能对早期介入临终关怀持抵触态度，因为他们将临终关怀等同于“放弃”或停止积极治疗[40]。因此，拓展患者、家庭成员和照护人员对临终关怀的理解有助于提高患者的舒适度，并使临终关怀的参与变得更为普遍。临床医师应明确指出，临终关怀关注的是患者及其家庭的生活质量，而不仅仅是患者本人[42]。无论预后和（或）治疗目标如何，关注生活质量通常都是有益的。尽管仅是提供最佳缓和医疗的一部分，症状管理和终末期照护仍然至关重要。

与儿童和成人一样，阿片类药物依然是缓解AYAs终末期疼痛和呼吸困难的首选[43]。迄今为止的研究尚未发现AYAs与老年成人之间在药效学上存在差异[43]。在青少年白血病和淋巴瘤患者中，美沙酮（methadone）也被证实对神经性和非神经性疼痛具有良好的镇痛效果[44]。对于神经性疼痛，例如长春新碱（vincristine）引起的神经病变[45-46]，可以考虑使用加巴喷丁/盐酸普瑞巴林（gabapentin/pregabalin）和度洛西汀（duloxetine）。需要注意的是，加巴喷丁类药物需要逐渐增量，并且需要一段时间才能发挥治疗效果[47]，因此应在生命的最后几周之前开始使用。对于患有白血病和淋巴瘤的AYAs，其他终末期症状如出血等，可以采用与年轻和老年患者相似的治疗策略。

为了应对AYAs的心理症状，社会工作者、音乐治疗师和心理学家提供的专业支持极为有效[40]。询问AYAs的精神信仰可以作为开启对话的良好起点，进而深入探讨希望与忧虑，并确定如何最有效地提供支持[39]（图21-5）。灵活调整时间表以适应AYAs晚起的习惯，可以促进他们与医务人员的联系并保持照护的连续性[48]。在条件允许的情况下，采用虚拟照护可以减少旅行时间，最大限度减少对AYAs学习或工作的干扰。临床医师还应意识到AYAs独特的社交网络，并寻找创新的解决方案来对抗社交孤立感。为了促进互动，临终关怀设施应包含促进交流的共享空间[40]。此外，视频会议和社交网络等创新技术的应用可以作为维持AYAs关系的替代媒介。对于那些已经身为父母的AYAs，支持他们与自己的孩子进行沟通尤为重要。他们希望获得照护提供者的帮助和资源，以帮助他们向孩子解释自己的病情[49]。将家庭与儿童生活和丧亲支持专家联系起来可以帮助AYAs应对这些艰难的对话。

除了处理生理和心理症状，对于AYAs来说，

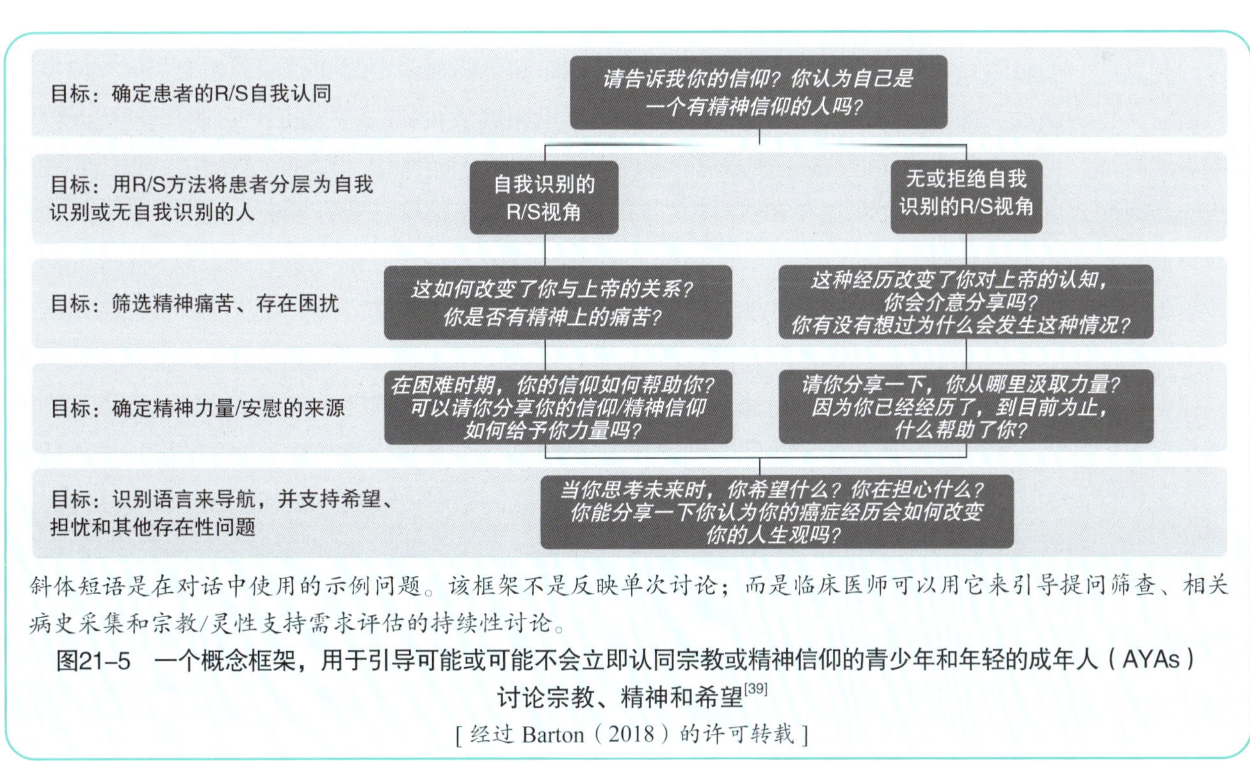


斜体短语是在对话中使用的示例问题。该框架不是反映单次讨论；而是临床医师可以用它来引导提问筛查、相关病史采集和宗教/灵性支持需求评估的持续性讨论。

**图21-5　一个概念框架，用于引导可能或可能不会立即认同宗教或精神信仰的青少年和年轻的成年人（AYAs）讨论宗教、精神和希望[39]**

［经过 Barton（2018）的许可转载］

围绕终末期的明确沟通和规划至关重要。青少年强调，医疗团队如实告知病情对他们来说非常重要[36]。然而，许多临床医师发现与AYAs进行终末期对话颇具挑战性。作为沟通专家，临终关怀医师在处理困难对话方面拥有独特的专长。引入临终关怀团队也给AYAs提供了一个机会，让他们能够分享可能不愿意与治疗团队分享的恐惧或担忧。在与AYAs进行有效的沟通互动之前，需要认识到他们的社会背景和成长经历的复杂性[41]。首先询问AYAs对自己疾病的理解及他们的具体担忧或愿望，可能为下一步更困难的终末期讨论提供一个起点。AYAs在终末期问题上的认知能力可能还在发展中，并且可能对死亡和濒死经验认识有限或没有经验[41]。认识到青少年的发展阶段，并根据他们的认知能力调整语言和概念同样重要。提供其他患者曾询问过的关于死亡和临终问题的事例，并承认他人的痛苦感受，将经验常态化，为进一步讨论创造条件[48]。例如，临床医师可能会问："其他处于类似情况的患者问过我，如果他们的下一次扫描显示病情进展会发生什么。这是你一直在思考的问题吗？"重要的是，保护性家长制中的文化或家庭信念可能会影响AYAs参与终末期讨论的开放性[41]。获得青少年和年轻的成年人是否参与的许可是至关重要的。超过一半的AYAs表示希望与他们的医疗团队进行共同决策；然而，有些人仍然更愿意听从父母的意见[21]。使用诸如"有没有事情你更愿意我先和你的父母谈谈？"这样的措辞可以帮助引入后续困难的对话，且尊重个人选择[50]。识别决策偏好的范围是为AYAs提供个性化照护的必要条件。

早期介入临终关怀有助于早期引入预立医疗照护计划（ACP）。理想情况下，ACP应在诊断时、治疗期间、复发时及终末期进行[42]。治疗计划的转变，如干细胞移植，可以自然地提供讨论预后不确定性和终末期的机会[29]。多次温和的ACP讨论可以创造许多探索AYAs愿望的机会[50]。为了评估AYAs参与ACP的准备程度，临床医师可以参考由Pao和Wiener于2008年开发的预立医疗照护计划评估表（Advance Care Planning Readiness Assessment，ACPRA）[51]。这个评估表中有三个问题：

（1）如果治疗不再有效，谈论接下来会发生什么是否会对您有所帮助？

（2）提前谈论医疗照护计划是否会让您感到沮丧？

（3）您是否愿意写下/讨论如果治疗不再有效会发生什么？[51]

青少年对这些问题的回答可以成为谈话的切入点。如果青少年觉得这样的对话会让他们感到沮丧，那么在重新讨论这些话题之前，给予其足够的空间和时间是很重要的。对一些患者来说，提前谈论可能并无益处，跟随每个个体AYAs的引导是必要的。引入和正常化终末期讨论的方法还包括引入平行规划概念。解释说我们在继续期待最好的情况的同时，为其他情况做计划[29]。这种解释在不消除希望的情况下促进了讨论，对于继续讨论未来计划（例如，学业或职业目标）的AYAs尤为重要。继续讨论未来计划并不一定意味着对疾病缺乏理解或否认疾病。相反，它可能更加突出同时持有希望和担忧。此外，分享其他患者的经验可能有助于探讨照护目标。例如，当讨论疾病进展时，可以考虑说："一些人说他们想和家人在一起，而其他人说继续尝试新药很重要。在这里没有错误的答案，无论你做什么决定，我们都会支持你[50]。"

早期进行终末期对话可能有助于确保在终末期满足AYAs的愿望[41]。然而，有证据表明，AYAs经常在晚期才进行终末期对话[41]。Bell等[29]发现，与实体瘤和中枢神经系统肿瘤患者相比，患有白血病和淋巴瘤的青少年更有可能在生命的最后7天内才进行初次终末期对话。对于复苏的讨论也经常在疾病进展的晚期进行。笔者发现，在他们的研究人群中，50%的人在死亡前7天内签署了不进行复苏的意愿书[29]。值得注意的是，在患有恶性血液系统肿瘤的儿童[52]和老年成人[53]中有类似的发现。与实体瘤患者相比，患有恶性血液系统肿瘤的儿童和青少年更不可能接受专门的临终关怀支持[52]。造成这些问题的原因是多方面的，包括医疗提供者缺乏ACP讨论的经验，临床医师希望保护AYAs，照护者在面临AYAs去世时关注抗癌治疗的压力。

大多数AYAs表达了提前讨论终末期照护的愿望；然而，许多AYAs从未听说过ACP[36]。使用ACP工具可以帮助促进和构建AYAs及其家人的终末期对话[41]。表21-1中列出了多种ACP工具。

表21-1　用于AYAs的ACP工具

| 资源 | 描述 | 链接 |
| --- | --- | --- |
| 说出我的选择 | 一份重点关注AYAs的ACP文件 | https://store.fvewishes.org/ShopLocal/en/p/ VC-MASTER-000/voicing-my-choices[55] |
| 5个愿望 | 为生命终末期和医疗保健指定医疗保健决策者的法律文件 | https://www.fvewishes.org/for-myself/[55] |
| 活得愉快 | 一个具有重要患者贡献的在线加拿大资源和一个用于与AYAs讨论生命终末期和ACP的全面的资源部分 | https://livingoutloud.life[56] |
| 为短暂生命共同努力 | 一个英国网站，包含指导AYAs的不同讨论有用的资源 | https://www.togetherforshortlives.org.uk/get support/supporting-you/family resources/diffcult-conversations young-adults/[57] |

照护地点的选择是AYAs及其家庭成员讨论的关键议题。根据Jacobs等[36]的研究，88%的AYAs对临终关怀的作用和意义缺乏了解。个人因素，例如家庭中有未成年子女或年迈的父母，可能会影响对照护地点的偏好选择。大多数青少年倾向于在家中度过生命的最后时刻[36]。另一项研究显示，许多AYAs在生命的最后几周内是在ICU或普通病房接受重症监护。这种差异形成鲜明的对比。这一现象突显了教育患者及其家属关于可选照护方案的重要性，并强调了提前讨论患者意愿的必要性。只有这样，临床医师才能制定出最符合AYAs及其家庭价值观的照护方案。

## 第五节　总结

在患有严重血液病的患者群体中，AYAs占据着一个特别重要的位置。作为儿童与成人之间的过渡阶段，AYAs时期与较差的预后紧密相关，同时也面临着复杂的社会–心理挑战。在这个关键时期，个体的身份塑造和人际关系的建立尤为重要，而患有严重血液病或癌症会对他们产生深刻的影响。因此，识别这些影响变得极为关键。早期了解患者的沟通偏好和照护目标至关重要，这有助于提升照护团队提供个性化、符合患者价值观的临终关怀服务的能力。多种工具可供临床医师使用，以辅助进行预先照护计划（ACP）和终末期讨论。当临终关怀团队提前介入时，他们能够协助原医疗团队处理这些棘手的讨论，帮助进行症状管理，并确保持续关注患者的生活质量。患有恶性肿瘤和严重血液病的AYAs不应仅被视为“大孩子”或“小大人”，他们构成了一个独特的群体，需要相应的专业照护。

（张辉 译　杨良春 校对）

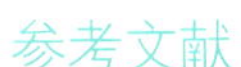

# 第二十二章

# 特殊人群的缓和医疗：照护者

Tara A. Albrecht，Shelby Langer，Marcia A. Winter，
J. Nicholas Dionne-Odom，Laura S. Porter

在癌症治疗的全过程中，患者通常深深地依赖他们亲近的家人和朋友[1]。这些亲近的家人和朋友承担起了照护者的职责，他们不仅提供日常的个人护理和生活帮助，还负责安排患者的交通，以及协助处理医疗和护理相关事宜。尤其重要的是，他们在社会、心理和精神层面上给予患者细致入微的关怀和支持[1-2]（表22-1）。照护者可能是配偶、子女、父母或亲密的朋友，他们可能与患者同住，也可能居住在不同的地方。

血液恶性肿瘤是一系列复杂的疾病，通常需要密集的治疗和长期的康复过程，在医院和家庭中都需要提供大量的照护和关怀[6]。鉴于疾病进展的复杂性，血液恶性肿瘤的诊断不仅对患者本人是一个沉重的打击，对照护者而言也是一个严峻的挑战，

表22-1　照护者协助或承担的共同任务[3-5]

| 医学的 |
|---|
| 药物管理和使用 |
| 症状监测和管理 |
| 造口和伤口护理 |
| 管饲 |
| 导管护理 |
| 协调医疗预约 |
| 做出决策 |
| **日常生活实践与活动** |
| 房屋和庭院的维护 |
| 购物 |
| 财务管理 |
| 交通 |
| 膳食准备 |
| 洗衣 |
| 洗澡 |
| 下床活动 |
| 如厕 |
| 儿童/宠物照料 |
| **情绪支持** |
| 提供希望 |
| 讨论未来和死亡的可能性 |
| 控制情绪变化（悲伤、愤怒、烦躁） |
| 提供最新信息，并为朋友/家人提供支持 |

其影响深远且不容忽视。确诊为血液恶性肿瘤的患者，往往依赖于照护者的全面支持，这包括身体照料、情感慰藉及日常事务的妥善处理[7-8]。这种护理工作不仅耗费大量精力，而且对照护者的身体、情感、社交和（或）经济状况都提出了极高的要求[9-10]。特别是对于那些被诊断为急性血液恶性肿瘤的患者，照护者几乎没有时间去适应或准备应对这一新角色。这种突如其来的变化可能会令人感到无所适从[6]。例如，照护者可能会觉得，医疗保健服务的难度堪比学习一门新语言，极具挑战性[8]。

本章节的核心目的是概述照护者在血液恶性肿瘤患者照护中所扮演的关键角色，详尽阐释这些角色如何发挥其独特功能，并产生持久的影响。同时，本章将探讨如何系统地评估这些影响，并特别强调在癌症发展过程中，为照护者提供支持的干预措施和资源的重要性。值得注意的是，相较于实体瘤，关于血液恶性肿瘤照护的文献相对稀缺。因此，在讨论照护的关键要素时，我们将以血液恶性肿瘤的现有知识为依据，但在适当的情况下，也会融入实体瘤和其他癌症类型在照护领域的最新研究成果和证据。

## 第一节　谁是照护者？他们的职责是什么？

美国护理联盟的一项调查[3]显示，大多数照护者是平均年龄为53.1岁的女性，且多数没有大学学历的非西班牙裔白人[3]。这一群体主要包括父母、配偶/伴侣，或者是与照护对象不同住的兄弟姐妹[3]。值得注意的是，针对包括黑人和西班牙裔在内的多样化种族群体的照护者研究揭示，这些照护者通常更年轻（平均年龄40.97岁），较少以配偶的身份出现，他们往往还需要照顾自己的家庭[孩子和（或）父母][11-13]。最终，对于美国的少数族裔照护者而言，他们更倾向于考虑在获取照护、医疗保险、移民问题及面对充满挑战的工作环境和语言障碍时可能遭遇的诸多不容小觑的难题[12]。

照护者平均每周投入32.6小时，约32%的照护者每周至少投入41小时为癌症患者提供照护相关服

务[3]。然而，所投入的时间和提供的照护并非固定不变，而是随着个人健康状况的变化而自然增减。这对于照护患有血液恶性肿瘤患者的照护者来说尤其如此，因为他们常常面临健康状况的急剧波动和恶化[14-16]。

照护者为患者提供多方面的照护，包括提供情感支持、协助处理日常家务、提供亲密的个人照护、协调医疗照护和安排交通出行，甚至还能提供专业的护理[3]。重要的是，与非癌症患者的照护者相比，癌症患者的照护者需要协助完成更多的任务[16]。表22-1列出了照护者通常协助或承担的具体任务。照护者在治疗决策过程中也常常能够提供宝贵的意见[17]。由于血液恶性肿瘤患者的治疗方案可能高度复杂，需要了解的疾病和治疗信息量巨大，且预后具有较大的不确定性，因此，照护者的作用尤为关键[18-20]。

在癌症治疗的漫长征程中，照护者在家庭环境中提供了大部分的医疗照护和情感支持[3-4,21]。随着医疗环境的变化，照护者的角色也发生了深刻转变。由于住院治疗费用高昂，癌症治疗模式逐步向门诊化倾斜[5,22]。这种转变迫使照护者承担起诸多职责，需要为癌症患者提供关键的医疗照护和持续的支持[9,23-25]。随着远程医疗的发展和医疗保健的不断进步，预计对照护者的依赖将持续增加，从而使更多的癌症治疗转移到门诊环境中进行[22]。以需要长时间住院的HCT为例，部分治疗过程和康复阶段已经从住院过渡到门诊，这就要求照护者承担更重的负担，在家中提供复杂且精细的照护[5]。

遗憾的是，大多数照护者都没有做好充分的心理准备和接受技能培训。血液恶性肿瘤患者的治疗方案复杂，在家庭内外都需要大量的身体和心理照护。许多血液恶性肿瘤及其相关治疗的副反应通常是突如其来且危及生命的并发症，如中性粒细胞减少症、出血、呼吸窘迫和贫血，这些并发症可能会使照护者和患者措手不及，从而导致紧急就医和住院治疗的情况发生[26]。因此，我们深刻认识到照护者在患者的治疗和康复过程中扮演着重要角色，他们需要为这一宝贵角色提前做好适当的准备，也呼吁社会各界给予照护者积极的认可。

## 第二节　照护者提供照护产生的影响

照护者的负担被定义为“对与照护经历相关的生理、心理、情感、社会和经济压力的多维反应”[27]。在探讨血液恶性肿瘤患者对照护者的需求时，这一定义尤为恰当。例如，作为接受HCT患者的主要照护者，会对他们生活的多个方面造成极大的干扰。家庭成员通常需要搬迁至移植中心附近长期居住，这迫使他们不得不离职或从事远程工作，导致照护者必须同时承担多重角色，同时还要照顾子女等[28]。为了控制感染，需要隔离的患者也会导致照护者被隔离[29]。治疗费用的高昂，也给经济方面带来了巨大影响。除了角色的转变和个人时间的影响，照护工作的紧张性也不容忽视，必须执行医疗护理任务、与医疗团队沟通并管理药物。食品制备必须严格遵守感染控制安全指南[30]。同样，家庭环境也必须按照严格的指导原则进行彻底清洁[30]。照护者反映，他们对突如其来的角色转变感到毫无准备[29]。正如人们所预期的，这一系列的需求及需求与资源之间的不平衡，会显著降低照护者的生活质量[31-32]。

### 一、心理影响

照护者角色最常见的影响是心理困扰。“痛苦”一词通常用于指代抑郁和焦虑，然而，诸如压力和对癌症复发的恐惧[7]是癌症特有的心理负担，由于理论上存在相似的概念，且概念间的界限变得模糊，因此易于混淆。对这概念进行不同的评估会进一步加剧模糊性[1]。因此，对癌症照护者的研究中其患病率各不相同也就不足为奇了，例如，自2013年以来进行的两项系统综述中，抑郁症的患病率为12%～59%，焦虑症的患病率为30%～50%[33-34]。

鉴于他们的亲人接受治疗所带来的困难，血液恶性肿瘤患者的照护者可能背负沉重的心理负担和痛苦风险[35]。例如，HCT的特点是高强度、显著毒性和长期性。不同移植类型（自体和异体）的恢复轨迹各不相同，但一般都涉及急性住院期、移植后约3个月的门诊密切监测期和长期生存期，在此期间可能会出现晚期并发症，包括继发性恶性肿瘤甚至死亡[36]。这一系列挑战可以比作由多次高强度冲刺组成的马拉松。

与一般癌症护理文献一样，血液恶性肿瘤患者的照护者的痛苦发生率也各不相同，例如，抑郁症发生率为5%～67%，焦虑症发生率为16%～58%[35]。在一项针对澳大利亚血液恶性肿瘤幸存者的照护者研究中，21%的照护者被归类为抑郁程度升高（高于正常值），16%的被归类为焦虑程度升高[37]。前瞻性的纵向调查可以根据关键的临床时间节点对患者的痛苦轨迹进行研究，焦虑水平往往在确诊后和HCT治疗前或开始治疗时高于正常水平[35,38-39]，但这些痛苦症状随时间的演变模式尚未完全阐明。一些研究表明，痛苦会随着时间的推移而减少[40-41]；其他研究表明，移植后6个月和1年内抑郁和焦虑的程度仍均高于正常值[38]。横断面研究表明，抑郁问题在移植后数年仍可能出现。在对177例从移植后1.9年～19.4年不等的幸存者伴侣二人组（并有同行提名的对照组）进行的研究中发现，20%的伴侣和21.5%的幸存者被归类为抑郁（流行病学研究中心抑郁评分≥16分），这一比例远高于对照组的7.5%[42]。更重要的是，研究表明照护者的痛苦程度与患者相当，在某些情况下甚至更高[38,40]。我们知道患者在移植过程中经历了诸多艰难考验，十分了不起，同时这也凸显了非正式照护者所承受的巨大情感负担和做出的牺牲。

痛苦的预测因素与更广泛的一般癌症护理文献所确定的类似：女性照护者的性别倾向[40,43]，较为年轻的照护者[39]，以及较严重的患者症状[35,40]。这些发现为有针对性的乃至个性化的支持性照护干预措施的设计和实施提供了宝贵的启示。

## 二、社会影响

照顾患有血液恶性肿瘤患者的亲人，往往伴随着不容忽视的社会风险，其中社会孤立现象非常普遍[29]。这种情境下，患者与照护者之间的亲密关系亦经历着深刻的变迁[29,44]，有的因此更加紧密，有的则可能出现裂痕[29]。角色转换具有挑战性。与癌症幸存者及一般人群相比，我们观察到照护者往往面临着更严峻的社会影响，如更少的社会支持、更多的孤独感和更低的双方满意度[42]。

关于双方满意度，Langer及其同事[45]对HCT患者及其配偶照护者的婚姻满意度进行了多次调查，时间节点覆盖了移植前（基线）、移植后6个月、移植后1年、移植后2年、移植后3年和移植后5年。他们还报告了一段时间内的婚姻状况变化。男性和女性患者及男性照护者的婚姻满意度在基线时与社区标准相当，并且随着时间的推移保持稳定，但女性照护者的婚姻满意度则不然。女性照护者（也与基线时的社区标准相当）在所有随访时间点均报告婚姻满意度相对于基线有所下降，但离婚并不常见。这表明，虽然婚姻是稳定的，但女性照护者（不是女性本身，也不是照护者本身）面临着长期关系不满意的风险。确定关系满意度随时间变化的内在机制，还需进行大量的研究来验证，并据此制定出一套有效的策略来支持这一弱势群体。

人际沟通方式也会发生变化。夫妻双方可能会采取回避策略，即所谓的“退缩”和“保护性缓冲”。后者指的是向伴侣隐瞒与癌症有关的想法和担忧，患者和照护者都可能有这种行为，但一项研究发现，照护者比患者更可能有这种保护性策略[46]。从某种程度上讲，照护者出于保护的初衷而采取这些措施，其动机本身无可厚非。然而，尽管本意是好的，但退缩和保护性缓冲可能导致心理健康恶化和人际关系满意度下降[46]。另一项研究也强调了适度沟通的重要性，该研究发现，当HCT幸存者从伴侣那里得到更有效的支持时，他们的痛苦程度会显著减轻[47]。

## 三、身体影响

照护的影响从心理和社会层面延伸到身体层面，其中最常见的是睡眠中断。一项利用匹兹堡睡眠质量指数（Pittsburgh Sleep Quality Index，PSQI）的研究评估了异基因HCT患者的照护者在移植前或移植开始时的睡眠质量[48]。109例参与者的总分都高于基于标准睡眠障碍的临界值，因此表明整个样本的睡眠质量都很差[39]。在长期HCT幸存者的照护者中也发现了睡眠问题[42]。同时，前面提到的对幸存者和伴侣（移植后平均年数=6.7）的横断面研究中，与对照组相比，幸存者和伴侣均报告了更为频繁的睡眠障碍[42]。从深层次角度来看，照护者的睡眠质量下降也可能对患者的临床结果产生不利影响。在Sannes及其同事[49]报道的一项有趣的调查中，移植前照护者的睡眠质量可预测患者中性粒细胞植入的时间（天数），而中性粒细胞植入是康复的一个重要临床指标。具体而言，照护者自我报告的睡眠质量较差、睡眠效率较低、睡眠开始后觉醒次数较多（通过活动描记仪测量）与植入时间较长有关，因此这可能是影响移植结果成功与否的一个因素。采用睡眠质量的客观测量方法验证了这一结论，并强调了照护者身体机能不佳对维持人际关系的潜在危害。

人们较少关注血液恶性肿瘤照护者对身体造成的其他隐形负担。一项研究发现，与对照组相比，幸存者和伴侣的疲劳程度都有所上升[42]。另一份报告则显示其疲劳程度较低[50]。Ross及其同事[51]对78例移植受者的照护者的自我健康行为和慢性健康状况进行了评估。他们还收集了体重和身高数据以计算体重指数。研究发现，近2/3的照护者（64%）被归类为超重或肥胖，60%的照护者至少患有一种慢性病。进一步分析显示，照护者所采用的健康行为包括营养摄入、压力管理和健康责任感（如定期进行预防性保健），而体育活动是最不常见的。此外，上述所有健康行为都与疲劳呈负相关（例如，更多的体育活动和更好的营养，则疲劳更少）。这些发现强调了照护者加强健康管理和自我保健的必要性。

在一项针对移植过程早期，涵盖24名HCT患者家属的研究中[52]，与移植后第20天和第34天相比，移植前（入院当天）和移植当天免疫标志物（包括循环T细胞、$CD4^+$、$CD8^+$、B细胞和NK细胞的百分比）的异常程度最高。研究还观察到，受者家属的消极情绪更倾向于采用逃避-回避策略来应对压力。这些发现表明，在移植的初期和准备阶段可能具有较大挑战性，不仅心理上承受巨大压力，生理健康亦受到显著影响。支持照护者心理需求的干预措施有望改善照护者的身体健康。

尽管在过去的10年中，有关血液恶性肿瘤照护者所承受负担的科学研究有了显著的发展，但研究设计的局限性制约了结论的广泛适用性和深度。除个别研究外，样本量都很小，限制了研究结果的普遍性。由于对负担和痛苦的衡量标准不同，很难对不同研究进行比较。许多调查都是横断面设计，尽管这些研究提供了丰富的照护者的功能和健康状况信息，却难以揭示照护过程中的动态变化和长期影响。需要进行大规模的队列研究，对照护者进行长期的前瞻性随访，以记录照护的急性和晚期负担变化，从而更准确地描绘照护经历的全貌。失去亲人的照护者也需要得到科学和临床的关注，但目前很少有研究对这些照护者的健康行为进行调查。考虑到这种角色的强度和长期性，对此领域的深入探究显得尤为重要。我们需要采取循证干预措施，在多个领域（心理、身体和社会/人际关系）为照护者提供支持，并为可能特别需要支持的弱势照护者（如女性和年轻人）提供必要的关注和支持。

## 四、照护患者对照护者带来的好处

虽然大多数关于血液恶性肿瘤患者的照护者的研究都集中在其角色的负面影响上，但好处也是存在的。定性研究尤其有助于确定这些影响，还能通过细致分析揭示积极因素与负担之间的微妙平衡与相对优势。最近一项针对HCT患者配偶照护者的定性研究[28]探讨了积极和消极的心理影响。消极心理影响远远超过积极心理影响（164例 *vs.* 34例），后者包括乐观、感激、宽慰、希望和自豪。在另一项研究中，与HCT患者照护者进行的焦点小组讨论显示了其他益处，即个人成长、家庭凝聚力及与患者更积极的关系[53]。最后，对HCT幸存者配偶照护者（平均移植后13年）的访谈显示，移植后出现了多种积极变化，例如，同情心增强、对生活有了不同的看法（更加珍惜与感恩）及信仰更加坚定[54]。因此，我们呼吁在照护者支持体系中纳入更多旨在促进积极状态的干预措施，例如，促进感激之情的活动或课程，这些干预措施的引入也将进一步扩宽临床医师在提供支持性护理方案时的选择范围。

## 第三节　照护儿童的独特影响

随着医学的飞速发展，儿童血液恶性肿瘤和其他疾病的诊断和治疗也取得了显著进步，治愈率也随之提高，这一趋势使得研究人员和临床医师将更多的目光投向了如何保证儿童的身心健康和长期生活质量。随着人们对这些工作的关注度不断提高，人们更清晰地认识到，重点必须放在儿童及其家庭成员的整体福祉上[55]。父母作为家庭的核心支柱和子女的照护者，他们既强大又脆弱。

父母照护者的痛苦程度较高。例如，癌症（包括血液恶性肿瘤）患儿的父母往往会经历较高程度的痛苦和创伤后应激症状[56]。这种痛苦不仅会损害父母自身的健康，还会损害其子女的健康和降低其子女的生活质量。最近对28项独立研究进行的荟萃分析发现，父母的痛苦（包括总体痛苦、抑郁、焦虑和创伤后应激反应）与儿童的总体痛苦始终相关[57]。采取以父母为中心的干预措施不仅能提升父母的适应能力，还能促进儿童的康复进程[58]。因此，目前儿童恶性肿瘤的心理–社会护理标准要求对父母和儿童的痛苦进行常规评估[59]。

父母在应对自身情绪困扰的同时，还必须兼顾孩子的日常照料与家庭的整体运作。埃德蒙及其同事[60]发现，家庭经济压力和儿童疼痛对血液肿瘤患儿的照护者来说是特别大的压力源。经济压力、儿童睡眠问题、疼痛和情绪/行为问题与照护者的痛苦相关；经济压力、父母失业和儿童疼痛也与照护者的负担相关[60]。例如，对于血液恶性肿瘤患儿的照护者来说，维持就业是一项挑战[60]。虽然没有明确说明原因，但当患儿住院接受治疗时，父母往往会长时间守在患儿床边，为孩子提供安慰和支持。如果孩子的睡眠受到干扰，父母的睡眠也可能受到干扰。同样，如果一个年幼的孩子在家生病，必须有一个成年人陪在孩子身边；如果年龄较大的孩子患有危及生命的疾病和（或）陷入困境而需要陪伴的情况，都使得父母难以抽身。孩子的痛苦也可能让父母的情绪特别低落，因为他们的天性就是要保护孩子免受伤害。

为了了解癌症儿童父母的经历，医师必须认识到儿童在依赖成人照护者的水平和广度上是独一无二的。与成年人不同，儿童在成长的各个阶段几乎在所有领域都高度依赖照护者的引导与支持，这种依赖性随着儿童年龄的增长而逐渐减弱。但除医疗保健需求外，儿童还依赖照护者来协助应对和满足社会情感需求，他们将最亲密的成年人视为了解其疾病和理解健康意义的信息来源[61]。虽然成年患者可以从多个渠道获得信息和支持，但儿童，特别是幼儿，将主要依赖他们的父母。

因此，父母照护者有责任收集资源、整合信息，并以儿童为中心，采用符合其年龄特征的方式进行有效的沟通。这一任务诚然充满挑战，例如，Mayer及其同事发现，超过半数接受HCT治疗的儿童家长反馈，他们在获取必要的资源与服务方面存在显著不足[62]。他们确定了未满足的需求，包括解决孩子的情感和社会需求、移植后的持续关怀和护理，以及照顾家庭和个人护理之间的微妙平衡。家长们特别指出，他们很难找到与儿科HCT紧密相关的专业信息[62]。虽然其中一些需求适用于所有照护者，但另一些需求（例如，满足儿童的社会情感和医疗随访需求）则要求家长能够获取既科学又贴合儿童成长阶段的信息资源。干预措施可以提高家长对儿童医疗照护的全面理解，从而增加对癌症治疗方案的依从性[63]。

父母在决定何时及如何向子女传达复杂信息时也需要专业的指导[64]。尽管研究表明，儿童即使是年幼的儿童也希望参与交流和决策，但父母往往不愿与儿童谈论疾病的严重性[65]。美国国家儿科学会（National Academy of Pediatrics）的指南建议，对于罹患危及生命疾病的儿童，缓和医疗应从诊断开始就融入治疗计划之中[66]，这将有助于应对这些沟通挑战。如果治疗无效，那么家庭必须过渡到临终关怀的阶段，此时，缓和医疗的重要性愈发凸显。与其他损失相比，丧子之痛尤为深重，而且可能难以释怀。糟糕的临终关怀可能会加剧这种痛苦，对父母产生沉重的影响，如更多未解决的悲伤、更差的生活质量、心理健康和婚姻问题及更差的家庭功能[67]。

总体而言，关于父母照护者的研究强调了儿童对父母的独特需求，并着重指出了为家庭提供个性化全方位信息和资源支持的重要性。其中包括但不限于心理筛查、财务咨询、适合儿童发展的沟通技巧和指导，以及支持性转诊服务。

## 第四节　照护者自我报告结果的评估

照护者在照护癌症患者的过程中通常会经历积极和消极的影响。因此，临床实践和研究的一个重要考虑因素就是选择合适的工具来测量这些照护体验的影响。目前有各种各样的工具可用于测量各种重要指标，如负担、压力、满意度、生活质量、痛苦、社会性隔离和照护需求等。值得注意的是，其中许多工具最初是针对其他各种慢性病患者的照护者开发和测试的，因此可能无法准确评估癌症或其他严重血液病患者照护工作的独特影响[68]。为了弥补这一空白，表22-2精心汇总了一些经常用于测量成人和儿童血液恶性肿瘤患者照护者相关重要指标的评估工具。

了解血液恶性肿瘤和严重血液病患者照护者的需求非常重要，因为这些信息不仅是指导和定制支持照护者干预措施的基石，也是间接提升他们生活质量的关键所在[88]。表22-2重点介绍了8种经过心理测试的测量照护者需求的工具[88-89]。照护者负担的概念最早由Hoenig和Hamilton于20世纪60年代提出[90]。最初，照护者负担评估主要聚焦于照护任务的繁重程度及对患者心理情绪层面的影响[89]。随着时代的变迁，对照护者负担的评估已发展到更多层面，通常包括对照护者的健康、财务、幸福、社会生活和人际关系的评估[89]。有许多工具可对照护者负担进行多维度评估。在为研究目的选择评估照护者负担的工具时，应以回答研究问题所需的子量表/领域为指导。就研究目的而言，《癌症患者支持者未满足需求量表》（Cancer Support Person's Unmet Needs Survey，SPUNS）[71]可能是一个很好的选择，因为它的重测信度（0.99）和在各种恶性肿瘤中的测试支持了它在各种癌症类型和照护者关系中的通用性[88]。

出于临床目的，《支持性照护需求量表——伴侣和照护者》（Supportive Care Needs Survey for Partners and Caregivers，SNCS-P&C）[72]可能是另一种选择[88]。尽管SNCS-P&C比SPUNS精简，但仍有40个项目，因此在临床工作中可能无法实施。《病患照护者简易评估量表》[81]是一种包含14个项目的工具，主要关注照护癌症患者的消极和积极影响。考虑到问题的简单性，该仪器可在临床工作中使用。而进行快速评估与反馈的另一种方法是《家庭需求清单》，该清单包括20个项目，以0～10分的《李克特量表》对需求的重要性进行评分[75]。此外，美国国立综合癌症网络（NCCN）的痛苦温度计是一款设计精妙而简短的筛查评估工具，专为临床打造，以实现快速应用与直观解读[76]。

健康相关的生活质量是一个多维度的概念，它揭示了医疗状况如何影响个人的身体、情感、社会和精神健康及他们所处的环境[89]。有大量的工具可用于测量患者的生活质量，也有越来越多的工具专门用于测量照护者的生活质量。出于研究目的，推荐使用《癌症生活质量指数》[83]，因为该指数经过了严格的开发和反复测试，适用于多种癌症患者[89]，并成功用于血液恶性肿瘤患者的照护者[91]。《简易4项照护者生活质量指数》[86]可在临床环境中用于快速评估照护者在患者疾病轨迹中的身体、心理、社交和经济状况。

## 第五节　对血液恶性肿瘤患者照护者的干预

有关协助血液恶性肿瘤患者照护者的干预措施的文献虽不多，但却在逐年增加。Bangerter等[92]对12项研究进行了系统综述，其中包括针对HCT患者照护者进行的7项疗效研究和5项可行性研究。其干预措施包括问题解决教育、认知行为压力管理、在住院环境中与缓和医疗临床医师进行一对一治疗、基于家庭的干预和按摩疗法。大多数干预措施都是与照护者单独进行的，但也有一些涉及患者—照护者二人组。

这些干预措施在很大程度上是可行和可接受的，完成率为70%～100%，满意度较高。由于研究数量少，干预内容和评估结果存在异质性，所以研究结果不一致且难以进行总结，但大多数研究报告称，在抑郁、焦虑和情绪障碍方面，干预对情绪

表22-2 用于评估照护者重要指标的常用工具

| 工具 | 描 述 | 心理测验信度 |
|---|---|---|
| | **照护者需求** | |
| 医疗保健需求调查[69] | 90个项目；7级李克特评分法；领域：信息、家庭、患者护理、个人、精神、心理 | α 0.93，0.98 |
| 癌症幸存者的伴侣未满足需求量表[70] | 40个项目；确定存在的需求，并用李克特量表表示需求的强度；领域：人际关系、信息、伴侣问题、综合护理、情感支持 | α 0.94 |
| 癌症患者支持者未满足需求量表[71] | 78个项目；5级李克特评分法；领域：信息、关系、情感、个人、工作和财务、医疗保健 | α 0.99 |
| 家庭照护者的支持性护理需求——伴侣和照护者量表[72] | 40个项目；4级李克特评分法；领域：医疗保健服务需求、心理、情感、工作和社交、信息 | α 0.88 ~ 0.94 |
| 癌症照护者的综合需求评估工具[73] | 41个项目；4级李克特评分法；领域：健康和心理问题、家庭和社会支持、医务人员、信息、宗教/精神支持、医院设施和服务以及实际支持 | α 0.96 |
| 癌症照护任务的影响和需求调查[74] | 71个项目；4级李克特评分法；9个子量表 | α 0.65 ~ 0.95 |
| 家庭需求清单[75] | 确定已满足或未满足的需求，以及用李克特10级评分法确定其确定重要性 | α 0.83 |
| 痛苦温度计[76] | 通过数字评定量表报告痛苦，并确定导致痛苦的5个问题领域（身体、实际、家庭、情感或精神） | α 0.81 |
| | **儿科患者的照护者** | |
| 家庭需求清单——儿童[77] | 17个项目；3种类似李克特的评级； 领域：照护的重要性、需求是否得到满足、对信息的需求 | α 0.83 ~ 0.98 |
| | **照护者负担** | |
| 照护量表评估[78] | 53项（缩短为27项）；李克特5级评分法；领域：伤害/损失、威胁、挑战、良性 | α 0.72 ~ 0.91 |
| 照护者反应评估[79] | 24个项目；5级李克特评分法；领域：尊重、家庭支持、财务、日程安排、健康 | α 0.82，0.90，0.85，0.80，0.81 |
| 照护者影响量表[80] | 14个项目；7级李克特评分法；领域：健康、饮食、就业、家庭责任、娱乐 | α 0.87 |
| 医疗病患照护者的简易评估量表[81] | 14个项目；4级李克特评分法；领域：个人影响、积极和消极影响、医疗问题、关心事项 | α 0.70，0.80 |
| | **儿科患者的照护者** | |
| 社会–心理评估工具2.0[82] | 15个项目；总分采用李克特 8 分制；领域：家庭结构和资源、家庭社会支持、家庭问题、父母压力反应、家庭信念、子女问题、兄弟姐妹问题 | α 0.81 |
| | **照护者的生活质量** | |
| 癌症患者照护者生活质量指数量表[83] | 35个项目；5级李克特评分法；多维度：负担、财务、破坏性、积极适应 | α 0.91 |
| 生活质量——家庭照护者版本[84] | 37个项目；11级李克特评分法；多维度：社会、身体健康、心理健康、精神健康 | α 0.89 |
| 危及生命疾病的生活质量——家庭照护者版本[85] | 16个项目；11级李克特评分法；多维度：财务、照护者的状态、患者的健康、照护质量、照护者的观点、环境、关系 | α 0.86 |
| 照护者生活质量指数[86] | 4个项目；视觉模拟量表（0 ~ 100）；领域：生理、心理、社会、财务 | α 0.76，0.88 |
| | **儿科患者的照护者** | |
| 儿科生活质量清单家庭影响模块[87] | 36个项目；5级李克特评分法；领域：身体、情感、社交和认知功能、忧虑、沟通、日常活动、家庭关系 | α 0.90 |

困扰产生了积极的影响。包括问题解决干预和按摩疗法在内的两项研究显示，疲劳程度有所减轻。只有两项研究对照护者的负担进行了评估，但都没有发现显著影响。在医疗保健利用和生理压力测量方面，一项干预研究显示，虽然未能提升医疗服务的利用率，但在改善心理健康及部分生理压力指标上取得了积极进展，但并非所有相关指标均见改善。总之，综述得出的结论是，照护者干预是可行和可接受的，尤其是采用灵活的实施形式，可以将面对面和远程会话相结合，并且照护者干预在减轻情绪困扰方面显示出前景。

自2017年以来，有两项随机临床试验（RCTs）对照护者干预领域的认知行为疗法进行了测试，进一步揭示了这种方法的潜在疗效。首先，Laudenslager及其同事[93]测试了认知行为压力管理干预对异基因HCT患者照护者的疗效。鉴于照护者的幸福感与患者的预后之间可能存在相互作用，该研究旨在测试干预对患者生活质量和照护者痛苦的影响。干预措施包括在移植后100天内进行8次60分钟的一对一治疗，2次可选的加强治疗。内容包括有关身心健康的心理教育、问题解决技能训练、认知重组和放松技巧，以及利用社会支持和设定适当的目标。当照护者无法亲自参加会议时，会议通过视频聊天的方式进行。照护者（*n*=155）被随机分到干预组或对照组，在对照组中，他们接受干预工作手册作为信息支持，但未接受实际治疗。结果表明，在移植后6个月，干预导致照护者痛苦显著改善，但对患者的生活质量无明显影响。笔者对此提出了见解，认为这可能与所采用的评估工具（FACT-BMT，专注于躯体症状）的选择有关，或者检测这种间接影响的能力不足。除了评估干预措施对患者预后的影响外，研究的优势还包括较长的随访周期，同时，对照组的设计也巧妙地考虑了信息接收对照护者压力管理的影响，增强了研究的严谨性与科学性。

其次，试点RCT评估了针对HCT患者照护者的干预措施的可行性、可接受性和初步疗效，该干预措施将治疗相关教育与自我护理和认知行为技能相结合，以促进适应性应对[94]。干预措施包括6次60分钟的会议，由心理学家或社会工作者亲自或通过电话或视频会议进行，从HCT开始前进行，一直持续到HCT后的+60天。100例照护者被随机分配到接受干预组或常规治疗组。在+60天，与接受常规治疗的照护者相比，接受干预的照护者的生活质量更好，护理负担更轻，焦虑和抑郁更少，自我效能和应对技能更高。

总之，这些研究表明，认知行为疗法可以有效减轻照护者的痛苦并提高其适应能力。这些研究可以放在对癌症照护者进行干预的更广泛的文献背景下进行分析，此前大部分都集中在实体瘤患者的照护者身上。许多系统综述和荟萃分析都对这些研究进行了总结[95-98]。总体而言，这些综述普遍认同，大多数干预措施对照护者和患者的心理困扰及人际交往结果都有微小的积极影响。由于样本和干预措施的异质性，很难就疗效得出明确结论，而且很少有研究对长期结果进行评估。

在设计照护者干预措施时，至少要考虑3个问题[1]：①干预措施旨在解决的具体需求是什么[2]？②干预措施是应单独针对照护者，还是与患者相结合[6]？③哪种干预方式最适合干预对象？关于第一个问题，鉴于照护者的需求是广泛且动态变化的，任何特定单一的干预措施都不可能满足所有的需求。表22-3列出了照护者的需求清单，以及相关的干预策略和结果。迄今为止，大多数针对HCT患者照护者的研究都集中在对患者照护和照护者的情感自我调节上，很少有研究关注照护者的身体健康、夫妻或家庭关系或者实际问题。

此外，当前大多数研究都只针对照护者本身。然而，在其他文献中约50%的干预措施同时关注患者—照护者双人组，这与更广泛的癌症照护者干预文献形成了鲜明对比。虽然有许多描述性研究记录了HCT患者—照护者适应过程中的相互依存关系，但主要是研究HCT对配偶关系的影响[99]，而针对HCT患者—照护者双人组的专门干预研究却寥寥无几。Bevans等[100]开发的“双向解决问题干预”是一种很有前景的双向干预方法，其研究结果表明，该干预方法在三个为期1小时的疗程中对患者和照护者共同实施，可减少患者和照护者的痛苦，提高照护者的自我效能，并有改善照护者健康状况的趋势[100]。夫妻沟通干预的第二种方法旨在改善患者及

表22-3 照护者干预的方法

| 照护者需求 | 干预内容 | 结 果 |
|---|---|---|
| 患者的护理 | 教育<br>患者的身体护理<br>症状管理<br>预先医疗照护计划 | 知识<br>已准备<br>照护的自我效能<br>照护者负担 |
| 自己的情感自我照顾 | 关注<br>放松<br>认知重构<br>行为激活<br>问题解决 | 心理困扰<br>感知压力<br>应付 |
| 自己的身体自我照顾 | 体力活动<br>睡觉 | 身体功能<br>睡觉<br>健康<br>医疗保健利用 |
| 关系/家庭动态 | 沟通<br>双向应对 | 沟通质量<br>关系质量<br>家庭功能 |
| 实用的（如财务、交通） | 财务咨询<br>与社会服务的联系 | 经济压力<br>照护者负担 |

其配偶照护者之间的有效沟通和关系功能。一项试点可行性研究的结果表明，该干预措施是可行和可接受的，并能改善沟通技能[101]。

在决定是单独针对照护者，还是将患者纳入其中共同干预时，需要考虑诸多因素[21]。当然，对于以改善双方交流、双方应对或患者—照护者关系质量为主要重点的干预措施而言，双向干预是最合适的方法。鉴于患者通常是主动照顾自己的，而且照护是在人际关系的背景下进行的，因此在实施以患者照护为重点的干预时，这种方法也可能是首选。当干预的主要重点是照护者的情绪或身体健康时，对照护者单独进行干预可能更合适，这样的安排为照护者提供了一个专属的空间，让他们能够无拘无束地表达问题、分享担忧，而不必担心给患者带来额外的心理负担。然而，这并不一定意味着要完全排除采用二元干预的可能性。正如Bevans等的“双向解决问题干预”[100]所证明的那样，患者和照护者可以从共同学习应对技能中相互受益，从而达到“一举两得”的效果。同时，二元干预也提供了一个机会，帮助患者和照护者合作应对与疾病相关的挑战，并在学习和应用技能方面互相帮助。最后，鉴于照护者通常不愿意为自己寻求帮助或担心占用患者的资源，他们可能更倾向于参与同时惠及患者和自己的双向干预。

在实施方式方面，灵活性显然很重要，面授、视频和（或）电话相结合的方式显示出最大的可行性。此外，由于可扩展性和覆盖面广，人们对基于网络的自主干预也越来越感兴趣。然而，针对基于网络的干预措施的评估研究揭示，这些措施往往未能被参与者充分使用，特别是在承担较重照护责任的群体中，其流失率也相对较高[102]。这些研究结果可能说明了，在没有更多结构化指导和支持的情况下，照护者不堪重负，他们缺乏时间和精力来获取和使用资源。因此，虽然基于网络的服务可能对某些照护者有利，但在推广之前，我们必须审慎评估其在潜在参与者中的可行性与可接受性，确保干预措施能够真正惠及目标群体。

总之，对血液恶性肿瘤患者（包括接受HCT的患者）的照护者进行干预，有望改善照护者的结果，但这一领域的研究仍处于起步阶段。尤其是针对照护者身体健康、夫妻或家庭关系或者实际问题的干预措施严重匮乏。在更广泛的癌症护理干预中发现的许多局限性也适用于血液恶性肿瘤患者群体：研究质量参差不齐，方法细节披露不足。样本通常不包括少数民族、服务不足人群和农村人口。此外，在仅针对照护者的干预措施中，很少有研究对患者的治疗效果进行检查，也没有研究将照护者的病情改善作为患者长期康复的潜在中介。最后，高风险照护者群体，例如，那些报告有高度痛苦或自我照顾能力较差的照护者，往往被现有研究边缘化。除了解决这些局限性外，研究人员还应考虑创新方法，如阶梯式护理设计，为最需要的人提供更密集的干预，或适应性即时设计，旨在根据患者的实时需求提供正确类型和数量的支持[103]。最后，美国癌症学会、癌症护理组织和癌症援助社区等组织已经为癌症照护者开发了优质资源（表22-4）；研究人员可以与这些组织合作，探索使用这些资源和评估结果的方法。

## 第六节　总结

迄今为止，对血液恶性肿瘤患者照护者的研究仍很有限，且主要集中于接受过HCT患者的照护者身上。这一有限的研究表明，照护者在为血液恶性肿瘤患者提供无微不至的照护服务时，往往以牺牲自身健康为代价。鉴于此，临床医师可以通过提供

表22-4　为血液恶性肿瘤患者的照护者提供的资源

| 组织 / 资源 | 描　述 | 访问地址 |
| --- | --- | --- |
| | 一般情况 | |
| 美国癌症学会 | 提供有关血液学癌症的教育材料；通过当地分会提供在线支持小组和讨论板以及有关面对面支持小组的信息；一些地方分会提供的道路恢复计划，以协助交通；希望小屋是为长途跋涉寻求治疗的患者和家庭提供的临时住所 | www.cancer.org |
| 美国国家癌症研究所癌症信息服务中心 | 通过电话、电子邮件或在线聊天，以通俗易懂的语言提供有关癌症的最新信息。训练有素的信息专家提供有关癌症研究和临床试验、癌症治疗中心、癌症预防、风险因素、症状以及诊断和治疗的个性化回复 | 1–800-4-CANCER<br>www.cancer.gov/contact |
| 家庭照护者联盟 | 为家庭照护者提供综合资源。提供长期照护方面的信息和资源，包括实用技能、如何召开家庭会议、决策、辅助设备和在线支持。他们的家庭护理导航器是一个在线搜索门户网络，可以确定各州的特定资源 | www.caregiver.org |
| 癌症援助社区 | 为所有受癌症影响的人提供支持和资源，确保他们通过知识获得力量，通过行动得到加强，通过社区得到支持 | www.cancersupportcommunity. org |
| | 专门针对血液恶性肿瘤 | |
| 白血病和淋巴瘤社会照护者支持 | 为成人和儿童白血病和淋巴瘤患者的家庭护理人员提供综合网络资源。提供有关白血病和其他血液恶性肿瘤以及治疗方案的信息；帮助照护者保持有序的工作表（如急诊室计划、每日用药记录、沟通指南）；沟通指导包括如何与子女交谈，以及关系的变化；财务和法律规划；白血病和淋巴瘤照护在线社区的链接 | www.lls.org/support/<br>caregiver-support |
| CML宣传网络 | 对于受CML影响的个人及其家庭而言，这个由患者主导的国际网络提供了一个世界范围内的CML患者团体名录，分享了癌症宣传方面的最佳实践，并提供了一个易于理解和可下载的信息库 | www.cmladvocates.net |
| BMTinfonet.org | 为亲属接受骨髓或干细胞移植的家庭护理者提供网络资源，包括治疗信息、视频和治疗各阶段的注意事项 | www.bmtinfonet.org/transplant<br>article/role-family-caregiver |
| 癌症护理–骨髓增殖性肿瘤 | 为受骨髓增生性癌症影响的家庭和患者提供资源信息。支持资源包括有关咨询、支持小组和经济援助的信息。信息资源包括在线研讨会、播客、面向非专业受众的新闻文章以及信息手册和概况介绍 | www.cancercare.org/diagnosis/<br>myeloproliferative_neoplasms |
| MDS基金会 | MDS基金会是由一个国际医师和研究人员团体建立的，旨在持续交流有关MDS的信息。该网络和网站为家庭照护者和患者提供转诊、临床试验信息、新的研究和治疗方案以及各种教育支持资源 | www.mds-foundation.org |

以家庭为中心的护理策略和个性化教育方案，为照护者提供更好的支持，这些护理和教育应明确且根据患者的具体需求量身定制，同时引入其他支持性干预措施，以提高照护者在这些艰难时期的生活质量。未来的研究应扩宽视野，不仅限于HCT领域，还应深入探索其他血液恶性肿瘤患者照护者的群体，以确保照护者在各种环境与情境下都能获得必要的支持与关怀。

（曾敏慧 译　尹泽西 校对）

参考文献

# 第五部分

# 血液恶性肿瘤和严重血液病患者的临终照护

# 第二十三章 生命末期的考虑因素

Robert Macauley，Jessica Bordley，
Lindsay Wooster-Halberg，Paul Galchutt

## 第一节 概述

对于血液肿瘤患者来说，生活往往充满了挑战。确诊后，他们大约有28.3%的时间在医院度过，另外13.8%的时间在诊所度过[1]。由于接受更为密集的医学治疗，血液肿瘤患者在生命末期承受的负担更为沉重，且在医院内去世的风险几乎是实体瘤患者的2倍[2]。研究揭示，在生命的最后1个月，有24%的血液肿瘤患者仍在接受化疗，48%需要输血，12%需要插管，而18%的患者最终在ICU离世[3]。

除了给患者带来负担，上述治疗措施还引发了其他值得关注的问题。在与医疗团队共同制定治疗方案时，患者是否有机会明确自己的愿望，表达内心的恐惧？他们是否有机会向亲人表达最后的告别，在这个过程中是否感到即便离世后仍受到关怀？家属是否在患者临终前后得到了必要的身体、情感和精神支持？

## 第二节 照护和治疗的目标

案例：K先生是一名64岁的AML患者，在接受强化治疗期间因败血症2次入住ICU，其中一次进行了插管。最终K先生获得了缓解和较好的生活质量。直到3个月前，常规监测提示白血病复发。

由于年龄和疾病的并发症，K先生不适合骨髓移植。然而，他认为自己“还太年轻，不能死”。因此，该患者同意接受进一步的化疗。治疗期间他再次进入ICU。与以往的情况不同，K先生病情继续恶化，无法亲自参与治疗决策的制定，由其结婚32年的妻子参与决策制定。

## 第三节 预后

正如第十章“恶性血液病的预立医疗照护计划”所阐述的，提前规划预立医疗照护计划有助于明确预期目标，制定适当的治疗方案，并使患者及其家属做好相应的准备。尽管每位患者都渴望治愈或至少延长生命，但生命的终点终究会到来。这不仅强化了之前确定的需求，同时也引出了新的需求。

血液肿瘤的一个显著特点是在病情危急的同时进行高强度治疗，导致病情的演变和预后发展起伏不定，给预后判断带来了挑战[4-6]。造成预后不确定性的因素之一是强化治疗通常能够实现延长生命的目标。大约有一半的血液肿瘤患者在经过ICU治疗后能够存活（例如，K先生曾2次入住ICU）[7]。大多数血液肿瘤患者因急性状况，如病情恶化和心力衰竭等危重症而去世[8]，这使得预后判断更加复杂[9-10]。

预后结果的波动往往是因为在患者病情晚期才进行对话[11-12]。最近的一项研究显示，42%的血液肿瘤学专家发现，大多数患者在临终前参与讨论临终照护（23%）或首选死亡地点（39%）[12]。这些患者很少提前记录预立指示和复苏状态[13]。

除了在生命的最后阶段进行更多的医学强化治疗外，延迟对话会降低患者参与临终照护的可能性[14]。只有47%的患有血液肿瘤的医疗保险受益人参与了临终照护[15]。尽管近年来参与临终照护的患者比例有所上升，但这一人群的登记中位数仍然只有6～9天[16-17]。

血液病患者的临终关怀注册可能面临结构性障碍。例如，尽管联邦医疗保险的临终关怀福利没有明确排除输血，但输血的成本可能超过每日的分配额[18]。输血依赖与MDS患者较低的临终照护登记率有关[19]。意识到这一障碍，接受调查的血液学专家对临终照护服务的充分性表示担忧，并报告说如果能够继续输血，他们更有可能将患者转诊到临终照护[20]（表23-1）。

表23-1 对血液肿瘤患者进行最佳EoL照护的障碍

| | |
|---|---|
| 疾病相关的障碍 | （1）生命末期急剧衰弱的身体状况<br>（2）生命末期疾病预后判断的挑战性<br>（3）生命末期的输血依赖性 |
| 文化障碍 | （1）对结果抱有不切实际的期望<br>（2）担心生命末期的讨论可能会削弱患者对医师的信任<br>（3）肿瘤学家在患者生命末期开具疾病导向治疗处方的方法 |
| 系统相关的障碍 | （1）生命末期支持不足<br>（2）在生命末期提供血液制品支持的障碍，特别是对临终照护的患者 |

## 第四节　生命末期的准备

在临终关怀中，虽然通常不特别考虑患者的个别情况（例如，预立医疗照护计划和最佳症状管理的重要性），但血液肿瘤患者在某些方面具有独特性，特别是在认识到生命末期复杂程序风险增加的情况下。在明确患者的主要希望和恐惧时[21]，探究他们心中“善终”的定义同样重要。对一些患者来说，死亡可能是最糟糕的结果，而对另一些患者而言，依赖他人生活或神经系统的损害可能更加难以接受。这些偏好同样会影响临终关怀的决策。即便医师倾向于优先考虑最佳的疼痛缓解，部分患者仍可能选择保持清醒，而不是最佳的镇痛效果[22]。

这种战略性的对话往往能激起强烈的情绪反应。因此，医师们常常试图避免这些敏感话题。然而，与其忽视或回避患者的感受，不如直接面对。情感过程通常比理性思考来得更快，且对患者的决策偏好产生影响[23]。关注这些情绪有助于减轻患者的焦虑，并提高患者的满意度[24]。应对情绪的“Vital Talk”方法采用NURSE首字母缩略词来总结对患者的适当反应（表23–2）[25]。

在唤醒患者的价值观并尊重其情感反应之后，医疗团队应依据这些价值观提出临床建议。虽然向患者指示应采取的行动可能看似具有家长作风，但基于患者价值观的建议实际上体现了对其自主权的尊重[24,26]。大多数患者重视医师的建议[27]，并将其视为共同决策过程的一部分[28]。如果医师未能准确理解患者的目标，建议应根据患者所表达的价值观来制定，并明确地为患者提供不同意或要求澄清的机会。

在提出建议的过程中，有必要对常见的一些误解予以澄清。例如，许多患者将治疗的限制与“放弃”混为一谈，或者担心如果同意不复苏协议，他们将无法继续接受周到的照护。然而，“不复苏”仅指在心肺骤停的情况下不进行心肺复苏术，并不意味着放弃其他治疗，如抗生素治疗、吸氧或静脉输液等。值得注意的是，一些医师也可能误解并不恰当地延伸了不复苏的意义[29]，这就有必要明确他们所指的是什么及不是什么[30]。

许多患者希望在接受延长生命的治疗（例如，在必要时进行心肺复苏）的同时，能够在家中舒适地度过生命的最后时刻。然而，血液肿瘤的不确定发展轨迹和急性失代偿的可能性，使得这两个目标难以同时实现。在这些看似矛盾的情况下，医疗团队应当与患者讨论其目标、各种选择的可能性、预期结果及可采取的措施，以确保患者在任何情况下都能舒适。有了这些信息，患者能更好地确定自己的优先事项。

同样重要的是，住院患者，尤其是接受重症监护的患者，往往无法自行做出决策（正如K先生的案例，家属必须代表患者做出决策）。理想情况下，患者应预先记录他们的目标并制定一份医疗授权委托书，但实际上这很难实现。在这种情况下，决策代理者需要确定患者的目标（提供“替代判断”）。

考虑到K先生存活的希望渺茫，医疗团队与其妻子依据他的目标和价值观进行了深入对话。这段对话充满情感，医疗团队充分尊重她对患者的爱和奉献，并承认她目前的困境。

在根据患者的目标制定合适的治疗方案的过程中，决策代理者在情感和认知上面临挑战。研究表明，决策代理者准确判断患者决策偏好的概率为2/3[31]。重新定义一个明确的问题有助于决策的制

表23–2　共情表达的“NURSE”模型

| | 案　例 | 注　释 |
|---|---|---|
| 命名 | “你听起来好像很生气” | 命名可以让临床医师感同身受并降低这种感觉的强度 |
| 理解 | “这有助于我更好地理解你来自哪里” | 重要的是不要声称完全理解，这会让患者感到更孤独 |
| 尊敬 | “我看得出来你一直在努力坚持治疗计划” | 表扬也可以用在这里（例如，“我钦佩你为实现目标所付出的努力”） |
| 支持 | “我会尽我所能确保你得到所需要的” | 支持是承诺和团结的深刻表述 |
| 探索 | “你能不能再解释一下你所说的……” | 最好说明你在询问什么，否则患者可能不理解你的问题 |

定。“如果患者还能做决定，他会怎么做？”，强调患者的价值观推动了决策的制定（例如，“作为替代决策者，患者希望你怎么做？”）。

根据患者的价值观提供指导和建议，能够减轻决策代理者制定决策的负担和痛苦。在决定限制治疗的决策代理者中，超过1/3出现持续数年的症状，包括压力、怀疑和内疚[32]。研究显示82%参与EoL决策的家庭成员出现创伤后应激障碍症状[33]，该数据与不同的种族无关[34]。决策代理者同意不复苏，超越了“我是否应该”的问题，将“我确实”签署了一份阻止患者接受本有机会延长生命治疗的文件的记忆具体化，被发现会“引发许多负面情绪，包括内疚、矛盾心理”[35]。

患者及其决策代理者（如K夫人）不能明确决定限制治疗，即使目前的治疗不能帮助实现他们的目标（甚至可能造成不必要的痛苦）。例如，在心肺复苏术成功的可能性微乎其微的情况下[36]，医疗团队可能会使用被称为“知情同意”的方式[37]。在确认患者无法明确授权限制治疗的情况下，团队可以告知患者，可以自由地选择是否进行心肺复苏术。虽然这似乎是语义上的区别，但接受专业建议可能比授权不复苏更容易让部分患者接受，特别是认为自己是“战士”的患者。更进一步（可能被称为“知情无异议”），团队甚至可以告知患者，除非患者反对，否则临床团队将实行不复苏。

如果对患者来说是不可接受的，另一个选择是限时试验（time-limited trial，TLT），又称之为“临时重症监护”[38]。同意继续或开始所要求的治疗显示了对患者或家属的尊重，同时建立了明确的审查和重新考虑的要点。通过建立成功或失败的标记，干预时间可以更清楚地说明干预成功的可能性，并为患者或家属提供机会，使他们认识到有意义的获益可能性较低[39]。限时试验还允许在“跟随患者意愿”的基础上制定预期治疗策略，随后的过程由患者对治疗的反应决定，而不是由决策代理者决定。显然，这样的限时试验不具有约束力，可能需要额外的限时试验来指导下一步的照护。

K夫人指出，她的丈夫是一位“战士”，成功度过了前两次ICU住院。即使医师告诉她情况有所不同，她仍然无法同意任何限制治疗的方案。因此，医师建议进行限时试验的持续机械通气和抗生素治疗，并在72小时后复查，以确定患者的状态是否改善及呼吸机设置参数是否调低。

对于那些似乎“什么都想要”的患者，另一种可能的方案是不要升级治疗（Do Not Escalate Treatment，DNET）[40]。不要升级治疗通常表明目前的维持生命性医疗救治（life-sustaining medical treatment，LSMT）不会升级，也不会启动新的LSMT。这种方法常应用于患者从ICU出院并希望不再返回时，抗生素、血液制品和氧气维持在当前水平。

不要升级治疗的优势包括为家属提供时间接受患者即将到来的死亡[41]，从而增加放弃已使用治疗[42]的可能性及“免除”决策者对患者死亡的最终责任（这显然是遵循临床失代偿的过程）[43]。缺点包括缺乏临床明确性（虽然血管加压药物的启用明显是一种升级，但暂时的$FiO_2$增加可能不是），以及增加使用首字母缩略词替代目标导向照护计划的风险[44]。

当限时试验无法改善病情时，K夫人表示担心她的丈夫可能遭受痛苦。她仍然无法决定停止维持生命的治疗。因此研究小组建议目前的治疗不要升级（包括建立不复苏）。她同意了该方案。

鉴于血液肿瘤患者临终照护需求密集的性质，大部分患者的照护需求主要发生在医院。但对于那些不愿意选择高强度治疗的患者来说，计划生命末期同样复杂且重要。书面预立意愿描述目标及在便携式终身治疗顺序（POLST）表上记录治疗计划至关重要。POLST表已被证明可以降低无法沟通的患者接受不必要治疗的可能性[45]，并增加接受安慰措施的患者在家中死亡的可能性[46]（见第二十四章）。

## 第五节　案例总结

第二天，K先生的病情进一步恶化，医疗小组采用“知情同意”的方法，建议采取安慰措施，K夫人接受了此方案。她很感激与丈夫在一起的时间，并确信团队已经竭尽全力。在接受生命维持治疗后，他安详地离开了。

## 第六节 临终照护的地点

制定癌症治疗最佳实践标准的组织（如美国临床肿瘤学会和国家质量论坛）认可涵盖生命末期的癌症病程全谱的质量指标。这些质量指标包括没有实施心肺复苏、插管或在生命最后30天内没有进入ICU[47-48]。一项针对美国349名血液肿瘤学专家的调查发现，这些指标反映了血液肿瘤患者高质量的临终照护（表23-3）[49]。

表23-3 血液肿瘤学专家认为特定的质量测量适当地代表高质量EoL照护的比例[49]

| 时间 | 质量测量 | 报告的可接受性（%） |
|---|---|---|
| 死后30天内 | 未进行心肺复苏 | 85.1 |
| | 未进行插管 | 80.5 |
| | 未入住ICU | 63.9 |
| | 少于2次住院 | 54.2 |
| | 少于2次急诊 | 53.6 |
| 死后14天内 | 未接受化疗 | 79.9 |
| 死后7天内 | 未输注血小板 | 59.9 |
| | 未输注红细胞 | 58.7 |

在过去的17年里，恶性血液肿瘤患者的住院死亡率降低了30%。然而，与实体瘤患者相比，血液肿瘤患者在医院（尤其是重症监护病房）的死亡风险仍然高出65%，而在家中去世的可能性则低于25%[50]。我们该如何解释高质量临终照护与现实情况之间的这种差异呢?

Odejide等的研究显示，血液肿瘤学专家认为，高质量临终照护面临的最大障碍是患者对疾病持有“不切实际的期望”[49]。这种以患者为中心的因素可能与临床医师的乐观主义和预测的不确定性相结合，导致临床医师希望维持患者的希望。临床医师建议的解决方案包括增加获得缓和医疗的机会，确诊时早期整合缓和医疗，提高住院临终照护设施的可用性，以及同时提供临终照护和疾病导向照护。

正如质量指标所示，在家中去世被视为“善终”的理想标准。相比之下，在医院去世无法为患者及其家属提供一个舒适与安宁的环境，因此被消极地定义为“程序化”死亡。英国非营利组织麦克米伦癌症支持组织（Macmillan Cancer Support）的调查显示，只有1%的癌症患者倾向于在医院去世，而64%的患者希望在家中去世[51]。然而，比利时对家庭医师、护士和照护者的调查强调，这并非普遍现象。对于一些病程较长且复杂的血液肿瘤患者及其家属来说，医院被视为“避风港”[52]。

值得注意的是，血液肿瘤患者的死亡率高于整体癌症人群。Howell等的研究发现，28%的血液肿瘤患者宁愿在医院去世，18%的患者选择在临终照护机构或其他机构去世，而只有46%的患者选择在家中去世。与血液肿瘤照护团队长期的相处和对其专业知识的信任是患者选择在医院度过生命末期的重要因素。这项研究的关键结论并非在于指出一个“正确”的死亡地点，而是强调为患者提供表达偏好的机会。74%在医院去世的血液肿瘤患者，未记录偏好的住院死亡率为84%，而记录生命末期对话患者的住院死亡率为62%。与此相关的是，住院死亡率最高的人群从诊断到死亡的时间少于1个月，往往错过了疾病过程中进行预立医疗照护计划的时机[53-54]。

## 第七节 死后的选择

参与纪念计划讨论的患者有机会为亲人提供一份无与伦比的礼物。对于那些刚刚经历亲人离世的家庭成员来说，决定逝者死后的照护和追悼事宜可能会带来情感和经济上的双重负担[55]。作为遗愿构建的关键部分，明确逝后愿望的处置有助于患者在生前获得一种“有序”的感觉。

对某些患者及其家属而言，文化或精神信仰清晰地界定了死后的仪式和关于安葬的选择。如何在逝后为科学研究、教育或其他人提供价值，成为部分患者遗愿工作的重要组成部分。许多患有恶性血液病的患者，他们既是骨髓捐赠者也是临床试验的参与者和受益者。因此，他们可能对器官捐赠的价值和对科学进步的贡献有着更深刻的认识。

从广义上讲，临终患者可以参与器官捐赠、遗体捐献及死亡后的尸检。器官捐赠是通过外科手术从健康捐赠者体内获取器官，然后移植给那些器官功能衰竭的个体。癌症患者参与器官捐献的意愿因疾病类型和治疗状况而异。血液肿瘤患者通常不适合捐献肝脏或肾脏等内脏器官。然而，捐献角膜可能是一个重要的选择。

人体器官获取组织（organ procurement organization，OPO）负责评估患者是否适合进行器官捐献。这些组织是由器官共享联合网络（United Network for Organ Sharing，UNOS）在联邦政府监督下运作的非营利性机构。得知无法尊重患者的捐赠意愿可能会给患者带来深深的失望，因此，器官捐赠是一个情感复杂的话题。第三方人体器官获取组织的一个关键作用是保护捐赠者和受赠者的隐私；如果无法选择器官捐赠，则需保护家庭和照护团队之间的关系。

遗体捐献能够推动医学研究的进步。许多医学教育和研究机构支持用于解剖学教育或医学研究的全身捐献。捐献者家属通常不会收到与捐献相关的报告，而且选择全身捐献可能会延迟埋葬或举行仪式。年龄小于18岁和极端身体状况等因素可能会排除遗体捐献的可能性。

最后，在患者去世后，家属可以要求进行尸检。尸检有助于医疗团队和家属了解患者的确切死因。尸检报告将提供给患者的近亲；临床医师可与家属共同审查结果。如果对患者死亡时的癌症状况或导致死亡的直接原因存在疑问，尸检显得尤为重要。

患者在去世前的意识状态是影响其家属参与和接受器官捐赠等生命末期决策的关键因素[56-57]。这种意识反映了预立医疗照护计划的重要性。无论患者的愿望是什么，分享这些愿望是患者能做的最重要的事情。

## 第八节 医疗计划之外：处理生命末期的情绪困扰

Brenda有两个儿子，一个15岁，另一个17岁；五年前，她被诊断出患有MM。由于长期的治疗，她无法参与儿子们的学校活动、戏剧表演和田径比赛，这让她经常感到痛苦和沮丧。尽管她曾与社会工作者会面，探讨如何更好地支持她的儿子们，但她仍然对自己的应对策略感到犹豫。

随着病情的恶化，医疗团队继续与Brenda讨论她的愿望。团队了解到，由于疾病引起的疼痛，她难以享受与家人的时光。Brenda希望能够与儿子们共度时光，而不是去医院接受治疗。她意识到自己即将离世，并对此感到忧虑。

Brenda和她的医疗团队重新制定了她的照护计划，将重点从治疗疾病转移到舒适地与家人共度时光。因此，她开始了家庭临终照护。Brenda多次与临终关怀社会工作者会面，并进行生活回顾。她回顾了作为母亲的各个时刻，希望能够将自己的价值观传递给儿子们。社会工作者鼓励她以日记的形式记录下来，以便在未来的关键时刻与他们分享。

当Brenda直面内心痛苦时，她与丈夫逐渐能够倾诉彼此内心的忧虑。Brenda发现丈夫同样担忧着对她的照护问题，以及在她离世后独自承担抚养孩子的重任。在悲伤中，丈夫坦言对“如何应对”她离世后的种种事宜感到不知所措，这让Brenda有机会明确并分享她对追悼会的愿望。在临终关怀社工的支持下，她甚至联系了殡仪馆，亲自安排了自己的后事——这是她为减轻家人的负担所能做的最后努力。

除了了解患者对医疗照护的选择偏好与愿望外，服务于临终患者的医护人员还拥有独特的契机——他们能通过预先照护计划帮助患者患者缓解情感困扰。

通过教育和增强自主性来促进情绪健康的预立医疗照护计划，既可以作为通道，也可以与心理治疗模式相互干预，解决生命末期的情绪困扰和痛苦。情绪反应必须优先考虑患者的疾病状况，特别是在从业者预测认知和情绪反应作为疾病进展的正常化反应时。由于疾病演变的轨迹、对预后的恐惧以及自诊断以来所花费的时间和精力，癌症患者可能会描述：与以前的生活阶段相比，生命末期有一种不同的反思感。多种心理治疗干预，如以意义为中心的心理治疗、尊严治疗、治疗历程回顾和家庭治疗可能适合这部分人群。

## 第九节 以意义为中心的心理治疗

以意义为中心的心理治疗，由缓和精神病学家威廉·布莱巴特（William Breitbart）所开发，是一种基于证据的治疗方法，专注于帮助患者在面对绝症和死亡时寻找意义和目标[58]。深受精神病学家维克多·弗兰克尔（Viktor Frankl）的影响，威廉在回忆录《人对意义的追寻》中引用了自己作为大屠杀幸存者的观察："绝望是没有意义的痛苦"，并强调即使在痛苦中，生活也能保持其意义[59]。以意义为中心的心理治疗认可人类内在的整体性，并强调在痛苦和疾病中识别意义的能力。研究显示，这种治疗方法在个人和群体环境中均能有效减少情绪痛苦、抑郁和焦虑症状[60]。

## 一、尊严疗法

尊严疗法由缓和医疗研究者Harvey Max Chochinov于2002年开发并引入，是一种简短的、限时的心理疗法，旨在减少生命末期常见的情绪困扰[61]。尊严疗法邀请参与者反思个人和探索最想与亲人分享的9个问题。基于上述问题进行叙述性访谈，并由专业的医疗人员记录，随后将访谈的内容提供给患者。2005年的一项研究发现，尊严疗法能够减少患者的痛苦和抑郁情绪，对初始心理–社会困扰水平较高的患者有益[62]。2011年的一项多中心随机对照试验将尊严疗法与标准缓和医疗和以患者为中心的照护相比较，进一步证实了上述结果[63]。

## 二、治疗历程回顾

治疗历程回顾是一种帮助患者讲述自己的故事，并从中找到平静的干预措施。通常利用过去的经历，侧重于识别个人的成就，赋予个人生活"新的意义"[64]。与以意义为中心的心理治疗或尊严疗法相比，治疗历程回顾的结构更少，对于经历认知衰退的患者而言，更易获得适应。

## 三、家庭治疗

家庭治疗可以有效地促进多数患者的适应功能，并保持健康的家庭依恋关系。研究表明，家庭因素（如凝聚力、支持、冲突管理和沟通）在病程的发展过程中不断减少[65]；保持牢固的家庭关系有助于支持患者的目标感[66]。家庭治疗为医师提供了强调患者扮演积极角色的机会，同时为家庭提供了解决过去或当前冲突的机会。

所有围绕人生意义、生命传承与尊严的对话，都需要以绝对的真诚与全情投入对待。因此，从事临终关怀的从业人员或许需要在帮助他人之前，先厘清自身对死亡议题的感受。个人对疾病和死亡的感受（包括家庭、文化、精神和个人视角）需要在整个职业生涯中不断完善[67]。如果个人的这种感受干扰了与患者就生命末期问题进行接触的能力，从业者必须获得专业机构的心理健康支持。

## 四、遗念工作

遗念的构建是非常个人化的。当发现临近生命末期患者表现被遗忘的担忧和焦虑时，可以在上述干预措施的同时启动遗念对话，同时向患者提供他们不会被遗忘的安慰。

遗念项目是处理与预期悲伤相关情绪的重要方式[68]。有形遗念项目可以包括手印或模具、照片拼贴、艺术品、文字作品或视频/歌曲。有形遗念项目最好在一个多学科的团队（包括艺术治疗师、儿童生活治疗师、牧师和社会工作者）中开展。

除了提供机会来处理情感需求及确定有意义的优先事项，遗念工作还为亲人留下了不可磨灭的记忆。研究表明，这样的纪念非常有意义[69]。对处于悲伤之中的家庭成员而言，在记忆中寻找意义提供了安慰。毫无疑问，这是一项极其繁重且艰巨的任务。

## 五、儿童生命末期的情绪困扰

儿童对死亡的感知非常敏锐。然而，由于成人保护儿童的愿望，许多医师在与儿童患者讲述有关诊断和预后时感到不适。患儿的应对能力较成人差，因此，患儿更有可能被孤立。当对患儿隐瞒疾病预后时，"这不仅给了他们更少的时间来处理和适应，而且剥夺了他们观察成年人如何应对的机会，也剥夺了他们表达恐惧和寻求安慰的机会"[70]。通过让患儿参与讨论疾病、预后和照护目标，可能减少患儿的痛苦情绪，如担忧、孤独、疏远和孤立[67]。在告知患者病情及预后时，家庭成员可以向医师寻求指导；医疗团队的所有成员都应发挥重要作用。

美国儿科学会和WHO建议，青少年在发育和情感上能够参与照护决策。研究支持上述观点：有关诊断、希望和恐惧的对话，对患儿及其家属来说具有重要意义[71]。因此，关于疾病、应对和计划的讨论需要以患儿为中心，并为患儿及家属量身定制。当考虑如何让患儿和他们的父母最好地参与进来时，医疗团队需要对家庭如何理解患儿的预后进行跨学科评估。作为评估的一部分，小组应特别注意儿童家庭系统中已经建立的交流模式，并了解这些模式可能受家庭文化和精神框架的影响。

此外，通过评估患儿的发育功能来指导与患儿的沟通，患儿对疾病和死亡的疑惑是比年龄更为重要的考虑因素。发育功能的评估包括智力水平、社会/语言技能和适应功能；这些内容受到不良童年经历和社会经历的影响。

有了对家庭功能和发育评估的理解，临床医师可以提供有针对性的教育，使父母有能力与患儿就疾病展开对话。对死亡的多概念理解包括普遍性、个人死亡、不可逆性、非功能性、因果性[71]。经验认为儿童通常从具体的操作阶段发展到更抽象的思维水平，可能在10岁左右理解这些概念[72]。癌症患儿（特别是他们接受了数月或数年的治疗）可能表现出较强的掌握能力。另外，接受过影响认知功能治疗的患儿可能在发育上落后于同龄人，对这些概念可能较难理解。

## 第十节　临终照护的精神考虑

David是一位60多岁的患者，8年前接受了异基因HCT。移植后1年，他开始出现移植排斥反应和相关并发症，对移植门诊照护的需求增加。David和蔼可亲、温和幽默的性格让他深受移植门诊工作人员，尤其是护士的喜爱。因多次就诊和接受了门诊工作人员富有同情心和熟练的照护，他经常把移植门诊描述为“第二个家”。

David认为积极应对的核心是自己的精神寄托。他对基督教（圣公会）信仰的虔诚和对匿名戒酒会（Alcoholics Anonymous，AA）的积极参与，体现了宗教方面的精神寄托。《圣经》和匿名戒酒会的“大书”帮助他应对严重疾病并发症带来的痛苦。牧师也是照护团队的组成部分。随着逐渐经历了由并发症所致的功能减弱并逐渐走向衰弱，David更加需要神圣的宗教，通过匿名戒酒会身份和社区实现自身的精神寄托[73-74]。

David十分拒绝服用止痛药。在最后一次住院治疗时，他分享了移植医师如何通过精神照护帮助他解决身体疼痛危机的事例。David描述在住院期间他非常痛苦，并拒绝服用止痛药，直到医师说他需要“从十字架上下来，因为我们需要木头”。David吓呆了，然后放声大笑起来。通过服用药物及医师的精神照护，他的疼痛得到了很大程度的改善。

## 第十一节　精神照护的渴望

作为一名晚期癌症患者，David并不是唯一希望从HCT跨专业医疗团队得到精神照护的患者[75]。从患者和跨专业团队层面，成立HCT门诊研究小组，是一种重要且有效的解决精神照护问题的方式。研究小组发现，患者和团队都认为提供精神照护是团队的责任；然而，诊所需要一名牧师（精神照护专业人员）作为专家并未得以实现。虽然研究小组认识到该结果难以扩展到其他环境（基于加拿大阿尔伯塔省），但基于美国定量的、更广泛的高级癌症研究项目证实了他们的结果。研究表明，78%的患者希望团队成员给予精神照护[76]；而另一项研究显示，72%的患者表示照护团队最大限度地满足了他们的精神需求[77]。

一项随机对照试验表明晚期癌症患者希望宗教和精神信仰得到关注，这也体现在患者临终时。患者使用Go-Wish™纸牌游戏将35个愿望按顺序排列，宗教和精神方面的需求排列在前。研究人员发现，无论是通过玩纸牌游戏还是书写清单，患者都把与神和解及祈祷两个愿望排在前两位。值得注意的是，希望摆脱身体疼痛是第四个最重要的愿望[78]。值得关注的是，这项研究要求晚期癌症患者考虑他们生命末期的愿望。另一项全国性的横断调查要求重病患者、失去亲人的家庭成员、医师和跨专业团队成员按照不同程度对26个因素的重要性进行排名。调查发现与神相和同样被列为第二重要的因素。然而，在这项研究中，免于身体疼痛被列为最重要的因素。不出所料，在接受HCT的患者中，疼痛、并发症及寻求更密集的医疗干预（如ICU入院）是常见的[22]。

对于接受HCT的患者，ICU是个熟悉的环境。一项来自加州的回顾性分析发现近一半（49%）移植后1年内死亡的患者（儿童和成人）曾入住ICU[79]。对这些患者而言，接受ICU治疗是无法避免的。然而，不那么密集的照护方案可能是一种可行的替代方案，特别是在状态差、发病率高和死亡率增加的情况下。通过初级团队或姑息咨询的额外支持获得预立医疗照护计划的机会，能够在家庭照护中进行照护目标对话。这些照护目标对话通常涉及患者和家属的叙述内容，包括对他们而言最重要的是什么，以及他们此时最重视的是什么。在这些价值观中，患者和家属希望宗教和精神需求得以满足。

ICU的家庭照护会议为医疗团队成员提供多方位支持的机会。这种照护的重要性不能被低估；有证据表明，大多数处于严重疾病和生命末期的患者和家属都希望从医疗团队获得精神照护。在一项涉及13个ICU和249个照护目标对话的扩展研究中，研究小组追踪了替代决策者和跨专业ICU照护团队成员讨论宗教或精神因素的频率。他们发现，78%的替代决策者认为宗教或精神是非常重要的。与此形成对比的是，在这些照护目标对话之中，出于宗教或精神方面考虑出现的频率为16%。牧师作为专家，能够帮助医疗团队解决宗教和精神需求。在249次家庭照护会议中，牧师只出席了2次，显然这具有不小的挑战性。在ICU治疗期间，提供精神照护是更为理想的循证结果[80]。同时，这种精神关怀的提供来自医疗团队的所有成员，而不仅仅是牧师。

## 第十二节　精神照护的结局

通才-专才模式推荐医疗团队的每个跨专业成员提供精神照护。虽然团队的每个成员都是通才，但牧师是精神方面的专家[81]。关于缓和医疗中精神寄托的白皮书重点介绍了照护筛选和评估的功能。筛查通常由精神通才进行，应特别注意个人何时处于危机之中（例如，感觉受到上帝的惩罚或与亲人严重脱节）。随后，筛选的结果及时转交给牧师。精神病史也是由精神通才讲述，是一种简短的、基于访谈的介入方式，旨在了解患者的基本信息。在急症照护环境中，精神病史通常由护士在患者入院时进行。FICA工具是其中一个案例。该工具提供关于患者信仰是否重要、是否有支持性社区及能否满足需求的简要信息[82]。精神评估是一个更复杂、详细、耗时的过程，该过程由牧师进行[83]。

整个医疗团队提供的精神通才模式在决策的制定和提高生活质量方面发挥了重要的作用。在此基础上，Balboni团队调查了晚期癌症人群精神照护的情况。研究的变量包括医疗团队的精神照护在多大程度上影响医疗强化治疗和其他方面（如生活质量）的决策。研究者发现当医疗团队（尤其是医院牧师）提供精神照护时，临终患者更有可能参加临终照护。此外，对于接受了精神照护的患者，生命末期进行密集的医疗干预较少。精神照护同样与患者临终体验密切相关[84]。在另一项独立且相关的调查中，“由医疗团队进行的精神照护和生命末期讨论可能会减少医学强化治疗，强调精神照护是生命末期医疗照护指南的关键组成部分”[85]。这些结果清楚地表明，当医疗团队为生命末期的患者提供精神照护时，可以采取不那么密集的措施。然而，当出现不可逆转的疾病和无效的治疗时，患者和家属仍相信奇迹是可能出现的，何时采取更多的强化措施仍不清楚。

这种倾向于希望奇迹发生的强化治疗方式普遍存在。在一项针对公众和创伤专业人员的创伤死亡研究中，57%的公众和20%的创伤专业人员认为，即使医师认为治疗无益，神明的干预也能够挽救患者[86]。此外，对美国1000多名不同教派的神职人员（98%是基督徒）进行的调查中，86%的人肯定了上帝创造奇迹的可能性[87]。实际上，没有标准化的、基于证据的干预措施来指导临床医师如何应对这些充满情感、宗教指导和道德加权的情形。AMEN（肯定，满足，教育，无论如何）协议模型的建立有助于医疗团队成员与预后不良的宗教信仰者展开具有挑战性的对话[88]。

除了决策制定，晚期癌症患者的其他精神因素与身体症状、抑郁或焦虑等社会-心理困扰相关。安德森癌症中心的一项研究发现100例晚期癌症患者中44%的患者遭受精神痛苦。值得注意的是，“患者认为精神痛苦对他们的身体/情绪症状产生了不利影响。根据Edmonton症状评估系统（ESAS）[89]，精神痛苦患者具有抑郁、焦虑、厌食和嗜睡增加的趋势”[90]（图23-1，文后彩图23-1）。

上述证据表明，医务人员需要对患者的精神困扰和（或）心理斗争进行持续筛查。King及其团队发现，在6个月到40岁不等、接受过HCT的人群中，27%的患者经历过心理斗争。而心理斗争与抑郁和较差的生活质量有关[91]。对精神困扰或心理斗争的筛查应被视为HCT团队精神照护的重要实践方面[92]。

## 第十三节　提供精神照护的障碍

医务人员为生命末期的患者提供精神照护仍存在障碍。Balboni团队通过调查波士顿4家医院的医务人员很少为生命末期的患者提供精神照护的原因，发现缺乏时间是其中的障碍，但并没有被确定为提供精神照护的预测因素。相反，提供精神照护的最强预测因素是培训[93]。另一项研究同样发现医务人员对患者的冒犯可能是一种障碍[94]。如上述讨论的，患者希望医务人员提供精神照护，而非探索他们的宗教信仰，特别是在患者处于严重疾病的情况下。这种宗教和精神方面的培养也超越了以患者为中心的照护模式的理论基础。

在决策、身心方面能够产生更好的循证结果。HCT领域的不断发展，为所有团队成员确定基于证据的生命末期精神照护的实践培训；特别是对于那些经历过移植的患者，共享的实践已经存在。在许多照护机构中，HCT的仪式通常被倡导。一个创造性、令人难忘的仪式在时间上为患者与家属和工作人员分享提供了机会[95]。

## 第十四节　精神照护中仪式的必要性

在精神照护的最基本层面上，当HCT团队的所有成员参与有意义的对话[96]并听取患者的故事时，类似于“世俗治疗仪式”[97]随之发生。仪式通过意义的构建和表达来标记和安排时间。仪式支持故事的高度叙述，特别是在HCT情况类似、结果不确定或不可预测的时候[98]。

在移植中心，牧师提供与患者和（或）其家庭成员信仰、精神寄托或世界观相符的祝福仪式。换言之，牧师使用根据患者定制的祝福框架。这个框架包含过去、现在和未来的基本结构，以移植疾病之旅的严重性来纪念过去，讲述了现在治愈的希望和继续生命的希望，同时概括了治疗的过程。无论是从有神论还是人文主义的角度考虑，能够像程序一样被打印出来供患者和家属使用，这些个性化的、共同构建的祝福服务将随着时间的推移成为具

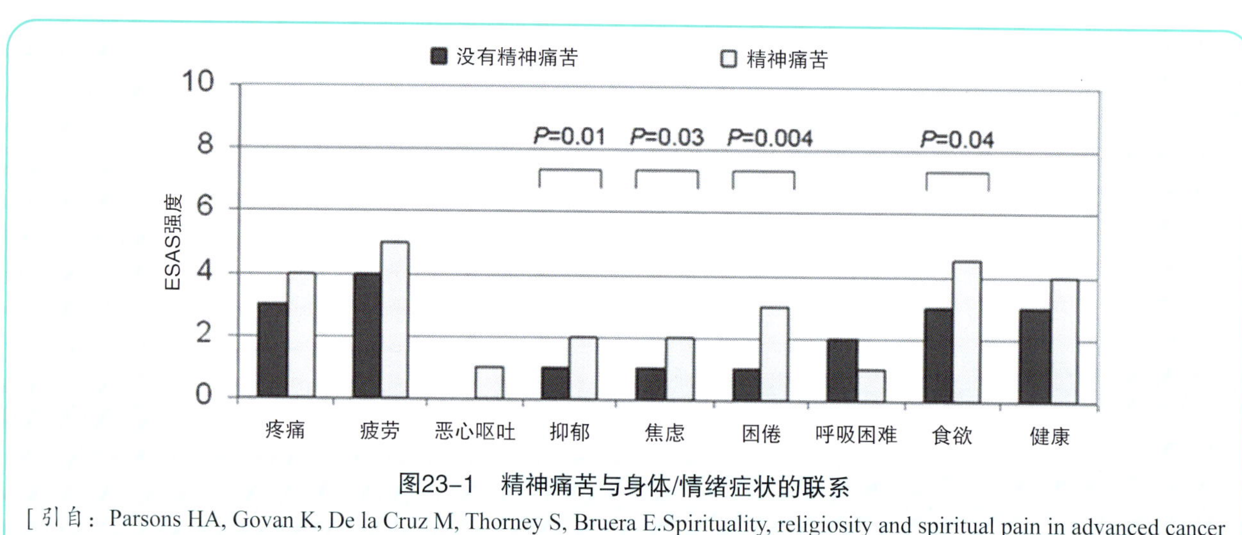


图23-1　精神痛苦与身体/情绪症状的联系

[引自：Parsons HA, Govan K, De la Cruz M, Thorney S, Bruera E.Spirituality, religiosity and spiritual pain in advanced cancer patients. J Pain Symptom Manage. 2011;41（6）:986–994. With permission from Elsevier]

有代表性的纪念品[70]。

祝福服务的意义在于：当认识到未知结果的显著意义时，接受HCT治疗是高发病率和死亡率患者的唯一生存机会，这些祝福服务因此变得更加丰富。患者经常将移植日视为“第二个生日”，或者通过治愈来赋予新生命的宗教意义。在祝福仪式上，当患者和家属含泪讲述移植的重要性时，他们会带有讽刺意味地评论视觉上看似静脉输液袋的细胞输注。

这些仪式/祝福服务也为患者与牧师和跨专业团队成员分享精神照护提供了机会。我最难忘的一次祝福服务发生在一位犹太患者和他的基督徒配偶设计的仪式上，他们使用与所期望治疗相关的圣经和意义编织。在这个患者进行HCT的早晨，我们安排了患者的犹太医师及基督徒护士参加。这些跨专业的团队成员阅读经文。在某个时刻，他们是医师和护士，是信仰和人性，共同希望治愈疾病，渴望生命继续下去。

（杨琴 译 刘薇 校对）

参考文献

# 第二十四章

# 濒死血液恶性肿瘤和严重血液病患者的照护

Kevin Madden，Eduardo Bruera

## 第一节 概述

据估计，美国2019年有超过56 000人死于白血病、淋巴瘤或MM等恶性血液病，这一数字超过了乳腺癌、结肠癌或胰腺癌患者的死亡人数[1]。与实体瘤患者相比，恶性血液病患者的临终关怀质量存在差距[2]。因此，为了有效应对恶性血液病患者的临终关怀问题，首要任务是明确这些患者与实体瘤患者之间的差异。关键的区别在于血液肿瘤患者的病情进展往往更加难以预料，这种不确定性会深刻影响他们是否选择参与缓和医疗及是否接受临终关怀的决策。血液肿瘤科医师及其患者所作出的选择，直接决定了患者在疾病晚期所接受的照护类型和地点。只有深入理解与恶性血液病抗争的这一群体的特殊性，我们才能以专注、同情和怜悯之心来提供临终关怀，这正是高水平缓和医疗的体现。

## 第二节 早期整合缓和医疗

相较于实体瘤患者，恶性血液病患者接受缓和医疗的可能性较低[3-4]。这种现象可能与预后不确定性[5]、血液肿瘤科医师的态度与信念，以及患者感知的态度和信念等因素相关。恶性及严重血液病的慢性病特性促成了患者与医师之间紧密且持久的关系。血液肿瘤科医师通常具有强烈的职业义务感和责任感，想成为患者的“全科医师”，能够从化疗到生活质量照护等各个方面进行全面管理。因此，血液肿瘤科医师对于缓和医疗专家能提供哪些未尝试的治疗方案常常感到不确定[6-7]，这导致他们在将患者转诊时给缓和医疗专家时犹豫不决[8]。对一些人而言，存在一种误解，认为缓和医疗仅仅是临终关怀[6]，转诊可能会给患者“传递错误的信息”[9]，导致患者抑郁、绝望和失去希望[10]。此外，医师和护士注意到，他们的患者仍然怀有不切实际的康复期望，这使得患者在接受转诊至缓和医疗[5,11-13]方面感到困难。另一方面，患者表示，他们更愿意与缓和医疗团队讨论特定问题，而与肿瘤科医师讨论其他问题[14]。因此，在患者照护方面，两者都具有必要性。

近期研究显示，采用“惊讶问题”（例如：“如果这个患者在未来×个月内死亡，你会感到惊讶吗？”）作为转诊至缓和医疗专家的引导性提问[15-16]，能够促使血液肿瘤科医师更多地从患者角度出发，识别患者尚未满足的需求，并辨识出生活质量较差和抑郁的患者[17-18]。结果是令人鼓舞的，在治疗早期将缓和治疗与疾病导向治疗相结合，能够增进患者对疾病预后的理解、改善生活质量并减少抑郁的发生率[19]。据报道，恶性或严重血液病患者在进行HCT的同时接受缓和医疗，其抑郁和创伤后应激症状的发生率较低[20]，而他们的照护者也能更好地应对住院和财务压力[20]。缓和治疗的益处不仅惠及患者本人，还包括其家人和朋友。

## 第三节 预立医疗照护计划

与癌症患者进行照护目标的沟通是一项关键的干预措施，适用于所有类型的癌症患者的临终关怀。这种沟通是不可或缺的，并与高质量临终关怀的公认结果衡量标准相关联，例如增加临终关怀的使用，减少临近死亡期的强化干预，以及根据患者的愿望提供照护[21-23]。早期进行照护目标的对话是推荐的做法，在管理有生命危险的患者时，这已经成为指南的一部分[24-25]。尽管已经推荐这些对话应该早期开展，在门诊进行[25-26]，但大多数血液肿瘤科医师仍然认为实际上临终讨论进行得太晚[27]，第一次照护目标对话大多数在死亡前30天内才进行[28]。

对于血液恶性肿瘤患者来说，判断其是处于可以治愈的状态，还是临终阶段已经开始，往往十分困难[5]，这使得预后判断变得复杂，这可能是ACP对话延迟的一个原因[29]。在一项研究中，仅1/4的血液肿瘤患者进行了ACP，少数民族裔患者的预立规划率甚至更低[30-31]。然而，即使在高度不确定性下，及时进行照护目标对话的价值也不可低估[32]。不幸的是，血液肿瘤科医师与患者之间长期而紧密的关系反而会导致推迟甚至不开展照护目标对话[33]。这可能是他们感受到生存困扰导致的，与实体肿瘤专家相比，患者死亡带给血液肿瘤科医师“挫败感”的发生率更高[34-35]。相对社区医院，三级医疗中心的血液肿瘤科医师更加认为关于预立医疗照护的讨论发生得太晚[27]。

预后的不确定性加上启动ACP对话的困难，导致了一个不成文的习惯，那就是避免和没有治愈希望的患者讨论人生目标。这种不开放和不透明的沟通导致血液肿瘤患者在生命的最后1个月里接受的照护有不少共性。与患有晚期实体瘤的患者相比，他们更有可能：①在生命的最后1个月接受化疗[36-39]；②不太可能被转介给缓和医疗专家[40]；③不太可能参加临终关怀[41-43]；④在生命的最后1个月急诊就诊[36-38]；⑤在生命的最后1个月住院治疗[36,38]；⑥在生命的最后1个月入住重症监护病房[36-38,44]；⑦在急诊去世[2]；⑧在医院去世[36,38,45]；⑨在生命的最后1个月在重症监护病房去世[36]。

上述许多结果都与生活质量和临终关怀质量较差有关，因此及时转介至缓和医疗可以帮助患者及家庭在特定预后的情况下做出明确的选择。

## 第四节　临终关怀

### 一、重症监护病房

重症监护病房（ICU）能够提供其他医院区域无法提供的专业医疗干预，旨在维持和延长患者的生命。这些干预措施包括非侵入性通气技术，如双水平正压通气（bilevel positive airway pressure，BiPAP）、通过气管插管的机械通气，以及更为复杂的腹膜透析（peritoneal dialysis，PD）、连续性肾脏替代治疗（continuous renal replacement therapy，CRRT），甚至体外膜肺氧合（ECMO）等高级生命支持手段。这些措施的实施，无疑为患者提供了宝贵的生存机会。

重症监护病房的治疗并非没有代价。它可能会给患者及其家庭带来显著的身心压力与痛苦[46-48]。ICU中采取的特定干预措施，如机械通气和透析，存在一个不容忽视的悖论：即停止这些措施往往比最初不采取它们更加具有挑战性。因此，如何在保证治疗效果的同时，减轻患者及其家庭的身心负担，成为一个亟待解决的问题。

为了应对这一挑战，建议实施“限时”试验，通过定期重新评估每项干预措施的利弊，来共同确定继续治疗的日期。这种做法不仅有助于优化治疗方案，还能在一定程度上减轻患者及其家庭的心理压力。

此外，血液肿瘤对二线、三线甚至四线化疗反应的不可预测性，也加剧了危重症治疗的不可预见性。这种不可预测性不仅增加了治疗的难度，也给患者及其家庭带来了更多的不确定性和焦虑。由此产生的预测困难直接影响家庭面临的选择和决策；未来充满不确定性，做出关乎生死的决定压力巨大，后果非常真实且直接。

因此，在重症监护病房的治疗过程中，我们需要综合考虑患者的身体状况、家庭情况、治疗效果及可能带来的身心负担等多方面因素，制定出更加人性化、个性化的治疗方案。同时，也需要加强患者及其家庭的心理支持，帮助他们更好地应对治疗过程中的挑战与困难[49-51]。

### 二、家庭临终关怀

相较于患有晚期实体瘤的患者，血液肿瘤患者使用临终关怀服务的可能性较低[2,41-43]，并且他们更倾向于在生命的最后3天才加入临终关怀计划[2,43]。血液肿瘤本身就是一个独立的预测因素，影响患者是否选择临终关怀[2,42-43]。这一现象不仅在美国存在，在澳大利亚和欧洲也有类似的观察结果[3,52-53]。尽管接受临终关怀的患者数量呈现上升趋势[39]，血液肿瘤患者持续的延迟登记导致症状管理的不足，并且错失了临终关怀服务本可以为患者及其家属提供的额外心理-社会支持[23]。

血液肿瘤患者较少使用临终关怀，部分原因在于他们的预后判断困难。大多数血液肿瘤病情进展迅速，且结果难以预测。许多血液肿瘤科医师表示，他们倾向于在死亡迫近时才开始讨论临终关怀[27]。相比之下，实体瘤患者的病情通常沿着缓慢衰退的轨迹发展，明显的快速衰退阶段往往预示着生命的自然终点。这种衰退阶段为临终关怀的选择提供了良好的预测指标，为患者和家属提供了充足的时间。然而，血液肿瘤患者的疾病轨迹与慢性器官功能衰竭患者相似[54-55]，表现为渐进性衰退和间歇性的急性恶化，治疗后虽有恢复，但无法回到之前的基线状态。在生命的最后阶段，会出现更多突然和急剧的衰退，导致看似意外的死亡[56]。这种无法准确预测的预后显然是患者不使用临终关怀或在生命的最后几天才选择临终关怀的因素之一。

尽管血液肿瘤科医师认识到临终关怀的益处，但许多人同时感到临终关怀提供的服务可能无法满足患者的独特需求[7]。进入临终关怀服务的一个主要障碍是缺乏输血治疗[7,29,39,44,57-58]。从临终关怀机构的角度来看，鉴于美国医疗保险临终关怀福利分配用于覆盖费用相对较少的项目，输血治疗因成本过高而难以覆盖。然而，这是一个长期依赖输血的患者群体。输血已成为常态，这导致患者在选择是否参加临终关怀时，面临难以获得输血支持的困境[59]。此外，尽管通常认为继续输血最好不会对身体有害，最坏的情况可能是加剧容量负荷，导致症状恶化，但有前瞻性研究发现输血可以改善疲劳和呼吸困难的症状[60-61]。面对继续输血还是选择临终关怀的两难选择，几乎一半的血液肿瘤患者在生命的最后1个月选择了继续输血[62]。

血液肿瘤患者常伴有身体和心理上的痛苦[63-66]，过晚参加临终关怀可能意味着他们的生活质量和临终症状控制的质量大打折扣。与那些在医院去世的患者相比，参加临终关怀者的生活质量相对更高[23]。

参加临终关怀的晚期癌症患者在生命的最后12个月里住院次数更少，重症监护病房入住次数更少，且进行的侵入性治疗次数更少[67]，这些都是公认的高质量临终关怀结果。与那些在医院去世患者的照护者相比，那些接受早期姑息照护的患者和临终关怀的晚期癌症患者的照护者抑郁频率较低，并认为他们所爱的人获得了优秀的临终关怀[68-69]。

## 第五节　症状管理

晚期癌症患者在临终阶段常见的症状包括无法控制的疼痛、谵妄、呼吸困难和口干[70-71]，血液肿瘤患者同样会经历这些症状。在生命的最后阶段，照顾者和家属可能会出现心理和身体上的症状[72]。尽管早期参与临终关怀是推荐的做法，但即便是在“晚期”介入，临终关怀也能有效地减轻患者的痛苦。这主要表现在预立指示的完成率较高，以及不必要的生命维持疗法或干预措施的减少[46,70]。此外，临终关怀有助于管理生命终末期的常见症状。对于那些具备医疗决策能力并能自我评估的患者，埃德蒙顿症状评估量表（ESAS）是一个评估身体、心理、财务和精神痛苦[73]的有效工具。ESAS已在多项研究中得到验证[71,74]，显示出较高的重测信度。

### 一、疼痛

疼痛被定义为“与实际或潜在的组织损伤相关联的不愉快的感觉和情绪体验”[75]，是癌症患者中最普遍的身体症状之一。详细描述疼痛综合征的类型（包括躯体损伤性疼痛、内脏损伤性疼痛、神经性疼痛或混合性疼痛；急性疼痛、慢性疼痛或慢性疼痛急性发作）及疼痛综合征的成因对于制定恰当的照护计划至关重要。尽管非阿片类镇痛药如对乙酰氨基酚、布洛芬、酮咯酸、加巴喷丁和普瑞巴林可能有效，并且通常是治疗疼痛的首选药物，但在生命终末期，患者的疼痛往往更为剧烈，此时需要使用阿片类药物。表24–1概述了治疗疼痛最常用的药物。许多生命终末期患者并非首次使用阿片类药物，因此需要积极调整剂量以有效控制疼痛。阿片类药物的种类和剂量由医师根据患者的具体情况决定，但主要依据是患者自身的疼痛经历。许多患者经历过阿片类药物治疗，通常能够准确指出哪些药物有效，哪些无效。阿片类药物治疗的目标是根据疗效逐步调整剂量，同时尽量减少幻觉、肌阵挛和过度嗜睡等严重不良反应（即阿片类药物诱导的神经毒性）。由于耐药性的逐渐出现及阿片类药物剂量无法有效控制疼痛或导致阿片类药物诱导的神经毒性时，通常需要增加阿片类药物的剂量[76]。

### 二、呼吸困难

呼吸困难是晚期癌症患者中最常见且最令人困扰的症状之一[77]。美国胸科学会将其定义为“一种主观的呼吸不适体验，由不同程度和性质的感觉组成”[78]，它可细分为不同的亚型。在癌症患者中，呼吸困难的发生率和严重程度在临终前10天显著上升，并且在临终前3天达到另一个高峰[79]。遗憾的

表24-1　常用阿片类药物一览表

| 阿片类药物 | 途径 | 起效时间（min） | 达峰时间（h） | 持续时间（h） | 阿片药物初次使用者给药计划 | 口服制剂剂型 | 备注 |
|---|---|---|---|---|---|---|---|
| 可待因 | PO | 30～60 | 1～1.5 | 4～8 | 短效：每6h 30～60 mg | 短效：15 mg、30 mg、60 mg片剂；<br>长效：无 | 可单独使用或与300 mg对乙酰氨基酚联合使用。每天最大剂量约为400 mg |
| 曲马朵 | PO | 30～60 | 1.5 | 3～7 | 短效：每6 h 25 mg；<br>长效：每天100 mg | 短效：50 mg 片剂；<br>长效：100 mg、200 mg、300 mg 片剂 | 额外的SNRI效应。有些配方中含有对乙酰氨基酚。注意：低血糖、癫痫、血清素综合征等风险 |
| 他培他多 | PO | <60 | 1.25～1.5 | 4～6 | 短效：每4～6 hN/A | 短效：50 mg、75 mg、100 mg片剂 | 一种双阿片类激动剂和去甲肾上腺素再摄取抑制剂。避免与MAOIs、SSRIs和SNRIs连用，有可能发生血清素综合征 |
| 氢可酮 | PO | 10～20 | 1～3 | 4～8 | 短效：每4～6 h 5～10 mg；<br>长效：每12 h或24 h | 短效：5 mg、7.5 mg、10 mg 片剂；2.5 mg/5 mL液体，联合对乙酰氨基酚。<br>长效：10 mg、15 mg、20 mg、30 mg、40 mg、50 mg、60 mg、80 mg、100 mg、120 mg | 所有短效镇痛剂都含有对乙酰氨基酚或布洛芬 |
| 吗啡 | PO/<br>IV/SC | 30<br>5～10 | 0.5～1 | 3～6 | 短效：每4 h 5～10 mg PO；每4 h 2～4 mg IV。<br>长效：每12 h 15 mg；或每24 h 20 mg或30 mg | 短效：15 mg、30 mg片剂；10 mg/5 mL，20 mg/mL液体。<br>长效：每12 h制剂15 mg、30 mg、60 mg、100 mg | 可用的片剂或液体制剂。短效制剂可以通过PEG管给药。可提供直肠制剂（5 mg、10 mg、20 mg） |
| 羟考酮 | PO | 10～15 | 0.5～1 | 3～6 | 短效：每4 h 5 mg；<br>长效：每12 h 10 mg | 短效：5 mg、15 mg、30 mg片剂；5 mg/5 mL，20 mg/mL液体。<br>长效：10 mg、20 mg、30 mg、40 mg、80 mg片剂 | 可单独使用或与对乙酰氨基酚联合使用。不能用于肠外或直肠给药 |
| 氧吗啡酮 | PO/<br>IV/SC | 5～10 | 0.5～1 | 3～6 | 短效：每4 h 5 mg PO；<br>长效：每12 h 5 mg | 短效：5 mg、10 mg片剂；<br>长效：5 mg、10 mg、20 mg、40 mg | 生物利用度差，必须空腹服用 |
| 氢吗啡酮 | PO/<br>IV/SC | 15～30<br>15～20 | 0.5～1 | 3～5<br>4～5 | 短效：每4 h 2 mg PO；或 每4 h 0.5～1 mg IM/SC | 短效：2 mg、4 mg、8 mg片剂；1 mg/mL液体。<br>长效：8 mg、12 mg、16 mg、32 mg作为24 h制剂 | 可作为片剂或液体制剂提供。短程作用可以通过聚乙二醇管进行。可提供直肠制剂（3 mg） |

注：获 Dr. Eduardo Bruera，MD 许可转载。PO：口服；IV：静脉给药；IM：肌内注射；SC：皮下注射。
资料来源：The MD Anderson Supportive and Palliative Care Handbook, Sixth edition-2018 Permission obtained from Dr. Eduardo Bruera, MD.

是，尽管人们对它在身体和心理上的影响有了更深入的理解，呼吸困难在这一患者群体中仍然常常未得到充分的治疗，仅有3%的照护者报告患者在生命的最后阶段呼吸顺畅[80]。晚期癌症患者呼吸困难的成因通常是多方面的，因此需要采取包括药物治疗和非药物治疗在内的多种干预措施。

## 三、药物治疗

阿片类药物是缓解呼吸困难最可靠和有效的干预手段；在缓解症状方面，任何一种阿片类药物都不比其他药物更优。随机对照实验表明，阿片类药物能够减轻呼吸困难，同时不会抑制潜在的呼吸运动[81]。这些药物主要通过作用于右侧后扣带回来发挥作用，减少了潜在的神经机械解离[81-83]以及由此引发的焦虑。治疗的首要步骤是根据需要给予短效静脉或口服阿片类药物[84]，尽管持续输注或口服长效阿片类药物的情况也相当常见。过去，苯二氮䓬类药物被用于管理呼吸困难，但最近的综述显示其效果有限，并且使用后可能会出现显著的不良反应，如过度嗜睡[85]。对于血液肿瘤患者，可能会出现从口咽到远端支气管的肿胀、炎症和水肿等症状，短期使用皮质类固醇可能有效[86]。此外，对于那些伴有充血性心力衰竭或肾功能不全的患者，合理使用利尿药物可能是有益的[87]。关于雾化阿片类药物和利尿剂用于治疗呼吸困难的证据尚不明确，因此不建议常规使用[88]。

## 四、非药物治疗

非侵入性通气策略，包括BiPAP和经鼻高流量氧疗（high flow nasal cannula，HFNC），正逐渐成为主流。这两种方法已被证实能够减轻呼吸负担并改善氧合[89]。此外，非药物干预措施，如将风扇对准面部的三叉神经区域，频繁变换体位及进行胸部物理治疗等，也被证明可以缓解症状[87,90]。还可以考虑整合其他对缓解呼吸困难有效的干预措施，例如针灸和引导性想象治疗，在能够获得这些技术的患者中可以考虑使用[91-92]。

## 五、谵妄

在最基础的层面上，谵妄被定义为“由于一个或多个病理生理应激导致的脑功能障碍”[93]，是癌症患者中最普遍的神经精神症状之一。据估计，50%～85%的患者在生命的终末阶段会经历谵妄[94-96]。the Diagnostic and Statistical Manual of Mental Disorders，DSM-Ⅴ将谵妄描述为与基线相比，“在短时间内出现”的“注意力和意识的紊乱”，通常在一天之内波动，并伴有“认知功能的紊乱，这种紊乱不能仅用药物中毒或戒断（由滥用药物或药物引起，或接触毒素），或由多种病因引起的神经生理异常导致的神经认知障碍来解释”[93]。

谵妄分为三种类型：少动性、多动性和混合型[97]。少动性谵妄是最为常见的，但往往被忽视，因为它常被误认为是嗜睡或睡眠状态。多动性谵妄最容易被识别和诊断，因为它通常表现为困惑、激动和不安[98]。混合性谵妄患者同时展现出这两种状态的特点，可以在这些状态之间迅速转换，有时使得诊断变得复杂。在姑息照护转诊的患者中，近2/3的谵妄患者被初级转诊小组漏诊[99]。新发谵妄的一个早期征兆是去抑制，而这种去抑制常被误认为是疼痛恶化[99]。

存在多种经过验证的评估工具，但最常用的包括纪念性谵妄评估量表（Memorial Delirium Assessment Scale，MDAS）[100]和谵妄评分量表（Delirium Rating Scale，DRS）[101-102]。MDAS应用广泛，特别适用于血液肿瘤患者；它由10个项目组成，每个项目评分范围为0～3分，总分最高为30分。评分达到或超过13分则表明存在谵妄[100]。鉴于症状可能迅速波动，必须保持高度警觉。床旁照护者和护理人员是重要的信息来源，他们通常能够察觉到患者细微的变化，尤其是在夜间谵妄症状加剧时。

## 六、药物治疗

大量证据显示，抗精神病药物在控制谵妄引起的多动性症状，例如混乱、激动和不安方面非常有效，通常被视为首选治疗方案[103]。表24-2概述了治疗谵妄时最常用的药物。氟哌啶醇是最常使用的抗精神病药物。其他抗精神病药物包括氯丙嗪、奥氮平和喹硫平，这些药物的使用被认为是处理谵妄的适当方法。同时，充分的患者教育同样至关重要。我们使用药物的目的并非仅仅为了镇静，而是为了保护患者，避免他们做出可能对自己造成伤害的行为，例如拔除中心静脉导管、试图下床而跌倒，或者拔除导尿管和氧气管等。

关于苯二氮䓬类药物的使用存在争议。一方面，它们的镇静效果可能会使患者平静下来；另一方面，它们可能会导致进一步的去抑制和谵妄症状的加剧。最新的研究显示，在谵妄和持续不安的情况下，将劳拉西泮与氟哌啶醇联合使用可能有助于控制症状[104]，$\alpha_2$受体激动剂地西泮也可能是一个有效的选择。[105]。

## 七、非药物治疗

存在多种非药物辅助疗法，可能对预防谵妄具有积极作用。医务人员需留意，患者是否利用了视觉和听觉辅助工具。在生命末期，患者常表现出情绪波动，这可能导致他们忽视这些辅助设备。减少环境噪声、坚持“日间照明、夜间熄灯”的原则、摆放熟悉的个人物品，这些措施均有助于预防谵妄的发生[106-108]。

## 八、姑息镇静

姑息镇静是指有意识地降低患者的意识水平，以缓解生命终末期的难治性症状[109-112]。最常见的姑息镇静指征包括疼痛、呼吸困难和谵妄。这是一种极其重要且必要的干预措施，应当谨慎并有目的地进行。在姑息镇静的语境中，“难治性”一词具有明确的定义[113]：

（1）其他治疗措施未能缓解症状。

（2）其他侵入性或非侵入性治疗无法缓解症状。

（3）其他治疗可能带来过多的不良反应或并发症，或者这些治疗在预期的合理时间内不太可能缓解患者的症状。

根据这一定义，在实施姑息镇静之前，还应满足其他条件，包括进行完整的心理评估，有明确的拒绝复苏的医疗记录，有人工营养和水分的使用或限制的讨论，并获得患者或其医疗授权委托人的知情同意[114]。最后，在开始姑息镇静之前，有必要让所有参与方，包括患者、照护者、床边护理者、药师、医师、呼吸治疗师及任何其他将为患者提供照护的人员，明确了解镇静的目的是提供缓解，而非加速死亡[115]。

有多种药物可用于减轻意识并缓解痛苦。最常用的药物是苯二氮䓬类药物，其中咪达唑仑因其快速起效和短半衰期而成为首选[116]。这些药理特性使得咪达唑仑比作用时间较长的苯二氮䓬类药物如氯

表24-2　谵妄用药一览表

| 药物 | 类型 | 剂量，途径 | 不良反应 | 备注 |
| --- | --- | --- | --- | --- |
| 氟哌啶醇 | 典型的抗精神病药 | 每2～12 h 0.5～2 mg PO，IV，IM，SC | 锥体外系综合征，QTc延长 | 一线用药；口服生物利用度为60%～70%；情绪激动的患者可加用劳拉西泮 |
| 氯丙嗪 | 典型的抗精神病药 | 每4～6 h 12.5～50 mg PO，IV，IM，SC，PR | 镇静、低血压 | 与氟哌啶醇相比，镇静作用和抗胆碱能作用更强 |
| 奥氮平 | 非典型抗精神病药 | 每12～24 h 2.5～5 mg PO | 锥体外系综合征，QTc延长，高血糖，体重增加，高脂血症 | |
| 利培酮 | 非典型抗精神病药 | 每12～24 h 0.25～1 mg PO | 锥体外系综合征，QTc延长，体重增加 | |
| 喹硫平 | 非典型抗精神病药 | 每12～24 h 12.5～100 mg PO | 锥体外系综合征，QTc延长，体重增加 | |
| 劳拉西泮 | 苯二氮䓬类 | 每2～12 h 0.5～3 mg PO，IV | 镇静，呼吸抑制 | 会产生矛盾的效果，加重谵妄 |

注：获 Dr. Eduardo Bruera，MD 许可转载。PO：口服药；IV：静脉给药；IM：肌内注射；SC：皮下注射；PR：直肠给药。
资料来源：The MD Anderson Supportive and Palliative Care Handbook, Sixth edition-2018 Permission obtained from Dr. Eduardo Bruera, MD.

硝西泮等更易于调整、更安全、更可预测的起始和使用[117]。丙泊酚是另一种可选药物，有趣的是，在儿科相关文献中出现的频率高于成人文献[118-120]。丙泊酚的使用主要受限于医院关于谁可以使用、在何处使用的政策，因为该药通常仅限于重症监护病房医师和麻醉医师在手术室、重症监护病房或用于程序性镇静。静脉注射$\alpha_2$受体激动剂地西泮因其快速起效而广泛应用于难治性疼痛和谵妄的治疗[105]。关于患者意识水平的客观评估和缓解痛苦所需的最佳镇静水平尚无共识[122-123]，但脑电双频指数（BIS）监测为未来舒缓镇静研究开辟了新的可能性[124]。

## 第六节　精神照护

精神被定义为“人性的一个维度，涉及个人寻求和表达意义与目的的方式，以及他们如何体验与当下、自我、他人、自然、象征或神圣事物的联系”[125]。宗教则是一种形式化的结构，它允许精神信仰在更广泛的社区中以个人或集体的形式得到表达。为晚期癌症患者及其照护者提供精神关怀，与提高临终关怀的利用率、改善生活质量、减少临终前的侵入性医疗或手术干预，降低患者在重症监护病房的死亡风险密切相关[126-128]。优质的临终照护应采取跨学科的方法，因此所有医疗保健提供者都应系统地对患者及其家属进行精神困扰的筛查，并降低转诊门槛，以便及时将患者转诊给合格的、经过专业培训的牧师或其他精神护理专业人员[129]。

## 第七节　沟通

沟通构成了生命终末阶段优质临终照护的核心。深刻理解家庭作为一个整体的结构及其功能组成部分至关重要[130]。唯有通过深入了解，我们才能为家庭成员提供全面的心理-社会、情感和精神支持，同时持续关注患者的健康状况[131]。沟通的主要介入方式是举行家庭会议，其主要目的是促进透明和开放的沟通，确保对照护计划的理解，尽量减少医务人员的痛苦，并缓解丧亲者复杂和病理性的悲伤[131-133]。

## 第八节　停止使用医疗技术

许多患者及其家庭选择继续接受维持生命的治疗，寄希望于康复并回到病前的生活状态，而不是仅仅在“不放弃”的理念驱使下做出这些选择。然而，停止任何维持生命的治疗措施，对医护人员、患者及其家庭来说，都是一项沉重的负担。医疗干预的终止常常被看作一个道德与伦理的问题；但在实际的临床实践中，道德与伦理之间的界限往往模糊且难以界定[134-136]。当决策过程中出现分歧时，寻求伦理服务机构的咨询，以获取专业的指导，是一个明智的举措。

## 第九节　停止营养补充及液体治疗

在生命的最后阶段，患者进食和饮水可能增加误吸至气管、支气管和肺部的风险，这可能导致气道水肿和感染。然而，停止对患者的饮食和饮水支持，照护人员常常承受巨大的心理压力。毕竟，在社会普遍观念中，提供营养和水分是照顾患者的基本方式，不这样做可能会被视为缺乏关怀，甚至违背了人类照顾他人愿望的核心价值。理想的做法是避免极端，而是要权衡进食的风险与益处。如果能够实现“以舒适为食”，同时又避免了误吸的风险，那么患者和照护人员都能得到心理上的安慰。随着病情的进展，口腔分泌物的处理变得越来越困难，建议使用绿色口腔护理刷蘸取患者喜爱的饮料（甚至少量食物）进行喂食，这样可以最大限度地降低窒息风险，同时保持味觉的愉悦。

在生命的末期，患者常常请求通过静脉注射或胃肠导管来补充营养和液体（artificial nutrition and hydration，ANH）。在考虑这种医疗干预措施时，必须讨论其风险与益处。重要的是要认识到ANH并非无风险，实际上可能会增加患者的痛苦。例如，可能会导致容量过载，进而引发肺水肿和呼吸困难[137]。另一方面，由于ANH是一种医疗技术，它在法律上与其他医疗干预措施并无二致，并且已经得到美国最高法院[138-139]、美国医学协会[140]和黑斯廷斯中心[141]的认可。因此，提供ANH并不总是必需的。

## 第十节　濒死和预期指导

“预期指导”是一种积极的辅导方式，旨在帮助患者及其照护者理解随着生命终结临近而出现的身体、情感和心理变化。通过提供一种结构化的方法来观察可能的身体状况，例如，可以减轻照护者试图从关键迹象中寻找“他们所爱的人还有多少时间”的线索所带来的巨大压力。在生命的最后阶段，基于生命体征、实验室值和诊断成像的解读，接收数天到数月的微妙线索可能会使照护者感到困惑。关键在于告知照护者，生命尽头的生命体征是预测患者剩余寿命的不可靠指标[142]。虽然过去生命体征的监视器曾提供安心感，但在生命尽头，它们可能会造成干扰。因此，建议温和地关闭监视器，让照护者能够完全陪伴他们所爱的人。此外，如果家人愿意，向他们描述随着时间推移将发生的可预见变化也很重要。当一个人进入死亡的活跃阶段时，首先观察到的常见变化是“睡眠过多”，几乎一整天都在睡觉。实际上，“睡觉”很可能是低活性谵妄。其次，手和脚会开始变凉，因为外周血管收缩，血液优先供应重要器官。对于使用导尿管的患者，预计尿量将开始减少。呼吸从正常节律转变为不规则节律，呼吸中穿插着快而浅的呼吸、深长的呼吸，以及越来越多的呼吸暂停。这些迹象加上下颌式呼吸和鼻唇沟变平，预示着患者很可能在72小时内死亡[143-144]。即便有了这些指导，最常见的问题仍然是：“他们还有多久？”总体而言，临床医师预测的准确性相当有限[145]，重新定义问题可能会更有帮助，例如，“你想用剩下的时间做什么？”因为这为本质上无法控制的情况提供了一丝控制。有意识地决定如何与濒临死亡的亲人度过剩余的时间，可能比专注于特定时间段更有益，而这个时间段很可能是不准确的。

许多家庭认为，停止使用医疗技术，如机械通气、BiPAP、CPAP、PD和CRRT，会导致迅速死亡。在特定的临床条件下，例如停止ECMO，可能会发生死亡，但通常并非如此。因此，有必要向家人解释，死亡可能不会立即发生，而是一个逐渐进展的过程，可能需要几分钟到几小时甚至几天。

## 第十一节　丧亡悲痛

研究揭示，当亲人于医院辞世、生命的最后1个月需入住重症监护病房，或在生命的终末阶段过晚或未能入住临终关怀病房时，家庭成员和照护者往往认为患者临终前的照护质量欠佳[146]。进一步地，若患者生命的最后阶段未能获得预期的照护，幸存的家庭成员和照护者可能会感到遗憾，其生活质量下降，并且面临焦虑、抑郁等心理问题的风险增加[23]。一个随之而来的挑战是近1/3的血液肿瘤或血液病患者更倾向于在医院结束生命[147]。

鉴于照护者在所爱之人去世后所承受的痛苦，为他们提供心理咨询应成为标准照护的一部分。然而，即便在大型三级癌症中心，这也不是常规操作。在患者去世前，早期接受咨询的患者照护者（在晚期癌症诊断后的60天内）在咨询后3个月的抑郁发生率显著低于那些在晚期癌症诊断后12周以上才接受咨询的照护者[148]。但在患者去世2～3个月后，两组在复杂悲伤或抑郁的发生率上没有显著差异[149]。因此，有必要开展更多研究，以更好地理解如何支持家庭和照护者，以及如何将这种照护融入经济可行的医疗体系中。

（张辉 译　杨良春 校对）

参考文献

# 第二十五章

# 血液恶性肿瘤和严重血液病的丧亲之痛

Sue E. Morris，Holly E. Barron，Kathleen A. Lee，
Jennifer M. Snaman，Sarah J. Tarquini

## 第一节　概述

丧亲之痛，被定义为“因死亡而失去重要之人的客观情况”[1]，是一个复杂且多维的过程，它涵盖了生理、心理、社会学及精神等多个领域[2]。个体在不同文化背景下的差异性，强调了为丧亲者量身定制干预措施的重要性。在预防性照护模式中，识别那些可能遭受丧亲不良后果的个体，是专业人员的关键职责[3]。跨学科的缓和医疗临床医师在患者临终前后，为照护者提供支持和指导的能力至关重要。个人应对重大死亡的方式，受到诸多因素的影响，包括他们的个性风格、与患者的关系、疾病进程、死亡的性质及丧亲之痛所处的文化和社会背景[4-5]。

对于血液肿瘤和严重血液病患者及其家属来说，病程的进展、强化治疗的过程及持续的预后不确定性，都极大地影响了他们对丧亲之痛的感受。建议在疾病早期阶段整合跨学科的缓和医疗，在治疗期间为患者及其家属提供支持，从而改善丧亲的结局。本章依据缓和医疗和丧亲相关文献，主要关注成人和儿童血液肿瘤患者照护者的丧亲经历，并提供悲伤体验概述。这些原则同样适用于其他严重血液病（如镰状细胞贫血和血友病）患者的照护者。本章还提供了临床医师在患者临终前如何最好地支持照护者的指导方针，以及适用于丧亲个人或作为丧亲支持小组计划的心理策略。本章节包含两个案例研究，以突出全文的核心主题。

## 第二节　背景

亲人的离世，尤其是孩子的去世，被视为日常生活中最具冲击性的心理压力源[6-7]。尽管大多数人随着时间的流逝能够适应，无须专业帮助[8]，但丧亲者面临严重身心健康问题的风险显著增加，这包括睡眠障碍、药物滥用、抑郁症状以及自杀风险的提升[5]。最近的荟萃分析指出，普通人群中约有2%～3%的人和大约10%的丧亲个体长期遭受悲伤障碍（prolonged grief disorder，PGD）的困扰[9]，而丧亲父母的比例更是居高不下[10-12]。

区分正常的丧亲反应与复杂的丧亲反应已成为众多研究的热点[13-15]。哀悼的文化规范与个人的反应难以明确区分；根据损失的性质，某些悲伤反应可能被视为“正常”。目前的综合模型将悲伤视为在经历家人去世后重建生命意义的过程[4]。

据估计，美国每年大约有280万人去世[16]，每次死亡平均有5人出现悲伤反应[17]，这意味着相当一部分丧亲者在应对过程中遇到困难，并且需要心理干预。从公共卫生的角度来看，这些数据强调了照顾丧亲者以及在丧亲前后提供帮助的重要性。

## 第三节　缓和医疗模式

丧亲关怀被认为是高质量临终照护的核心组成部分[18-19]。在美国，高质量缓和医疗国家共识项目[18]和国家临终关怀和缓和医疗组织[19]均认可了作为预防性照护模式的专业丧亲服务的重要性。在儿科领域，以医院为基础的丧亲照护最佳实践指南[20]和基于循证的癌症儿童照护心理标准已正式出版[21]。

在疾病过程中整合缓和医疗的原则：疾病的发展轨迹和疾病导向治疗，包括疾病持续时间、治疗方案、患者症状及病情变化，都影响着照护者的丧亲感受。最近，来自美国临床肿瘤学会的专家共识实践指南建议，对于晚期癌症和（或）高疾病负担的患者，缓和医疗应与肿瘤治疗同步进行[22]。早期跨学科缓和医疗能够改善患者的临床症状和生活质量[23-24]。研究显示，缓和医疗和临终关怀服务与提升家庭临终照护质量[25]以及成人[26-28]和儿童患者[29]更好的丧亲结局相关。

家庭支持是缓和医疗照护模式的关键组成部分。在这种模式中，将患者及家属的身心治疗与抗肿瘤治疗相结合。在临床医师、患者和照护者之间建立和维持一种信任的治疗关系对提供高质量照护至关重要。接受患者和照护者的需求和关注，并以表达同情的方式进行沟通，对缓解丧亲之痛发挥了积极的作用，与接受患者生命末期和死亡过程的“诚实事实”和“准确信息”类似[29-30]。

图25-1概述了缓和医疗模式，展示了随着严重疾病的进展，以舒适、疼痛管理和减少严重症状为重点的照护如何发挥关键作用。在整个病程中，

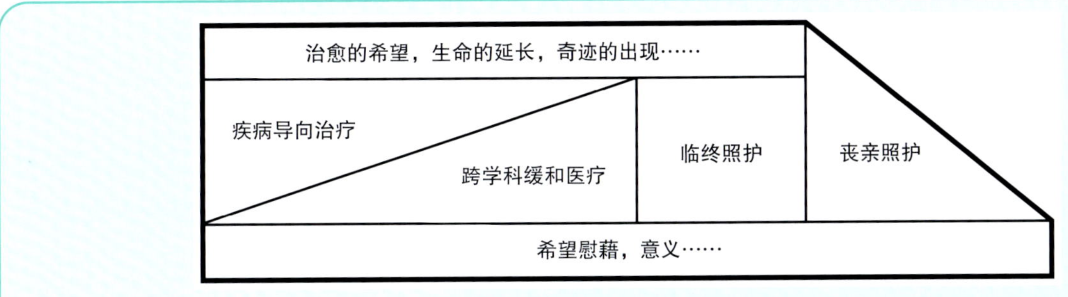


图25-1　缓和医疗治疗模式

（引自：Liben, S., Papadatou, D., Wolfe, J.Paediatric palliative care: challenges and emerging ideas. Lancet 2008;371:852-64）

患者的希望起着重要作用。随着时间的推移，患者和家属的具体希望可能从治愈、延长生命或奇迹的希望转变为对生命末期的安慰和意义，并进入丧亲之痛。

## 第四节　疾病转归和治疗

高风险和不确定性，在治疗中权衡药物毒性与疾病治愈的可能性，是血液肿瘤患者在疾病进展和治疗过程中面临的显著挑战。对于其他严重的血液疾病，例如镰状细胞贫血和血友病，整个病程通常包括持续的治疗和对紧急情况的应对[31-32]。越来越多的研究表明，家庭照护者所承受的慢性压力与患者疾病的严重程度密切相关[33-35]（参见第二十二章）。照护工作通常包括药物管理、交通安排、膳食准备、财务管理、医疗保健倡导以及提供持续的情感支持[36]。照顾患有严重疾病的儿童给父母带来了多方面的挑战，这些挑战取决于孩子的年龄和发育状况，家庭中是否有其他兄弟姐妹，同时也受到诊断和治疗过程的影响。

### 一、成人特异性治疗注意事项

血液肿瘤患者在接受强化治疗后，感染风险会显著增加，同时疾病的预后往往具有不确定性[37]。确诊后，患者需立即启动抗肿瘤治疗。尽管成人血液肿瘤治疗已取得显著进展，生存率显著提升，疗效差异依然存在。对某些患者而言，有效的抗肿瘤治疗可带来长期缓解甚至治愈。然而，部分患者在初始治疗有效后仍可能遭遇疾病的复发。复发后的治疗使得疾病缓解的可能性进一步降低。晚期患者疾病进展更为迅速，可能迅速出现临床衰退甚至死亡。除了治疗反应的不可预测性外，恶性血液病的高强度治疗，如HCT和嵌合抗原受体T细胞治疗，带来的毒性反应会加重患者现有的症状负担[38-39]和神经精神预后[40]。

尽管血液肿瘤患者有缓和医疗的需求[41]，但他们相较于实体瘤患者，接受缓和医疗转诊的可能性较低[42-43]（参见第十九章和第二十三章）。血液肿瘤患者（包括患儿）在接受缓和医疗方面存在一定的障碍[44]。鉴于血液肿瘤预后的不确定性，患者更可能在生命的最后2～4周内接受强化治疗方案（如化疗、重症监护、插管和（或）机械通气和（或）心肺复苏）[45]，因此，在生命末期登记临终照护或在家中死亡的可能性较小[46-48]。此外，许多血液肿瘤学专家仍然将缓和医疗视为临终照护[49]。

尽管恶性血液病患者的照护者承受巨大的压力[33-36]，并且复杂悲伤反应的风险因此而显著增加，但目前针对成人恶性血液病[50]和其他严重血液病患者家属丧亲的研究仍然不足。

### 二、成人特有的心理因素

除了扮演配偶、父母、雇员等角色外，患者家属还需承担起照护患者的责任。照护者的职责随着患者的治疗计划而变化。若患者接受移植，照护者可能需要请假、安排替代照顾孩子的计划，甚至放弃个人工作，以便全心照顾患者。经济压力也可能加剧家庭现有的负担，特别是在照护者需要休无薪假或患者是家庭主要经济支柱的情况下。

尽管照护者通常被鼓励继续自我照顾，但许多人却将患者的需求置于自己之上。即使面对重要计划，他们也经常提到照护患者所带来的压力和挑战，包括睡眠不足、社交孤立、抑郁及内疚感[51]。

照护者会对患者移植恢复过程中无法改善的情况感到沮丧。当患者病情恶化时，他们可能会自责在照护方面的不足。虽然在移植恢复过程中，医疗团队会定期评估患者的病情，但目前尚无有效解决照护者情绪问题的方法[52]。

鉴于照护者在整个疾病过程中所经历的痛苦，以及血液系统肿瘤照护中缓和医疗的挑战，我们建议尽早引入跨学科的缓和医疗，以在治疗期间为患者及其照护者提供支持，改善丧亲之痛的结局。Anne B.分享了她丈夫被诊断为淋巴瘤并在20个月后去世的经历，生动展示了照护者在治疗期间所经历的情绪变化。她描述了在丈夫治疗和去世期间，临床医师的指导、社会支持和现实的期望如何对她处理丧亲之痛产生了积极影响。

案例研究：Anne B.

我丈夫在54岁时被诊断患有DLBCL，20个月后不幸去世。确诊时，得知治愈率高达90%，我们感到非常乐观。他接受了多种治疗方案，但疾病仍多次复发。最终，他接受了异基因HCT。在去世前5个月，我们意识到他可能因癌症去世。在最后的5个月里，他开始了干细胞移植治疗，并参与了CAR-T疗法的临床试验。

治疗过程中最艰难的挑战包括：①情绪的波动；②生活的大变动；③治疗的成败。疾病的反复进展令人情绪低落。尽管经历了几个治疗周期，我们仍然保持乐观，相信每一种治疗方法都能带来治愈的希望。当治愈的希望变得渺茫时，我们仍然相信他可能是那个例外。

在多个治疗过程中，我们设法保持了较好的状态。然而，病情的变化迫使我们不断调整治疗方案。有一次，我丈夫对治疗产生了意外的不良反应。相反，在某个疗程中，他每两周只需住院3天，甚至被允许去看儿子的篮球赛。

如何诚实地告诉孩子他们父亲目前的病情是非常困难的。我丈夫被诊断时，两个儿子分别是15岁和18岁。在这个年龄，他们有权知道真相，但不应承担过重的心理负担。我们既不想过于乐观，也不想引起不必要的恐慌。20个月过去了，经历了多次治疗失败后，我们也纠结于何时告诉他们新的情况。最艰难的对话发生在最后2次，大约相隔10周。首先，我们告诉他们干细胞移植（被视为“治愈”的治疗手段）失败了。其次，当CAR-T疗法也未能成功时，我们纠结于如何引导孩子度过父亲生命的最后几个月：大学新生是否应该回家？男孩们应该尽可能多地陪伴父亲，还是保持以前的生活方式？我们怎样才能帮助他们做出将来不会后悔或怨恨的选择呢？

在准备告诉儿子们真相时，我们与家庭治疗师进行了交谈，并得到了非常有帮助的建议。我们讨论了在最后几个月里，儿子们应如何与父亲互动，例如，他们是否应该留在学校还是回家。她告诉我们，无论怎样选择，他们都会有所后悔。我们建议儿子们根据自己的直觉来决定。在我丈夫临终时，我告诉儿子们可以和他坐在一起，想说多少就说多少，如果不想进房间也没关系。最终，一个儿子与他父亲交谈了很长时间，而另一个决定不见他；我相信这是他们自己感到最舒适的方式。

在我丈夫临终时，唯一的“小故障”是临终照护的时机。直到他停止接受治疗，我们才让他“进食”。尽管即将离世，他的医师还是安排了注射，这可能在最低限度上延长了他的生命。我不愿意仅仅为了接受临终照护而停止注射。结果，我丈夫被安排在2～3周后接受临终照护。在他最后的日子里，我多次打电话给临终照护医院，试图提前预约，并哭着对缓和医疗医师说我需要加快进程。我最害怕的是我丈夫被送进急诊室，然后违背自己的意愿在医院去世。最终，我丈夫在接受临床照护4天后离世。

迄今为止，对我最有帮助的是Dana-Farber丧亲项目。我不接受心理治疗，尤其是团体治疗。然而，我不能低估专业心理治疗对丧亲者的帮助。在我丈夫去世前，我对自己承诺要“接受一切”。我害怕在孤独中悲伤。我接受了所有的邀请和帮助。即使现在，我仍然对许多真正想做的事情说“是”。这使我忙碌，并与那些想要支持我的人保持联系。我有不寻求帮助的倾向。如果只是一个人坐在家里，我可能永远都不会明白。

丧亲项目的Sue Morris给了我两条非常有用的建议。首先，在最初的几周里，当我对未来感到绝望时，Sue对我说：“不要考虑长远的未来”。这听起来很简单，但在当时意义深远。作为一个习惯于计划的人，我本能地向前看。为了度过第一年，我不得不放弃这种想法。其次，几个月后，当我告诉Sue，我仍然每天都哭，她说："是的，但也许你会少哭1分钟"。这让我意识到自己的进步是渐进的，甚至可能每天都看不见。

互助小组的许多"练习"都有帮助，但有一个特别突出。这个练习要求我们清楚地说出自己对未来最大的恐惧。然后我们要从其他角度来考虑这些恐惧：如果你的朋友告诉你她有这些恐惧，你会给出什么建议？你的伴侣会怎么说？最后一个问题引起了我的共鸣。我很容易想象我丈夫会告诉我什么。这对我的帮助和激励是丧亲时所没有的。

## 三、儿科特殊治疗注意事项

患儿的离世给父母带来的悲痛是深刻且长久的；即便时间流逝，这种情感也难以消散[11,53]。

患儿在生命末期的经历（包括病情的严重程度、疼痛症状及死亡地点等因素）显著影响父母的悲伤程度和丧亲之痛[54]。鉴于疾病的特殊性和治疗的复杂性，恶性血液病患儿可能需要特别的临终关怀[55]；因此，恶性血液病患儿的父母在丧亲过程中可能需要特别的支持。

急性淋巴细胞白血病（ALL）是儿童中最常见的恶性肿瘤，患者生存率超过90%；然而，治愈过程需要多年的治疗，有时甚至需要重症监护治疗；某些类型的ALL患儿或其他血液肿瘤患者的死亡率仍然很高[56]。与成人恶性血液病患者类似，高危或复发的恶性血液病患儿需要接受HCT治疗[57]。尽管支持性照护和移植技术取得了显著进步，但HCT仍然是一种高强度和高风险的治疗方式[58]。接受HCT的儿童患者更有可能在最后一次治疗中遭受极大的痛苦并死于ICU，这使得患儿临终照护计划和临终关怀登记的机会明显减少[58-59]。

此外，与未接受HCT的患儿的父母相比，接受HCT的患儿的父母更容易出现抑郁、焦虑和压力。同样，接受HCT后在医院死亡的患儿的父母更有可能符合创伤后成长障碍（PGD）的标准[60]。

## 四、儿科特定的心理考虑

关于儿科最佳实践，强烈建议对诊断为血液肿瘤[24]以及镰状细胞贫血等其他严重血液病的儿童和青少年进行以家庭为中心的早期综合缓和医疗[31]。建议明确指出，这种服务应由患儿定义并提供给整个家庭系统。这些服务的主要目标与成人肿瘤环境中提供的服务相似，即减轻症状负担，减轻痛苦，并提供预防性丧亲照护。然而，当应用于儿科环境时，应考虑以下因素。

（1）在儿科照护中，多人参与和负责患儿照护是很常见的，包括一个以上的监护人分享医疗决策权。让几个人分担巨大的医疗负担可能非常有帮助，但也可能显著增加复杂性。考虑到每个人都有自己的应对方式、优势和弱点、沟通偏好以及患儿和彼此之间的关系，使得临终决定变得更加复杂。

（2）考虑到患有恶性血液病和其他严重血液病的患儿可能需要治疗多年，沟通必须个性化以满足患儿动态发展的需求和偏好，这一事实同样增加了复杂性。社会-心理和缓和医疗临床医师可以帮助家庭提供与发展相适应的信息，不断评估患儿的目标和偏好，促进家庭不断地调整和应对。

（3）患儿的兄弟姐妹已被确定为心理-社会困扰的高危群体。强烈建议团队为家庭提供指导、支持和资源，以便他们能够在患儿整个病程中适当地满足兄弟姐妹的需求[61]。特别是作为骨髓捐赠者的兄弟姐妹在接受骨髓捐赠的兄弟姐妹死亡的情况下，可能会经历独特的心理过程，因为他们会担心自己在某种程度上促成了死亡或在某种程度上存在"过错"[62-63]。考虑到这一点，医疗团队应该确定一个捐赠倡导者，并向所有未成年兄弟姐妹捐赠者及其家人提供帮助及支持。捐赠倡导者可以帮助捐赠的兄弟姐妹和他们的照护者了解自己做出的重大贡献，并不断进行优化调整。

这些考虑因素在Jack S.的案例研究中得到了强调。Jack讲述了他小女儿确诊AML及其整个治疗过程，同样描述了他的儿子作为供者的经历。在Jack的案例中，如何继续谈论他的女儿，找到纪念她的方法，帮助他度过悲伤的阶段。

案例研究：Jack S.

我的女儿Kaylee在7岁生日2周后被诊断为AML。治疗持续了5个月。当时的标准治疗方案是三周期化疗。医师说如果她兄弟的骨髓配型成功，他们会给她做骨髓移植。第一周期化疗后，她的病情得到了缓解。在此期间，她的弟弟Liam接受了配型，结果是匹配的。治疗计划是让她在骨髓移植前接受化疗。于是，她接受了第二周期化疗，并且疗效评价为缓解。随后，她住进了移植病房；当主治医师发现她的肝脏肿大时，骨髓移植的准备工作推迟。几天后，她的手臂上新出现了一颗小痣，活检提示疾病复发。Kaylee转回肿瘤科病房，接受了全身化疗及皮肤局部化疗。她再次进入缓解期，并重新住进移植病房。她的准备工作是4天化疗后4天全身放疗。她的弟弟是她的骨髓捐赠者，我们把他带进手术室，医师从他身上取出骨髓；当天，Kaylee接受了骨髓移植。大约22天后，Kaylee进行了植入，并计划在2周后出院回家。在接下来的2周内，她的病情越来越重；白细胞数量高达15 000。并且右腋窝出现一个肿大的淋巴结。活组织检查结果提示AML。医师说从未见过如此快复发的病例。2011年4月23日，我们被告知她活不过当晚，她于2011年4月24日在我们怀里去世，那天是复活节。

回想起来，对我来说最困难的事情就是不断地看到她处于痛苦之中。最糟糕的早晨是在她第二轮化疗期间，她哭着醒来说自己不想死。我和她的护士安慰她，告诉她她不会死。

Kaylee的治疗团队总是对我们坦诚相待，如实告知我们最糟糕的情况。我从未见过医务人员对患者和家属如此奉献。在她的葬礼之后，一个朋友在大约2周的时间里每天过来给我们送咖啡，把我们从床上扶起来。我们以Kaylee的名义举办了一场高尔夫锦标赛，并把钱捐赠给机构帮助患儿接受治疗。我发现当我和医务人员或任何人谈论Kaylee和她的旅程时，我感觉好多了。自此之后，我每年都会参加丧亲之旅。

### 五、家属在患者临终前的考虑

正如我们所描述的，在恶性及严重血液病中，整个治疗和照护需求相关的疾病转归过程中，照护者往往面临极大的困扰。总体而言，这种困扰可能会影响照护者的丧亲结果。表25-1采用预防性照护模式，列出了在成人或儿童临终前为照护者和家庭成员提供支持的建议，这些建议可根据所述家庭的社会和文化背景进行调整。

**表25-1　家属在患者死亡前的考虑**[18,21,24,30,66,68]

1. 在诊断和整个疾病发展过程中，提供并促进与患者和家属诚实的沟通
2. 在患者确诊后，承认并回应患者和照护者的情绪，例如，我知道这个消息很难听到。情绪和经历的标准化和验证是有帮助的。承认所有家庭成员的情绪反应和应对策略都是不同的
3. 在诊断时进行初步的社会-心理评估，并在治疗过程中的重要时间点对患者、照护者和患者的兄弟姐妹（特别是供体）进行痛苦筛查。根据需要提供支持性服务
4. 向患者和家属提供准确的、与发展相适应的关于疾病轨迹和预期情况的信息，特别强调不同时间点，包括诊断时、开始治疗时、复发后和生命末期
5. 建议照顾者和家庭成员监测自己的身心健康需求。鼓励参与医疗服务。通过以医院为基础的服务提供情感支持和（或）提供社区转诊
6. 在疾病早期将缓和医疗作为常规治疗的一部分，为患者和家庭系统提供额外的支持
7. 建立患者、兄弟姐妹和照护者支持小组，为家庭成员创造安全的场所，与他人分享他们的经历
8. 与具有心理肿瘤学专业知识的社会-心理临床医师一起为医院或诊所提供咨询支持。量身定制个人、夫妻和（或）以家庭为基础的会议，以支持家庭应对与临终照护相关的各种形式的痛苦
9. 酌情促进患者和家庭成员之间的对话，包括社会-心理临床医师
10. 对于有困难的丧亲结局风险因素的家庭成员，在患者死亡前将他们转介给社区精神卫生临床医师以获得额外支持。如有需要，在患者死亡时协调安全评估
11. 持续评估患者和家属的希望、目标和医疗照护偏好。如果出现差异，根据需要促进个人和家庭讨论。对于希望出院的家属，如有可能尽早转介至安宁疗护，以最大限度地为患者和家属提供支持
12. 介绍记忆制作的概念。对于儿童患者，如果符合家庭价值观和文化，请咨询儿童生活专家，他们可以促进个人和（或）以家庭为中心的记忆制作活动
13. 如果出院回家或到安宁疗护，继续通过电话评估患者及家属的应对情况，并尽可能提供指定的情绪支持

## 第五节　临终照护

帮助家属在情感和身体上为亲人的死亡做好准备，是缓和医疗团队的重要作用。心理-社会临床医师发挥不可或缺的作用[64]。虽然家庭预期悲伤现象在严重疾病和缓和医疗中被广泛接受，但目前的

文献中尚未明确定义[65-66]。

## 一、帮助家属为成年患者的死亡做准备

鉴于血液肿瘤预后具有不确定性，患者生命的终结可能出人意料。在一项针对血液肿瘤学专家的全国性调查中，绝大多数受访者表示他们更倾向于使用一般性或定性术语与患者讨论预后（>95%）[67]。此外，尽管血液肿瘤的进展过程中预后可能会发生变化，但近1/5的血液学专家报告称他们从未修改过预后，或仅在患者临终前才这样做，这可能增加了照护者出现困难和悲伤反应的风险。这些发现表明，有必要采取有组织的干预措施来改善血液肿瘤患者预后的沟通[68]，这也有助于改善家庭成员的丧亲经历[30]。

在治疗的整个过程中，患者和照护者都必须在保持希望与面对不确定性之间找到平衡，这是一个重要的心理压力源。当患者的疾病复发，或治疗相关的毒性无法克服时，照护的目标可能会发生变化。作为跨学科团队的一部分，缓和医疗社会工作者（或其他社会–心理临床医师）通常与患者及其家属合作，帮助他们为生命的最后阶段做准备[69]。通过共情、反思式倾听、情感支持和咨询，社会工作者可以帮助患者和照护者应对他们面临的挑战。照护者可能会经历一系列情绪反应，包括愤怒、悲伤、恐惧和失去控制感。根据我们的经验，照护者经常努力寻找逝者的意义，留下无法解决的问题。社会工作者或缓和医疗牧师就这些问题与照护者进行接触，并创造一个安全的环境，促进患者和照护者之间的对话。这一重要角色有助于患者和照护者的经历正常化，并缓解预期悲伤可能造成的孤立感。

社会工作者与患者和照护者一起探索有意义的记忆活动，例如，写信、创作艺术、录制视频、分享食物或参观最喜欢的地方。这些活动有助于为患者和照护者创造空间，讨论他们对现在和未来的希望。这些对话通常围绕着患者的希望和愿景，让照护者想象患者去世后的生活。此外，社会工作者能够帮助照护者找到合适的语言与患者谈论死亡。社会工作者还可以帮助家庭获得社区丧亲资源，例如为丧亲配偶和子女提供支持项目。

意外死亡或重症监护是导致复杂丧亲结果的危险因素（表25–2），围绕意义构建和遗念的大部分工作必须在丧亲期间完成。虽然有些对话可能发生在患者去世之前，但我们鼓励丧亲者参与活动，比如，写日记、制作记忆相册及回忆往事。在预防模式中，意外死亡发生后，家庭应该尽快与团队交谈并了解亲人的具体死因。

表25–2　影响丧亲结局的危险因素[2,5,11,80-84]

| 个人因素 |
|---|
| 精神疾病史，如抑郁症、药物使用 |
| 女性/母亲 |
| 缺乏社会支持 |
| 同时存在的压力因素，包括经济负担 |
| 与死者有密切或依赖关系 |
| 之前的损失 |
| **与死亡相关的危险因素** |
| 儿童死亡 |
| 配偶死亡 |
| 意想不到的诊断 |
| 初始的压力 |
| 猝死/创伤性死亡 |
| 医院死亡 |
| 在重症监护病房死亡 |
| 无法从死亡中找到意义 |

## 二、帮助家属为儿童患者的死亡做准备

孩子的去世通常被视为“最沉重的损失”[70]。对于患有重病的孩子的父母或监护人而言，从追求治愈转向希望孩子能够舒适地离世，这一转变充满挑战[64]。因此，协助父母和家庭为孩子的离世做好准备，是缓和医疗团队重要的职责。

理想状况下，应在人们意识到治愈无望时就做出临终关怀的决定。这些决定涉及复苏措施、纪念活动或精神寄托、期望的离世地点及葬礼的安排。根据孩子的年龄，他们应在可能和希望的范围内参与这些讨论。允许儿童和青少年参与这些对话和决策，有助于他们在无法掌控自己命运时保持自主性[71]。

在孩子去世前后，进行纪念活动的构建。这些活动包括为孩子及其家庭成员制作手印或指纹、拍

摄个人和家庭照片及录制视频，通常由认证的儿童生活专家、社会工作者和牧师主持。对于那些选择不参加这些活动的孩子和家长，他们的决定应当得到尊重。

### 三、丧亲之痛治疗的心理影响

家庭照护者在患者整个治疗过程中承受了巨大的痛苦，这无疑对随后的丧亲之痛产生了影响。丧亲者常常将自己所经历的心理损失比作情绪的过山车，其特点是痛苦、不确定性和无助感。当患者去世时，照护者往往在身体和情感上都已精疲力尽，这使得应对这一重大损失的挑战变得更加艰难。在接下来的部分，我们将从心理学的视角探讨悲伤的本质，包括导致丧亲者出现不良后果的危险因素，并概述心理-社会临床医师如何帮助丧亲者应对亲人死亡的策略。

## 第六节　悲伤的本质

悲伤被定义为“在经历重大损失后所感受到的痛苦，通常与家人的去世相关”[72]，其核心在于依恋[73]。失去和改变构成了悲伤的主要方面[74]。亲人去世后，丧亲者不仅失去了亲人，还遭遇了多重损失。这些损失包括实际的角色（例如，管理财务或组织社交活动），以及对未来的希望和梦想。当一个孩子或青少年过世时，与失去希望和梦想相关的悲伤尤为显著，这是在丧亲咨询中需要深入探讨的关键议题。在亲人去世后，个人生活的变化映射出自己与逝者共同度过的往昔。因此，亲人的离世要求个人学会适应和驾驭这些变化。

鉴于悲伤涉及对变化的适应和对损失的整合，心理-社会临床医师的角色在于协助促进这种调整，帮助丧亲者能够继续有目标地生活。除了失去和改变，控制感的概念同样重要，特别是在患者经历长期病程和多次治疗后离世的情况下，家属往往无法控制疾病的进程及死亡的地点。因此，丧亲关怀有助于个人重新获得控制感，恢复生活的平衡。

### 一、认知视角

一个人的世界观，涵盖了对生死的看法，这些看法会深刻影响他们的丧亲体验[4,74]。不论年龄大小，孩子的去世都是一场毁灭性的打击[75]，它挑战了父母对世界和自然秩序的信念。同样地，当一个人突然或意外地离世时，即便是在癌症诊断之后，家属关于生活的许多基本假设也会受到冲击，常常导致现实与预期之间的巨大差异[74]。在丧亲咨询中，早期探索这些假设有助于家人理解自己的损失。

对治疗过程或治疗结果的理解至关重要。即便患者病情严重，丧亲者对患者的去世感到意外也并不罕见。这种情况通常发生在照护者认为治愈的可能性很高，或者患者似乎总是能够“康复”时。将丧亲的经历概念化，并将其命名为“严重疾病背景下的突然或意外死亡”，有助于为丧亲者创造空间，接受期望与现实之间的差异。缓和医疗的临床医师同样有助于家庭成员在希望与现实之间找到平衡，并在照护目标转向临终关怀时，为亲人离世做好心理准备。

在丧亲的最初几个月，个人对进步的期望同样起着关键作用[74]。丧亲者常常会表达这样的观点：“已经3个月了，我以为现在会好起来的”或者“已经6个月了，情况似乎越来越糟”。这些信念反映了西方社会中普遍存在的“解决”心态，认为悲伤就像从普通感冒中恢复一样，是可以“迅速克服”并恢复“正常”的。然而，这种对悲伤的看法并不准确；悲伤不是一种可以通过处方治疗的疾病，也不遵循线性模式。相反，悲伤是一个高度个性化的适应过程，它涉及适应重大损失或损失后的变化，通常呈现出波浪状的模式[74]。对许多人来说，这种适应可能需要数年的时间[7]。

### 二、急性悲痛

在亲人离世后的最初几周，许多照护者描述了一种“自动驾驶”和“走过场”的感觉，表现为准备葬礼、处理财务和行政事务、拜访家人和朋友等。睡眠和食欲障碍、注意力集中困难、麻木及难以置信等较为常见。除了深切的悲伤之外，主要的情绪表现为对逝者强烈的思念[74,76]。

尽管没有固定的时间表，许多丧亲者在丧亲的最初几周内出现越来越严重的状态。这种感觉往往与周围的人生活恢复正常及社会对丧亲者“应该”走出亲人死亡阴影的期望相吻合。在这段时间里，当现实开始占据主导地位时，丧亲者出现对未来的渴望和焦虑感。回忆逝者生命末期、试图清楚明白发生了什么，尤其是关于治疗决定的问题，“如果……会怎么样？”随之产生的后悔使得这段时间充满挑战[74,76]。在咨询中解决上述问题和遗憾能够帮助丧亲者在某种程度上与过去和解。

### 三、悲伤的波浪状模式

精神病学家Elisabeth Kubler-Ross的研究将悲伤定义为一种阶段模型[77]。然而，现代观点认为悲伤是一个高度个性化的过程，它不遵循固定的阶段，而是以情绪的波动和渴望为特征，这些被认为是悲伤的核心[78]。对悲伤的概念化有助于丧亲者理解自己的经历[74]。尽管许多人认为，尽管总会有“触发波”导致情绪和渴望的加剧，但随着时间的推移，这些波的强度和频率会逐渐减弱（图25-2）。这些较大的情绪波动或“痛苦”的触发因素包括预期的重要日期，如逝者的生日或结婚纪念日，以及“突如其来”的触发，如在广播中听到一首歌或在电视上看到与白血病有关的广告。理解悲伤遵循波浪状模式有助于解释为什么人们以不同的方式表达悲伤。预测可能出现的困难日期，并制定应对策略，可以帮助丧亲者增强控制感。在咨询中讨论这些计划，特别是对于重大的“第一次”，是非常有益的[74,76]。

### 四、双程模型

目前开发的双程模型旨在阐释丧亲个体如何适应亲人离世[79]。该模型提出，正常的悲伤过程是在面对失去（失去导向压力源）与避免失去之间摇摆，以便丧亲者能够专注于因失去而带来的生活变化。Stroebe和Schut[79]提出，健康悲伤的关键在于对抗-回避机制，在重大死亡事件发生后，需要在失去导向压力源和恢复导向压力源之间找到平衡。怀念逝者或整理遗物是失去导向压力源的例证，而学习新技能，例如处理账单，属于恢复导向压力源。

照护者在照护恶性血液病或其他严重血液病患者中扮演着至关重要的角色，因此他们的社会关系在治疗期间往往随着患者照护需求的增加而减少。丧亲支持的重点是帮助照护者建立一个新的或不同的生活方式。特别是对于长时间住院的患儿父母，他们往往不得不将自己的生活搁置一旁。对于照护免疫系统受损患者的照护者来说，情况同样如此。因此，丧亲支持的目标是帮助丧亲者逐步重新融入社会活动，同时确保他们有足够的时间来哀悼逝者。

### 五、不良丧亲结局的风险因素

文献中已报道，包括PGD在内的不良丧亲结局的危险因素（表25-2）。这些因素包括个体因素和与死亡相关的因素，而与死亡相关的危险因素可能

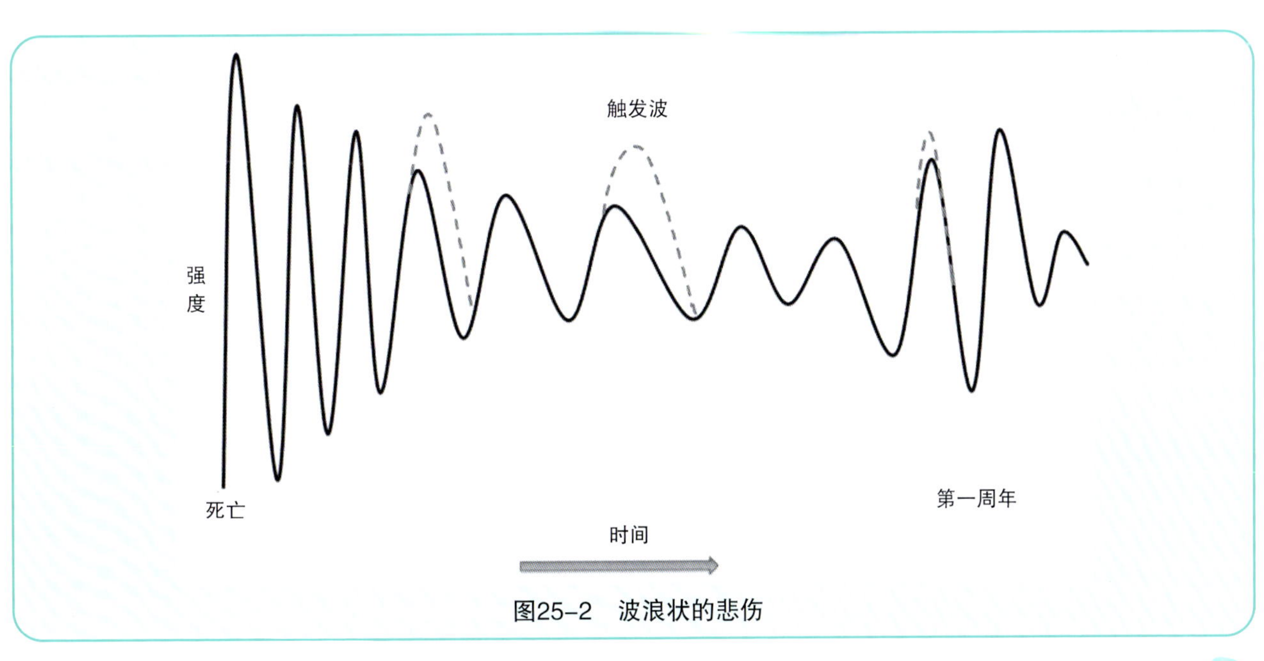

图25-2　波浪状的悲伤

会发生变化[28,53,83]。缓和医疗团队的基本任务之一是识别可能改变的因素，并尽可能地进行干预。对于那些面临亲人丧失风险的家庭成员，建议在患者去世前提供社会–心理支持。鉴于血液病的高死亡率特性，我们建议在整个治疗期间定期向照护者提供社会–心理支持，特别是在压力增大的时期。

## 第七节　诊断标准

强烈丧亲反应缺乏统一的诊断标准。复杂悲伤和PGD经常被交替使用；最近，持续性复杂丧亲障碍是DSM-Ⅴ进一步研究的条件（ICD.who.int）[78,85-87]。

### 一、长期悲伤障碍

目前，PGD已被纳入ICD-11，归类为应激相关障碍（ICD.who.int），并且作为一个新的诊断类别被加入DSM-Ⅴ的修订版中[78]。这两种诊断体系都对一种对逝者深切渴望和依恋的状态进行了描述。持续的回忆、沉思及无法接受失去是这一状态的典型表现[87]。PGD的诊断标准要求在丧亲事件发生至少6个月后（ICD.who.int）或12个月后（DSM-Ⅴ）才能确立[78]。此外，必须有证据显示这些症状导致了社会、职业或其他重要生活领域的严重功能障碍。特别值得注意的是，失去孩子的父母所经历的悲伤，据文献报道，比其他类型的损失更为强烈且持续时间更长。因此，临床医师在评估时应格外小心，避免将这些父母的悲伤反应错误地视为病态[7,10-12,88-89]。

### 二、丧亲之痛与抑郁

诊断丧亲者是否患有重度抑郁症是一项极具挑战性的任务[76]。实际上，只有少数人在失去亲人后立即表现出明显的抑郁症状[90]。丧亲后出现的重度抑郁症的临床症状包括普遍的绝望感、无助感、无价值感、内疚感、缺乏快乐感、自杀念头及急性悲伤。这种情况下，将患者转诊给专业的医疗团队，并采用抗抑郁药物和心理治疗来应对这种损失，是一种合理的治疗方法[76]。

### 三、照顾失去亲人的家庭成员

文献详细阐述了家庭成员在照护患有恶性血液病及其他血液病患者过程中的经历，为临床医师提供了宝贵的视角，有助于优化治疗期间及患者去世后对家属的关怀与支持。

### 四、预防性照护模式

将丧亲照护视为一种预防性照护模式是最为恰当的，它根据个人的风险水平提供正式和非正式的支持类型[3,18,91]。尽管丧亲服务的发展相较于缓和医疗的其他领域有所滞后，但丧亲照护被认为是临终关怀的核心组成部分，应当在患者去世后的13个月内为家属提供必要的支持[19]。丧亲者在身体和心理上面临较高的风险[5]，因此，有组织的丧亲计划可能对丧亲者大有裨益；通过识别那些可能面临丧亲困难风险的个体，提前进行干预，并在亲人去世后提供额外的丧亲支持服务[3,92]。

### 五、文化因素

丧亲之痛深受文化和传统的影响[76]。在为丧亲者提供关怀时，临床医师不仅要认识到文化在丧亲经历中的重要性，还要理解文化如何塑造丧亲者的悲伤反应。对临床医师来说，意识到个人偏见并保持开放的好奇心是一个有益的开始。在照顾来自不同国家或文化背景的丧亲者时，他们可能会遇到以下一些问题[76]：

（1）丧亲者的文化背景是什么？

（2）在他们的文化中，死亡和临终是如何被看待的？

（3）他们使用什么术语来描述死亡？

（4）他们如何表达悲伤？存在特定的哀悼仪式吗？

（5）在悲伤过程中，男性和女性有何不同？孩子们如何参与其中？

（6）社区扮演了什么角色？

（7）丧亲者的家属期望从临床医师或治疗团队那里得到什么样的支持？

### 六、团队的哀悼和丧亲支持活动

当患者在医院不幸去世后，医师应迅速联络并通知其他家属，表达哀悼之情，解答他们的问题，并提供探视遗体的机会[76]。在这一阶段，丧亲关怀主要提供情感上的支持和协助安排相关事宜。儿童生活专家在为丧亲者的兄弟姐妹提供支持方面也扮演着关键角色。对于那些存在安全问题的家庭照护者，应协助其进行安全评估。

患者离世后的第一周内，临床医师及其团队最好能发送一封吊唁信；这被视为高质量临终照护的关键组成部分，并对丧亲者的哀悼体验产生积极影响[3,30]。将撰写慰问信或慰问卡纳入临床医师的常规工作，不仅对家属有益，还能帮助临床医师处理自己对患者去世的情绪。表25–3列出了撰写慰问信或慰问卡的指导原则。此外，慰问电话也为临床医师提供了表达哀悼的机会，通过与家属的沟通评估应对情况，并在必要时提供相应的建议。

表25–3　表达哀悼的准则[74,76]

1. 使用简单的语言，并提到逝者和丧亲者的名字
2. 如果你打电话，准备好情绪，并留出足够的时间，以免感到匆忙
3. 避免使用委婉语，比如，“去世了”，除非丧亲者的文化指示
4. 阐明你是如何受到影响的，或者你会想念逝者的什么。例如，“听到上周××去世的消息我感到很难过”
5. 提到一些能反映逝者性格或共同经历的事情。如果可能的话，包括对逝者的个人记忆，或者分享一个关于患者如何影响自己生活的故事。这在儿童患者离世后尤为重要。例如，“我永远记得他的微笑点亮了整个房间”
6. 请记住，对于许多丧亲者而言，更多地了解逝者如何触动自己的生活可以帮助他们度过悲伤
7. 如果可能的话，强调家属在照顾和支持患者方面做得很好。如果他们开始怀疑自己对亲人的照顾，这一点尤其有用
8. 迟些寄张卡片或打通吊唁电话总比什么都不做要好。如果患者离世已经过了一段时间，要承认延迟。例如，“很抱歉这张卡片来得晚了。我想写信表达我最深切的同情”，或者“我上周才得知××去世的消息——请接受我的哀悼”
9. 如果可能的话，寄一张医疗团队的卡片，并鼓励每位临床医师附上个人的感想或回忆

## 第八节　帮助丧亲者的心理策略

患者离世后的丧亲支持因机构和服务的不同而存在显著差异，这主要取决于资金、可用资源以及临床医师的学科经验[3]。丧亲支持的形式多样，包括个人咨询、同伴领导和临床医师领导的团体支持、家庭丧亲项目及营地项目等。提供丧亲支持的组织包括以医院为基础的缓和医疗项目、临终照护医院、非营利社区组织和以信仰为基础的团体，同时丧葬承办人、初级保健医师和其他临床医师也提供照护支持。

在我们的癌症中心，丧亲项目采取了教育、指导和支持的模式[3]。我们提供关于悲伤过程的心理教育信息，并为丧亲者提供机会，使其可以免费返回癌症中心参加个人咨询和研讨会项目。在恶性肿瘤和严重血液病患者中，即使患者曾经加入临终照护，家庭成员联系团队寻求丧亲支持的情况并不罕见，特别是在丧亲的最初几个月。家属可能希望拜访并感谢团队，或者与临床团队会面进行咨询。当丧亲者经历内疚、怀疑时，与临床团队的会面显得尤为重要。通过回答丧亲者的问题、承认照护者的付出，积极地影响丧亲者的丧亲经历。这些访问也为家庭提供了一个向整个机构说“再见”和（或）承认他们与临床团队关系改变的机会。

### 一、主要方法

在公共卫生领域，Aoun等[91]构建了一个丧亲风险和支持模型，该模型预测约30%的丧亲个体面临发展复杂悲伤问题的“中等风险”，他们能够从群体支持中获益；而另外10%的个体处于“高风险”，需要心理干预。迄今为止，由于研究设计、样本构成、死亡类型和干预目标的差异，关于正常和复杂悲伤反应心理干预效果的研究结果存在较大差异。认知行为疗法（CBT）在治疗复杂悲伤方面的应用[4,87,93]包括基于互联网的治疗师辅助干预[94]以及针对家庭功能障碍的个性化干预[95]。例如，以意义为中心的悲伤疗法（meaning-centered grief therapy，MCGT）是一种旨在解决寻找希望和意义且具有挑战的治疗模式[96]。这是一种个性化的、一对一的认知–行为–存在的干预措施，通过心理教育和体验练习来探索与意义、身份、目的和遗念相关的主题。

### 二、个人及团体支持

一般而言，为最近丧亲者提供丧亲支持的目的是：①帮助丧亲者适应失去亲人后的生活；②帮助他们基于记忆和遗念怀念逝者[74,76]。

## 三、丧亲之痛评估

提供丧亲支持的心理–社会临床医师在患者治疗期间可能没有见过照护者。如果是第一次与丧亲者见面，无论是进行个人咨询还是参加小组项目的筛查，需要处理的常规问题见表25–4。

如果已经认识了临床医师，那么承认治疗角色的转变十分重要。同样，如果临床医师将丧亲支持转交给其他临床医师，联合会议更有利于临床医师与丧亲者的沟通。这对于儿童丧亲者尤为重要，因为父母更愿意从了解孩子情况的照护团队成员处获取丧亲支持[20]。

**表25–4　丧亲评估中的常规问题[74,76]**

1. 丧亲者的故事，包括简要描述患者从诊断到离世的病情，注意照护者的负担、可能的遗憾和他们目睹的事情
2. 他们失去了所爱的人，例如，对未来的希望和梦想，逝者在他们生活中扮演的角色，以及他们作为照护者的“工作”
3. 家庭状况，包括其他可能需要资助的家庭成员，如儿童
4. 社会、文化和宗教/精神背景
5. 支持系统，包括朋友、家人和心理健康临床医师
6. 同时存在的压力源，例如，财务问题、失业、负责管理工作
7. 过去的损失和应对技巧
8. 逝者未说或未解决的事情
9. 精神健康史，包括抑郁症和药物使用
10. 自杀倾向
11. 寻求支持的目标——个人咨询或团体支持

## 四、支持团体

许多经历亲人离世的人，在初期往往希望加入互助小组，以缓解情感上的痛苦。尽管我们对加入小组没有严格的规定，但一些组织建议在丧亲后等待3个月再参与。这是因为参与者不仅要分享自己的经历，还要倾听他人的故事。如果小组的协调工作做得不好，这种分享可能会让人感到难以承受，特别是当其他人描述逝者临终前的细节时。然而，小组的日程和成员通常由专业人员来安排。我们建议对潜在的参与者进行筛选，以确定他们是否已经准备好加入互助小组。

在条件允许的情况下，建议与那些在相似时间框架内遭受类似损失的人一起，加入由专业临床医师支持的小组。例如，在我们癌症中心，为成年人提供的小组通常基于认知行为疗法（CBT）策略，是一个为期6周的封闭式小组[74]。我们最常见的两个小组是丧偶配偶小组和经历父母去世的成年子女小组。对于在我们中心离世的患儿父母，我们提供了一个由缓和医疗社会工作者协助的为期16周的8次封闭式小组[97-98]。

## 五、策略

基于认知行为疗法（CBT）和自助原则，为丧亲者提供的支持策略[74,76,99]既适用于个人也适用于团体。这些策略可以细分为九个类别，具体可见表25–5。在初次与丧亲家庭成员接触时，重要的是要意识到疾病进程的起伏不定，以及这种经历如何深刻影响着丧亲者。通常，个人会从叙述自己所见证的患者治疗过程中获益。在初次会面中，倾听他们的故事可能会占据大部分时间。通过解决痛苦情绪（例如愤怒、后悔或内疚），可以开始进行CBT干预。家庭成员同样从与临床团队的交流中获益，有机会对那些挥之不去的问题说“再见”。对丧亲者情绪的响应，使他们的经历变得正常化，并强调他们在照顾患者方面所做出的努力，这也有助于丧亲者开始适应丧亲之痛。

## 六、面向儿童和青少年的社区丧亲计划

为那些因癌症失去亲人，无论是父母还是兄弟姐妹的儿童、青少年和年轻人提供适龄的支持，对于帮助他们适应这一损失至关重要。当孩子经历亲人去世时，他们最好能在自己的社区中参与悲伤支持项目，在那里他们可以遇到经历类似损失的其他孩子，并参与纪念和回忆活动。

研究显示，经历亲人去世的青少年和年轻人承受着巨大的悲痛，这通常与目睹父母或兄弟姐妹健康状况的恶化，以及他们的心理需求未得到充分满足有关[100-101]。学校咨询中心和社区组织提供的悲伤支持小组是帮助这些青少年和年轻人的一种有效方式。

表25-5　基于认知行为疗法和自助原则的心理策略帮助丧亲之人[74,76,99]

| 分类 | 策　略 |
|---|---|
| 1. 关于悲伤的本质和对进步期望的教育和指导 | （1）悲伤呈波浪状，通常随着时间的推移而缓解<br>（2）悲伤是对损失的正常反应，涉及对变化的适应<br>（3）悲伤是独一无二的——没有两个人会以同样的方式经历悲伤 |
| 2. 有机会分享逝者疾病和临终的故事，以及自己丧亲后的悲伤 | （1）咨询<br>（2）与其他因癌症去世的亲人一起参加互助小组<br>（3）与临床团队会面，审查照护的某些方面；表达感谢和（或）说“再见”<br>（4）写日记<br>（5）在亲人去世的医院或临终照护医院参加追悼会 |
| 3. 恢复控制 | （1）建立例行公事，尤其是周末<br>（2）每天写一份“待办事项”清单，对需要完成的事情进行优先排序，每天核对一到两项<br>（3）挤出“悲伤时间” |
| 4. 自我保健 | （1）与初级保健医师预约<br>（2）安排逾期的医疗预约<br>（3）每天的身体锻炼<br>（4）重新开始在亲人生病期间不可能完成的爱好或活动 |
| 5. 再投资于社会关系 | （1）确定有同理心并能提供最佳支持的朋友或家人<br>（2）接受邀请<br>（3）积极主动地与他人联系，特别是考虑到由于高照护要求和免疫力受损导致的长期隔离，与他人的接触可能减少 |
| 6. 应对困难并解决障碍 | （1）分级暴露于困难的、避免的或新的情况；建立层次结构<br>（2）决策框架<br>（3）制订应对“第一次”的计划，例如，生日和纪念日 |
| 7. 应对痛苦的回忆、困难的情绪和无益的想法 | （1）在咨询中以克制的方式分享痛苦的记忆<br>（2）写日记或写信，尤其是那些没有说出口的事情<br>（3）与临床团队会面，讨论遗留问题或未解决的问题<br>（4）在咨询中探索困难的情绪，如遗憾、悔恨、内疚、愤怒<br>（5）挑战无益的想法，尤其是那些导致基于CBT的内疚或愤怒感：如果你所爱的人现在在这里，他们会说什么？在同样的情况下，你会如何建议？ |
| 8. 怀念逝者 | （1）创造与特殊事件相关的新传统，如生日、纪念日和假期，寻找回忆的机会<br>（2）使用在线应用程序制作逝者曾经生活的相册，这可以帮助他们回忆亲人去世之前的快乐时光<br>（3）遗念练习——回答这样的问题：从他们身上学到了什么？他们传授了什么价值观？他们现在想要自己做什么？他们想要如何被记住？<br>（4）支持一项有意义的事业<br>（5）为幼儿提供遗念和记忆活动的机会 |
| 9. 前进 | （1）创建一个支持系统<br>（2）寻找机会尝试新事物<br>（3）为未来6个月、12个月设定目标<br>（4）挑战关于前进的无益想法 |

丧亲家庭夏令营项目为家庭成员提供了一个处理亲人离世带来的心理问题的机会。这些营地通过创造性与艺术性的活动，帮助构建纪念和回忆，教导如何谈论逝者，并将损失融入他们的生活。通常，儿童、青少年和成年人都能在营地之外建立起持久的友谊，这有助于缓解丧亲者的孤独感。

## 第九节　总结

家庭照护者在面对恶性及严重血液病患者时，往往长期承受着巨大的压力。持续的预后不确定性以及亲眼看见患者的巨大痛苦，都可能对他们的丧亲经历产生负面影响。因此，在整个病程和丧亲早期阶段，预防不良丧亲反应的发生至关重要。丧亲照护应作为一种预防性照护模式来实施，它与提供临终照护和缓和医疗紧密相关，能够带来更好的丧亲结果。强烈建议在疾病诊断之初就整合跨学科的缓和医疗资源。为照护者提供量身定制的心理服务支持是极其必要的。通过实施有组织的全院范围内的丧亲方案、临终照护丧亲方案及以社区为基础的家庭丧亲方案，可以改善丧亲支持的获取机会，并有助于识别那些可能面临不良丧亲风险的家庭成员，从而促进心理健康临床医师的早期干预。这些项目还为丧亲的照护者和家庭成员提供了与其他经历类似损失的人建立联系的机会，有助于减轻他们的孤独感。

（杨琴 译　刘薇 校对）

参考文献

# 彩页

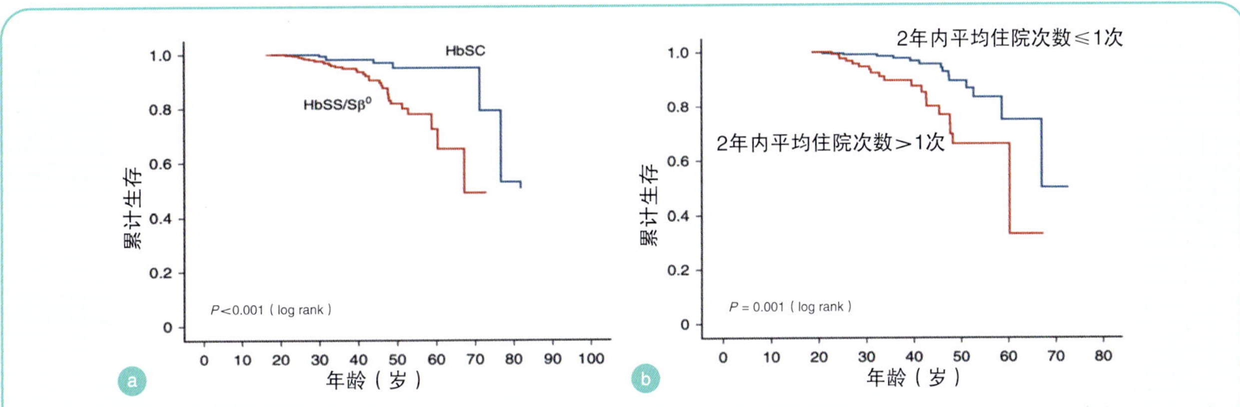


本研究随访了国王学院医院（London,United Kingdom）治疗的成年SCD患者（$n$ = 712，16～80岁）超过10年（2004—2013），并确定了死亡率结局。

**图4-1　按基因型（图a）划分的SCD生存曲线和按住院次数划分的HbSS/HbSB生存曲线（图b）**

（引自：Paulukonis S等[189]）

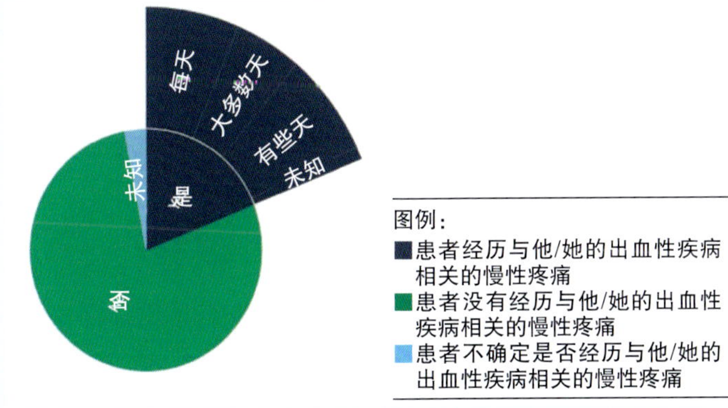


该图描述了血友病登记处参与者在12个月内因出血性疾病引起的慢性疼痛的分布情况。数据显示，24.46%的血友病患者报告有慢性疼痛，其中1/3报告他们每天都有疼痛。登记数据包括自2013年12月以来纳入的单一参与者纳入时所报告的[190]。

**图4-2　根据美国疾病控制中心（CDC）出血性疾病登记处的数据**

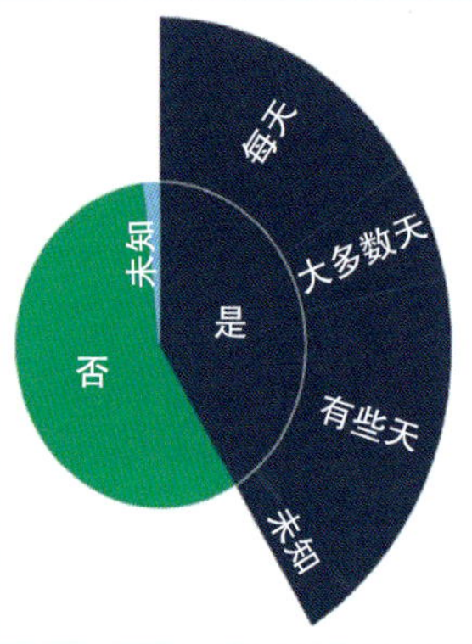


在现有的应答中，10%的血友病患者报告使用阿片类药物，大多数患者有时使用阿片类药物[190]。

**图4-3 根据CDC社区计数登记系统，血友病患者12个月期间治疗慢性疼痛的阿片类药物使用频率**

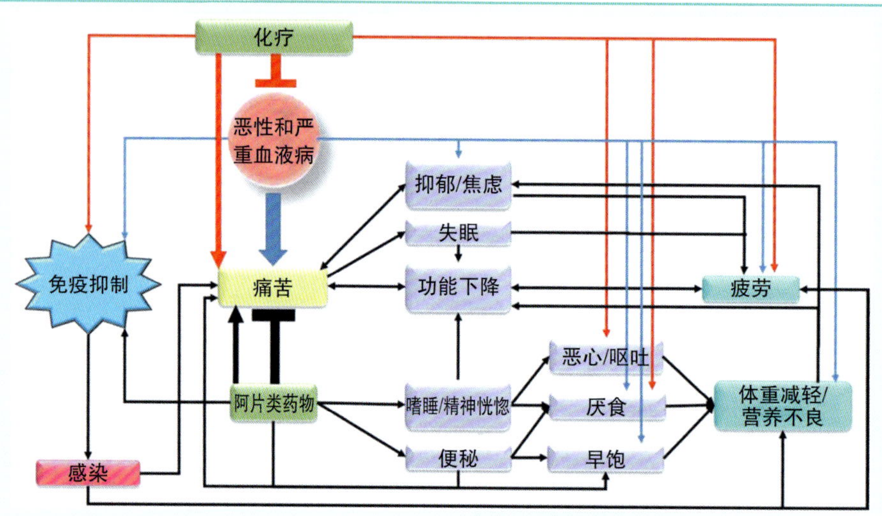


由肿瘤引发的身体疼痛可能会进一步导致抑郁和焦虑、失眠及功能减退。这些症状相互作用，可能导致疲劳加剧，而抑郁和焦虑又可能加剧疼痛感和疲劳程度。在使用阿片类药物治疗疼痛时，患者可能会经历便秘和早饱感，这可能导致体重减轻和营养不良。血液恶性肿瘤、某些严重的血液疾病及化疗和阿片类药物的使用，可能会抑制机体的免疫功能，增加严重感染的风险。感染本身又可能引起疼痛、疲劳、体重减轻和营养不良，而体重下降及其引起的体型变化，又可能进一步诱发抑郁。鉴于症状之间的复杂相互作用和多面性特征，临床上需要采取多维度的临床评估和综合干预治疗措施[40]。

**图6-1 血液恶性肿瘤和严重血液病中症状的相互关联性是患者临床症状复杂性的一个重要体现**

[引自：Hui D, Bruera E. Supportive and Palliative Oncology-A New Paradigm for Comprehensive Cancer Care. Oncology & Hematology Review.2013,9（1）：68-74]

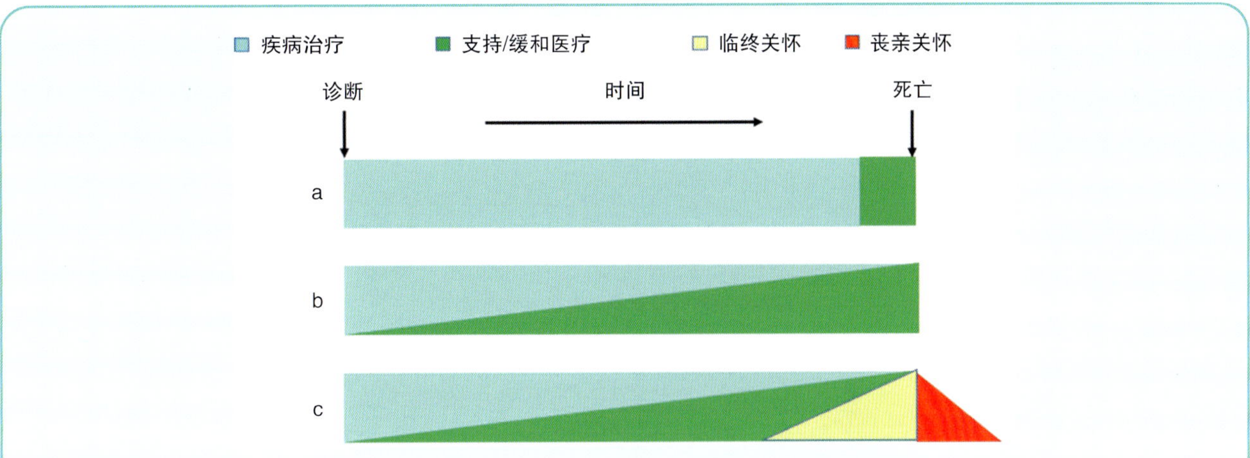


a.仅在疾病导向的治疗无法进行时才启动缓和医疗；b.从确诊时就引入缓和医疗，并随着时间的推移增加缓和医疗的参与度；c.除缓和医疗外，包括了临终关怀和丧亲关怀的医疗模式[72]。

**图6–2　基于不同时间线的缓和医疗模式**

[引自：Hui D, Bruera E. Models of integration of oncology and palliative care. Ann Palliat Med.2015,4（3）：89–98]

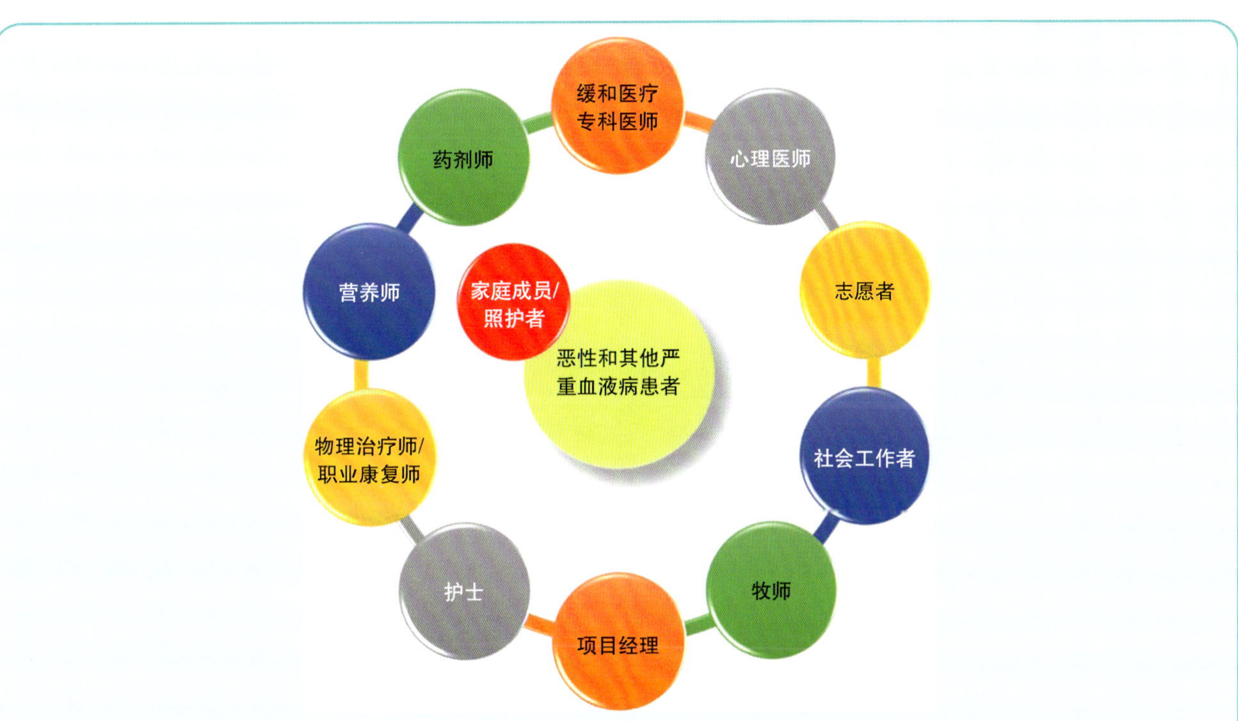


跨学科缓和医疗团队是缓和医疗领域的一个显著特征。该团队通过汇集来自不同专业领域的成员，各自提供专业技能，以全面且及时的方式满足患者的医疗需求，并加强对患者家庭或照护者的支持。跨学科团队的优势不仅体现在强化医患沟通，还包括共同分担责任、工作量、决策制定、领导职责及压力管理，旨在为经历重大痛苦的患者提供更优质的医疗服务[31]。

**图6–3　跨学科的缓和医疗团队**

[引自：Hui D, Hannon BL, Zimmermann C, Bruera E. Improving patient and caregiver outcomes in oncology：Team–based, timely, and targeted palliative care. CA Cancer J Clin.2018,68（5）：356–376]

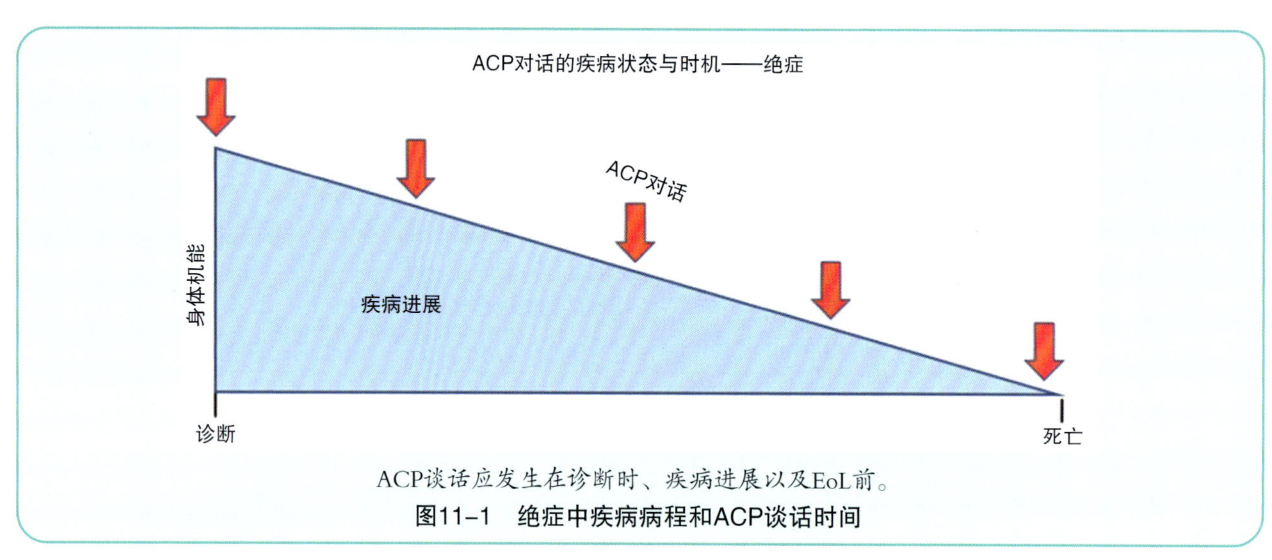


ACP谈话应发生在诊断时、疾病进展以及EoL前。

图11-1　绝症中疾病病程和ACP谈话时间

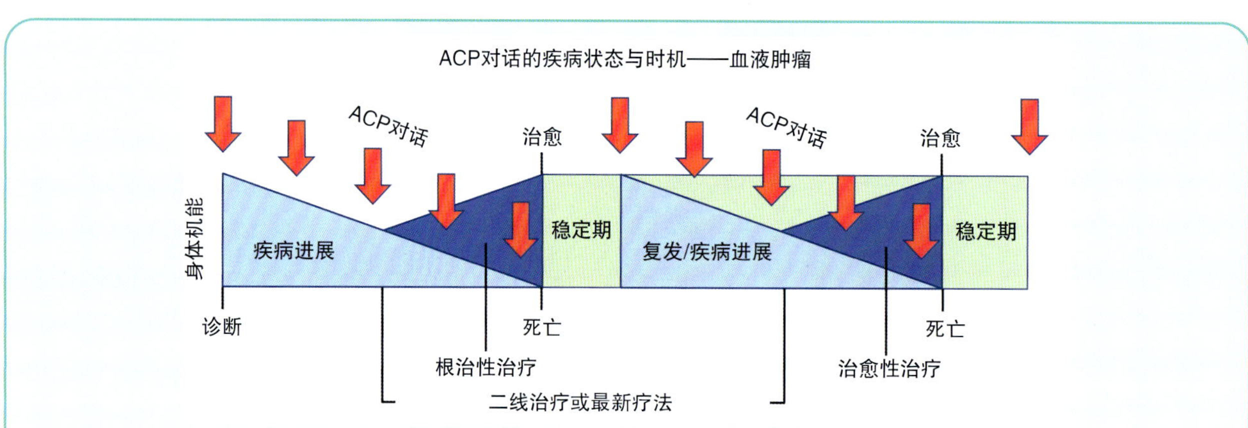


即使有潜在可治愈的疾病，ACP谈话也应在以下时间点进行：诊断时、疾病进展/功能衰退、治疗变化或考虑最新疗法、临近EoL。由于一些疾病会出现复发，即使治愈了ACP仍应继续。

图11-2　高危血液恶性肿瘤中疾病病程和ACP谈话时间

你最近过得怎么样?
非常好
好
一般
不好
非常不好

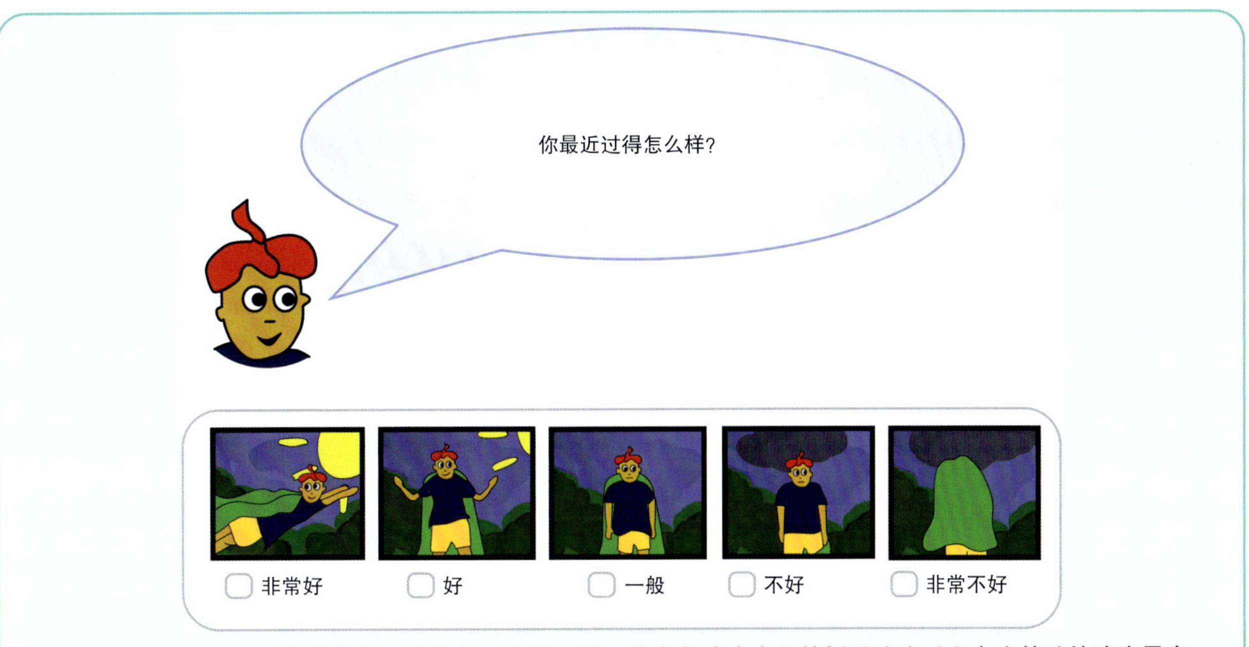

图12-2　CHRIs（儿童健康评级清单）：问题示例，其中各响应水平的插图均为以文本为基础的响应量表提供额外输入

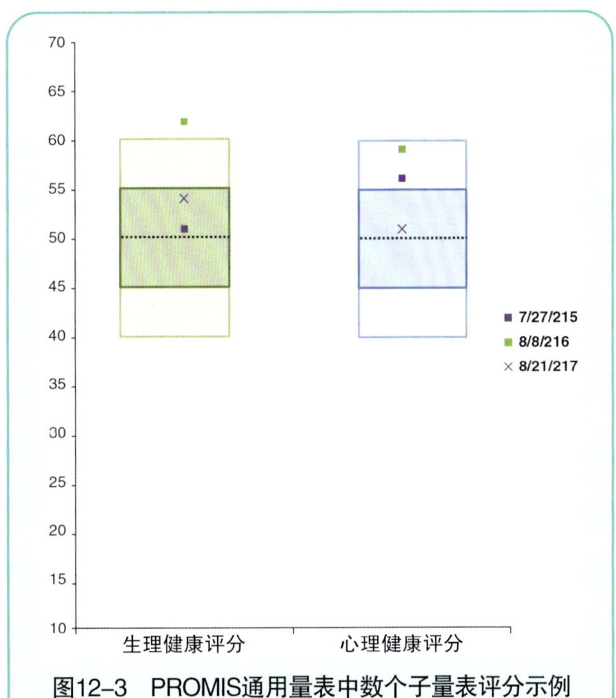


图12-3　PROMIS通用量表中数个子量表评分示例

（译者注：紫色为7月27日访视时患者评分，量表编号215，绿色为8月8日访视时患者评分，量表编号216，×为8月21日访视时患者评分，量表编号217；患者在8月8日生理及心理健康评分较7月27日有明显上升，但8月21日患者生理及心理健康评分均较前下降，尤其以心理健康评分下降更为明显，接诊医生需要注意）

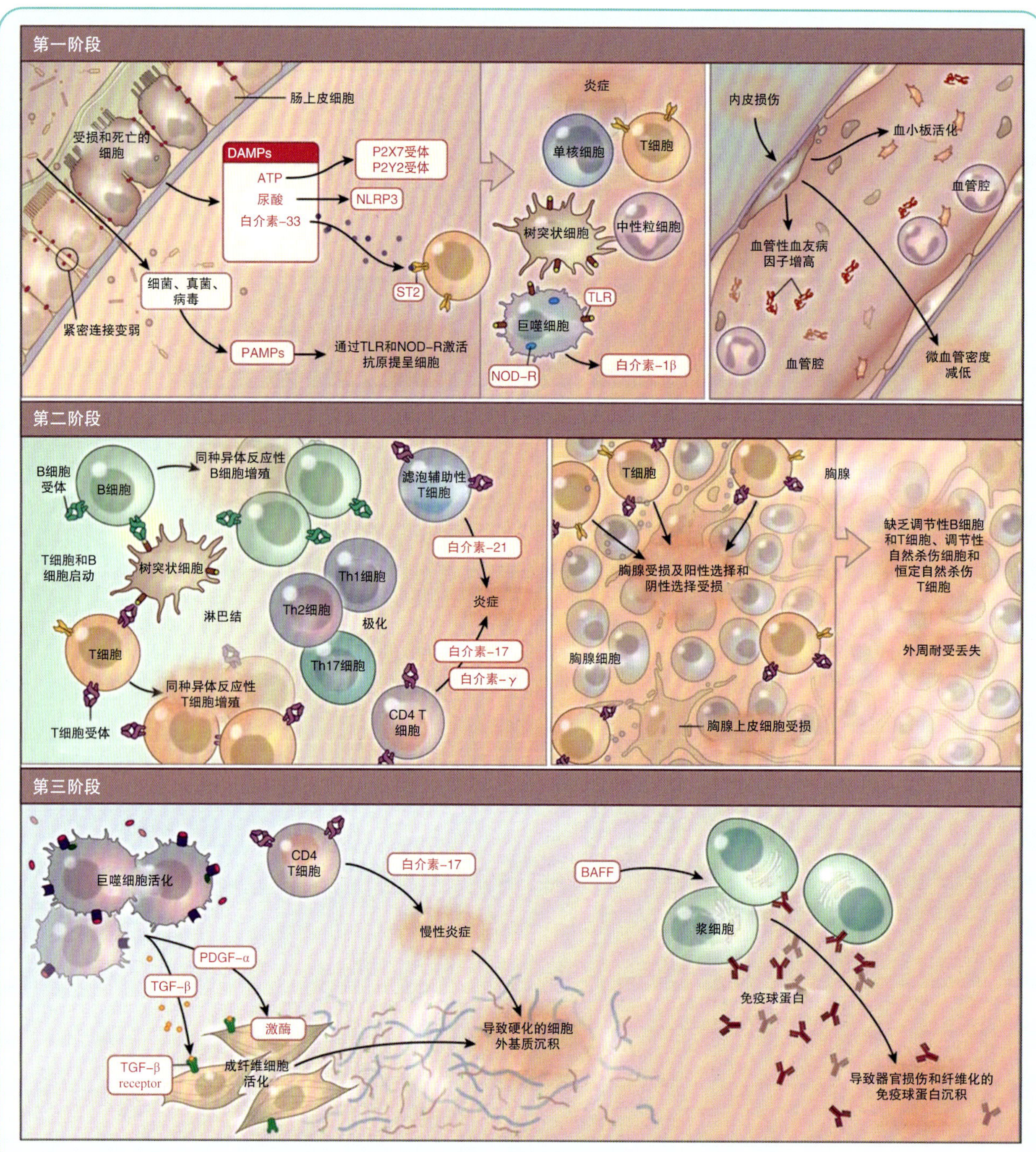


图13-1　慢性GVHD

（引自：The New England Journal of Medicine, Robert Zeiser and Bruce Blazar, Pathophysiology of Chronic Graft-versus-Host Disease and Therapeutic Targets, Vol 377, No. 26, 2020. Reprinted with permission from Massachusetts Medical Society）

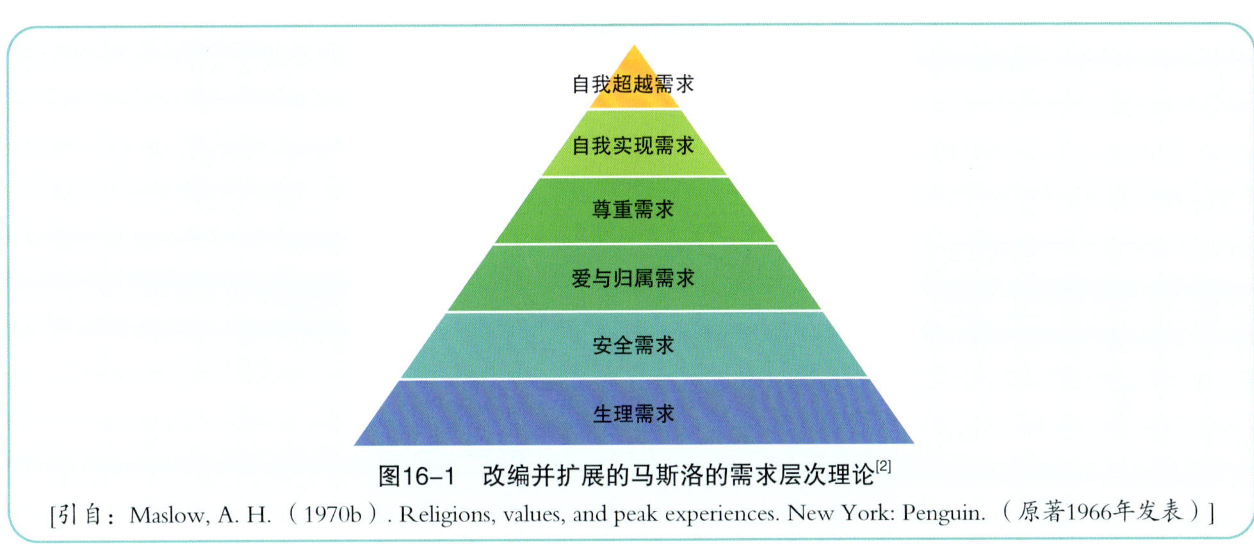


图16-1　改编并扩展的马斯洛的需求层次理论[2]

[引自：Maslow, A. H.（1970b）. Religions, values, and peak experiences. New York: Penguin.（原著1966年发表）]

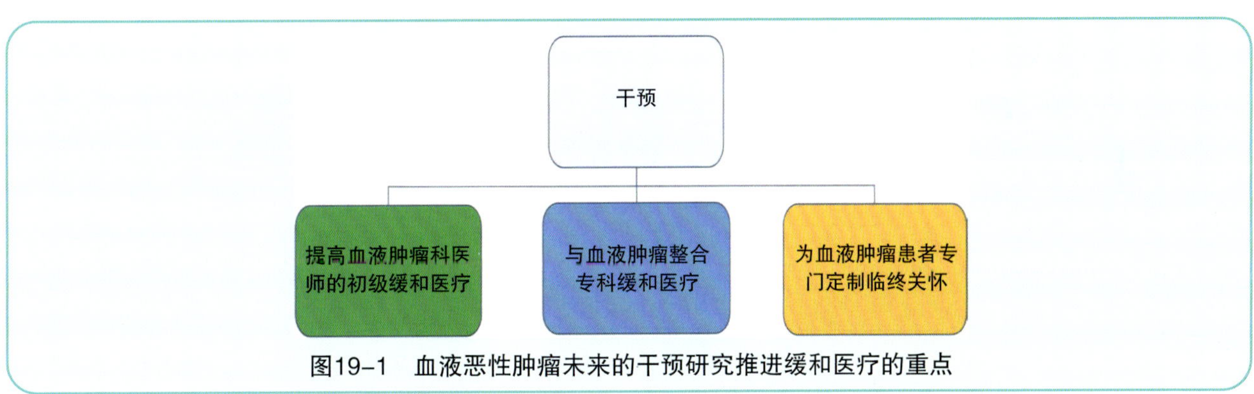


图19-1　血液恶性肿瘤未来的干预研究推进缓和医疗的重点

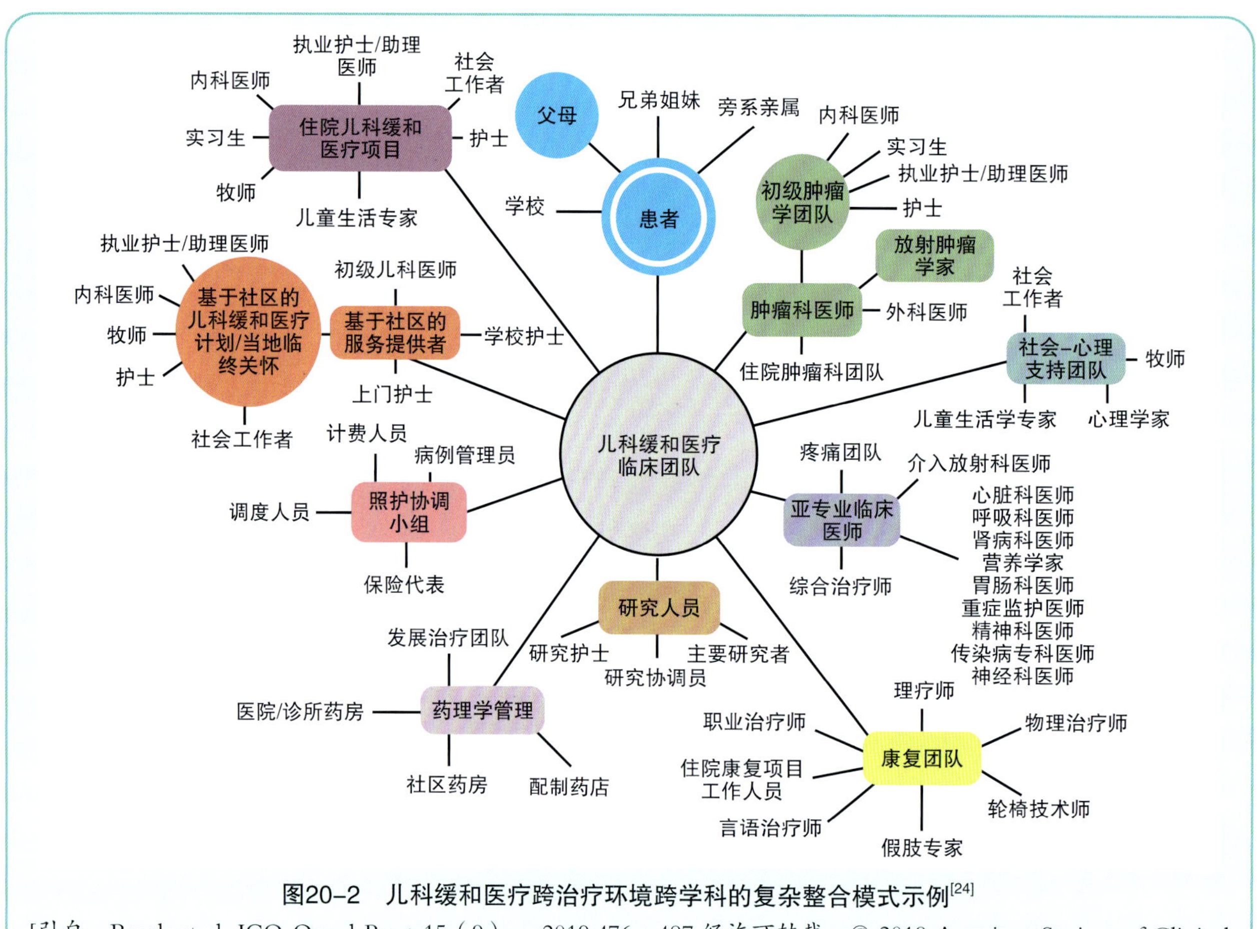


图20-2　儿科缓和医疗跨治疗环境跨学科的复杂整合模式示例[24]

[引自：Brock et al. JCO Oncol Pract 15（9），2019:476－487.经许可转载。© 2019 American Society of Clinical Oncology。保留所有权利]

诊断
标准治疗
治愈
复发或难治性疾病
疾病无法治愈或预后差
挽救性化疗
Ⅰ期临床试验
非癌症治疗
死亡
·理想途径
·旁路途径
·希望
·现实
·教育干预

图20-3　沟通模式示例模型：一种增强患者及其家属的理解以便在病程中知情决策的策略[55]

[引自：Baker J et al. Practical communication guidance to improve phase I informed consent conversations and decisionmaking in pediatric oncology. Cancer 121（14），2015]

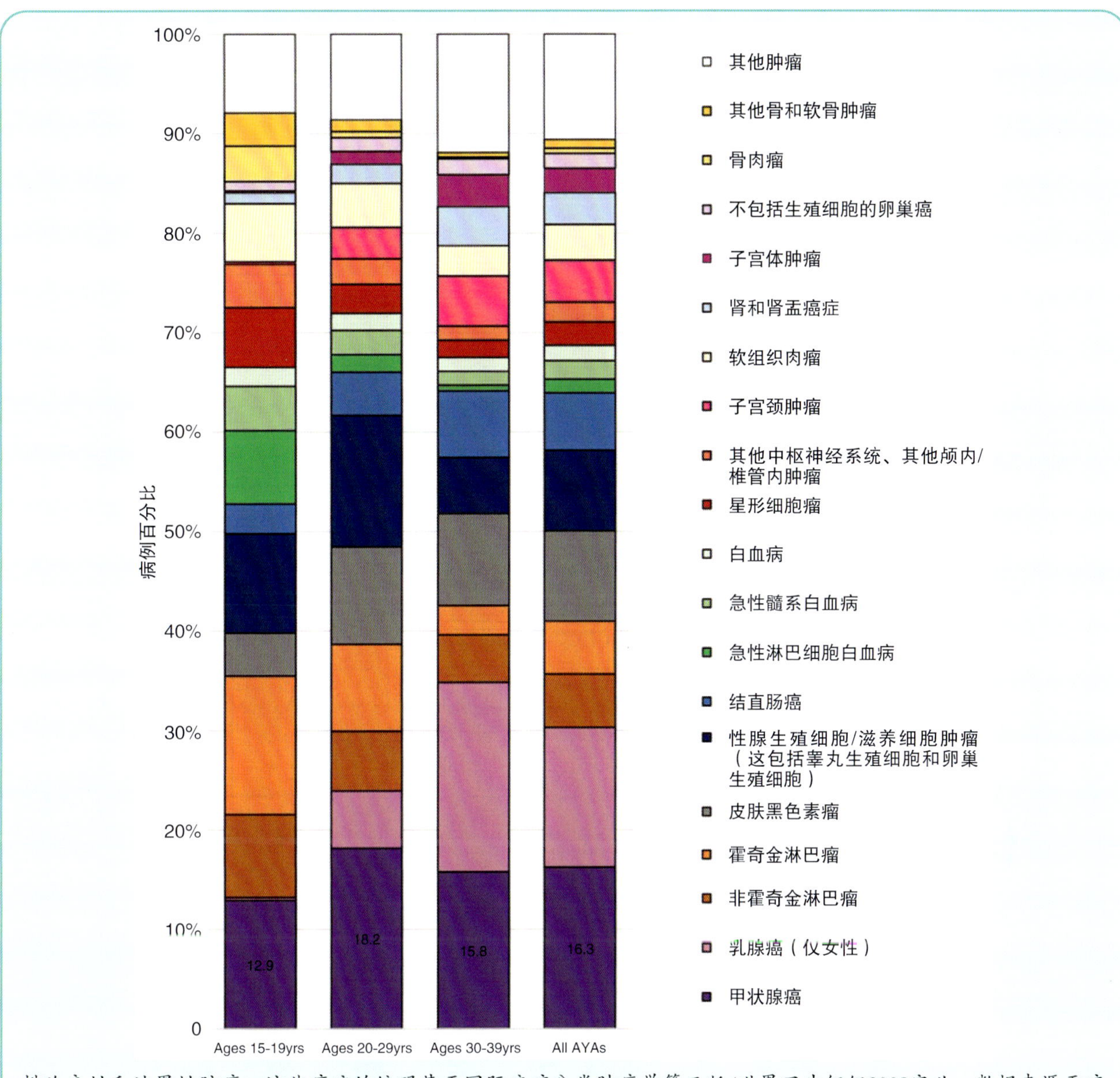


排除良性和边界性脑癌。这些癌症的编码基于国际疾病分类肿瘤学第三版/世界卫生组织2008定义。数据来源于病例监视系统、流行病学调查和最终结果站点。肾脏包括肾盂。

图21-1　2011—2015年根据年龄组选定的不同AYAs肿瘤的病例分布[2]

[来源：Case distribution, North American Association of Central Cancer Registries public use database, 2018；引自：Close A. Adolescent and young adult oncology—past, present, and future. CA cancer journal for clinicians 69 (6):2019]

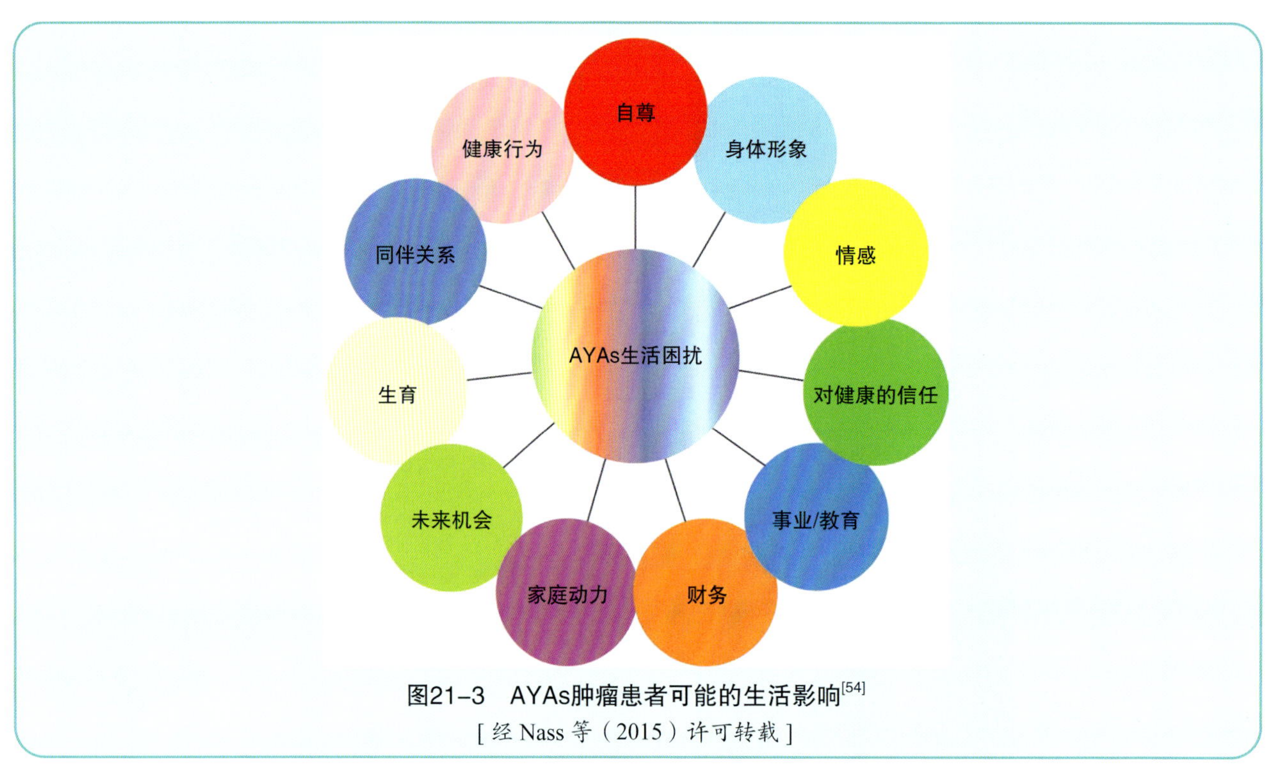


图21-3　AYAs肿瘤患者可能的生活影响[54]

[ 经 Nass 等（2015）许可转载 ]

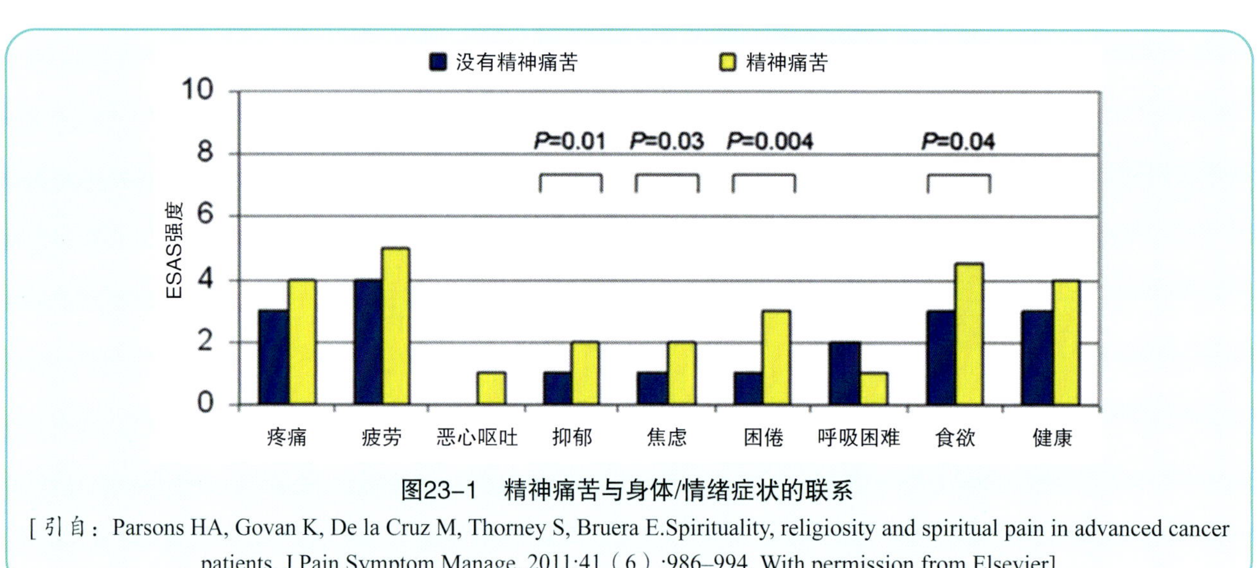


图23-1　精神痛苦与身体/情绪症状的联系

[ 引自：Parsons HA, Govan K, De la Cruz M, Thorney S, Bruera E.Spirituality, religiosity and spiritual pain in advanced cancer patients. J Pain Symptom Manage. 2011;41（6）:986–994. With permission from Elsevier]